TRAITÉ
THÉORIQUE ET PRATIQUE
DES
MALADIES DES YEUX.

TOME II.

Librairie médicale de Germer Baillière.

ANDRAL. Cours de pathologie interne, professé à la Faculté de médecine de Paris, recueilli et publié par M. le docteur Amédée LATOUR, 2e édition refondue. 1848, 3 vol. in-8. 18 fr.

ANDRY. Manuel pratique de percussion et d'auscultation. 1845, 1 vol. grand in-18. 3 fr. 50 c.

BARTHEZ et RILLIET. Traité clinique et pratique des maladies des enfants. 1853, 1854, 3 vol. in-8. 2e édition considérablement augmentée. 25 fr.

BECQUEREL et RODIER. Traité de chimie pathologique appliquée à la médecine pratique, contenant l'étude et la composition à l'état sain et à l'état malade de tous les liquides du corps humain, tels que le *sang*, les *urines*, la *lymphe*, le *chyle*, la *salive*, la *bile*, le *suc pancréatique*, le *sperme*, le *lait*, les *larmes*, le *mucus*, les *crachats*, les *vomissements*, les sécrétions des membranes muqueuses de l'estomac et des intestins, la *sueur*, le *pus*, le *tubercule*, le *cancer*, etc. 1854, 1 vol. in-8. 7 fr.

BRICHETEAU. Traité sur les maladies chroniques qui ont leur siége dans les organes de l'*appareil respiratoire* (phthisie pulmonaire, affections diverses du poumon. Maladies catarrhales, asthmes). 1852, 1 vol. in-8. 8 fr.

BRIERRE DE BOISMONT. Du suicide et de la folie suicide, considérés dans leurs rapports avec la statistique, la médecine et la philosophie. 1855, 1 vol. in-8. 7 fr.

CHOMEL. Leçons de clinique médicale, faites à l'Hôtel-Dieu de Paris, recueillies et publiées sous ses yeux par MM. les docteurs GENEST, REQUIN et SESTIER. 1834-1840, 3 vol. in-8. 21 fr.

DESCHAMPS (d'Avallon). L'art de formuler, contenant : 1° les principes élémentaires de pharmacie ; 2° des tables synoptiques, *a.* des substances médicamenteuses tirées des trois règnes avec leurs doses et leurs modes d'administration, *b.* des eaux minérales employées en médecine, *c.* des substances incompatibles ; 3° les indications pratiques nécessaires pour composer de bonnes formules. 1854, 1 vol. grand in-18, avec 19 figures. 4 fr. 50 c.

DEVERGIE (Alph.). Médecine légale, théorique et pratique, avec le texte et l'interprétation des lois relatives à la médecine légale, revus et annotés par M. DEHAUSSY DE ROBÉCOURT, conseiller à la Cour de cassation. 3e édition, 1852, 3 volumes in-8. 23 fr.

DUPUYTREN. Leçons orales de clinique chirurgicale, faites à l'Hôtel-Dieu de Paris, recueillies et publiées par MM. BRIERRE DE BOISMONT et MARX. 2e édition, 1839, 6 vol. in-8. 14 fr.

DURAND-FARDEL. Traité clinique et pratique des maladies des vieillards. 1854, 1 vol. in-8 de 924 pages. 9 fr.

FERMOND. Monographie des sangsues médicinales, contenant la description, l'éducation, la conservation, la reproduction, les maladies, l'emploi, le dégorgement et le commerce de ces annélides, suivie de l'hygiène des marais à sangsues. 1854, 1 vol. in-8, avec 36 figures. 6 fr.

FOURCAULT. Causes générales des maladies chroniques, spécialement de la *phthisie pulmonaire* et des moyens de prévenir ces affections, avec des recherches expérimentales sur les *fonctions de la peau*. 1844, 1 vol. in-8. 7 fr.

FOY. Traité de matière médicale et de thérapeutique appliquée à chaque maladie en particulier. 1843, 2 vol. in-8 de 1,456 pages. 14 fr.

GINTRAC. Cours théorique et pratique de pathologie interne et de thérapeutique médicale. 1853, 3 vol. in-8. 21 fr.

HUFELAND. Manuel de médecine pratique, fruit d'une expérience de cinquante ans, suivi de considérations pratiques sur la saignée, l'opium et les vomitifs ; traduit de l'allemand par M. le docteur JOURDAN. 2e édition augmentée d'un mémoire sur les fièvres nerveuses. 1848, 1 vol. in-8. 8 fr.

JACQUEMIER. Manuel des accouchements et des maladies des femmes grosses et accouchées, contenant les soins à donner aux nouveau-nés. 1846, 2 vol. grand in-18 de 1,520 pages, avec 63 figures. 9 fr.

Paris. — Imprimerie de L. MARTINET, rue Mignon, 2.

TRAITÉ

THÉORIQUE ET PRATIQUE

DES

MALADIES DES YEUX

PAR

L.-A. DESMARRES,

Docteur en médecine de la Faculté de Paris,
Professeur de clinique ophthalmologique, lauréat (médaille d'or) de l'Institut médical de Valence (Espagne), etc.;
Chevalier de la Légion d'honneur, de l'Étoile polaire de Suède, de la Couronne de chêne des Pays-Bas, de Léopold de Belgique, du Mérite civil des Deux-Siciles et de St-Grégoire le Grand de Rome.

DEUXIÈME ÉDITION

Revue, corrigée et augmentée.

TOME DEUXIÈME

Avec 74 figures intercalées dans le texte.

PARIS

GERMER BAILLIÈRE, LIBRAIRE-ÉDITEUR,

RUE DE L'ÉCOLE-DE-MÉDECINE, 17.

LONDRES, H. Baillière. | NEW-YORK, Ch. Baillière.

MAI 1855

TRAITÉ
THÉORIQUE ET PRATIQUE
DES
MALADIES DES YEUX.

MALADIES DU GLOBE DE L'ŒIL.

Classement des inflammations de l'œil.

Le mot *ophthalmie* servait à designer, à une époque encore très rapprochée de nous, toutes les inflammations de l'œil, qu'elles fussent superficielles ou profondes; aujourd'hui, il est devenu presque inutile, depuis que les travaux de l'immortel Bichat sur la localisation des phlegmasies dans les différents tissus ont permis aux médecins de diviser en classes nombreuses les maladies de l'œil, et d'indiquer les caractères qui les distinguent.

Il faut convenir pourtant que l'inflammation isolée d'une membrane oculaire est fort rare, et qu'on est souvent forcé, à défaut du mot *ophthalmie*, d'appeler l'inflammation du nom de la principale membrane enflammée, bien qu'on sache n'arriver par ce moyen qu'à une désignation incomplète. Prenons pour exemple l'iritis : dans cette maladie, les signes et les effets de l'inflammation portent à la fois sur l'iris, sur la capsule, quelquefois sur la membrane de l'humeur aqueuse et sur la cornée, toujours sur la sclérotique et sur la conjonctive, et pourtant la seule désignation possible, dans l'état actuel de la science, est le mot *iritis*, bien que l'inflammation s'étende à la fois à quatre ou cinq membranes.

Résulte-t-il de là qu'il y ait nécessité de revenir aux anciennes divisions, et qu'on doive nier, comme l'a fait il y a quelques années M. Gerdy devant l'Académie de médecine, qu'il soit possible de localiser l'inflammation dans chacune des membranes oculaires en particulier? Telle n'est pas notre intention. Nous avons voulu seulement essayer de prouver par ces quelques lignes qu'il n'y avait rien de si exagéré dans les paroles du professeur de la Charité, et que, dans tous les cas, s'il est possible de constater par l'examen qu'une membrane est enflammée, il est fort rare d'un autre côté de ne pas reconnaître que le mal s'étend aux membranes voisines.

Nous classerons les inflammations de l'œil selon l'*ordre anatomique ;* nous éviterons ainsi des redites fastidieuses, et nous espérons que nos descriptions y gagneront sous le rapport de la clarté.

L'inflammation ne se comportant pas toujours de la même manière dans le tissu qu'elle affecte, mais présentant des différences tranchées, nous en ferons autant de variétés de la même maladie, en choisissant pour type de chacune de ces variétés la forme dont les symptômes seront les plus saillants. Ainsi, pour les inflammations de la conjonctive, nous aurons *la conjonctivite simple*, *la conjonctivite pustuleuse*, *la catarrhale*, *les purulentes*, etc.; nous ferons des divisions semblables pour les autres tissus, lorsque l'inflammation offrira des caractères particuliers.

En suivant cet ordre, il est vrai, lorsque l'inflammation frappera à la fois plusieurs membranes, nous séparerons des affections de même nature se rattachant les unes aux autres par une forme commune, et cela, nous ne pouvons qu'en convenir, est un inconvénient ; mais cet inconvénient est loin d'être aussi grand que si l'on réunissait ces affections dans une série de descriptions générales, parce qu'alors on tomberait dans l'obscurité et la confusion que présentent les divisions et les subdivisions allemandes, si difficiles à saisir pour les praticiens qui ne peuvent faire de l'ophthalmologie un objet spécial d'études. De plus, l'étude des maladies d'une même membrane serait nécessairement disséminée dans un nombre plus ou moins grand de descriptions générales, et ne fournirait ainsi jamais un ensemble facile à saisir.

Le classement selon l'ordre anatomique que nous adoptons nous permettra encore d'éviter la question de la spécificité, si longtemps et, à notre avis, si inutilement débattue ; et l'observation rigoureuse des caractères anatomico-pathologiques des inflammations de l'œil nous démontrera jusqu'à l'évidence qu'elles se distinguent parfaitement les unes des autres, mais que ces caractères ne suffisent pas pour établir qu'une ophthalmie se rattache à une constitution donnée. On ne trouvera donc nulle part, dans nos descriptions, les noms d'*ophthalmie rhumatismale*, d'*ophthalmie scrofuleuse*, d'*ophthalmie arthritique*, etc., parce que nous avons la conviction qu'il n'y a point de caractères anatomico-pathologiques qui puissent faire reconnaître ces complications des diverses inflammations de l'œil, et que, lorsqu'elles existent, on ne peut les constater que par l'*examen général* du malade et par les modifications imprimées par la constitution à la *marche* de l'inflammation.

Nous ne décrirons donc point une *conjonctivite* ou une *kératite scrofuleuse;* mais si l'inflammation de la conjonctive et de la cornée existe sur des sujets scrofuleux (ce qu'on ne pourra reconnaître que par l'examen général), nous indiquerons avec soin les modifications que la marche, la durée, le pronostic et le traitement devront subir par suite de cette complication.

Il y a d'ailleurs, au point de vue thérapeutique, un danger véritable à désigner tout d'abord une inflammation de l'œil sous le nom d'une prédisposition générale, lors même que cette prédisposition existerait en réalité. En supposant, en effet, qu'on puisse reconnaître aux seuls signes anatomiques une ophthalmie rhumatismale, par exemple, n'arrivera-t-il pas presque toujours qu'on se préoccupera beaucoup trop de la cause spécifique, et qu'en prescrivant un traitement modificateur, on négligera d'employer contre l'affection locale les moyens convenables?

Weller, qui a admis les ophthalmies spécifiques et en a donné les caractères différentiels, a pressenti ce danger, car il a dit (1) : « Les résultats du traitement de ces affections (celles des ophthalmies spécifiques dans lesquelles l'inflammation prédomine) ne seront pas heureux si le médecin commence par attaquer l'arthritis, le rhumatisme, les scrofules, etc., par des moyens généraux; car l'organe de la vue pourrait être détruit même avant que ceux qui sont le mieux indiqués eussent assez modifié l'affection particulière de l'économie pour éteindre la maladie dont l'œil est affecté. »

C'est donc d'abord à la maladie locale qu'il faut s'adresser, mais en tenant compte de la constitution du malade dans les moyens dirigés contre l'inflammation ; et ce ne sera que plus tard, s'il est reconnu que la constitution soit pour quelque chose dans

(1) Weller, *Traité théoriq. et pratiq. des malad. des yeux*, 1832, t. II, p. 119.

l'ophthalmie, qu'on s'occupera de la modifier pour achever la cure ou pour prévenir les récidives.

Ces réflexions, nous l'espérons, feront voir que les inflammations de l'œil ne sont pas toujours simples ; qu'en conséquence, elles ne peuvent être toujours traitées de la même manière ; mais aussi que les complications constitutionnelles ne sont point indiquées par le seul examen des caractères anatomico-pathologiques. Nous reviendrons d'ailleurs sur ces caractères lorsque nous nous occuperons des inflammations en particulier, et nous espérons prouver qu'ils n'ont point la valeur qu'on leur a donnée.

Signes diagnostiques des inflammations de l'œil.

Comme dans la pathologie générale, les signes des inflammations de l'œil peuvent être divisés en *objectifs* ou *anatomiques*, en *subjectifs* ou *physiologiques*, et en *commémoratifs*.

SIGNES ANATOMIQUES. — L'étude de ces signes exige de la part du praticien la plus grande attention, beaucoup d'habitude, et la précieuse faculté de voir de près sans être myope. Les presbytes ne sont aucunement habiles à l'examen de l'œil, à moins qu'ils ne prennent les lunettes convexes convenables.

Les signes anatomiques que présente l'œil enflammé sont : la *rougeur*, la *tuméfaction*, la *chaleur*, les *altérations de sécrétion*, la *décoloration*.

1° *Rougeur*. — Ce signe, précieux pour le praticien exercé, est au contraire dangereux pour le médecin qui n'a pas sérieusement étudié les maladies de l'œil.

La rougeur présente des différences remarquables sous le rapporte de la nuance et de la gravité. Tantôt l'injection est rouge vif, vermillon, violacée, très étendue, et l'affection est bénigne ; tantôt, au contraire, il n'y a qu'une nuance rose pâle, répandue à la surface de l'œil, et pourtant la vision est menacée au plus haut degré.

Dans les conjonctivites, la rougeur est en général prononcée ; dans les kératites, les vaisseaux manquent souvent ailleurs que sur la muqueuse et dans le tissu cellulaire sous-conjonctival. Dans l'iritis, dans la choroïdite, dans l'inflammation de la membrane de l'humeur aqueuse, et dans celle d'autres membranes internes, il n'y a de rougeur appréciable que sur les membranes externes.

La rougeur est donc un signe de premier ordre pour les conjonctivites, tandis que pour les inflammations de la cornée et celles des membranes internes elle manque le plus souvent, ou du moins n'est pas marquée en proportion de la gravité du mal.

Lorsque l'œil est rouge sans gonflement, il importe donc de savoir si l'injection est le signe d'une inflammation de la conjonctive ou si elle est symptomatique d'une affection de la cornée ou des membranes internes. Rien n'est plus simple, car la rougeur marche en sens inverse : dans les conjonctivites, elle est plus vive loin de la cornée que près de cette membrane, tandis que dans la kératite et les inflammations profondes, la cornée est entourée d'un cercle rouge plus ou moins vif qui contraste, par le nombre des vaisseaux qui le composent, avec la rougeur répandue sur la conjonctive du globe. Ainsi, dans la conjonctivite, rougeur très vive commençant à la face palpébrale de la muqueuse, envahissant la conjonctive bulbaire et diminuant en mourant près de la cornée, et, au contraire, dans les kératites et les ophthalmies internes, rougeur vive encadrant la cornée et diminuant peu à peu pour disparaître dans le repli conjonctival. Reste à établir ensuite le diagnostic entre les diverses inflammations qui provoquent la rougeur.

2° *Tuméfaction.* — Elle est très variable, de même que la rougeur, et ne peut indiquer d'une manière absolue la gravité du mal. Dans une conjonctivite peu intense, on constatera souvent un gonflement considérable de la muqueuse et une infiltration de la paupière, sans qu'il y ait pour cela le moindre danger pour le malade; dans une conjonctivite très aiguë, un phlegmon se développera dans le tissu cellulaire sous-muqueux (chémosis phlegmoneux), le gonflement sera considérable, et l'œil gravement compromis. Dans ce cas, il y aura en même temps une rougeur et une tuméfaction très prononcées.

Dans la phlogose des membranes internes, il est assez difficile, le plus souvent, de constater matériellement la tuméfaction des parties enflammées ; mais on l'apprécie cependant en étudiant les renseignements que donne le malade sur la douleur qu'il ressent.

3° *Chaleur.* — Il est assez facile, dans la plupart des inflammations aiguës, de constater par le toucher une augmentation de chaleur; c'est là un signe de second ordre, plus facilement appréciable pour le malade que pour le médecin.

4° *Altération des sécrétions.* — La sécrétion des larmes, celle des glandes de Méibomius et des autres glandes palpébrales, sont altérées. Les larmes, plus abondantes que de coutume, charrient des mucosités, tantôt claires, tantôt fort épaisses, et quelquefois du pus en abondance extrême.

5° *Décoloration.* — Ce signe n'est pas toujours facile à saisir pour le médecin peu exercé ; on le remarque dans les inflammations de l'iris et dans celles de la cornée. Quelquefois le phénomène consiste en une sorte de fumée sale, grisâtre ou bleuâtre, répandue à la surface de ces membranes ou dans la pupille ; dans d'autres cas, comme dans la plupart des iritis, la couleur normale a fait place à une teinte verdâtre toute particulière. La *décoloration* porte encore sur d'autres membranes ; dans une forme de la choroïdite chronique, par exemple, la sclérotique, blanche à l'état normal, est parsemée de taches noires qui deviennent saillantes et forment des tumeurs ; dans le cancer de la rétine, au début, le fond de l'œil, au lieu d'être noir, a pris une teinte métallique et brillante toute particulière, etc.

Tous ces caractères ont une valeur relative.

Signes physiologiques. — L'observation des signes physiologiques des inflammations des yeux est du plus haut intérêt pratique. Les trois plus importants sont la *douleur*, le *trouble de la vision* et la *photophobie*.

1° *Douleur.* — Elle prend des formes très différentes : tantôt les malades éprouvent la sensation de corps étrangers roulant sous les paupières, ou une gêne dans les mouvements de ces organes (*conjonctivites*) ; tantôt ils accusent une sensation de tension pénible dans l'œil ou dans le fond de l'orbite (*congestion choroïdienne*). Dans quelques cas la douleur occupe un point fixe que les malades rapportent les uns au grand angle ou à la partie supérieure du globe, les autres à la tête du sourcil (*iritis*). La douleur est quelquefois continue, gravative ou pulsative, intermittente, et dans des cas fort nombreux, d'une violence horrible, capable de pousser les malades à des actes de désespoir (*rétinite*, *choroïdite aiguë*, *ophthalmite*, *névralgie ciliaire*, etc.).

La forme que prend la douleur dans les inflammations de l'œil guide souvent le praticien ; ainsi, dans le cas d'une kératite ulcéreuse, ou après l'extraction de la cataracte, si le malade ressent tout à coup une douleur vive, lancinante, s'irradiant de l'œil au sourcil et à tout le côté correspondant de la face, elle sera à coup sûr occasionnée par une hernie de l'iris à travers la cornée, etc., etc. Dans d'autres cas, l'œil est modérément rouge, les membranes internes n'offrent rien de particulier; on interroge le malade, et souvent, après l'avoir pressé de questions, on a la certitude que la douleur cesse pendant quelques heures, qu'elle fait des intermittences; on a affaire à une névralgie de la cinquième paire : la quinine est administrée, le mal est immédiatement guéri, etc.

2° *Trouble de la vision.* — L'exercice de la vision peut être gêné ou complétement empêché par des obstacles matériels facilement appréciables. Les affections de la cornée et celles des membranes internes doivent être notées en première ligne comme cause de ce signe physiologique. Dans ces cas, un brouillard général, plus ou moins épais, enveloppe les objets. Dans d'autres conditions, la vision est troublée par d'étranges hallucinations; des taches diversement colorées, des flammes, des étincelles, des corps brillants, etc., apparaissent aux malades (*compression de la rétine*). Quelquefois la lumière artificielle semble entourée d'une auréole lumineuse diversement colorée; mais ce phénomène, qui impressionne vivement les malades, n'a rien de sérieux et se rattache à la décomposition de la lumière produite par la présence de filaments muqueux sur la cornée (*conjonctivites catarrhales*). Le trouble de la vision n'est pas, ainsi qu'on le voit par ce qui précède, toujours en rapport avec la gravité du mal.

3° *Photophobie.* — Ce signe physiologique n'existe point dans toutes les inflammations de l'œil. On le voit le plus souvent dans les excoriations traumatiques ou ulcéreuses de la cornée, particulièrement sur les individus scrofuleux. Dans les inflammations même les plus graves de la conjonctive, tant que la cornée est saine et que les membranes internes ne participent pas au mal, la photophobie n'existe point. Elle ne se montre, en général, qu'à un faible degré dans l'iritis et les autres phlogoses internes de l'œil; encore ne la voit-on qu'au début de ces maladies. Dans la rétinite aiguë, affection heureusement fort rare, la photophobie existe au plus haut degré et s'accompagne des douleurs les plus vives.

Signes commémoratifs. — Le malade pouvant seul les faire connaître par l'histoire de l'affection dont il est atteint, nous ne nous en occuperons ici que pour rappeler au praticien que, tout en tenant compte des renseignements qu'on lui donne, il doit, en ophthalmologie surtout, se tenir dans une grande réserve et se rappeler que dans presque tous les cas le commémoratif fait par le malade conduit à l'erreur dans le diagnostic et dans le traitement.

Traitement des maladies de l'œil.

Nous l'étudierons spécialement en nous occupant des affections de l'œil en particulier ; mais nous pensons qu'il ne sera pas inutile de donner ici une attention particulière à quelques moyens médicaux ou chirurgicaux employés dans la thérapeutique culaire. Nous trouverons ainsi l'occasion de dire quelques mots des *collyres*, de la *cautérisation*, de la *compression*, de l'*eau froide* et de la *glace*, des *cataplasmes*, des *scarifications* et de la *saignée de l'œil*, des *sangsues*, des *ventouses*, de la *saignée générale*, du *mercure*, de la *diète*, de la *privation de lumière et d'exercice*, et de la *paracentèse*.

Collyres.

On donne le nom de *collyre* à tout médicament appliqué sur les paupières ou à la surface de l'œil, dans le but de guérir une maladie de cet organe.

Les collyres se divisent en collyres liquides, collyres sous forme de pommade, collyres gazeux, collyres pulvérulents, etc.

Leur mode d'action est différent, suivant leur composition : ainsi, ils peuvent ou agir par l'absorption de leurs éléments, ou produire des effets physiques ou chimiques ; de là vient que leur maniement est difficile, dangereux, et que je ne crois pas être éloigné de la vérité en disant que, dans la pratique, lorsqu'ils sont prescrits sans ménagement, ils produisent de désastreux effets. J'ajoute que le médecin prudent, ne connaissant pas parfaitement les maladies des yeux, guérira un malade avec bien plus de rapidité et moins de danger s'il ne se sert d'aucun collyre dans une ophthalmie de quelque intensité, et qu'en cela il imitera les praticiens exercés, qui ne prescrivent ces médicaments qu'avec une extrême réserve.

Collyres liquides. — Les *collyres faibles*, presque incapables de donner une sensation de cuisson désagréable, sont d'une grande utilité, non seulement parce que le malade s'en sert sans répugnance et y revient souvent, mais encore parce que, ne produisant pas d'irritation locale, ils sont plus facilement absorbés.

L'expérience nous a appris que les simples fomentations avec les collyres liquides les plus faibles, faites sur l'œil au moyen d'un linge ou d'une éponge, sont de la plus grande utilité, et que l'on ne doit jamais permettre de baigner l'organe malade dans ces petits vases inventés par Fabrice d'Acquapendente et nommés *œillères*. Le contact est de cette manière trop direct, trop prolongé, et à moins que le collyre ne soit excessivement faible et presque tiède, on aura des effets tout autres que ceux sur lesquels on aurait dû compter. Lorsque l'on a recours aux collyres astringents en fomentations, il est bon aussi, pour éviter des érythèmes assez désagréables, surtout chez les femmes dont la peau est très délicate, de couvrir les paupières d'une couche très légère d'un corps gras quelconque, ou de ne prescrire, ce qui est préférable dans ces circonstances, que des collyres en instillations. C'est ce même motif, l'altération de la peau, qui doit faire rejeter les applications de collyres astringents en forme de cataplasmes sur les paupières.

La composition des collyres doit être surveillée avec la plus grande attention, surtout lorsque la maladie de l'œil se complique d'ulcérations de la cornée. On évitera donc tous les collyres dans lesquels il entre deux sels différents, s'annihilant souvent l'un l'autre en formant des précipités, et l'on n'ajoutera pas de laudanum aux collyres astringents métalliques, parce qu'il en résulte des taches particulières de la cornée, que nous aurons l'occasion d'étudier. (Voy. *Taches de la cornée.*)

Les *collyres liquides faibles* seront généralement mieux supportés froids dans les inflammations légères de la surface de l'œil ; ils devront, au contraire, être presque chauds dans les phlogoses aiguës. Dans ce dernier cas, les astringents ne seront presque jamais employés, et le praticien aura recours avant tout à la médication antiphlogistique.

Les *collyres liquides forts*, prescrits en instillations régulières, doivent absolument être bannis de la pratique. Ils agissent chimiquement à la surface de l'œil, et si, par leur emploi, on veut obtenir une substitution, il vaut mieux recourir, à la rigueur, à une cautérisation prudente qui, heureusement, n'est pas toujours nécessaire. J'ai cru autrefois à l'efficacité des collyres forts, et j'ai appris depuis que c'est un moyen cruel, décourageant pour les malades, et que l'on peut toujours remplacer. Des applications de sangsues, des révulsifs sur les intestins, des fomentations d'eau froide sur l'œil, la compression, feront toujours tomber l'inflammation et la ramèneront à des conditions telles que les collyres faibles pourront être prescrits.

Les collyres doivent être réservés aux ophthalmies externes ; dans les inflammations internes, ils sont toujours plus ou moins dangereux : leur moindre inconvénient est d'abord d'être mal supportés, ensuite de provoquer un resserrement encore plus grand de la pupille, et partant de contribuer à l'atrésie de cette ouverture. Compter sur l'absorption du médicament est une chimère sur la valeur de laquelle le praticien est facilement édifié. Ne sait-on pas que l'atropine instillée à la surface de la conjonctive, par exemple dans un cas d'iritis intense, ne produira aucun effet, tandis que, dès que la phlogose aiguë sera tombée, elle sera absorbée, dilatera la pupille et produira même des hallucinations? N'en doit-on pas conclure que les collyres astringents, minéraux ou végétaux, ne sont d'aucune utilité, au moins dans la période aiguë des ophthalmies internes, et qu'il vaut toujours mieux, ne fût-ce que par prudence, n'en faire aucun usage? Il n'y a là assurément aucun doute pour quiconque aura pratiquement étudié cette question.

Collyres mous. — *Pommades.* — Ce que nous venons de dire pour les collyres liquides est applicable en très grande partie aux pommades. Ces préparations doivent être faites avec le plus grand soin, parce que le médicament employé à l'état solide est doué le plus souvent d'une très grande activité. Séjournant plus de temps que les collyres à la surface des paupières, au bord desquelles on les applique, ou à la surface de la conjonctive, dans les plis de laquelle on les introduit, elles seront toujours très faibles, autrement elles produiraient d'abord une douleur excessive, ensuite une réaction dont on ne pourrait pas toujours calculer l'énergie et les dangers.

Au contraire des collyres qui doivent être employés un grand nombre de fois dans la journée, les pommades ne peuvent être appliquées qu'une seule fois dans les vingt-quatre heures, et, autant que possible, le soir, au moment du coucher. Il faut en excepter cependant le cas où l'on traiterait de cette manière une ophthalmie purulente, et revenir à l'introduction du médicament autant de fois que l'inflammation l'exigerait. Ce moyen est particulièrement utile chez les enfants qui, ne souffrant qu'avec peine les collyres, pleurent et poussent des cris chaque fois que l'on a recours aux fomentations et surtout aux instillations.

Quand on emploie les pommades dans le traitement des maladies des paupières, on doit avoir soin, avant de les appliquer, d'enlever les croûtes fixées entre les cils, sous peine de n'obtenir qu'un effet nuisible ou tout au moins nul. Rien n'est plus simple que le mode d'application : il suffit de placer sur le bout du doigt, gros comme une tête d'épingle, de la pommade, et l'œil étant tenu fermé, de porter le médicament sur la marge ciliaire, et de l'y déposer au moyen de frictions légères pratiquées dans le sens horizontal.

S'il s'agit, au contraire, de traiter ainsi une affection de la conjonctive, on prend une très petite quantité de pommade sur l'extrémité d'un pinceau, d'un peu de papier roulé ou d'un cure-oreille, et, après avoir écarté les paupières, on dépose le médicament à la surface de la muqueuse. Cela fait, on pratique avec l'index de légères frictions sur la paupière, et de cette manière le topique fond et s'étale rapidement sur toute la conjonctive. Lorsque la pommade a été convenablement dosée et bien faite, il est rarement utile de permettre au malade des fomentations d'eau froide pour calmer l'irritation.

Collyres gazeux. — Cette forme des collyres est fort mauvaise ; les inconvénients sont généralement plus nombreux que les avantages, et j'y ai à peu près complétement renoncé dans ma pratique. Quelques praticiens les recommandent encore aujourd'hui dans les inflammations chroniques ou dans les anesthésies de la rétine.

Collyres pulvérulents ou secs. — On nomme ainsi des poudres ordinairement porphyrisées que l'on dépose à la surface de l'œil à l'aide d'un tuyau de plume ou de paille, dans lequel on souffle avec la bouche, ou plus simplement à l'aide d'un pinceau de blaireau un peu humide. C'est un moyen détestable, parce qu'il exerce sur l'œil une action mécanique dont les effets ne sont pas toujours connus.

Les collyres secs sont *solubles* ou *insolubles ;* ces derniers produisant sur l'œil une action plus vive que les autres, doivent nécessairement être employés avec plus de ménagement. On ne les conseille plus guère aujourd'hui que dans les taches de la cornée et dans quelques ophthalmies externes chroniques.

Cautérisation.

1° *Nitrate d'argent.* — La cautérisation avec le crayon est une arme à deux tranchants qui est entre les mains de tous les médecins, et qui certainement est des plus dangereuses.

L'expérience que j'ai acquise ne me laissant aucun doute à cet égard, je ne crains pas d'affirmer qu'il serait heureux que ce moyen manquât dans la pratique des maladies des yeux, parce qu'on en a fait, et qu'à chaque instant on en fait encore le plus grand abus.

Que la cornée soit atteinte d'un abcès ou d'une ulcération, que la maladie soit aiguë ou chronique, que l'iris soit hernié depuis quelques heures ou depuis quelques jours, on cautérise avec le crayon de nitrate d'argent, et cela sans mesure, en oubliant qu'il y a tout autre chose à faire, et que l'application du caustique est pleine de dangers.

Qu'un malade soit atteint d'une ophthalmie catarrhale, que la cornée soit ou non capable de résister à l'action d'une inflammation traumatique, on cautérise encore sans songer qu'il en résulte le plus souvent pour cette membrane les plus dangereux effets.

Mais c'est surtout dans les ophthalmies purulentes que l'on fait le plus grand abus du crayon de nitrate d'argent, et c'est là certainement aussi qu'il produit le plus grand mal.

Si l'on touche la conjonctive palpébrale avec ménagement, sur de très petites surfaces éloignées les unes des autres, au début de l'ophthalmie, il n'y a certes qu'avantage, car alors on remplace par une ophthalmie traumatique, relativement légère, une inflammation des plus dangereuses.

Mais si l'on applique largement le crayon quand la purulence est déclarée, le gonflement considérable, la muqueuse décolorée et pâle, et surtout sans avoir la certitude que la cornée n'est pas déjà atteinte, c'est en vérité s'exposer à détruire l'œil en quelques heures.

J'ai vu bien des fois ce triste résultat, mais jamais aussi évidemment que chez un jeune homme qui, ayant déjà perdu l'œil gauche par suite d'une ophthalmie purulente, fut atteint de la même affection du côté droit. Au moment d'une consultation dont je faisais partie, il n'y avait encore, en apparence, qu'une conjonctivite intense, sans altération appréciable de la cornée, et la vue était intacte. La cautérisation avec le nitrate d'argent fut pratiquée convenablement sur la muqueuse palpébrale, le lendemain la cornée avait disparu tout entière, l'iris faisait hernie dans sa totalité, et le cristallin s'échappa au moment où l'on essayait d'entr'ouvrir les paupières.

Mon but n'est autre ici que de mettre le praticien en défiance lorsqu'il s'agit d'appliquer le crayon de nitrate d'argent, et certes, si j'y parvenais, je m'estimerais fort satisfait.

Voici encore, entre tant d'autres, un exemple d'insuccès bien regrettable dans un cas d'ulcération chronique de la cornée : Une petite fille de sept ans que j'ai soignée avec M. Monneret, médecin des hôpitaux, rue Quincampoix, portait à la partie interne et inférieure de la cornée droite une ulcération fort large, transparente et chronique. Il n'y avait ni gêne, ni photophobie ; mais l'œil s'enflammait de temps en temps. Les excitants légers, tels que le laudanum affaibli en instillations, les pommades au précipité rouge, au sulfate de zinc, etc., furent employés sans résultat. Tout cela faisait bien rougir un peu l'œil, mais ne produisait pas l'inflammation nécessaire à la réparation de la perte de substance que la cornée avait subie. Je touchai l'ulcère avec un crayon de sulfate de cuivre, et n'obtenant rien encore, je songeai alors à l'application du crayon de nitrate d'argent. Une première cautérisation très superficielle resta sans aucun effet, et huit jours plus tard il fallut bien y revenir ; mais il se développa alors une inflammation terrible, et la cornée, détruite dans son tiers interne, laissa échapper l'iris. Plus tard, la compression aidant, la cicatrisation se fit assez bien ; mais l'œil est largement taché, et la pupille étant amoindrie et dérangée, il ne sert plus à la vision.

On peut encore cautériser la muqueuse ou la cornée, suivant la maladie à laquelle on a affaire, avec une solution très concentrée de nitrate d'argent. Au lieu de crayon, on se sert alors d'un pinceau de blaireau que l'on porte sur le tissu malade.

Cette manière de cautériser a peut-être moins d'inconvénients que le crayon, mais elle est infidèle quand on veut obtenir une substitution dans quelques cas graves. On peut, dès lors que le sel est affaibli, se servir, ou de crayons d'azotate d'argent et d'azotate de potasse, ou tout simplement du sulfate de cuivre en nature.

Je conclus de tout ceci que la cautérisation avec le nitrate d'argent est fort souvent dangereuse, et que c'est un moyen dans l'application duquel on ne saurait avoir trop de prudence. Je sais bien que beaucoup de praticiens se récrieront en lisant ces lignes, assurant qu'ils ont guéri, celui-ci telle affection, celui-là telle autre par la cautérisation ; je leur répondrai que j'ai eu comme eux, et assurément plus souvent qu'eux, l'occasion d'arriver à une sévère appréciation, et que j'ai conclu par là même à n'appliquer le caustique lunaire que dans des circonstances très exceptionnelles et avec la plus grande réserve.

2° *Sulfate de cuivre.* — Ce sel est ordinairement employé sous forme de crayons assez volumineux et convenablement taillés dans les cristaux que livre le commerce. On peut s'en servir avec la plus grande utilité dans un grand nombre de maladies des yeux. Au début des ophthalmies catarrhales, et même au début des ophthalmies purulentes, il peut transformer immédiatement la maladie et en arrêter aussitôt les progrès ; mais comme son action est vive et d'assez courte durée, il est prudent en général, dans la dernière de ces deux maladies surtout, de l'appliquer au moins deux fois dans la même journée.

Le sulfate de cuivre est très utile encore dans les granulations de la conjonctive, surtout lorsqu'elles offrent une certaine rougeur ; appliqué tous les deux ou trois jours, il rend les meilleurs services. Mais dès que les granulations pâlissent et prennent une certaine densité, il doit être remplacé, et pour une fois seulement, par un sel plus actif. (Voy. *Granulations.*)

Ce caustique a très souvent les meilleurs effets dans les ulcérations chroniques de la cornée ; en pareil cas, son application n'est jamais suivie de fâcheux résultats.

Lorsque l'on touche la conjonctive ou la cornée avec le sulfate de cuivre, le malade ressent après quelques secondes une douleur des plus vives ; les paupières sont prises de spasme violent, l'œil rougit, des larmes ruissellent sur les joues, les orbiculaires, en se contractant spasmodiquement, semblent faire bourdonner les oreilles ; mais après quelques minutes, tout se calme et rentre dans l'ordre. Pourtant, chez quelques personnes, la douleur produite par la cautérisation persiste plusieurs heures, quelquefois même la moitié d'un jour, et reparaît de temps en temps avec la même acuité qu'au moment de l'application du caustique. C'est là un fort grand inconvénient que l'on évitera toujours (du moins quand on emploiera le sel pour de simples granulations) en ne touchant, les premières fois, que quelques points de la conjonctive. Peu à peu l'œil s'habitue à l'application du crayon, et la douleur et les autres symptômes deviennent parfaitement supportables. On peut permettre aux malades, sans inconvénient pour le résultat, de faire des fomentations d'eau froide sur l'œil aussitôt après la cautérisation; cependant il est à remarquer que ceux qui y ont recours souffrent plus longtemps.

Le sulfate de cuivre peut être fort utile dans les ophthalmies purulentes pour reconnaître l'état de la cornée. Lorsque le gonflement de la conjonctive est considérable, que la purulence est fort grande, il arrive très souvent qu'après avoir écarté les paupières avec des élévateurs, on trouve la cornée avec sa transparence normale, bien qu'elle soit déjà très gravement atteinte par le mal. Si, avant d'appliquer la cautérisation avec le nitrate d'argent sur la conjonctive (ce qui pourrait, ainsi que nous l'avons vu plus haut, détruire l'œil avec rapidité), on touche la cornée à sa circonférence avec le crayon de cuivre, on constate, dans les cas où la membrane est déjà malade et sous l'influence de l'étranglement, que l'endroit touché prend une teinte bleue manifeste, tandis que si elle est saine, il conserve toute sa transparence. Évidemment l'épithélium kératique est déjà détruit dans le premier cas, et le crayon de pierre infernale pourrait mettre l'œil en grand danger en augmentant encore le gonflement, et surtout en atteignant directement la cornée.

Je me suis très souvent servi de cette espèce de pierre de touche, et, comme je n'ai eu qu'à me féliciter des résultats qu'elle m'a donnés, je ne puis que la recommander.

On pratique encore la cautérisation avec le sous-acétate de plomb neutre et avec le nitrate acide de mercure; nous nous en occuperons ailleurs. (Voy. *Granulations.*)

Compression.

La compression est un moyen du plus haut intérêt dans un grand nombre d'affections de l'œil et des paupières, et je ne saurais trop la recommander. J'en ai obtenu des résultats bien satisfaisants, surtout dans les ramollissements de la cornée, au moment même où tous les autres moyens avaient absolument échoué.

Malheureusement l'application du bandage est assez difficile, ou du moins exige beaucoup de soins et d'attention.

L'appareil dont je me sers est des plus simples; il se compose de plusieurs rubans de fil de 3 centimètres de largeur et de boulettes de charpie de coton, disposés de la manière suivante :

Un premier ruban, garni à l'une des extrémités d'une boucle solidement cousue, est appliqué sur les yeux, préalablement couverts d'une boulette de charpie dont le volume varie selon la compression que l'on veut obtenir. Le chef libre du ruban est placé dans la boucle, derrière la tête, et serré aussi fortement qu'il en est besoin.

Un second ruban est cousu sur le précédent, à deux endroits différents, au milieu du front et à la nuque, près de la boucle; il doit être mesuré sur la saillie du vertex, afin d'empêcher le bandeau de descendre.

Deux autres rubans complètent l'appareil; cousus aussi sur le bandeau horizontal, un peu en avant de chaque oreille, ils sont noués sous le menton pour empêcher le bandeau de remonter.

Lorsque l'on applique la compression de cette manière, il faut que les deux yeux soient tenus fermés avec la précaution de ne comprimer que celui qui est malade. En agissant autrement, c'est-à-dire en subdivisant le bandeau du côté sain ou en le plaçant obliquement au-dessus ou au-dessous de l'œil pour laisser le patient jouir de la vue, l'appareil glisse, se déplace, et devient à peu près inutile. De plus, l'œil sain, devenu libre, exécute de rapides mouvements de locomotion qui se répètent dans l'œil malade et y provoquent des frottements nuisibles du globe contre la paupière.

La compression du globe, faite de cette manière, m'a été très utile dans un nombre considérable de ramollissements de la cornée avec destruction imminente de cette membrane. Dernièrement encore (1853), un nouveau-né pris d'ophthalmie purulente, auprès duquel m'avait appelé M. le docteur de Barthez, médecin des hôpitaux de Paris, a été soumis à la compression au moment où la cornée de l'œil droit, entièrement ramollie, opaque et saillante, menaçait d'être détruite entièrement. La compression, faite exactement pendant quinze ou vingt jours par deux internes des hôpitaux, réussit à soutenir la cornée, et il n'y eut qu'une petite perforation excentrique qui se cicatrisa rapidement. Ce fait n'est pas rapporté ici comme une exception, car le moyen est journellement mis en pratique à ma clinique et dans ma clientèle privée.

La compression peut encore être faite avec avantage dans les maladies de la cornée, qui se terminent exceptionnellement par le staphylôme conique. En voici un exemple remarquable :

Mademoiselle X..., âgée de dix-sept ans, un peu lymphatique, est prise d'une double kératite diffuse. L'œil droit, strabique en dedans depuis l'enfance, est à peu près inutile. Malgré un traitement local et général prescrit de concert avec M. Vigla, médecin des hôpitaux et professeur agrégé, la cornée devenait saillante au centre, dans les deux yeux, et présentait une conicité de plus en plus considérable. Une photophobie des plus douloureuses tourmentait en même temps cette pauvre enfant et ne lui laissait aucun repos. La compression, employée pendant trois semaines environ, maîtrisa le mal, et maintenant la conicité a entièrement disparu, laissant à sa place une petite tache qui diminue tous les jours.

La compression est encore applicable dans les staphylômes pellucides coniques, anciens, qui menacent de devenir plus saillants, dans les opérations de cataracte par extraction, dans les hernies de l'iris en général, et à la suite des blépharites phlegmoneuses dans lesquelles les paupières conservent un volume considérable.

Eau froide. — Glace.

Ces moyens n'ont pas, à beaucoup près, la valeur qu'on leur a attribuée dans les inflammations des yeux. Que dans une plaie d'un membre ou des paupières on applique la glace ou l'eau froide en prenant les précautions ordinaires pour abaisser la température au commencement du traitement, cela se conçoit, et l'observation en démontre les meilleurs effets; mais il n'en est plus de même assurément dans les inflammations du globe de l'œil. Ainsi, beaucoup de personnes atteintes de maladies des yeux sont portées par instinct à recourir à l'eau froide au début du mal. A ce moment elles en feront volontiers usage et supporteront même la glace pendant quelques heures ; mais passé ce temps, elles exprimeront le plus souvent beaucoup de gêne et feront en sorte, si l'on insiste, que les compresses ou les sachets ne soient pas aussi souvent renouvelés que le médecin l'aura recommandé. Elles demanderont alors à se borner à des fomentations d'eau tiède, et quelques unes même, celles surtout qui seraient atteintes d'une inflammation des membranes internes, ne pourront supporter que l'eau presque chaude.

La pratique démontre positivement qu'il ne faut pas trop compter sur ces moyens, et que l'eau froide et la glace ne sont qu'exceptionnellement acceptés par les malades. Il suffira donc, dans les ophthalmies externes, de permettre des fomentations avec de l'eau ordinaire, et l'on sera certain d'éviter ainsi une réaction trop souvent dangereuse.

Quant aux cataractes, je ne prescris plus l'usage de l'eau froide que pour relâcher les bandelettes de taffetas d'Angleterre lorsque j'ai opéré par extraction, ou pour satisfaire au désir du malade quand il a été opéré à l'aiguille, certain que, dans ce dernier cas, l'eau froide sera bientôt abandonnée, surtout si des accidents se développent du côté de l'iris ou des autres membranes profondes, car le froid occasionne alors les plus vives douleurs.

Cataplasmes.

De même que l'eau froide, ils sont utiles au début d'une ophthalmie externe, et spécialement dans les inflammations des paupières ; mais ils deviennent fort dangereux lorsque, comme dans les ophthalmies purulentes ou catarrhales, la cornée menace de devenir malade. On ne les prescrira donc pas dans ces maladies, car la fonte purulente de l'œil peut, ainsi que je l'ai observé, être la conséquence de l'usage de ce moyen, trop fréquemment employé par tout le monde.

Scarifications, saignée de l'œil.

Les anciens avaient déjà pressenti tous les avantages qu'il y aurait à pouvoir opérer des scarifications de l'œil dans quelques conditions pathologiques ; mais les applications qu'ils faisaient de ce moyen étaient fort restreintes, et ils ouvraient les vaisseaux de la surface de l'œil avec les instruments les plus vulgaires, les plus grossiers ; ils se servaient même de tiges de végétaux, de rameaux de bois plus ou moins rugueux.

Je me bornerai à décrire en quelques mots le procédé que j'emploie :

Je ne me sers pas ordinairement d'aide pour cela : j'écarte avec mon indicateur la paupière supérieure en la relevant, j'abaisse la paupière inférieure avec le pouce, et, par une pression convenable sur l'œil, je maintiens cet organe dans une immobilité convenable. Alors, armé du petit instrument représenté figure 1, je fais ou

Fig. 1.

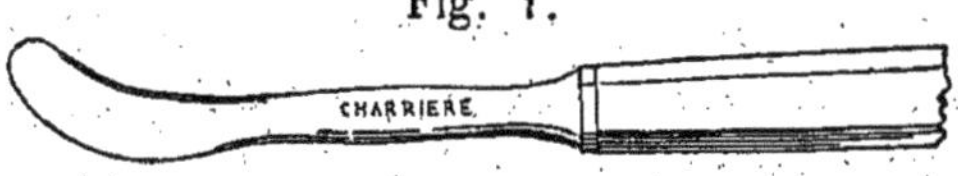

des scarifications ou une saignée, selon les cas, en divisant les vaisseaux en travers. Je dirai tout à l'heure dans quelles conditions il est important de recourir à l'un ou à l'autre de ces moyens.

Le procédé consiste, quand il s'agit de faire des scarifications, à promener l'instrument tranchant parallèlement à la cornée sur les vaisseaux périkératiques, sur les vaisseaux d'anastomose, les vaisseaux frontières, pour ainsi dire, entre la vascularisation interne et la vascularisation externe de l'œil ; on évite de presser trop fortement sur l'œil ; de temps en temps, et pour un instant très court, on abandonne les paupières, on enlève quelques caillots qui se forment, et l'on obtient ainsi un dégorgement instantané et extrêmement rapide. Lorsque les scarifications doivent être répétées plusieurs fois ou portées sur des parties plus éloignées, alors il faut nécessairement éloigner davantage la paupière supérieure, quelquefois même diviser la muqueuse bulbaire plus ou moins profondément.

Quand, au contraire, on veut pratiquer ce que j'appelle la *saignée de l'œil*, il faut agir à peu près comme sur les vaisseaux du bras : on divise la muqueuse en travers en même temps que le vaisseau sous-jacent, et dans une étendue d'à peu près 1 centimètre. Mais il est important de choisir son lieu. Ce n'est pas du tout la même chose d'attaquer un des gros vaisseaux rampant dans le tissu cellulaire sous-conjonctival à la partie inférieure de l'œil, ou de l'attaquer à la partie supérieure, et voici pourquoi. Lorsque nous sommes dans l'attitude ordinaire, l'œil se dirige de préférence de haut en bas ; si l'on pratique la section transversale du vaisseau à la partie inférieure de l'œil, il en résulte que la plaie se trouve fermée à l'instant même, qu'un thrombus plus ou moins volumineux se forme, et que la saignée s'arrête. Si, au contraire, on pratique la même incision sur la partie supérieure de l'œil, sur l'un des gros vaisseaux parallèles au muscle droit supérieur, alors le malade regardant naturellement en bas, la plaie reste béante, et l'on peut obtenir une saignée qui va quelquefois jusqu'à quelque chose de presque incroyable sous le rapport de la quantité de sang que l'on peut obtenir.

J'ai vu à ma clinique un homme qui avait été blessé à l'œil par un éclat de bois, et chez lequel le traitement le plus énergique n'ayant pu faire tomber ni l'inflammation ni les douleurs, la saignée de l'œil dut être faite. Un gros vaisseau fut divisé en travers, à un demi-centimètre de la cornée et au-dessus de cette membrane, et le sang qui s'échappa de la plaie finit par remplir un vase contenant plus de 2 onces. On a même été dans la nécessité d'arrêter par la compression cette hémorrhagie, qui aurait pu être trop considérable. J'ai revu ce fait assez souvent.

On n'obtient pas, hâtons-nous de le dire, un dégorgement aussi grand dans tous les cas où l'on applique la saignée directe de l'œil; mais lorsque le sang coule pendant deux ou trois minutes, cela suffit pour obtenir un résultat d'une grande portée dans les cas d'ophthalmie, soit externe, soit interne.

Les effets physiologiques de cette opération sont si facilement appréciables, que je crois inutile d'insister sur des détails qui seraient sans but. Je me bornerai à dire que dans toute ophthalmie interne, la douleur est le résultat immédiat de la compression des nerfs produite par l'engorgement inflammatoire, et que, la saignée dégorgeant immédiatement ces vaisseaux, incontestablement la douleur tombe à l'instant même où l'opération est pratiquée.

Bien souvent, ayant devant moi des malheureux qui souffraient horriblement, et chez lesquels les saignées et les narcotiques avaient été inutiles, j'ai eu recours à l'opération qui m'occupe, et j'ai eu la satisfaction de leur donner une longue nuit de sommeil dont ils n'avaient pu jouir depuis longtemps.

Les effets thérapeutiques de cette petite opération sont, comme les effets physiologiques, parfaitement appréciés : il s'agit d'abord d'arrêter par ce moyen le cours si rapide quelquefois de certaines inflammations qui peuvent compromettre l'œil et contre lesquelles les moyens ordinaires demeureraient insuffisants. Supposons, par exemple, que la cornée soit atteinte d'un abcès profond, aigu à sa circonférence et menaçant de la perforer. Eh bien, que pourront faire ici le traitement général, quelque énergique qu'il soit, les saignées générales les plus abondantes et les plus rapides? Au contraire, si l'on divise une ou plusieurs fois les vaisseaux en communication avec la partie malade, cette partie, qui est actuellement une sorte de corps étranger en voie d'élimination, on arrête positivement le mal dans son effet, et, à partir de ce moment, il n'est pas rare de voir l'inflammation éliminatrice s'arrêter brusquement et faire place à une inflammation purement réparatrice.

Les applications cliniques des saignées de l'œil sont excessivement nombreuses ; voici très succinctement les principaux cas dans lesquels j'ai cru devoir y recourir.

Les scarifications nombreuses et répétées m'ont rendu les plus grands services dans l'ophthalmie purulente. Plus le moment de l'application du moyen sera rapproché du début, plus les chances de guérir vite seront nombreuses. Admettons, par exemple, que nous soyons appelé à donner des secours à un malade dans les circonstances suivantes : la conjonctive est tuméfiée au pourtour de la cornée, c'est le début du chémosis ; les paupières sont infiltrées et déjà considérablement augmentées de volume ; le liquide jaune citrin a fait place au pus que l'on voit ruisseler entre les paupières chaque fois qu'on les entr'ouvre. Appliquerai-je ici le crayon de nitrate d'argent? Non, certes ; car les scarifications autour de la cornée, répétées en dix ou douze endroits différents, apporteront un tel soulagement, que le crayon, si souvent dangereux, ne sera pas nécessaire ; j'ordonnerai des applications d'eau froide pendant deux heures, et je prescrirai, indépendamment de sangsues à l'oreille, posées d'après la méthode de Gama dans les plaies de tête, des injections répétées, s'il le faut, toutes les demi-heures, pour entraîner le pus. Ces injections seront composées d'un astringent faible mêlé à beaucoup d'eau (1/2 gramme de sulfate d'alumine par 100 grammes d'eau).

Mais s'il s'agit d'une ophthalmie purulente plus avancée, que le chémosis soit plus considérable ; que la conjonctive, au lieu d'être rouge, vascularisée, comme dans un moment plus rapproché du début, soit au contraire pâle, décolorée et de couleur en quelque sorte lardacée, une seule application des scarifications, comme le faisait Tyrrel, dans la direction des muscles droits, ne suffira plus ; il faudra recommencer les scarifications autant de fois que le gonflement semblera le rendre nécessaire. On les répétera donc deux fois par jour, et il sera surtout indispensable de les rapprocher et de les multiplier autour de la cornée, et de les faire profondes pour prévenir ou arrêter l'étranglement de cette membrane.

Le scarificateur sera promené en outre sur la muqueuse palpébrale, et les petites plaies qu'il aura faites seront maintenues béantes au moyen de lotions d'eau chaude convenablement répétées.

Tout moyen chirurgical a son mauvais côté, et je dois dire que celui-ci a dans ce cas l'inconvénient de produire une douleur très vive. Mais, quand on a appliqué des sangsues, saigné le malade au point de n'y plus pouvoir revenir, que la cautérisation a été faite, que des collyres ont été prescrits, qu'on a eu recours à toutes choses à l'intérieur comme à l'extérieur, et pourtant que l'ophthalmie marche et que l'œil est sur le point d'être détruit, ne vaut-il pas mieux passer outre, et, malgré la douleur, appliquer un moyen rationnel et capable certainement de sauver la vue à un malheureux? N'a-t-on pas d'ailleurs la ressource du chloroforme? Je ne saurais dire combien de fois les scarifications m'ont réussi dans ce degré de l'ophthalmie purulente chez les adultes comme chez les nouveaux-nés; je ne saurais assez les recommander.

Dans les ophthalmies externes intenses, qui se présentent sous la forme d'un abcès qui comprend le tiers ou le quart de la cornée, ce moyen est des plus puissants : si, écartant les paupières de la manière indiquée, on porte le scarificateur vers le sommet des vaisseaux, et que l'on subdivise ensuite ces vaisseaux en s'éloignant de la cornée vers le repli de la conjonctive, on arrêtera l'abcès dans son développement, et on l'empêchera ainsi de s'avancer dans le champ pupillaire et de perforer la membrane. Peut-être faudra-t-il revenir plusieurs fois à l'opération : l'inconvénient est très probable, mais ici la douleur est beaucoup moins vive que dans le cas précédent, et d'ailleurs les scarifications sont moins nombreuses et moins étendues.

Dans la kératite vasculaire chronique, plus ou moins compliquée d'épanchements interlamellaires, on obtient des résultats véritablement surprenants. Que l'on veuille bien se retracer ces malheureux yeux dont les cornées sont si troubles qu'ils voient à peine et sur lesquels tous les moyens échouent, que rien ne modifie, ni le nitrate d'argent, ni le précipité rouge, ni le laudanum, ni le traitement interne le mieux dirigé. Eh bien, les scarifications répétées à petits coups autour de la cornée les guérissent ou les améliorent d'une façon notable et souvent inespérée. On n'attaque pas tout d'abord la circonférence entière de la cornée; on divise aujourd'hui une partie des vaisseaux seulement; le malade s'en ressent à peine; il peut à l'instant même se promener; il n'est pas le moins du monde empêché de se livrer à ses occupations. Le lendemain ou le surlendemain, selon l'état de l'œil, on pratique une nouvelle opération, et l'on y revient ainsi pendant un certain temps. Ordinairement quinze jours, trois semaines, un mois suffisent pour obtenir l'oblitération des vaisseaux, et par suite la transparence de la cornée. C'est alors, quand on a obtenu beaucoup des scarifications, que les moyens ordinaires, tels que les pommades résolutives diverses, sont d'une véritable utilité.

L'application des scarifications est encore utile dans ces kératites pustuleuses que les Allemands nomment *ophthalmie scrofuleuse*, alors qu'une pustule vient se placer très près du centre de la cornée et menace de s'étendre en face de la pupille. Si dans un cas semblable on coupe les vaisseaux conjonctivaux en deux ou trois endroits près de la cornée, l'état inflammatoire tombe, l'épanchement kératique se résorbe, et la portion de cornée dont la transparence était menacée demeure parfaitement nette.

Dans les ophthalmies internes, la saignée, et au besoin les scarifications, offrent des résultats plus immédiats encore.

Dans les iritis aiguës accompagnées des douleurs les plus intenses, la saignée, seule ou aidée des scarifications, enraie pour un temps plus ou moins long l'inflammation, mais fait tomber immédiatement la douleur. C'est souvent un moyen de guérison puissant, mais souvent aussi ce n'est qu'un temps d'arrêt pendant lequel les médicaments internes auront plus de prise sur le mal. J'ai vu des cas d'iritis dans lesquels les saignées locales ordinaires, les saignées générales, l'opium, la belladone, ne pouvaient rien contre la douleur, et que la saignée directe améliorait en un instant. Dans ces conditions, certainement cette petite opération occasionne une vive douleur ; mais cette douleur est rapide, et le malade est soulagé d'une façon si complète et si immédiate, qu'il demande l'application du même moyen dès que les douleurs reparaissent avec leur intensité.

Il est inutile de dire, je pense, que dans ces cas la saignée n'est qu'un moyen auxiliaire et que le traitement général doit être appliqué pour en assurer le résultat.

Dans les choroïdites à forme névralgique qui ne laissent point de repos au malade, et à la suite desquelles surviennent des dégénérescences glaucomateuses, la section en travers d'un gros vaisseau au lieu d'élection suffit encore pour faire tomber immédiatement la douleur.

Dans le cancer de l'œil, j'ai été à même une seule fois de constater la puissance de ce moyen contre la douleur.

Un jeune homme était atteint d'un encéphaloïde de la rétine renfermé encore dans la sclérotique. Des douleurs atroces le jetaient dans le plus déplorable état, et pourtant il ne consentait pas à permettre l'extraction de l'organe malade. Je lui proposai la saignée de l'œil, qu'il accepta, et je divisai un vaisseau placé à la partie supérieure, qui donna beaucoup de sang. Le soulagement fut aussi rapide que complet toutes les fois que je revins à cette opération. Mais je finis par convaincre le malade, et l'extraction de l'œil fut pratiquée plus tard.

Sangsues. — Ventouses.

Les émissions sanguines locales ont une très haute valeur dans les inflammations de l'œil. On peut les obtenir par les sangsues appliquées entre l'œil et l'oreille ou par des ventouses scarifiées.

Dans les affections de médiocre importance, une application de douze ou quinze sangsues suffit d'ordinaire; mais si l'affection que l'on a à combattre est grave, il y aura un grand avantage à faire plusieurs applications consécutives et de manière à obtenir un écoulement de sang non interrompu pendant quinze à vingt heures, comme le recommande Gama dans les plaies de tête. On applique donc dix à douze sangsues, et dès qu'elles sont tombées et que les piqûres commencent à ne plus donner de sang, on en pose un nombre à peu près semblable, de manière à faire ainsi, si la constitution du malade le permet, trois ou même quatre applications. C'est là un des plus énergiques moyens que je connaisse, et qui, combiné aux scarifications de la conjonctive, à la saignée, et au besoin à la paracentèse de l'œil, donne des résultats que l'on n'obtient jamais par les saignées générales.

Les ventouses scarifiées, lorsque l'on doit agir rapidement, sont préférables aux sangsues; elles font tomber rapidement les douleurs intolérables qui accompagnent les phlogoses profondes de l'organe de la vision et elles produisent souvent une amélioration instantanée dans la fonction; mais lorsque la maladie est grave, les symptômes reparaissent bientôt si l'on n'a pas la précaution d'empêcher la réaction par une ou plusieurs petites applications de sangsues faites aussitôt qu'on a enlevé la ventouse.

Si l'on se sert de la pompe, on doit choisir un verre ovale et assez étroit, autrement il est fort difficile de faire le vide; mais comme la pompe est assez mal supportée, on donnera la préférence aux ventouses de caoutchouc, qui ne provoquent qu'une douleur des plus faibles et peuvent être laissées en place avec quelque avantage lorsque le sang ne coule plus. Une remarque qui ne manque pas d'intérêt, c'est que dans les iritis encore peu graves la pupille se dilate très souvent pendant que la ventouse est appliquée entre l'œil et l'oreille, et qu'à ce moment les mydriasiques ont un effet très puissant.

Saignée générale.

La saignée a sur les organes enflammés une action en proportion avec leur volume, le nombre et l'importance de leurs vaisseaux.

Qu'on la pratique dans un cas de pneumonie aiguë, l'anxiété, la gêne de la respiration, le point de côté, diminueront sensiblement pendant l'opération même, et disparaîtront souvent si on la répète. Au contraire, elle ne produira aucune amélioration sérieuse sur une inflammation d'un organe de moindre volume; ainsi l'épididymite, l'otite, le panaris, etc., etc., ne seront jamais rapidement améliorés sous l'influence de ce moyen.

Une seule saignée générale a donc évidemment une action rapide et directe sur une inflammation aiguë du poumon, tandis que la même opération quatre fois répétée n'aura qu'une action lente et indirecte sur des organes ayant, par leur petit volume, une moindre importance dans la circulation.

De cette observation résulte que l'on n'obtient de la saignée qu'un bien médiocre effet dans les maladies des yeux.

Que l'on fasse une saignée générale sur un homme pléthorique, atteint d'une violente iritis, dans le but de détruire l'influence de l'excès de la circulation sur la maladie locale, en diminuant la force du système vasculaire, cela est très rationnel et tout le monde le comprendra. Mais que l'on y revienne à diverses reprises et de façon à agir sérieusement sur l'économie du sujet, l'inflammation une fois lancée ne s'arrêtera pas un seul instant dans sa marche. On aura affaibli le malade sans profit, on se sera privé de la ressource si puissante des émissions sanguines locales, et la convalescence sera des plus longues.

La saignée générale, on ne saurait donc assez le répéter, ne doit être positivement pratiquée que par exception dans les maladies des yeux et toujours avec la plus grande réserve.

Mercure.

De même que de la saignée générale, on fait grand abus de cet agent; c'est pourquoi nous croyons en devoir dire quelques mots ici. L'expérience a démontré que pris lentement et à petites doses, « il diminue la plasticité du sang, » appauvrit l'économie au point de donner à ceux qui en font un long usage toutes les apparences d'individus atteints d'affections scorbutiques, et que ces individus, pâles, affaiblis, sont disposés, comme les scorbutiques, aux hémorrhagies, aux ecchymoses, aux ulcères, etc. Cette observation, mal interprétée, a fait penser que le mercure serait très utile dans le traitement des maladies des yeux à ce point de vue; que ses prétendues propriétés antiplastiques arrêteraient l'organisation des fausses membranes dans les inflammations qui résistent à l'action des saignées les plus énergiques. Or il n'en est rien assurément, et il suffit de quelques mots pour le prouver. Une personne jusque-là bien portante, qui n'aurait jamais pris de mercure, et qui serait atteinte d'iritis, est saignée une ou deux fois sans que l'inflammation en soit sensiblement influencée; il y a dans la pupille et dans l'humeur aqueuse des flocons albumineux; on prescrit le calomel à l'intérieur et les frictions d'onguent napolitain autour de l'orbite. Une salivation abondante se développe, les symptômes s'améliorent, — nous le supposons du moins. — Pense-t-on que la plasticité du sang aura été changée? Non évidemment; car c'est pris lentement, à petites doses, pendant un temps fort long, que le mercure produit cet appauvrissement du sang dont nous avons parlé. Chez ce malade, le mercure a donc eu un autre effet. Son action a été celle d'un médicament perturbateur énergique, d'une sorte de révulsif puissant se portant avec rapidité et plus spécialement sur les glandes salivaires, rien de plus.

Or, on peut trouver dans la thérapeutique des agents moins dangereux.

Encore si l'on réservait le mercure aux inflammations aiguës et profondes de l'œil, tout en faisant une erreur sur son mode d'action, le danger, en somme, ne serait pas grand, car ces maladies sont rares, si l'on en compare le nombre aux ophthalmies externes. Mais il n'en est pas ainsi, et l'on prescrit le mercure, ce fameux antiplastique, même dans les conjonctivites, et surtout dans les ulcérations de la cornée, maladies dans lesquelles on doit avant tout désirer la sécrétion et l'organisation d'un exsudat plastique!

En résumé, le mercure n'a pas dans la thérapeutique oculaire la valeur qu'on lui a donnée; il n'a pas surtout les propriétés qu'on lui accorde, et il peut, dans la plupart des cas, être remplacé par des agents moins dangereux et moins antipathiques aux malades.

Diète. — Privation de lumière et d'exercice.

Ce sont là encore des moyens dont on abuse singulièrement dans la pratique.

Après avoir saigné le malade une ou plusieurs fois dans la plupart des ophthalmies, après l'avoir soumis à l'usage des purgatifs et des mercuriaux, on lui prescrit une diète le plus souvent fort sévère en même temps qu'on le prive de lumière et d'exercice.

Tous ces grands moyens généraux (je parle ici de la saignée et de la diète), on ne saurait trop le répéter, ont une bien faible action sur les maladies inflammatoires des yeux, et cela certainement pour les motifs que nous avons exposés déjà en parlant de la valeur de la saignée générale. Il ne faut pas priver les malades d'aliments dans les ophthalmies, même les plus graves, à moins, ce qui est bien rare, qu'il n'y ait quelques symptômes de réaction générale ; au contraire, c'est en les alimentant doucement, en leur permettant un exercice modéré, que l'on arrive le plus rapidement à un bon résultat. C'est en soignant des milliers d'ouvriers qui n'abandonnent pas leur travail pour l'inflammation, même fort grave, d'un de leurs yeux, que j'ai pu me convaincre de l'exagération des précautions employées communément sur ceux qui ont le moyen de se priver d'aliments et de se soumettre volontiers aux conseils du médecin.

Sauf quelques cas dans lesquels il y a une photophobie très douloureuse et très aiguë, il y a avantage aussi à laisser pénétrer une assez grande lumière dans l'appartement du malade, non seulement pour la santé générale, mais encore pour les yeux. On ne devra pas oublier que l'obscurité longtemps prescrite donnera à ces organes une telle susceptibilité, qu'ils ne pourront plus supporter la lumière et que la photophobie naît de la photophobie. Que de malheureux guéris de leur ophthalmie ai-je vus renfermés chez eux depuis plusieurs mois sans autre motif, et tandis que, pour se guérir, ils n'avaient autre chose à faire que d'oser s'exposer à l'action du jour !

On se bornera donc, dans le cas d'inflammation d'un seul œil, à le voiler au moyen d'un linge flottant simple ; on n'appliquera point de bandeaux ni de mouchoirs en cravate, qui ont en outre l'inconvénient d'accumuler sur l'œil une grande chaleur et de favoriser ainsi l'inflammation. Si les deux yeux sont malades, on diminuera un peu la lumière de l'appartement, on permettra un garde-vue à l'intérieur, des conserves bleu foncé dehors, et l'on surveillera attentivement l'instant où les altérations anatomiques ne justifiant plus l'usage de ces moyens, on pourra sans danger exiger du patient qu'il s'en débarrasse. Chez les enfants atteints de photophobie, ces observations sont de la plus grande valeur; jamais on ne doit leur couvrir les yeux d'épais bandeaux ni les laisser cacher leur visage dans les oreillers de leur lit ou dans les vêtements de leur mère ou des femmes chargées de les soigner, autrement leurs yeux prennent une susceptibilité dont ils ne peuvent plus se débarrasser, même après qu'ils sont guéris de leur ophthalmie.

Paracentèse de l'œil.

Le traitement antiphlogistique le plus énergique ne parvient pas toujours, tant s'en faut, à enrayer les accidents inflammatoires qui se développent du côté des yeux, soit pendant le cours de certaines maladies, soit après quelques opérations. Un moyen local beaucoup trop négligé, et dont, selon nous, les applications sont beaucoup trop restreintes, la *paracentèse*, nous paraît mériter la plus sérieuse attention. On l'a employée, en général, pour l'*évacuation du sang et du pus* que peut contenir la chambre antérieure; on l'a recommandée dans le but d'*affaisser les staphylômes* opaques ou pellucides, et dans celui de *diminuer le volume de l'œil* dans l'hydrophthalmie; on y a recouru dans les *inflammations de la membrane de l'humeur aqueuse;* on l'a pratiquée aussi dans le *phlegmon* de l'œil. Nous sommes loin d'en contester l'utilité dans plusieurs de ces cas; mais, nous fondant sur de bien nombreuses observations que nous avons faites depuis dix ans, nous croyons que cette petite opération peut rendre les plus grands services dans d'autres circonstances au moins aussi importantes, sur lesquelles nous reviendrons après la description du *manuel opératoire*, qui est des plus simples.

Nous pratiquons la paracentèse le plus souvent par la cornée, quelquefois par la sclérotique.

1° *Paracentèse par la cornée.* — Si l'on n'a pour but que l'évacuation de l'humeur aqueuse, il suffit de faire à la cornée une piqûre très étroite avec une aiguille à cataracte, qu'on fait pénétrer dans la chambre antérieure en attaquant la membrane près de sa circonférence : l'instrument, conduit dans une direction parallèle à celle de l'iris qu'il ne doit pas intéresser, exécute sur son axe, après 2 millimètres au plus de trajet, un petit mouvement de rotation qui écarte les lèvres de la plaie, et l'humeur aqueuse s'échappe aussitôt. Mais comme il arrive assez souvent que le malade n'est pas maître de son œil, que le globe roule avec rapidité dans l'orbite, et que l'aiguille peut alors pénétrer trop loin et dans une direction vicieuse, j'aime mieux me servir d'une aiguille particulière, parce qu'elle entre dans la chambre antérieure à une profondeur calculée.

La figure 2 représente exactement cette aiguille. A 2 milli-

Fig. 2.

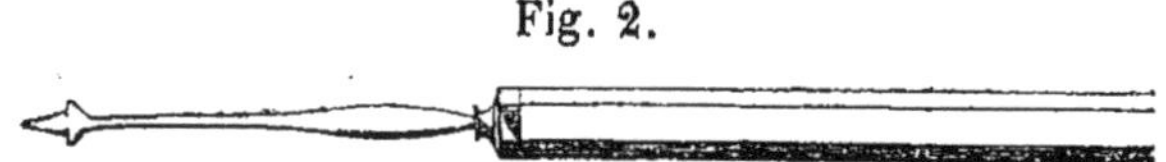

mètres de la pointe, il y a deux arêtes qui empêchent la lance de pénétrer plus loin. La lame est pleine, exactement conique, pour empêcher l'écoulement trop rapide de l'humeur aqueuse.

Je pratique ordinairement cette opération sans le concours d'un aide. Le malade étant appuyé contre un mur pour empêcher la tête de fuir en arrière, j'écarte les paupières avec l'index (1) et le pouce de la main gauche (2), comme cela est représenté dans la figure 3; et, par une pression convenable, je fixe le globe entre

Fig. 3.

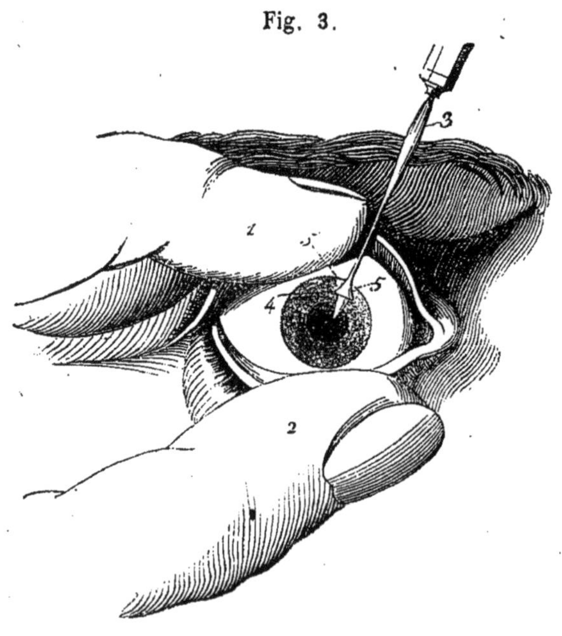

ces doigts. Je ponctionne ensuite la cornée avec l'aiguille (3) en l'enfonçant jusqu'aux arêtes (5, 5). Cela fait, je retire lentement de la plaie (4) la lance de l'instrument pour que l'humeur aqueuse s'échappe doucement et sans secousse. A mesure que la chambre antérieure se vide, l'iris se bombe en avant et finit par s'appliquer exactement contre la cornée. L'opération est dès lors achevée.

Mais si l'inflammation est considérable et que l'on juge convenable de vider une seconde ou une troisième fois la chambre antérieure, on attend une ou deux minutes au plus, et comme après ce temps elle est déjà remplie, on introduit un petit stylet d'argent dans la plaie comme dans la figure suivante (voy. fig. 4). La pau-

Fig. 4.

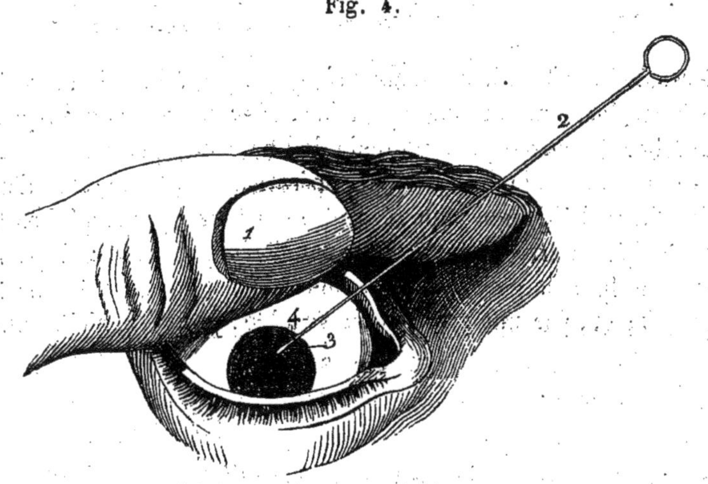

pière est relevée avec le pouce (1) ; le stylet (2), recourbé en avant à sa pointe, est tenu de la main droite et plongé par son extrémité garnie d'une olive (3) dans la petite plaie de la cornée (4).

Le simple écartement de cette plaie suffit pour donner issue à l'humeur aqueuse, et je ne connais pas d'autre difficulté à pratiquer cette introduction du stylet que celle qui consiste à retrouver l'ouverture faite à la cornée avec l'aiguille. Mais si l'on a soin de piquer toujours du côté externe et supérieur, et à une distance de la cornée toujours la même, il est bien rare que l'on ne trouve pas l'ouverture avec facilité.

Si l'on veut, au contraire, faire sortir de la chambre antérieure du pus ou du sang, on ne doit pas se servir de cet instrument ; la lancette ou le couteau lancéolaire sera préférable, et l'on fera à la cornée une ponction semblable à celle qui sera représentée plus loin pour l'opération de la pupille artificielle par excision.

Le *pansement*, lorsqu'on se sert de notre aiguille, est des plus simples ; on recommande au malade de tenir l'œil fermé pendant quelques heures, et, s'il y ressent un peu de chaleur, de le baigner avec une éponge imbibée d'eau froide. Mais si l'on a fait la paracentèse avec la lancette ou le couteau lancéolaire, l'occlusion de l'œil avec des bandelettes de taffetas d'Angleterre est indispensable pendant quelques jours, à cause de l'ouverture plus grande pratiquée à la cornée.

2° *Paracentèse par la sclérotique.* — Comme il faut que la ponction soit ici d'une certaine largeur, la lancette ou le couteau lancéolaire doit remplacer l'aiguille à cataracte ou mon aiguille à paracentèse kératique, dont la piqûre serait trop étroite. Je préfère cependant encore l'aiguille à paracentèse scléroticale représentée dans la figure 5, parce qu'elle atteint mieux le but, et ne peut pénétrer qu'à la profondeur voulue.

Fig. 5.

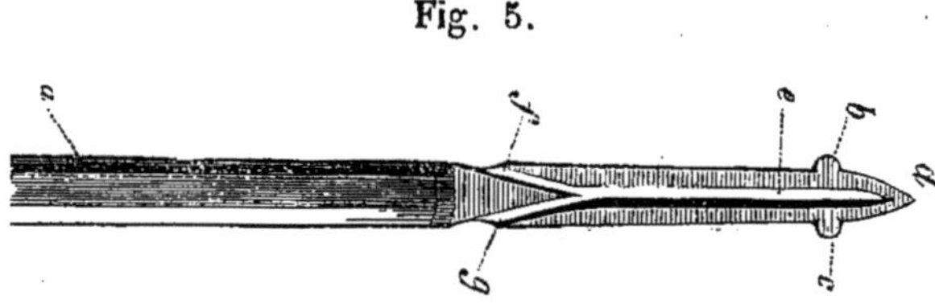

C'est en grand, à part la gouttière, le même instrument que celui qui me sert pour la cornée; les saillies *b*, *c*, arrêtent la lame lorsque la pointe *d* a pénétré dans l'œil; dans l'épaisseur de cette lame, on voit une gouttière *e*, *f*, *g*, qui permet aux liquides contenus dans l'œil de sortir avec facilité ; *a* est un manche d'ivoire sur lequel l'aiguille est montée.

On peut pratiquer la paracentèse scléroticale dans plusieurs endroits de l'œil. Si après une opération de cataracte à l'aiguille on veut obtenir la disparition du gonflement inflammatoire des membranes internes et arrêter le phlegmon, on plonge l'instrument dans la fibreuse, à 3 ou 4 millimètres de la cornée, dans l'espace triangulaire compris entre le muscle droit externe et l'inférieur, et l'on donne issue à une partie de l'humeur vitrée en rompant l'hyaloïde avec un stylet ordinaire ou avec une curette que l'on introduit dans l'œil. Si, au contraire, l'opération a pour but de débarrasser l'œil d'une collection liquide, comme cela se voit dans l'hydropisie sous-rétinienne, on fera pénétrer l'aiguille beaucoup plus en arrière par rapport à la cornée (afin d'éviter l'appareil cristallinien), et on la dirigera tantôt entre le muscle droit externe et l'inférieur, tantôt entre ce dernier et l'interne.

La figure 6 représente une paracentèse scléroticale pratiquée en bas et en dedans entre le muscle droit interne et l'inférieur.

Fig. 6.

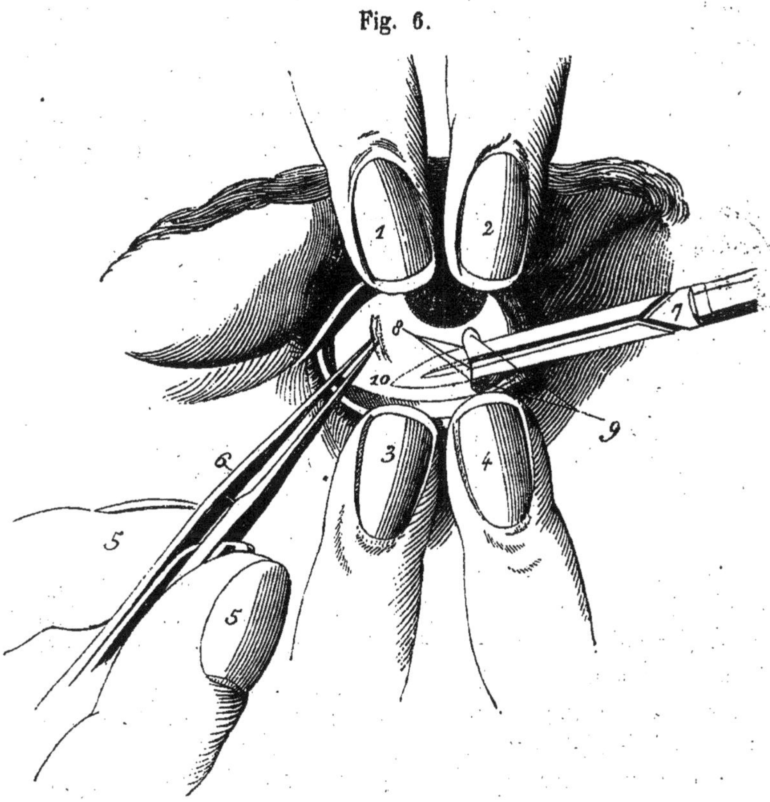

1, 2, 3, 4, doigts de l'aide;
5, 5, doigts de la main gauche du chirurgien tenant la pince;
6, pince fixant l'œil;
7, manche de l'aiguille;
8, étendue de la plaie faite à l'œil par l'instrument;
9, arêtes de l'aiguille;
10, pointe de l'aiguille plongée dans l'œil et vue à travers la sclérotique, que l'on suppose transparente.

Applications de la paracentèse. — A part les cas dont j'ai parlé plus haut, et dans lesquels cette opération a été essayée par beaucoup de praticiens, j'en ai fait d'heureuses et fréquentes applications dans les cas suivants :

A. *Cataractes opérées à l'aiguille.* — Lorsque l'œil opéré de cataracte est rouge le lendemain de l'opération, que le malade y ressent des douleurs vives, et qu'une ophthalmie interne est imminente, on peut enrayer tous les symptômes inflammatoires en pratiquant la paracentèse par la cornée une seule fois, ou au besoin trois ou quatre fois dans le même jour. On évite, dans ce dernier cas, de rouvrir la même plaie pour donner issue à l'humeur aqueuse, parce que, d'après mon observation, il n'y a aucun danger à pratiquer plusieurs ouvertures sur la cornée.

L'observation suivante est un exemple de paracentèse scléroticale, dans lequel cette opération a été immédiatement suivie de la disparition d'une violente et douloureuse inflammation interne de l'œil, en même temps que de la résorption rapide d'un hypopion.

Obs. *Cataracte lenticulaire molle de l'œil droit. — Abaissement à l'aiguille par la sclérotique. — Six jours après, violente inflammation de l'œil avec hypopion. — Traitement antiphlogistique sans résultat. — Le dixième jour, paracentèse par la sclérotique. — Résorption du pus. — Guérison.* — Madame O..., âgée de soixante ans, demeurant à Versailles, place d'Armes, est atteinte d'une cataracte molle de l'œil droit. La vue de l'œil gauche est presque nulle, la cornée portant un leucôme central. L'opération, pratiquée à l'aiguille par scléroticonyxis, n'est suivie d'abord d'aucun accident; mais, après le sixième jour, une violente ophthalmie interne se déclare. La malade accuse des maux de tête, des pulsations dans le fond de l'orbite, des élancements dans le sourcil. L'œil présente une rougeur très vive au pourtour de la cornée; l'iris est enflammé, la pupille resserrée et trouble; la chambre antérieure, assez claire dans sa partie supérieure, offre en bas un hypopion de 3 à 4 millimètres de haut.

Un traitement antiphlogistique est à l'instant prescrit par MM. les docteurs Renauld, de Versailles, médecin ordinaire de la malade; Yvan, médecin de Londres, et moi. Une saignée générale, des purgatifs, le calomel, la diète, des onctions mercurielles belladonées, n'amènent aucune amélioration. La rougeur de l'œil augmentant (chémosis phlegmoneux au début), les douleurs étant plus vives, la constitution ne permettant plus d'émissions sanguines, nous décidons que je ferai (dixième jour) la ponction de l'œil, et cette opération est immédiatement pratiquée par la sclérotique. Il s'écoule une grande quantité d'humeur vitrée, et une demi-heure après, la malade éprouve un si grand soulagement qu'elle peut dormir, ce qu'elle n'avait pas fait depuis plusieurs jours. A partir de ce moment, tous les signes d'inflammation disparaissent; l'hypopion se résorbe promptement.

Peu de temps après la malade put se servir de l'œil opéré. Depuis huit ans la guérison s'est maintenue.

Dans ces six dernières années, depuis la publication de la première édition de cet ouvrage, j'ai obtenu des résultats semblables dans un grand nombre de cataractes opérées à l'aiguille sur des individus de tout âge, des vieillards, des adultes et des enfants.

Je rapporterai plus loin (voy. *Dilacération de la capsule*) deux autres observations de paracentèse scléroticale pratiquée, après la dilacération de la capsule, sur des yeux préalablement atteints d'amblyopie congestive, et je pense que ces faits, auxquels je renvoie, suffiront pour donner une idée des excellents résultats qu'on peut obtenir par l'évacuation d'une partie de l'humeur vitrée faite au moment opportun. Je rappellerai seulement que l'hésitation et la temporisation sont également dangereuses, et que, pratiquée trop tard dans les cas de cataractes opérées à l'aiguille, la paracentèse n'est plus d'aucune utilité.

La *paracentèse* par la *cornée* est, en général, beaucoup plus facile; mais comme l'ouverture est plus étroite et se referme aussitôt, il faut absolument, dans les cas graves, y revenir plusieurs fois dans la même journée. On arrête immédiatement ainsi les vomissements et les symptômes généraux, de même que l'ophthalmie interne au début. Je regrette de ne pouvoir, faute d'espace, faire suivre ces quelques mots de plusieurs observations d'opérations de cataractes, dans lesquelles la paracentèse de la cornée m'a parfaitement réussi.

B. *Iritis aigu.* — La *paracentèse* par la *cornée* concourt avec le traitement général à faire tomber l'inflammation et les douleurs fronto-orbitaires. Je ne l'ai vue que bien rarement suivie d'accidents. Le plus souvent j'ai dû la répéter trois ou quatre fois dans le même jour, à un quart d'heure d'intervalle.

L'observation suivante en fournit un exemple.

Obs. *Iritis aigu s'accompagnant de vives douleurs. — Énergique traitement antiphlogistique demeurant pendant douze jours sans résultat. — Paracentèse par la cornée, disparition immédiate de la douleur. — Guérison.* — Le nommé X..., âgé de vingt-deux ans, m'est adressé par M. le docteur Rigaud. L'iris est vivement enflammé, la pupille légèrement trouble et déformée. Une saignée générale, des applications de sangsues et de ventouses scarifiées à la tempe, le mercure et l'opium à l'intérieur et à l'extérieur, demeurent impuissants contre la douleur, qui persiste malgré le traitement le plus énergique suivi pendant douze jours. Je me décide à pratiquer la paracentèse, et je fais sortir trois fois l'humeur aqueuse dans la même heure. Le malade est aussitôt débarrassé de sa douleur, et bientôt la guérison est complète.

C. *Aquo-capsulitis ou inflammation de la membrane de l'humeur aqueuse.* — Lorsque, dans cette maladie, on donne issue à l'humeur aqueuse, la cornée et l'iris, ternis par de légères exsudations, reprennent du jour au lendemain leur transparence. S'ils la perdent de nouveau sous l'influence de la réapparition de l'inflammation, on revient à la paracentèse autant de fois que cela est nécessaire. Dans une observation très curieuse dont je vais donner un extrait, l'aquo-capsulitis a été accompagné, ce qui est fort rare, de douleurs suraiguës que la paracentèse a fait disparaître en un instant.

Obs. *Inflammation de la membrane de l'humeur aqueuse prenant un caractère d'intermittence marqué, et passant subitement à l'état aigu avec douleurs insupportables. — Paracentèse de la cornée. — Disparition immédiate des douleurs.* — Mademoi- V..., *trente* ans, sans profession, demeurant à Paris, souffre des yeux depuis l'année 1843. C'est vers cette époque que je l'ai vue pour la première fois. Elle avait alors un iritis peu prononcé, que je crus devoir rattacher à sa mauvaise constitution (elle est maigre, fort grande et chlorotique), et surtout à quelques accidents syphilitiques dont elle portait les traces (ch. indurés). Sous l'influence du traitement prescrit, la maladie de l'œil disparut sans laisser d'autre inconvénient qu'un certain degré de faiblesse dans la vue, non accompagné de désordres anatomiques. Jusqu'à la fin de l'année 1846, et, à part quelques rechutes légères, les yeux de la malade allèrent passablement, mais alors il survint dans la membrane de l'humeur aqueuse une inflammation bien caractérisée, qui dure encore aujourd'hui et a résisté à tous les moyens ordinaires. Saignées locales, purgatifs, mercuriaux à l'intérieur et à l'extérieur, iodure de mercure, iodure de potassium, révulsifs à la peau, tout a échoué.

Ce qu'il y a de remarquable dans cette observation, c'est que tous les jours, à des heures indéterminées, la vue devient nette, et qu'alors la chambre antérieure, la cornée et l'iris sont d'une transparence parfaite, qu'ils perdent ensuite pendant plusieurs heures. Cette curieuse intermittence bien constatée, le sulfate de quinine a été prescrit, mais il n'a réussi qu'à éloigner les accès sans les faire disparaître. J'ai revu ce singulier phénomène plusieurs fois, et entre autres sur un vieillard de quatre-vingts ans, beau-père d'un médecin de Paris, quelque temps après une opération de la cataracte à l'aiguille.

La malade est venue encore aujourd'hui (25 février 1847) à ma clinique, où elle a été observée par tous les médecins qui me font l'honneur d'y assister, et entre autres par MM. les docteurs Thollon, Gehors, médecins français; Clendinen, Grimké, Kenny, Heywood, Fisher, médecins américains; Trayer, médecin irlandais, Herschel, Pfeiffer, médecins allemands; Dahl, médecin russe, et Antonietti, médecin italien.

Le 30 décembre 1846, mademoiselle V... était dans les conditions ordinaires; le 31, elle me donnait une note sur laquelle je lis : « En me levant, ma vue était trouble; à huit heures du soir j'ai vu bien clair, jusqu'au moment où je me suis endormie. »

Note du 1er janvier 1847. — « En m'éveillant je voyais bien clair, et peu à peu ma vue a été en se voilant; une heure après mon réveil, ma vue était tout à fait troublée. A une heure après midi, je voyais bien; ce mieux a duré jusqu'au moment de m'endormir. »

Note du 2 *janvier* 1847. — *Id.* Quelques douleurs dans l'œil gauche.

3 *janvier.* — La malade a été prise tout à coup, vers deux heures du matin, de violentes douleurs dans l'œil gauche; elle a été obligée de se lever et de se promener dans sa chambre. Les douleurs ont été si insupportables, « qu'elle n'a fait que pousser des cris, et qu'elle a cru en devenir folle. » Elle vient me trouver vers trois heures après midi, me priant de lui enlever l'œil, si elle doit toujours en souffrir ainsi. Je pratique aussitôt la *para-*

centèse par la cornée, et en moins d'une demi-heure je donne issue trois fois à l'humeur aqueuse, en écartant, au moyen d'une curette, les lèvres de la petite plaie faite à la cornée avec l'instrument dessiné plus haut (fig. 2). *La douleur disparaît immédiatement en même temps que l'inflammation aiguë*, et la maladie reprend sa marche accoutumée.

J'ai essayé depuis, par de nouvelles ponctions, de combattre cette maladie, revenue à l'*état chronique;* mais je n'ai point obtenu de résultats satisfaisants.

D. *Hypopion.* — L'évacuation de l'humeur aqueuse étant, d'après mes observations, un puissant moyen d'activer la résorption des produits épanchés dans l'œil, j'y ai fréquemment recours lorsque le traitement ordinaire demeure insuffisant pour faire disparaître du pus épanché dans la chambre antérieure. J'ai été conduit à mettre la paracentèse en pratique dans ce cas, par la remarque que j'avais faite, comme Werneck, qu'elle favorise la résorption des fragments du cristallin après le broiement de la cataracte. Il y a alors avantage évident à préférer la simple piqûre de la cornée à l'ouverture un peu large de cette membrane, comme celle, par exemple, qu'on fait pour l'évacuation du pus, parce que la piqûre se cicatrise immédiatement, tandis que l'ouverture un peu large peut occasionner de graves accidents. L'observation suivante, dont je ne donne qu'un court extrait, prouvera jusqu'à l'évidence l'utilité de la paracentèse dans ce cas.

Obs. *Large hypopion. — Traitement antiphlogistique sans résultat. — Plus tard toniques à l'intérieur. Insuccès. — Paracentèse donnant issue à l'humeur aqueuse. — Résorption du pus en vingt-quatre heures. — Guérison.* — Un petit garçon de quatre ans, nommé Bénouville, et dont les parents habitent Sèvres, est envoyé à ma clinique, le 8 novembre 1846. Il porte un large hypopion dans la chambre antérieure gauche, avec une ulcération superficielle de la cornée. Quelques sangsues sont appliquées près de l'oreille ; des purgatifs sont ordonnés, en même temps que des onctions d'onguent napolitain autour de l'orbite, et le pus demeure toujours presque jusqu'à la hauteur du bord inférieur de la pupille. Douze jours se passent sans amélioration ni aggravation du mal. Pensant qu'en prescrivant des toniques je serai plus heureux, je conseille une infusion de polygala de Virginie, et bientôt après un régime plus nourrissant : l'hypopion persiste absolument à la même hauteur que le premier jour. Le 8 décembre, je me décide à donner issue à l'humeur aqueuse contenue dans la partie supérieure de la chambre antérieure, et, à cet effet, je pratique, avec une aiguille à cataracte, une petite ouverture à la partie supérieure et externe de la cornée, contre laquelle l'iris vient aussitôt s'appliquer. L'œil est tenu fermé avec des bandelettes de taffetas d'Angleterre, et le lendemain nous constatons tous, à la clinique, que le pus a tellement diminué, qu'on n'en trouve plus qu'une trace très légère et à peine visible. Le surlendemain, 10 décembre, le pus avait complétement disparu.

Cette observation n'est-elle pas une excellente preuve que l'évacuation de l'humeur aqueuse est un des moyens les plus puissants de favoriser la résorption dans l'œil? N'est-il pas évident que le sang épanché dans les chambres oculaires, les produits fibro-albumineux récents, les congestions accidentelles, etc., doivent aisément disparaître sous l'influence de cette opération? C'est au moins ce qu'une pratique nombreuse m'a démontré depuis douze ans.

E. *Staphylômes opaques enflammés.* — Les malades, tourmentés d'affreux élancements dans l'œil, perdent le sommeil, sont pris de fièvre, et, le plus souvent, fatigués d'opiniâtres vomissements, comme dans l'exemple qui va suivre. L'évacuation de l'humeur aqueuse par la paracentèse cornéenne agit, dans ce cas, en faisant disparaître à l'instant même la douleur occasionnée par l'inflammation (névralgie ciliaire).

Obs. *Staphylôme enflammé de la cornée gauche. — Vomissements, fièvre, douleurs. — Insomnie. — Paracentèse. — Disparition immédiate des accidents locaux et généraux.* — Mademoiselle C..., douze ans, rue J.-J. Rousseau, était atteinte d'un staphylôme opaque et complet, qui s'était développé sur la cornée gauche à la suite d'une ulcération perforante. La tumeur, peu volumineuse, n'avait pas, jusqu'en août 1846, occasionné de douleurs, lorsqu'à cette époque elle s'enflamma. Alors l'enfant fut prise d'une fièvre intense, de vomissements, et d'élancements si douloureux dans l'œil, que le sommeil était impossible depuis vingt-quatre heures, quand je fus appelé. La paracentèse, immédiatement pratiquée, fit disparaître tout aussitôt la douleur (trois heures après midi), et la petite malade dormit paisiblement jusqu'au lendemain à dix heures du matin, pour déjeuner ensuite de bon appétit. J'ai enlevé depuis ce staphylôme, afin de cacher la difformité sous un œil artificiel.

F. *Kératocèle*. — Si l'on ponctionne la cornée près de sa circonférence, lorsque le centre, atteint d'un kératocèle, est sur le point de s'ulcérer, et qu'après l'évacuation de l'humeur aqueuse on soumette l'œil à une compression ménagée et régulière, on est en droit d'espérer que la perforation n'aura pas lieu et qu'une cicatrice solide pourra s'organiser. Je serais à même de citer plusieurs observations dans lesquelles j'ai réussi à prévenir ainsi des hernies de l'iris et des staphylômes. Quand le kératocèle est central, il est bon, avant de pratiquer la paracentèse, de dilater la pupille avec l'atropine ou avec la belladone.

G. *Rétinite aiguë*. — La pyropsie et l'inflammation seront diminuées par l'évacuation de l'humeur aqueuse faite par la cornée, si, en même temps, on prescrit un traitement général énergique. La paracentèse devra être répétée plusieurs fois dans la même journée : c'est à cette seule condition qu'elle pourra être utile. La même observation s'applique à l'ophthalmite au début.

H. *Amaurose congestive*. — J'ai essayé souvent, mais tout en prescrivant un traitement général convenable, de diminuer temporairement la compression de la rétine par la paracentèse cornéenne. J'ai réussi à rétablir tout à fait la vue dans plusieurs cas d'amblyopie se rattachant à une congestion chronique de la rétine ; seulement le succès a-t-il été le résultat du traitement local combiné avec le traitement général, ou bien aurais-je obtenu tout autant du traitement général seul? Je ne puis me prononcer à cet égard, mes observations sur ce point n'étant pas assez nombreuses.

Accidents occasionnés par la paracentèse.

La paracentèse par la cornée occasionne quelques accidents qu'il sera bon de signaler succinctement : les principaux sont la blessure de l'iris, l'épanchement de sang dans la chambre antérieure, l'abcès de la cornée, le phlegmon.

a. Blessure de l'iris. — Elle est sans danger, et d'ailleurs ne peut être que la conséquence de la maladresse du chirurgien. On peut la produire, ou quand on ponctionne trop près de la circonférence de la cornée et trop perpendiculairement au plan de l'iris, ou quand, après avoir pénétré dans la chambre antérieure, on redresse trop l'instrument pour écarter les lèvres de la plaie et permettre à l'humeur aqueuse de s'écouler.

On peut encore blesser l'iris si, après avoir pénétré dans la chambre, on écarte trop vite et trop largement les lèvres de la plaie : en même temps que l'humeur aqueuse s'échappe brusquement, l'iris se précipite vers la cornée, et dans ce mouvement il vient s'enferrer sur l'aiguille.

La blessure de l'iris, nous l'avons dit plus haut, est sans danger.

b. Épanchement de sang dans la chambre antérieure. — Hyphêma. — Cet accident est une conséquence fréquente de la paracentèse de la cornée. A peine a-t-on donné issue à l'humeur aqueuse, que l'on voit suinter de la surface de l'iris une multitude de gouttelettes de sang microscopiques qui glissent sur l'iris, comme le fait la pluie sur les vitres, et finissent par se réunir à la partie déclive de la chambre et y former un dépôt connu sous le nom d'*hyphêma.*

C'est là un accident d'une certaine gravité, une véritable *hemorrhagia ex vacuo*, que l'on ne voit d'ailleurs que sur des yeux depuis longtemps enflammés, et dans lesquels les vaisseaux iridiens se sont dilatés et sont devenus variqueux. Il survient assurément sous l'influence de la même cause que certaines hémorrhagies cérébrales qui frappent les malades pendant la saignée. Il en est de même de ces épanchements de sang que l'on observe dans l'abdomen à la suite de ponctions nécessitées par l'ascite, lorsque l'on n'a pas eu l'attention d'exercer une compression progressive sur les parois de cette cavité. Dans ces cas, les vaisseaux étant dilatés, variqueux, et surpris en quelque sorte par un brusque défaut de compression, la sang qu'ils contiennent s'échappe à travers leur tissu.

Lorsque cet accident se montre à la suite de la paracentèse, le bénéfice de cette petite opération est ordinairement perdu, mais il n'y a pas à craindre quelque conséquence plus fâcheuse. Il faut bien se garder, quelle que soit la quantité de sang épanché, de chercher à lui donner issue au dehors, soit par une nouvelle piqûre avec l'aiguille, soit à l'aide d'un instrument plus large, car on courrait le risque de produire une hémorrhagie terrible semblable de tout point à celle que l'on voit quelquefois à la suite de l'opération du staphylôme (voy. ce mot) ou celle de la cataracte par extraction. En pareil cas, on doit considérer cet accident comme un avertissement salutaire pour ne plus jamais revenir à cette opération. On ordonne des applications d'eau froide sur l'œil pour arrêter le sang et diminuer la douleur, qui est ordinairement assez vive et dont les irradiations dessinent en quelque sorte la cinquième paire, et, le plus souvent, après quelques minutes, tout danger a disparu.

L'épanchement de sang à la suite de la paracentèse survient d'ordinaire quand on la pratique sur des yeux désorganisés depuis longtemps ou atteints d'iritis et de choroïdites chroniques. On devra donc éviter d'y recourir dans ces circonstances et avoir soin, dans tous les cas, de laisser l'humeur aqueuse s'écouler avec la plus grande lenteur.

c. Abcès de la cornée. — C'est un accident bien rare, car sur des milliers de paracentèses je ne l'ai pas observé. J'ai bien vu quelquefois les lèvres de la plaie s'infiltrer un peu et blanchir, mais jamais les choses ne sont allées assez loin pour compromettre la transparence de la membrane. Dans ces cas, j'ai recommandé l'occlusion de l'œil pendant vingt-quatre ou quarante-huit heures, quelques dérivatifs sur le canal intestinal, un collyre astringent léger, et tout a bientôt disparu.

Une remarque à faire ici à propos des abcès de la cornée en général a bien son intérêt : si l'on pratique la paracentèse sur une partie de la cornée restée saine, par exemple pour arrêter une ophthalmie interne ou pour empêcher la rupture des lames kératiques, la réunion de la plaie par première intention se fait avec autant de rapidité que si la membrane n'était atteinte d'aucune maladie.

d. Phlegmon. — J'ai observé deux fois ce terrible accident, et cependant rien n'avait pu me le faire prévoir. Dans les deux cas ce malheur a frappé un vieillard.

J'avais opéré de la cataracte un homme de soixante-quatorze ans; il était usé, de mauvaise santé, et atteint d'un catarrhe pulmonaire qui ne lui laissait pas de repos. Le cristallin, abaissé en partie, en partie broyé, occasionnait beaucoup de gonflement et des douleurs insupportables. Saigner ce malade était impossible, donner de l'opium était imprudent, je fis la paracentèse de la cornée, et, à mon grand étonnement, je vis cette membrane se plisser comme dans quelques cas de cataractes opérées par extraction, et s'enfoncer en entonnoir vers l'iris. Je fis fermer l'œil et appliquer des compresses d'eau tiède sur les paupières; mais, après une heure, la cornée étant dans le même état, je me retirai. Une tisane légèrement excitante avait été prescrite, et les applications sur l'œil devaient être continuées. Dans la nuit il survint un phlegmon, et le lendemain l'œil était entièrement perdu.

Dans le second fait, il s'agissait aussi d'un vieil homme de soixante-douze ans assez fort et atteint d'une inflammation de l'iris et de la choroïde, accompagnée d'une névralgie circum-orbitaire des plus intenses. Des sangsues, des opiacés, des dérivatifs de toute sorte avaient été prescrits sans résultat, de même que la quinine que je donnai aussi dans les moments où la douleur semblait disparaître. Je fis la paracentèse, et je vis aussi la cornée se plisser et s'enfoncer par son centre dans la pupille; un quart d'heure, une heure se passèrent sans qu'elle se relevât, et cela malgré les moyens indiqués plus haut. Inquiet, je revins voir le malade le soir, huit heures après l'opération; l'œil était toujours dans le même état et ressemblait exactement à l'œil d'un homme mort depuis plusieurs jours. J'insistai sur l'application des mêmes moyens et pensai un instant à injecter dans la chambre antérieure une certaine quantité d'eau distillée tiède avec le syphon de la seringue d'Anel. Je ne le fis pas, à mon grand regret, et le lendemain l'œil était perdu.

Je n'ai pas eu l'occasion depuis six ans de revoir cet accident; mais si malheureusement il m'arrive encore, je n'hésiterai pas à recourir à l'injection de la chambre antérieure.

Je dois dire que depuis ces deux faits je me suis bien gardé de recourir à la paracentèse sur les vieillards en général, et sur quelques personnes dont la constitution laissait beaucoup à désirer. C'est à ce motif peut-être que je dois de n'avoir plus revu le phlegmon à la suite de la paracentèse.

CHAPITRE PREMIER.

MALADIES DE LA CONJONCTIVE.

Conjonctivites.

L'inflammation de la muqueuse oculaire se présente sous des formes très différentes, qui ont servi de base aux diverses classifications adoptées par la plupart des auteurs. Le tableau suivant nous paraît renfermer toutes les variétés qu'il est possible d'admettre ; on remarquera que nous n'y faisons pas figurer à part la conjonctivite trachomateuse, parce que les granulations véritables se développent aussi bien à la suite des conjonctivites catarrhales que des conjonctivites purulentes, et qu'elles ne sont, en définitive, que l'une des terminaisons et des complications plus ou moins fréquentes de ces maladies. Nous étudierons, d'ailleurs, la question du trachome à l'article *Granulations.*

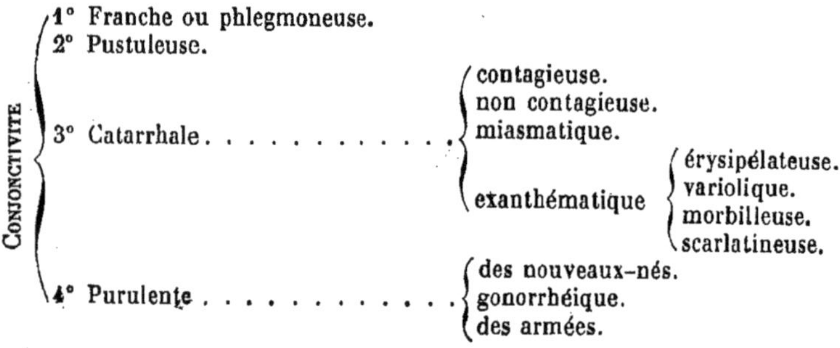

ARTICLE PREMIER.

CONJONCTIVITE FRANCHE.

La conjonctivite franche est celle qui frappe des individus de bonne constitution ; elle parcourt tous les degrés d'une inflammation ordinaire de nature phlegmoneuse. Quelquefois la muqueuse est envahie par la rougeur et par les autres signes de la phlogose, dans toute son étendue palpébro-bulbaire ; tandis que, dans d'autres cas, une partie seulement de sa face palpébrale en est atteinte.

Caractères anatomiques. — La conjonctive présente deux caractères principaux à noter : la *rougeur* et le *gonflement*.

Rougeur. — On voit sur la muqueuse, dans la totalité ou dans une partie de sa surface palpébro-bulbaire, une injection vasculaire dont la nuance, d'un rouge vif, varie selon l'intensité de l'inflammation. Les vaisseaux qui composent cette injection, assez volumineux à leur base, qui se replie dans le cul-de-sac de la conjonctive, vers le bord ciliaire, et dont le sommet pointe vers la cornée, sont en général flexueux, entre-croisés de plusieurs manières et anastomosés entre eux, selon la remarque déjà faite par M. Mackenzie.

Ces vaisseaux, poussés en même temps que la conjonctive bulbaire par l'intermédiaire de la paupière inférieure, se déplacent avec une grande facilité : preuve évidente qu'ils siégent dans le tissu muqueux. Au-dessous on voit ordinairement la sclérotique, reconnaissable à sa blancheur particulière. Cette membrane, cependant, ne peut plus être aperçue lorsque des ecchymoses sous-conjonctivales l'ont recouverte, comme cela arrive dans quelques cas où l'inflammation s'étendant à d'autres membranes, la surface de la fibreuse s'injecte et prend une couleur rouge, facile à reconnaître par la direction des vaisseaux qu'on aperçoit à travers la conjonctive.

J'ai dit que la rougeur varie d'intensité : l'injection, en effet, bornée quelquefois à la portion palpébrale de la muqueuse par laquelle elle débute, s'étend assez rapidement à la conjonctive sclé-roticale, qu'elle envahit en entier ou en partie seulement, et finit par gagner, lorsque l'inflammation est intense, une très petite partie de la muqueuse cornéenne. Dans ce cas, les vaisseaux traversent la rainure cornéo-sclérotidienne, et s'avancent à un millimètre au plus sur la membrane transparente de l'œil.

Gonflement. — Ce caractère est toujours en rapport d'intensité avec le précédent; c'est surtout au pourtour de la cornée qu'il est plus prononcé d'abord, probablement à cause des adhérences plus intimes de la conjonctive dans cet endroit, avec la membrane sous-jacente. Dans toute conjonctivite générale, ce phénomène existe à un plus ou moins haut degré, et se montre en même temps dans les paupières, qui deviennent épaisses, lourdes, et ne s'ouvrent plus qu'avec une certaine difficulté.

Ce gonflement doit être distingué de l'infiltration œdémateuse du tissu cellulaire sous-muqueux (*chémosis séreux*), et de son inflammation (*chémosis phlegmoneux*), états particuliers sur lesquels nous reviendrons en étudiant les terminaisons de la conjonctivite franche.

Caractères physiologiques. — Les malades accusent au début une sensation de chaleur désagréable et l'impression d'un corps étranger entre les paupières, dont le glissement sur le globe paraît rude et difficile. Jamais il n'y a de photophobie, du moins tant que la maladie ne sort point des caractères anatomiques que nous avons décrits plus haut. La vue n'est point troublée, et la difficulté de tenir les yeux ouverts n'existe point, malgré l'opinion contraire de MM. Juengken, Carron du Villards, etc. Lorsque cet épiphénomène se montre, évidemment l'inflammation s'est étendue au delà de la conjonctive. Il est facile, au reste, lorsqu'on a une conjonctivite de cette nature à examiner, de suivre les phases de la maladie et de reconnaître bientôt que la photophobie ne survient qu'avec la kératite, ou avec le début de l'inflammation des membranes plus profondes.

On ne doit point oublier que, dans la conjonctivite intense, la vascularisation de l'ensemble de l'œil est augmentée, et que, l'anatomie pathologique l'a démontré, toutes les membranes de l'œil (la rétine comme les autres) sont plus ou moins injectées, observation qui explique parfaitement l'apparition de la photophobie dans la conjonctivite, comme symptôme d'une irritation rétinienne concomitante.

Lorsque l'inflammation commence à demeurer stationnaire, la surface de la muqueuse présente une sécheresse moins marquée ; le malade accuse moins de gêne, moins de roideur ; les mouvements palpébraux deviennent plus libres, à mesure qu'une sécrétion muqueuse, légère d'ailleurs, s'établit.

Il n'y a point de symptômes de réaction générale dans les conjonctivites simples ; mais on conçoit que la fièvre, l'anorexie, la constipation, etc., etc., doivent accompagner cette maladie lorsqu'elle n'est, pour ainsi dire, que le premier pas de l'inflammation vers une ophthalmie ou un phlegmon oculaire.

Étiologie. — La conjonctivite franche et l'ophthalmie qui en est souvent la suite, ne reconnaissent, le plus souvent, que des causes étrangères à la constitution. Parmi ces causes, les unes se rattachent à certaines conditions individuelles ; les autres, au contraire, sont tout simplement locales.

On range dans les premières les embarras des intestins ou l'inflammation de ces organes ; un régime trop nourrissant ; la suppression brusque de la transpiration par l'action du froid ; l'usage interne de l'iodure de potassium ; l'arrêt d'une hémorrhagie périodique ou de certaines éruptions considérées comme salutaires (Ware) ; la cicatrisation d'un ancien ulcère ; la disparition des règles pendant leur écoulement, etc. ; enfin, les causes morales, telles qu'un chagrin profond, un violent accès de colère, etc.

Dans les secondes on compte les blessures, les piqûres, les brûlures, le renversement des cils, la présence de corps étrangers de toute sorte, les refroidissements subits, les travaux prolongés de cabinet, l'exposition longtemps continuée à une vive lumière ou à une grande chaleur, l'action de regarder des corps brillants tels que les astres, surtout avec des instruments d'optique, etc., etc.

Pronostic, marche, durée. — Ils sont très variables suivant les circonstances de la maladie. Lorsque la conjonctivite est simple, c'est-à-dire lorsqu'elle n'est compliquée d'aucun phénomène morbide du côté de la cornée ou des membranes internes, elle accomplit ordinairement ses périodes dans un espace de dix à soixante jours (Hipp.), selon le degré d'acuité qu'elle présente. Mais lorsque le chémosis inflammatoire, la kératite, l'iritis, etc., en sont la conséquence, il n'est plus possible d'assigner un terme à sa durée, une limite à sa marche.

Le pronostic est subordonné aux symptômes anatomiques; dans tous les cas il sera réservé, et grave ou très grave, selon la tendance de la maladie vers telle ou telle terminaison. On n'oubliera pas que cette conjonctivite peut se terminer par une ophthalmie interne, et celle-ci quelquefois par un véritable phlegmon de l'œil.

Terminaisons. — *État chronique.* — *Résolution complète, chémosis séreux, chémosis phlegmoneux, ophthalmie interne, ophthalmite.*

La conjonctivite franche peut se terminer et disparaître complétement, comme toute autre inflammation, sans laisser aucune trace; très souvent cependant elle passe à l'*état chronique* : alors la conjonctive bulbaire se dégage, redevient transparente, et la muqueuse palpébrale seule conserve un certain degré d'inflammation. Cette terminaison est commune à divers degrés de la conjonctivite franche, et ne s'accompagne d'aucune gêne dans l'accomplissement des fonctions visuelles.

Lorsque la phlogose de la conjonctive marche avec une certaine intensité, elle se complique bientôt de chémosis séreux, c'est-à-dire d'une infiltration plus ou moins considérable du tissu cellulaire sous-jacent. Alors la conjonctive forme un bourrelet circulaire, transparent, pâle, gélatiniforme, mou et non douloureux, autour de la cornée, qui, bientôt recouverte en partie par la muqueuse soulevée, semble diminuer dans tous ses diamètres et s'enfoncer dans l'orbite; les paupières subissent cette même infiltration, et assez souvent ne peuvent plus être écartées qu'avec une certaine difficulté.

Mais lorsque la conjonctivite que nous avons décrite n'est que le prélude d'une violente ophthalmie, les symptômes anatomiques et physiologiques de l'affection, jusqu'alors limités à la muqueuse, prennent d'autres caractères : ainsi les vaisseaux s'étendent bientôt sur la cornée, qui devient le siége d'épanchements interlamellaires plus ou moins larges. La conjonctive, restée jusque-là dans les limites de gonflement que nous avons tracées à l'étude des caractères anatomiques, offre une rougeur très vive, de couleur vineuse ou violacée. En se soulevant tout autour de la cornée, la boursouflure, très considérable, très étendue, dure au toucher, et ne se laissant pas déplacer comme l'infiltration séreuse, forme une tumeur rouge, circulaire et plus ou moins étendue sur la paupière (*chémosis phlegmoneux*).

Il est impossible, au milieu de cette couleur rouge, de distinguer les vaisseaux qui composent la tumeur, ni d'apercevoir la sclérotique sous-jacente.

Bientôt la cornée, recouverte en entier ou en partie par la tumeur, est étranglée par la compression (phénomène facile à comprendre, depuis les savantes recherches anatomiques de Dugès, *Académie des sciences*, 1834), et tombe tout d'une pièce quand, ce qui est plus fréquent, elle n'est point frappée d'une ulcération profonde sur quelque point de sa circonférence. Il n'est pas rare, avant que cet accident arrive, surtout si l'on peut examiner les chambres de l'œil, de reconnaître des signes d'inflammation siégeant à la fois dans l'iris et dans la capsule, et de constater des dépôts de sang ou de pus dans la chambre antérieure. Ce n'est plus évidemment à une simple conjonctivite qu'on a affaire alors, mais à une ophthalmie franche, aiguë, qui peut se terminer aussi bien par la résolution complète que par le phlegmon oculaire.

Au moment où tous ces symptômes anatomiques apparaissent, les symptômes physiologiques prennent une plus grande gravité : la photophobie survient pour ne diminuer qu'avec l'inflammation ou pour disparaître quand celle-ci, encore douée d'une grande acuité, a détruit les membranes internes ou troublé la transparence des milieux réfringents. Les malades accusent de violentes douleurs vers le front, la tempe et dans le fond de l'orbite (*iritis choroïdite*) ; l'aversion pour la lumière est toujours croissante ; des flammes, des étincelles, des points lumineux diversement colorés (*rétinite*) les tourmentent, même lorsqu'ils se tiennent dans la plus complète obscurité ; la fièvre s'allume et s'accompagne quelquefois de délire ; l'haleine devient fétide, la constipation survient, l'anorexie est complète. Arrivée à ce point, l'ophthalmie peut détruire complétement l'œil, ou quelques unes des membranes les plus importantes à l'accomplissement de ses fonctions ; dans quelques cas heureux cependant, la résolution s'opère aussi complétement que dans la simple conjonctivite franche.

TRAITEMENT. — La conjonctivite franche peut exiger un traitement local et un traitement général. Avant tout, il importe de rechercher avec soin la cause de la maladie pour l'éloigner si elle entretient l'inflammation. Lorsqu'un corps étranger a produit le mal, on commencera par l'extraire, soit au moyen d'une curette, soit au moyen d'une aiguille à cataracte, ou bien encore, s'il est mobile, en se servant tout simplement d'un petit pinceau. On examinera avec soin tous les replis de la muqueuse, surtout dans le cul-de-sac conjonctival supérieur, en recommandant au malade de regarder en bas. Lorsque la muqueuse a été irritée par l'action d'un caustique, on devra lancer sur l'œil un jet d'eau continu, ou prescrire des fomentations froides entre les paupières, jusqu'au moment où la douleur sera complétement éteinte.

Si la conjonctivite s'accompagne d'un embarras d'intestins, on peut prescrire quelques purgatifs, parmi lesquels les purgatifs salins me semblent les préférables.

Si l'on a à traiter de conjonctivite un malade soumis à un traitement par l'iodure de potassium, il suffit de défendre l'usage de ce sel et de prescrire quelques légers collyres astringents.

Dans les cas où l'inflammation paraît reconnaître pour cause la suppression des règles, des hémorrhoïdes, d'une épistaxis habituelle, d'un ulcère ou de toute autre affection, on suppléera à ces écoulements par des moyens convenables. Des sangsues, appliquées à l'anus ou à la vulve en nombre proportionné à la force et à l'âge du malade, et en même temps des pilules d'aloès, des bains de siége, etc., rappelleront bientôt l'écoulement hémorrhoïdal ou le flux menstruel. Un vésicatoire, un cautère, remplaceront très avantageusement l'écoulement d'un ancien ulcère supprimé, etc., etc.

Mais tous ces moyens ne s'adressent pour la plupart qu'à la cause du mal, et non au mal même. Au début de la période aiguë, on aura recours aux applications d'eau froide sur l'œil, et dans beaucoup de cas elles suffiront si on les emploie à temps, et pendant vingt-quatre ou trente-six heures. Le malade gardera le repos, sera mis à la diète et devra prendre au besoin quelques purgatifs. Si l'eau froide est mal supportée, ou si l'on n'en juge pas l'effet convenable, on pourra la remplacer par des fomentations d'un collyre astringent très faible (sulfate d'alumine, 10 à 15 centigrammes; eau, 100 grammes), qu'on aura soin de faire d'heure en heure, après quoi, s'il y a lieu, on aura recours à l'application de sangsues à la tempe, et au besoin même, et dans des cas très exceptionnels, à la saignée générale, si l'on a quelque raison de craindre que la conjonctivite ne s'accompagne de l'inflammation des membranes internes.

Lorsque la conjonctivite est très intense, la glace et les demi-moyens demeurent insuffisants; il est urgent alors de traiter l'affection d'une manière plus sérieuse. Indépendamment d'une saignée générale, il devient indispensable encore de recourir à d'autres moyens, parmi lesquels les ventouses scarifiées à la tempe ou les sangsues, et surtout les scarifications de la conjonctive, et l'excision du chémosis, tiennent la première place.

1° *Scarifications et applications de sangsues sur la conjonctive.* — Les scarifications ont été vantées de tout temps; c'était avec des épis de blé que les anciens pratiquaient cette opération; aujourd'hui je me sers d'un petit couteau convexe, bien tranchant, dont j'ai parlé plus haut (voy. p. 18). Elles doivent être profondes, nombreuses, et faites avec hardiesse et rapidité, surtout à la circonférence de la cornée.

Les scarifications, pour être efficaces, doivent être aussi multipliées que possible, et pratiquées dans tous les sens indifféremment, afin d'atteindre un grand nombre de vaisseaux. Pendant que le chirurgien divise la muqueuse, un aide lance sur l'œil un jet d'eau tiède pour faciliter l'écoulement du sang, et pour empêcher que ce liquide ne masque les parties. Ce moyen, qu'on emploie assez généralement en Angleterre, et que Demours et après lui le professeur Sanson vantaient beaucoup, ne paraît point avoir réussi entre les mains de M. Velpeau, qui, à l'exemple de M. Bretonneau (de Tours), aime mieux appliquer directement des sangsues sur la conjonctive, à plusieurs reprises, et cela après un nombre plus ou moins grand de saignées générales.

Les scarifications, pourvu qu'elles soient profondes et suffisamment multipliées, m'ont néanmoins toujours paru préférables ; ces applications de sangsues demandent un temps considérable, sont insupportables à la plupart des malades, et produisent le plus ordinairement des ecchymoses sous-conjonctivales, qui viennent augmenter mécaniquement la compression de la cornée et en hâter la mortification. On comprend en outre combien il est difficile de les placer sur le siége même du gonflement inflammatoire, à cause du mouvement incessant du globe, tourmenté à la fois par la photophobie et par la présence même de l'animal. L'étranglement de la conjonctive existant sur la sclérotique, près de la cornée, et les applications de sangsues ne pouvant cependant être faites que sur la portion palpébrale de la muqueuse, on conçoit tout l'avantage qu'il y a d'atteindre directement le mal, et quelle préférence doit être donnée aux scarifications, pourvu qu'on les répète autant de fois que le cas l'exige.

2° *Excision du chémosis.* On la pratique avec des pinces et des ciseaux. On enlève le plus possible de la muqueuse, dans toutes les portions soulevées circulairement autour de la cornée, et l'on favorise l'écoulement du sang au moyen d'eau tiède.

La division de la muqueuse doit, selon Tyrrel, être faite d'une tout autre manière : il recommande de ne point l'exciser, mais de la fendre selon la direction des muscles. Le malade est assis sur une chaise basse ; le chirurgien, placé derrière lui, soulève la paupière supérieure, pendant qu'un aide abaisse l'inférieure ; armé d'un couteau à cataracte, dont le dos est appuyé contre la cornée et la pointe engagée dans le chémosis, il divise la conjonctive et le tissu cellulaire sous-muqueux enflammé de chaque côté des muscles droits, et selon la direction de leurs fibres. Il pratique ainsi huit débridements profonds, qui, si l'on favorise l'écoulement du sang, amènent bientôt l'affaissement de la tumeur et par conséquent la disparition des douleurs et des accidents.

Si l'on a affaire à un simple *chémosis séreux*, quelques mouchetures suffiront pour l'affaisser, et en même temps l'on aura recours aux purgatifs et à quelques applications astringentes.

3° *Cautérisation avec le nitrate d'argent.* — Elle peut rendre les plus grands services si on l'applique au moment convenable ; mais d'un autre côté elle peut provoquer des accidents très graves, si l'emploi est inopportun (voy. plus haut. p. 12).

On la pratique de la manière suivante : après avoir retourné la paupière, on pose légèrement le crayon de nitrate sur quelques points de la surface de la muqueuse renversée. On attend quelques instants, et lorsque les parties cautérisées sont devenues blanches, on les lave largement au moyen d'une éponge fine, qui est trempée dans de l'eau salée ou chargée d'eau additionnée d'une petite quantité d'acide chlorhydrique fumant. On laisse la paupière supérieure reprendre sa position naturelle ; l'inférieure est abaissée et cautérisée de la même manière, on baigne l'œil dans l'eau froide pendant le plus de temps possible, et l'on recommande au malade d'appliquer des compresses de cette eau froide jusqu'au moment où la douleur sera complétement éteinte. L'acide chlorhydrique (une cuillerée à café pour deux verres d'eau) ou le sel marin offre le grand avantage de décomposer à l'instant même tout le nitrate en excès. La cornée n'a rien à craindre du contact de cette solution, sous l'influence de laquelle tout le nitrate d'argent en excès est transformé à l'instant même en un chlorure insoluble, qui se montre sous la forme de flocons neigeux.

Je pense que la cautérisation avec le nitrate d'argent en nature ne doit point être employée dans la conjonctivite légère, mais seulement quand l'inflammation menace de prendre une certaine intensité. On doit absolument la rejeter dans les cas de chémosis phlegmoneux, au moment surtout où l'inflammation commence à marcher avec rapidité, parce que l'on n'est jamais sûr de ce que l'on fait, et qu'il peut en résulter un grand danger pour la cornée. Si cependant on l'applique, on la répète d'ordinaire une ou deux fois au plus, à deux jours d'intervalle, en même temps que l'on déploie un traitement général énergique.

On applique encore le nitrate d'argent sous forme de pommade qu'on introduit tous les jours deux fois dans l'angle externe de l'œil, avec un petit pinceau mou, qui en contient environ le volume d'un grain de chènevis (Guthrie). Le chirurgien étend le caustique sur tout le globe, en frottant doucement la paupière avec le pouce, et recommande au malade de tenir les yeux fermés pendant quelques heures. Il est presque inutile d'ajouter que, si l'on pense que le nitrate d'argent soit indiqué, il vaut beaucoup mieux, du moins dans les cas légers, l'employer sous forme liquide, en répétant les instillations de deux en deux heures. La pommade, cependant, peut être utile chez les enfants qui ne se prêtent pas volontiers à l'instillation des collyres.

Les praticiens emploient en même temps que la cautérisation un traitement général très rigoureux qui n'est pas toujours suivi d'un bon résultat. De même que dans toutes les inflammations aiguës, ils ont recours, dans la conjonctivite, aux évacuations sanguines, surtout si elle présente des phénomènes de quelque gravité. J'ai vu quelquefois recourir à la saignée générale répétée coup sur coup selon la formule de M. Bouillaud, et bien à tort, car elle n'empêche nullement les accidents les plus graves de survenir. Ordinairement, après la saignée générale, vient la saignée locale, au moyen de sangsues ou de ventouses scarifiées, dont les applications sont répétées jusqu'à ce que l'état du pouls ne le permette plus, et l'on ne s'arrête le plus souvent qu'à ce moment, ou quand le malade peut regarder le jour sans douleur.

Toutes les saignées ont été employées successivement contre l'ophthalmie franche grave ; les veines du bras, du pied ; la jugulaire, l'angulaire du nez ; l'artère temporale ; les vaisseaux capillaires de la paupière, des tempes, des environs de l'oreille, etc., etc., ont été successivement ouverts. Ces saignées ont été combinées de diverses manières qu'il serait inutile de rapporter ici.

Ces émissions sanguines ainsi répétées, la saignée générale surtout, épuisent le malade sans agir assez rapidement pour arrêter l'ophthalmie grave dans ses progrès ; on peut pratiquer la saignée du bras certainement dans le cas exceptionnel où l'on aurait affaire à un sujet pléthorique et très vigoureux ; mais il faut s'en abstenir assurément chez le plus grand nombre des malades. Les sangsues, et surtout les ventouses scarifiées à la tempe, agissent plus sûrement et avec plus de rapidité, et l'on en trouve la preuve dans le soulagement immédiat qu'elles procurent au malade, et que l'on n'obtient pas par la saignée générale. Si les symptômes donnent une inquiétude fondée, si par exemple un chémosis phlegmoneux ou quelque accident grave de la cornée est imminent, la saignée de l'œil avec notre scarificateur (voy. p. 18), ou de nombreuses et profondes scarifications suivant le cas, arrêteront le mal et n'épuiseront pas la constitution du patient. C'est la règle de conduite que nous nous sommes imposée dans le traitement des affections aiguës de l'œil, et rien, depuis bon nombre d'années, n'est venu contrarier cette pratique. On a encore, au reste, un moyen bien puissant, la paracentèse de la cornée (voy. ce mot, p. 29), lorsque ces premiers moyens ont échoué.

A l'intérieur, concurremment avec les évacuations sanguines, on prescrit quelques remèdes qui doivent agir dans le même sens. Scarpa donnait l'émétique en lavage, à la dose de 2 grains dans une tisane de chiendent, pendant deux, trois ou quatre jours de suite. Ce serait un excellent moyen si le plus ordinairement il ne provoquait des vomissements, pendant lesquels la congestion cérébrale devient plus intense.

Le calomel, à dose purgative d'abord, puis à dose altérante, a été vanté avec raison en Angleterre, où on le donne sous forme de pilules bleues. Souvent, dans les cas graves, on en pousse l'administration jusqu'à la salivation. Je me suis trouvé parfaitement bien de ce moyen, qu'approuvent les praticiens les plus distingués ; j'ai soin, pourtant, lorsque la stomatite mercurielle commence, de cesser le traitement par le mercure, de prescrire quelques purgatifs salins, et de revenir bientôt au calomel s'il y a lieu. Il est convenable, dans tous les cas, de ne point pousser la salivation jusqu'à ses limites extrêmes, dans la crainte de produire, du côté des gencives et des dents, des accidents tout à la fois douloureux et difficiles à faire disparaître.

Lorsque la maladie menace de passer à l'état chronique, on conseille généralement les vésicatoires derrière les oreilles, à la nuque et autour des orbites ; mais on ne doit pas compter sur leur utilité : aussi les ai-je abandonnés depuis longtemps. Jamais on ne devra les appliquer directement sur les paupières. Indépendamment des douleurs assez vives et du gonflement œdémateux qu'ils occasionnent dans cet endroit, ils peuvent, dans quelques cas, être véritablement très nuisibles, en provoquant une excitation trop forte sur l'œil, et en devenant ainsi la cause d'une inflammation nouvelle. Un vésicatoire ainsi appliqué met d'ailleurs le médecin dans l'impossibilité matérielle d'examiner l'organe ; car la surface palpébrale étant dénudée, recouverte d'un corps gras, et l'ensemble même de la paupière étant gonflé, douloureux, il devient fort difficile de relever le bord libre pour reconnaître l'état de l'œil.

RÉSUMÉ DU TRAITEMENT. — I. Nous supposons qu'un sujet peu excitable est atteint d'une *conjonctivite aiguë palpébro-bulbaire, sans aucun accident du côté de la cornée ou des membranes internes.*

Cautérisation des conjonctives palpébrales avec un crayon de sulfate de cuivre pour obtenir une substitution ; lotions d'eau froide pour calmer la douleur. Le lendemain, collyre astringent faible, par exemple une infusion de thé légère.

Si la cautérisation n'est pas acceptée, prescrivez :

Eau distillée	10 gram.
Nitrate d'argent cristallisé	5 centigr.

En instillation dans l'œil, *toutes les heures, pendant cinq à six heures,* au moyen d'un pinceau de blaireau;

fomentations d'eau froide sur les paupières dans l'intervalle ; s'il y a des cuissons la nuit, appliquer sur les yeux un cataplasme froid de fécule de riz, bains de pieds salés matin et soir, une bouteille d'eau de Sedlitz, bouillon aux herbes, nourriture légère, repos à la chambre ; se tenir dans un jour tempéré, avoir la tête haute. Tisane de chiendent nitré.

Si l'inflammation s'accompagne de douleurs de tête, de pesanteur, n'ayez recours à la saignée que si le malade a une vigueur exceptionnelle.

Le lendemain, sous l'influence de la cautérisation ou de l'usage du nitrate d'argent, les paupières seront légèrement gonflées, l'œil sera plus injecté, la conjonctive un peu œdématiée, et quelques filaments muqueux seront charriés à sa surface par les mouvements des paupières. Il n'y aura point de photophobie. Les mouvements de l'iris seront intacts.

Continuer l'usage du nitrate d'argent pendant quelques heures encore, puis prescrire un collyre astringent faible en lotions comme le suivant :

Eau distillée	100 gram.
Eau de roses	25 gram.
Sulfate d'alumine	10 centigr.

F. s. a.

Le malade se bassinera les yeux huit ou dix fois par jour et ne se servira pas d'œillère.

Bientôt la rougeur de la conjonctive diminuera, et si dans la portion palpébrale de la muqueuse l'inflammation tend à passer à l'état chronique, l'usage de pommades excitantes suffira pour amener une guérison complète (beurre frais lavé, 2 grammes ; précipité rouge, 10 à 15 centigrammes ; camphre, 10 centigrammes ; gros comme une tête d'épingle sur les cils, matin et soir).

II. *Même diagnostic : sujet très excitable.* Saignée locale (10 sangsues près de l'oreille), purgatifs (manne, huile de ricin), *point de collyre de nitrate d'argent.* Bassiner l'œil avec un collyre de borax, de tannin, ou d'extrait de ratanhia, etc., comme le suivant :

Eau distillée	120 gram.
Eau distillée de laurier-cerise. .	5 —
Borax	10 centigr.

F. s. a. Filtrez.
Employez ce collyre tiède, sans œillère.
(Même dose de tannin ou d'extrait de ratanhia.)

Même régime que ci-dessus :

III. On suppose qu'un homme vigoureux est atteint d'une *conjonctivite aiguë, avec commencement de chémosis phlegmoneux et d'ophthalmie interne. Photophobie modérée, boursouflure considérable des paupières. Maux de tête, douleurs oculaires s'irradiant vers le front et la tempe, commencement de réaction générale.*

Scarifications très profondes du chémosis plusieurs fois dans la même journée ; excision partielle du bourrelet ; fomentations d'eau tiède pour favoriser le dégorgement des vaisseaux ; saignée générale ; quatre ou cinq heures après, application de vingt sangsues près de l'oreille ou d'une ventouse scarifiée à la tempe ; frictions belladonées et laudanisées, répétées toutes les deux heures, autour du front et de l'orbite ; 80 centigrammes de calomel, tisane de chiendent ; repos au lit, *la tête très élevée* à l'aide d'oreillers de balle d'avoine, afin d'empêcher la congestion du cerveau de devenir plus forte ; lumière du jour modérée artificiellement, au moyen de rideaux ou de papier bleu foncé, collé sur les vitres. *Point de collyres.* Application sur les paupières de compresses d'eau froide, additionnée quelquefois d'un peu de sel de saturne.

Le lendemain, si les phénomènes morbides sont aussi intenses, et que la constitution du sujet le permette, de nouveau saignée locale ; répéter surtout la scarification de l'œil ; s'abstenir de cautérisation du bourrelet chémosique avec le crayon de nitrate d'argent à cause de ses dangereux effets ; si l'on y a recours, fomentations sur l'œil malade, au moyen d'eau froide additionnée de sel marin ordinaire ou d'acide hydrochlorique fumant (une cuillerée à café pour deux verres d'eau), sangsues ou ventouses pour affaiblir la réaction. De trois en trois heures, pendant vingt-quatre heures, 10 centigrammes de calomel, uni à partie égale de magnésie calcinée.

On ne comptera pas trop sur la saignée générale, et, si les symptômes graves continuent de se montrer dans les membranes internes, on aura recours à la paracentèse de la cornée. On aura soin surtout de ne pas prescrire de collyres. Les topiques seront conseillés dans la période du déclin; on les choisira faibles; on n'obtiendra rien des vésicatoires volants derrière les oreilles, autour de l'orbite, etc.

On appliquera de préférence les sangsues à l'anus ou à la vulve, dans la seconde période de l'ophthalmie, si elle est liée dans sa cause à la disparition du flux hémorrhoïdal ou menstruel; des bains de siége, des frictions sèches ou aiguisées d'alcool camphré, sur les cuisses et autour du bassin, des préparations d'aloès, etc., seront dans ces cas d'un concours très utile.

S'il arrivait qu'un abcès se montrât sous la conjonctive ou dans le tissu cellulaire péri-orbitaire, on se hâterait de l'ouvrir avec la lancette ou le bistouri; il en serait de même si, à la suite de l'ophthalmie interne, l'œil entrait en suppuration, c'est-à-dire qu'une fois le phlegmon oculaire bien déclaré, le bulbe serait largement ouvert, dans le but de faire tomber rapidement les symptômes généraux, et de prévenir la propagation de l'inflammation au cerveau. (Voy. *Phlegmon de l'œil.*)

Si la conjonctivite se complique simplement de chémosis séreux, on mettra en pratique le traitement indiqué, et de plus on fera, au moyen de ciseaux courbes sur le plat, quelques mouchetures sur la muqueuse infiltrée; la cautérisation de la conjonctive avec un crayon de sulfate de cuivre sera dans ce cas d'un très grand secours. On la répétera tous les deux ou trois jours, et en même temps on pourra employer le collyre faible de sous-acétate de plomb ou de sulfate de zinc (100 grammes d'eau, 15 centigrammes de sel), si la tolérance nerveuse du sujet le permet.

ARTICLE II.

CONJONCTIVITE PUSTULEUSE.

Conjonctivite lymphatique, conjonctivite scrofuleuse.

Cette inflammation s'observe ordinairement chez les jeunes enfants, surtout sur ceux d'une constitution lymphatique, chez les jeunes gens faibles, et chez les jeunes filles mal réglées. On en rencontre des exemples peu nombreux sur des sujets vigoureux et avancés en âge (1).

I. SYMPTÔMES ANATOMIQUES. — A. *Rougeur*. — Dans la forme la plus simple de cette maladie, une partie de la conjonctive bulbaire est frappée d'inflammation, le plus souvent dans la direction du muscle droit interne ou externe.

Un ou deux vaisseaux, quelquefois une vingtaine, toujours réunis sous la forme d'un triangle dont la base est tournée vers le cul-de-sac de la conjonctive (*taraxis*), et le sommet vers la cornée, composent seuls pendant quelque temps tous les symptômes anatomiques appréciables.

Ces vaisseaux sont tortueux et placés souvent sur deux plans ; les plus superficiels, les plus fins, sont d'un rouge clair pâle, et les profonds, placés dans le tissu cellulaire sous-conjonctival, sont d'un rouge violacé très sombre. Le plan superficiel est mobile sous le doigt, et peu élevé au-dessus du niveau de la conjonctive ; le profond est fixe, ou du moins difficile à déplacer. Le premier se compose ordinairement d'un beaucoup plus grand nombre de vaisseaux que le second.

Des faisceaux semblables, triangulaires, comme celui que nous venons de décrire, se surajoutent au premier et forment une injection plus étendue ou plus générale, quant à la conjonctive bulbaire, dans laquelle la forme primitive en faisceaux triangulaires est toujours reconnaissable. Le sommet de ces triangles vasculaires, quelquefois très rapproché de la cornée, en est éloigné dans quelques cas de plusieurs millimètres. La conjonctive palpébrale reste tout à fait étrangère à l'inflammation de la portion bulbaire de la muqueuse.

Fig. 7.

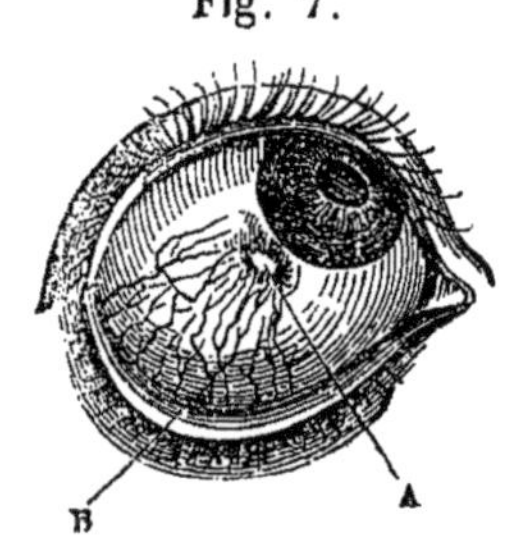

La figure 7 donne un exemple de la conjonctivite pustuleuse ;

A représente sur la surface de la conjonctive bulbaire une pustule élevée et de couleur très blanche ;

B indique les vaisseaux qui rampent dans la conjonctive et ceux qu'on voit dans le tissu cellulaire sous-muqueux. Ces derniers, plus gros et plus tortueux, sont im-

(1) Pour compléter le tableau de l'ophthalmie pustuleuse, voyez *kératite vasculaire, abcès, ulcères* et *taches de la cornée*.

mobiles et de couleur violacée, tandis que les premiers sont mobiles, pâles, d'une teinte rosée.

B. *Pustules.* — Le plus ordinairement, et c'est là un des symptômes les plus remarquables de cette ophthalmie, le sommet de chaque triangle présente une petite pustule, dont la grandeur varie depuis la moitié d'un grain de millet jusqu'à celle d'un grain de chènevis et même davantage. Quelquefois très aplaties, d'autres fois très élevées, elles contiennent un liquide jaune clair ou puriforme, plus ou moins abondant. Isolées sur la conjonctive et y reposant en entier dans beaucoup de cas, dans d'autres elles apparaissent en plus ou moins grand nombre sur la rainure qui sépare la cornée de la sclérotique, de telle sorte qu'elles se trouvent placées par moitié sur ces deux membranes à la fois (*kératite pustuleuse*). Chez quelques sujets elles sont si nombreuses, qu'elles encadrent complétement la cornée, à la manière de ces perles dont on entoure le cadran de certaines montres de femme. On en retrouve quelquefois jusque sur la muqueuse palpébrale, mais cela est fort rare.

Tant qu'elles reposent sur la conjonctive bulbaire, ces pustules ne présentent rien de sérieux; il n'en est pas de même lorsqu'elles siégent par moitié sur la muqueuse cornéenne. Il survient alors à la cornée une ulcération très superficielle avec un épanchement interlamellaire accompagné de photophobie. Souvent les vaisseaux de la conjonctive se rendent jusqu'à cet épanchement. (Voy. *Kératite vasculaire et ulcères de la cornée.*)

Fig. 8.

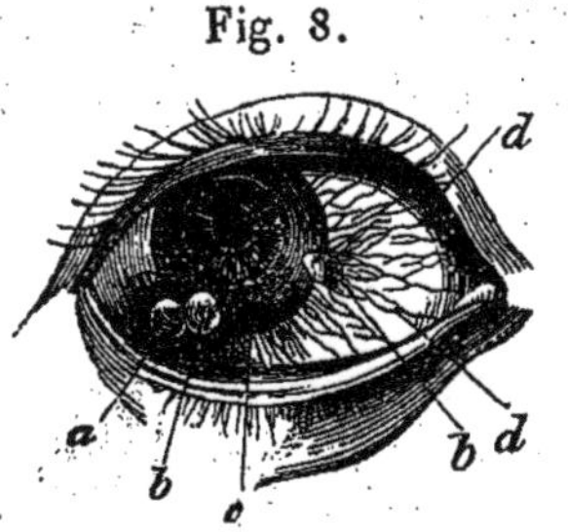

La figure 8, qui pourrait être placée aux ulcères de la cornée, donne une idée très complète de ce qui arrive lorsque la maladie s'étend à la membrane transparente :

a représente une pustule placée en entier sur la conjonctive bulbaire : cette pustule n'est jamais accompagnée ni suivie de photophobie;

b, *b* indiquent des pustules placées par moitié sur la conjonctive bulbaire et sur la cornée : elles pourront se transformer en ulcères, et s'accompagner alors d'une photophobie très vive;

c représente une ulcération de la cornée qui a suivi une pustule : on voit des vaisseaux se rendre vers les bords de la cupule ulcéreuse. Ces vaisseaux auraient dû être indiqués par les *d*, placés à droite par erreur du graveur. L'injection de la conjonctive est très forte, et, autour de la cornée, la vascularisation très grande.

Les pustules de la conjonctive disparaissent de deux manières : tantôt le liquide qu'elles contiennent se résorbe, tantôt au contraire il rompt la petite poche qui le renferme et s'échappe au dehors. Dans le premier cas, la pustule disparaît peu à peu avec le faisceau vasculaire au sommet duquel elle repose ; dans le second, elle s'ombilique et est remplacée par une sorte d'ulcération dont le fond est d'un blanc grisâtre sale, tandis que les bords en sont déchirés. Cette ulcération ne présente, du reste, aucune sorte de gravité quand elle est isolée sur la conjonctive bulbaire.

On ne devra pas confondre avec une pustule une sorte d'*engorgement inflammatoire* qui existe dans le tissu cellulaire sous-conjonctival, et est placé le plus souvent près de la cornée, à l'extrémité des vaisseaux. Ordinairement limité, quant au volume, à la grosseur d'un grain de chènevis environ, il s'étend quelquefois plus ou moins loin autour de la cornée, prend une couleur rouge bleuâtre, et n'est autre chose que le début d'une inflammation de la sclérotique, analogue par sa nature et par sa marche aux tumeurs blanches des autres tissus fibreux.

On ne confondra pas non plus la pustule avec le pinguécula, qui demeure parfaitement blanc au milieu de l'injection de la conjonctive enflammée.

II. Symptômes physiologiques. — Quand il n'y a qu'une ou plusieurs pustules sur la conjonctive bulbaire, il n'y a point de photophobie. Le malade se plaint tout au plus de la sensation, très supportable d'ailleurs, d'un corps étranger dans l'œil. La vision est parfaite ; la gêne occasionnée par la lumière n'apparaît que lorsqu'à une pustule placée par moitié sur la cornée, a succédé une ulcération de cette membrane, ou quand des faisceaux vasculaires, dont nous parlerons à l'article *Kératite,* se sont développés sur la cornée même, avec ou sans ulcérations ou pustules à leur sommet. Quelquefois les pustules se montrent sur la conjonctive bulbaire, envahissent la cornée, y occasionnent des ulcérations et une photophobie des plus pénibles qui persiste longtemps encore après que les ulcérations se sont complétement guéries. Cette photophobie, dont la cause matérielle échappe, s'explique par l'habitude de l'obscurité que l'œil a prise pendant la période aiguë du mal.

Marche et durée. — Bornée à la conjonctive et aux symptômes anatomiques et physiologiques que nous avons décrits, cette ophthalmie a une marche différente, selon qu'elle continue à se tenir dans ces limites ou qu'elle en sort pour s'étendre à la cornée et à d'autres membranes. Elle dure de huit à quinze jours, rarement davantage, à moins que l'inflammation ne se propage plus loin, c'est-à-dire à la cornée. Le plus souvent elle frappe les deux yeux à distance l'un de l'autre. Quelquefois une ou plusieurs pustules succèdent à la première, et comme chaque pustule persiste de huit à quinze jours, la durée du mal ne peut plus être fixée. Le plus souvent alors la cornée devient malade, après une amélioration survient une rechute, et la photophobie développée, il n'est plus possible d'assigner de limites à la maladie.

Terminaisons. La conjonctivite pustuleuse se termine le plus ordinairement par la résolution; quelquefois cependant les pustules placées sur les limites de la cornée, en s'ouvrant au dehors, donnent lieu à des ulcérations. Ces pustules s'avancent assez souvent sur des points plus ou moins rapprochés du centre de la cornée, et deviennent ainsi la cause d'une kératite. C'est ordinairement sous la forme vasculaire ou ulcéreuse que celle-ci se montre d'abord. (Voy. *Kératite.*)

Traitement. — Il doit être nécessairement mesuré sur le degré d'acuité de l'affection. Lorsqu'elle se borne à l'apparition de quelques vaisseaux sur la conjonctive bulbaire, l'expectation est de tous les moyens, sans aucun doute, le plus raisonnable. Mais lorsqu'un grand nombre de faisceaux vasculaires se sont montrés à côté du premier, il n'y a plus lieu, du moins le plus souvent, de rester inactif. Il est à remarquer toutefois que, quelque grand que soit le nombre de ces vaisseaux, la résolution est la terminaison ordinaire de cette inflammation, même lorsqu'on n'a prescrit aucun traitement.

L'apparition des pustules doit être surveillée avec attention.

Tant qu'elles sont placées en plein sur la conjonctive scléroticale, et qu'elles se résolvent ou se transforment en ces ulcérations à fond sale, jaunâtre et à bords déchiquetés que nous avons signalées; il n'y a aucun danger que la résolution de l'inflammation en soit empêchée.

Il en est tout autrement lorsqu'elles reposent par moitié sur la cornée et sur la sclérotique; on doit dans ce cas s'attendre que, lorsque le liquide qu'elles contiennent s'échappera au dehors, l'inflammation doublera de force, et qu'il surviendra de la photophobie. Alors, et avant que les pustules soient rompues, il sera bon de se prémunir contre l'inflammation. On appliquera quelques sangsues près de l'oreille, du côté de l'œil malade, et l'on prescrira un purgatif, après lequel on administrera à l'intérieur un peu de calomel uni à de la magnésie, en proportion convenable avec l'âge du malade. L'œil sera protégé contre la lumière au moyen d'un linge noir flottant, et le patient tenu à la chambre, ou, ce qui est mieux que tout cela, on divisera en deux les vaisseaux près de la pustule d'un coup de mon scarificateur.

Jamais je n'ai remarqué qu'il y eût avantage à cautériser les pustules de la conjonctive bulbaire avec le nitrate d'argent en crayon, du moins quand elles sont déjà développées en entier ; au contraire, j'ai observé que ce moyen avait pour résultat d'augmenter la force de l'inflammation, et qu'il troublait presque constamment la résolution dans sa marche. Au début on peut espérer de faire avorter le mal par l'application de la pointe du crayon au centre de la petite tumeur.

Il est inutile (je dirai même que ce serait commettre une contre-indication marquée) de prescrire dans la simple conjonctivite pustulaire un collyre de nitrate d'argent ou tout autre collyre fortement astringent.

Lorsque les vaisseaux pâliront, ce qui arrive ordinairement vers le dixième jour, on pourra tout au plus permettre de bassiner l'œil avec l'eau de mélilot, de plantain ou de roses de Provins. Si des pustules amenaient la photophobie, en dénudant le pourtour de la cornée, on se conduirait comme dans la kératite vasculaire aiguë avec épanchements ulcérés.

Remarques additionnelles. — L'inflammation pustuleuse se dessine non seulement sur la conjonctive, mais encore sur la cornée. C'est à cette inflammation qu'on a donné le nom d'*ophthalmie scrofuleuse*, bien qu'à plus juste titre on eût pu lui donner celui d'*ophthalmie du jeune âge*, parce que c'est incontestablement chez les enfants, quelle que soit leur constitution, qu'on la voit se développer. Le plus souvent elle débute d'emblée; mais, dans beaucoup de cas, elle se montre à la suite d'autres inflammations de l'œil.

Si, par exemple, pour mieux exprimer notre pensée, un enfant reçoit un coup sur l'œil, il se développe tout aussitôt une inflammation simple, et il en sera de même chez l'adulte; mais qu'on observe la marche de la maladie chez ces deux individus, et l'on ne tardera pas à remarquer qu'elle sera toute différente. La résolution ou la suppuration sera très fréquente chez l'adulte, tandis que chez l'enfant l'inflammation se concentrera sur quelques points de l'œil et prendra bientôt les caractères de l'affection qui nous occupe. Même chose arrivera si l'enfant lymphatique et l'adulte sont frappés tous les deux d'une conjonctivite catarrhale, c'est-à-dire que cette maladie parcourra franchement toutes ses périodes chez l'homme, tandis qu'elle subira des modifications caractéristiques chez l'enfant.

Cela ne s'observe pas par exception, mais dans des milliers de cas.

Qu'on appelle donc cette ophthalmie scrofuleuse ou autrement, peu importe, pourvu qu'on s'entende sur ce point principal, savoir :

1° Qu'elle attaque en général les enfants des deux sexes, en particulier ceux qui sont faibles et maladifs, et que les scrofuleux y sont plus prédisposés que les autres ;

2° Que les adultes n'en présentent que de rares exemples, quelle que soit leur constitution.

Lorsque des pustules se développent sur la cornée, cette membrane se vascularise et présente des épanchements interlamellaires ou des ulcères, dont la forme, la marche, sont toutes particulières. Mais comme le traitement local est le même, et que ces symptômes se montrent très souvent sur des individus ne présentant point de traces de scrofules, nous devons renvoyer aux articles *Kératite*, *Épanchements ou Abcès*, *Ulcères de la cornée*, etc., pour compléter l'histoire de cette ophthalmie, qui, en somme, diffère des autres, moins par ses symptômes anatomiques que par sa marche et par sa durée.

C'est surtout lorsque des pustules nombreuses apparaissent sur la cornée que toute préoccupation de diathèse doit disparaître devant la nécessité, l'urgence du traitement local. En effet, les accidents qui se développent pendant la période aiguë de l'inflammation réclament impérieusement de la part du médecin les soins les plus prompts. Secourez d'abord l'organe, vous modifierez ensuite la constitution, s'il y a lieu.

A quoi bon ces médicaments décorés du nom d'*antilymphatiques*, d'*antiscrofuleux*, etc., etc.? Que pourront-ils contre les accidents locaux, en supposant qu'ils réunissent les qualités qu'on leur attribue si gratuitement peut-être ? Certes, ils n'auront pas, que je sache, la puissance de modifier la constitution pendant le temps qu'une ulcération de la cornée mettra à perforer cette membrane.

Ces courtes remarques, auxquelles je pourrais donner un bien plus grand développement si les limites de cet ouvrage ne s'y opposaient, suffiront, je l'espère, pour montrer jusqu'à l'évidence combien il serait irrationnel de poursuivre un vice constitutionnel avant d'arrêter dans leur marche les accidents qui menacent de détruire un organe. Le traitement général, modificateur de la constitution (s'il est évident pour le praticien que la constitution soit mauvaise), ne devra donc être conseillé que lorsque les symptômes inflammatoires auront été complétement abattus.

Pour les scrofuleux, une hygiène convenable, l'huile de foie de morue ou d'autres préparations iodurées, un bon régime, en feront tous les frais. Le malade sera autant que possible placé à la campagne, dans un air vif et pur ; l'exercice du corps lui sera recommandé. Ses vêtements ne seront ni trop épais ni trop légers. La peau sera surtout surveillée sous le rapport de la propreté ; elle fonctionnera d'autant mieux que le malade prendra plus souvent des bains froids, qu'on remplacera dans l'hiver par des fomentations froides, faites avec précaution deux fois par jour, au lever et au coucher. La chambre dans laquelle le malade reposera sera grande, bien aérée, convenablement exposée, et le lit n'aura point de rideaux. Le linge de corps qui aura servi le jour sera changé la nuit.

La nourriture sera surtout surveillée, les viandes rôties en feront la base ; le bœuf, le mouton, seront choisis de préférence ; on y ajoutera quelques légumes frais ; le lait en sera à peu près complétement banni. Le vin rouge en petite quantité sera d'un utile secours. Le fer, le quinquina, les amers, seront prescrits aussi dans quelques cas. Les yeux seront lavés tous les jours avec soin ; les inflammations de la pituitaire seront surveillées, et prévenues par une excessive propreté.

RÉSUMÉ DU TRAITEMENT. — I. *On suppose qu'un individu de quinze ans est atteint d'une conjonctivite pustuleuse, bornée à une portion seulement de la muqueuse bulbaire. Une pustule repose en entier sur la partie de cette muqueuse correspondant à la sclérotique, et n'intéresse point la cornée ; prescrivez :*

Prendre à jeun 50 grammes de manne fondue dans une tasse de lait chaud. — Bains de pieds salés, matin et soir. — Applications d'eau froide sur l'œil de temps en temps s'il y a des cuissons. — Garder la chambre; repos de l'œil malade. — On reviendra les jours suivants à de légers purgatifs; si l'on craint que la pustule ne devienne une cause d'inflammation plus forte, on la divisera en travers, ou au moins on divisera le sommet des vaisseaux qui l'avoisinent. On prescrira plus tard, lorsque les vaisseaux commenceront à pâlir, un collyre faiblement astringent.

II. *On suppose que chez un sujet de quinze ans la conjonctive bulbaire est presque couverte de vaisseaux, que les pustules, plus ou moins nombreuses, sont placées par moitié sur la conjonctive et sur la cornée, que la conjonctive palpébrale demeure exempte d'inflammation, et qu'il n'y a pas de photophobie.*

Commencer le traitement par une application de huit à dix sangsues à la tempe; donner un purgatif salin (deux à trois verres d'eau de Sedlitz); après le purgatif, prescrire les paquets de poudre suivants, à prendre matin et soir dans un peu d'eau sucrée :

Calomel et carbonate de magnésie, de chaque. . 20 centigr.
Divisez s. a. en six paquets.

Ces poudres achevées, nouveau purgatif semblable au premier. — Remplacer au besoin le calomel par une cuillerée de cette potion matin et soir, à distance convenable des repas :

Eau distillée.	**100 gram.**
Tartre stibié.	**10 centigr.**
Sirop de capillaire.	**30 gram.**

F. s. a.

Éviter de toucher les pustules avec le crayon de nitrate d'argent. *Point de collyre.*

III. *Les vaisseaux pâlissent et diminuent de nombre. — Prescrivez :*

Eau distillée.	**100 gram.**
Eau distillée de laurier-cerise.	**5 —**
Borax.	**20 centigr.**

F. s. a. — Filtrez.

Bassiner l'œil malade avec le collyre, cinq à six fois par jour; recommander au malade de ne pas se servir d'œillère.

Plus tard, la dose du borax sera portée progressivement jusqu'à 1 gramme, ou bien on prescrira un collyre en instillations comme le suivant :

	Eau ordinaire	10 gram.
	Sel marin.	5 centigr.
F. s. a.		

Une goutte cinq à six fois par jour entre les paupières.

Traitement général tonique. — Ce traitement sera employé quand la rougeur aura disparu, pour modifier, s'il y a lieu, la constitution, afin d'empêcher les récidives si fréquentes dans cette maladie. On aura soin, au commencement, d'éviter les antilymphatiques excitants.

IV. *Les pustules placées sur la cornée et sur la conjonctive bulbaire se rompent et font place à des ulcérations; la photophobie survient et demeure avec ténacité; des larmes brûlantes s'écoulent des paupières, la cornée se couvre partiellement de vaisseaux.*

Prescrivez comme il sera dit à l'article *Kératite vasculaire*, et à celui d'*Ulcères de la cornée.*

ARTICLE III.

CONJONCTIVITE CATARRHALE.

Ophthalmie catarrhale, ophthalmie granuleuse, trachomateuse, etc.

Sous le nom de *catarrhale*, *granuleuse*, *trachomateuse*, etc., on désigne une conjonctivite dans laquelle un liquide puriforme s'écoule, en quantité variable, à travers l'ouverture des paupières, en même temps que des granulations s'élèvent assez fréquemment sur la muqueuse palpébrale ; c'est un véritable catarrhe de l'œil, qui le plus souvent existe seul, mais qui, dans certains cas assez nombreux, est lié au catarrhe bronchique ou au catarrhe nasal, auxquels il est en tout point comparable. Cette maladie attaque ordinairement un seul œil, puis se communique bientôt à l'autre ; c'est sans contredit une des plus fréquentes. A Paris, très certainement elle se montre au moins aussi souvent que l'ophthalmie pustuleuse (*ophthalmie scrofuleuse*) ; elle attaque des individus de tout âge, tandis que celle-ci, en général, ne frappe que des enfants ou des sujets encore jeunes (1).

SYMPTÔMES ANATOMIQUES ET PHYSIOLOGIQUES. — *Premier degré.* — On reconnaît sur la portion palpébrale de la muqueuse de fines stries vasculaires, rouge-jaunâtre, légèrement flexueuses, presque parallèles, dont la base est tournée vers le bord libre des paupières, et le sommet en sens inverse. L'extrémité des vaisseaux dans ce degré (qui est le plus simple de la maladie, et qui constitue la conjonctivite palpébrale des auteurs, celle que M. Velpeau a décrite sous les noms de blépharite et conjonctivite granuleuses), ne va pas plus loin que le cul-de-sac conjonctival; de sorte que si l'on n'abaissait pas la paupière inférieure, et si l'on ne voyait pas, en même temps que d'autres caractères sur lesquels nous allons bientôt revenir, une rougeur de la peau vers les bords des paupières, surtout dans le grand angle, la maladie pourrait passer inaperçue.

La conjonctive palpébrale, surtout dans sa portion tarséenne, offre une multitude de villosités, de petites élévations d'une extrême ténuité, et assez semblables, quant à l'aspect, aux papilles de la langue. Écartées les unes des autres, elles sont le plus ordinairement, à ce degré de la maladie, environnées à leur base de ramifications vasculaires, d'un rouge très vif; un léger suintement muqueux apparaît à la surface de la conjonctive et se réunit sous forme de filaments jaunâtres, qui nagent pendant le jour dans le cul-de-sac de la conjonctive, et qui, pendant la nuit, viennent adhérer à la base des cils, qu'ils agglutinent entre eux.

Cette sécrétion (toujours dans le degré de la maladie qui nous occupe) est en général peu importante, du moins pendant la période aiguë; elle ne devient abondante que lorsque l'affection est passée à l'état chronique, et que les follicules muqueux se sont considérablement hypertrophiés; ou bien lorsque la maladie à l'état aigu s'est montrée au deuxième degré. Elle est fournie d'abord par les follicules sébacés et les larmes, et plus tard par toutes les glandes palpébrales enflammées, celles de Méibomius en particulier.

La peau participe à l'inflammation; elle est légèrement gonflée et rose, surtout vers la marge des paupières, et plus encore vers le grand angle, ainsi que nous l'avons déjà dit. Cette rougeur

(1) Pour compléter l'étude de cette maladie et de la conjonctivite purulente, voyez plus loin l'article *Granulations*.

cutanée, accompagnée d'une collection muqueuse légère, jaunâtre, adhérente aux cils, suffit le plus ordinairement à un praticien exercé pour reconnaître de loin la maladie. Le gonflement est porté assez haut quelquefois pour éloigner du globe l'arête interne du tarse.

Indépendamment de ces caractères, la conjonctivite catarrhale offre des *symptômes physiologiques* importants. Lorsque la maladie débute, une démangeaison légère, qui ne tarde pas à devenir vive et incommode, se fait sentir sur toutes les surfaces enflammées, et en particulier au grand angle; les mouvements sont gênés, ce que les malades attribuent à une certaine roideur des paupières ou à la sensation de la présence d'un corps étranger.

Cette sensation désagréable coïncide toujours, soit au début de la maladie, soit dans son cours, avec une exaspération qui a ordinairement lieu le soir. A ce moment, la vue est un peu gênée, plus par les mouvements répétés des paupières que par toute autre cause. Les malades ne résistent presque jamais au désir impérieux qu'ils éprouvent de soulager cette démangeaison par le frottement énergique et réitéré de la main sur les paupières; mais bientôt une légère sécrétion fournie par la muqueuse vient, de même que dans le coryza, faire disparaître cette sécheresse si gênante.

Deuxième degré. — Ici la conjonctivite catarrhale est plus facile à reconnaître. Le sommet des vaisseaux que nous avons laissé dans le cul-de-sac de la conjonctive se relève sur la portion bulbaire de la muqueuse, et envahit bientôt le blanc de l'œil, jusqu'à un millimètre environ de la cornée, qui semble alors entourée par un anneau blanc très remarquable, et légèrement élevé dans quelques cas. Il est probable que cette portion de la conjonctive scléroticale ne demeure ainsi exempte de toute vascularisation que par suite de la densité plus grande du tissu cellulaire qui l'attache aux parties sous-jacentes.

Les vaisseaux ont une couleur encore plus tranchée que dans le premier degré, à cause du fond blanc sur lequel ils reposent; ce n'est plus la vive couleur rouge de la conjonctivite franche, ni, ainsi que nous l'avons vu, la coloration rouge violacée de la conjonctivite pustuleuse; c'est une teinte rouge-vermillon, à laquelle on aurait ajouté une grande quantité de jaune.

Ces vaisseaux forment des stries parallèles, plus nombreuses et plus rapprochées; quelquefois le blanc de l'œil est traversé de vaisseaux tortueux, qui s'anastomosent les uns avec les autres, surtout lorsque l'inflammation tend à passer à un état encore plus aigu : dans la période chronique de la maladie on voit aussi ces mêmes vaisseaux, mais beaucoup plus développés, et à l'état variqueux.

A ce degré il arrive souvent que des ecchymoses apparaissent entre la sclérotique et la muqueuse, sous forme de plaques rouge foncé, isolées ou réunies, qu'il ne faut pas confondre avec la vascularisation pathologique (voy. *Ecchymose de la conjonctive*). Dans des cas rares, j'ai vu le sang s'extravaser dans les paupières en telle quantité, que ces voiles présentaient un gonflement considérable, et que le malade, au premier aspect, semblait avoir reçu un coup violent.

L'ensemble de la muqueuse bulbaire présente une sorte de gonflement particulier ; elle commence à devenir mollasse, pulpeuse ; on la croirait infiltrée d'une couche légère de gélatine, facile à déprimer ou à déplacer. Cet état est dû très certainement à une légère infiltration du tissu cellulaire sous-muqueux, infiltration qu'on a comparée à juste titre à celle qu'on observe dans l'œdème de la glotte.

L'infiltration séreuse s'étend souvent, à un degré assez marqué, jusque dans le tissu cellulaire sous-cutané et sous-muqueux de la paupière ; de là ce gonflement qui empêche les malades d'ouvrir complétement l'œil. La sérosité s'accumule quelquefois à tel point sous la muqueuse oculaire, qu'il se forme, ainsi que nous le verrons dans le troisième degré, un *chémosis séreux*. Les villosités remarquées au premier degré sur la conjonctive palpébrale sont plus développées et plus nombreuses ; déjà elles peuvent prendre l'aspect de granulations, surtout si l'inflammation ne marche pas franchement.

A l'état aigu, l'écoulement muqueux est plus abondant que dans le premier degré. La maladie présente le soir des exaspérations plus marquées ; les cils sont collés le matin sous forme de pinceaux ; le mucus qui les réunit, et dont les parties liquides se sont volatilisées pendant la nuit, se montre sous forme de croûtes minces, jaunâtres, friables, faciles à enlever au moyen d'un linge humide. Le plus souvent on voit depuis le grand angle jusque vers l'aile du nez, des croûtes semblables, adhérentes à la peau. La roideur des paupières est plus marquée que dans le premier degré ; la démangeaison et la sensation d'un corps étranger entre les paupières deviennent plus vives pendant le moment de l'exaspération, qui, ainsi que nous l'avons dit, a lieu le soir. Pendant ce moment la sécrétion tarit, la sécheresse et l'ardeur de l'œil augmentent, et le malade, qui éprouve en même temps un trouble véritable de la vision, cherche à s'en débarrasser, ainsi que de la cuisson, par des frottements répétés.

Troisième degré. — C'est l'état le plus aigu et le plus grave de cette conjonctivite.

Les vaisseaux, dans le degré précédent, s'arrêtaient à environ 1 à 2 millimètres de la cornée, qu'ils laissaient entourée d'un cercle blanc plus ou moins complet. Ici cet anneau blanc péricornéen disparaît, et les vaisseaux envahissent d'une manière régulière la cornée, à une étendue de 1 millimètre, et presque toujours dans tout son pourtour. Cette membrane est ainsi entourée sur sa circonférence par une sorte de cercle rouge, existant dans la conjonctive qui la recouvre. Les vaisseaux ne se développent pas plus loin, probablement à cause des adhérences intimes de la conjonctive et de la cornée, au delà de cet endroit. Ce n'est que plus tard, lorsque l'affection passe à un état moins aigu, qu'ils franchissent cette limite. Sur la conjonctive bulbaire, les vaisseaux ont augmenté en volume et en nombre ; le gonflement de la muqueuse est devenu plus considérable, ainsi que l'écoulement muqueux, et les symptômes qui apparaissent le soir, pendant la période de l'exacerbation, sont plus marqués. Je dois me hâter d'ajouter que l'écoulement muqueux est d'autant plus consistant que l'affection est moins aiguë.

Il est très commun de voir survenir un *chémosis séreux* pendant la période aiguë qui nous occupe : alors la muqueuse prend un développement considérable autour de la cornée, qu'elle entoure et qu'elle recouvre, en entier ou en partie, sous la forme d'un bourrelet gélatiniforme, de couleur jaunâtre ; en même temps apparaît aux paupières un gonflement œdémateux si considérable, qu'il empêche les malades d'ouvrir l'œil.

La conjonctive palpébrale présente à ce degré des granulations beaucoup plus nombreuses que dans le précédent. Les ecchymoses sous-conjonctivales sont beaucoup plus fréquentes. L'iris, qui jusque là n'avait point paru se ressentir de l'état morbide de la conjonctive, devient un peu moins mobile, la pupille est un peu plus étroite. Le diaphragme n'est cependant enflammé d'aucune façon, et si la mobilité en est moins grande, ce phénomène tient simplement à l'engorgement accidentel des vaisseaux qui se distribuent dans son parenchyme. Ce n'est pas dans l'iris seul qu'on retrouve des phénomènes d'hypérémie : la surface de la sclérotique est injectée plus ou moins fortement, ce qu'on reconnaît à une rougeur sous-jacente de la conjonctive, dans toute la partie de la fibreuse qui environne la cornée, et à une étendue de 2 à 4 millimètres.

Il est impossible de reconnaître cette injection lorsque le chémosis séreux est très développé. La lumière devient difficile à supporter par suite de l'état du pourtour de la cornée et peut-être aussi à cause de l'injection des membranes internes et de l'excitation nerveuse qui en est la conséquence. C'est à ce moment, si la maladie augmente encore d'intensité, que de graves lésions peuvent s'opérer dans l'œil; circonstance que nous noterons en parlant des terminaisons de la conjonctivite granuleuse. Des accidents généraux surviennent aussi quelquefois à cette même période de la maladie; il est d'autant plus important de les signaler, qu'ils guident le praticien au point de vue du pronostic et surtout du traitement.

CAUSES. — Cette conjonctivite, qui, pour nous comme pour Juengken, n'est qu'un catarrhe de la conjonctive (catarrhe semblable en tout point aux affections de même nature de toutes les autres muqueuses), reconnaît pour cause principale un refroidissement subit, ou la suppression de la transpiration. Quelquefois elle coïncide avec une phlogose de la membrane pituitaire; cependant il est des cas nombreux dans lesquels cette dernière membrane n'offre point du tout d'inflammation, ou n'en a qu'une consécutive. C'est pour l'ordinaire une affection locale, absolument indépendante d'une disposition générale analogue, et dans laquelle les organes sécréteurs de l'œil sont principalement affectés.

C'est dans les brusques variations de l'atmosphère qu'il faut chercher, le plus souvent, la cause des nombreuses conjonctivites granuleuses qui surviennent au printemps et en automne, surtout lorsque des nuits froides succèdent à de chaudes journées. Les personnes qui couchent dans des chambres dont la fenêtre est ouverte pendant la nuit y sont les plus exposées, surtout si pendant le jour elles ont l'habitude de se couvrir d'habits épais et chauds, et qu'elles soient très impressionnables au froid.

Cette affection est souvent épidémique : ainsi en août 1844, le quatrième arrondissement de Paris, situé fort près de la Seine, et dont les rues sont en général très étroites, en a présenté des cas excessivement nombreux. L'épidémie m'a même forcé d'isoler un grand nombre d'enfants des salles d'asile de cet arrondissement, et de les renvoyer dans leurs familles. Je reviendrai sur ce sujet à l'article de la conjonctivite catarrhale contagieuse.

Terminaisons. — Cette maladie se termine assez souvent par une résolution complète. Elle franchit quelquefois d'emblée les deux premiers degrés, et ne tarde pas à se montrer avec le cortége de symptômes que nous avons décrits au troisième. Arrivée là, l'ophthalmie peut s'accompagner d'un chémosis séreux ou phlegmoneux, ou bien se propager directement à la cornée ou aux membranes internes, ou bien encore disparaître par résolution. Le plus souvent la maladie passe à l'état chronique et laisse sur la muqueuse d'épaisses granulations ; elle devient ainsi quelquefois la cause d'une congestion chronique de la choroïde et de la rétine, et conséquemment d'une amblyopie fort grave. Je l'ai souvent vue suivie d'iritis à marche insidieuse qui finissaient par compromettre la pupille.

Les lésions diverses qui accompagnent les conjonctivites catarrhales à l'état aigu sont celles-ci : 1° *chémosis séreux*, 2° *chémosis phlegmoneux*, 3° *vascularisation du pourtour de la cornée dans une étendue seulement de* 1 *à* 2 *millimètres*, 4° *épanchements interlamellaires blanc jaunâtre et semi-lunaires*, situés sur la circonférence de la cornée, et s'étendant plus ou moins vers la pupille ; 5° *ulcérations de la cornée*, 6° *inflammation de l'iris*. Cette dernière terminaison est relativement rare.

On remarque pendant l'état chronique les affections suivantes : 1° *granulations* plus on moins fortes de la conjonctive, 2° *pannus, épanchements et ulcères de la cornée ;* 3° *taches de la cornée, staphylôme*, etc. ; 4° *choroïdites* sur les sujets âgés ; 5° *fausses membranes* dans la pupille ; 6° *blépharite glandulaire* assez fréquente, surtout chez les sujets ymphatiques ; 7° *pustules* sur la conjonctive, chez les sujets jeunes, après quelque durée de la maladie, etc.

A. — Conjonctivite catarrhale épidémique et contagieuse.

La conjonctivite catarrhale que nous venons de décrire règne très souvent, ainsi que nous l'avons dit plus haut, sous la forme épidémique ; toujours, dans ce cas, l'affection est contagieuse.

Il n'est nullement question ici, je me hâte de le faire remarquer, d'une affection de nature purulente ni de l'ophthalmie purulente proprement dite.

Les symptômes anatomiques et les symptômes physiologiques sont ici absolument identiques avec ceux que nous avons décrits. Les malades sont frappés du jour au lendemain, le plus ordinairement sans cause connue; et une fois que l'affection s'est développée dans une famille, tous les membres qui la composent en sont bientôt successivement attaqués. J'ai soigné, ainsi que beaucoup de mes confrères de Paris (août 1844), un grand nombre de familles atteintes de cette maladie, et depuis ces neuf dernières années, j'ai revu souvent le même mal, mais limité le plus souvent à quelques maisons obscures du quartier des Halles, habitées par des ouvriers malheureux et vivant dans la malpropreté.

L'histoire abrégée de l'une de ces pauvres familles fera connaître celle des autres. Un enfant nommé Aubry, âgé de quatre ans, me fut amené avec une conjonctivite granuleuse du troisième degré à l'œil droit; vingt-quatre heures après l'autre œil était pris, le gonflement des paupières était considérable, et la photophobie déjà assez grande. Un traitement énergique fut employé et enraya bientôt la maladie dans sa marche. Trois jours après un second enfant, frère du premier, âgé de neuf ans environ, fut pris de la même manière, et l'affection, énergiquement traitée aussi, recula de même. Six jours s'étaient à peine passés que la mère de ces enfants, brodeuse, âgée de vingt-huit ans, d'une constitution lymphatique, à qui j'avais recommandé des précautions extrêmes de propreté, fut prise à son tour de l'œil droit, et deux jours après de l'œil gauche. Ici la maladie se trouva moins facile à combattre, surtout dans l'œil frappé le dernier, un commencement de chémosis phlegmoneux s'étant déclaré. Lorsque l'ophthalmie arriva chez cette dernière malade à son plus haut degré, le mari, tailleur, âgé de vingt-huit ans, que j'examinai avec attention, et qui était d'une excellente constitution, se retira chez lui dans une pièce écartée, croyant ainsi échapper au mal qui avait successivement frappé toute sa famille. Au moment de mon examen les yeux étaient parfaitement sains et les conjonctives très pâles; quinze ou seize heures après, il revint en toute hâte me trouver : il avait une conjonctivite, au deuxième degré à droite, avec commencement de chémosis séreux, et au premier degré à gauche. Chez lui, comme chez les autres, l'ophthalmie n'eut pas de suites fâcheuses.

Cette même ophthalmie sévissait avec intensité, en août 1844, sur les salles d'asile du quatrième arrondissement. Les enfants, renvoyés chez eux, communiquaient presque toujours la maladie à leurs frères, et de là à toute leur famille. M. Mackensie rapporte de nombreux exemples de cette ophthalmie catarrhale épidémique. L'un entre autres, qui appartient à Assalini, est très curieux : l'auteur raconte que plusieurs bataillons des troupes du duc de Modène ayant été envoyés à Reggio, en mai 1792, pour apaiser des émeutes, les soldats, après avoir passé une nuit dehors, dans un lieu bas, humide et exposé au nord, contractèrent en grand nombre une ophthalmie catarrhale violente. Les exemples de faits semblables sont excessivement communs.

Il n'est peut-être pas indispensable, ainsi que le croit cet auteur (1), que pour que la contagion se manifeste, l'écoulement de la conjonctivite catarrhale soit essentiellement puriforme. Dans le cas d'Aubry, que j'ai rapporté plus haut, la matière de l'écoulement était séro-muqueuse, rien de plus ; et il en a été de même dans d'autres cas que j'ai observés en 1844, et qui ne s'élevaient pas à moins de cent quarante.

Il est remarquable que cette conjonctivite frappe à la fois les deux yeux des individus réunis en masse, tandis qu'au contraire elle n'atteint qu'un seul œil lorsque les malades, isolés et renvoyés chez eux, la communiquent aux individus peu nombreux qui les entourent. Dans le premier cas, elle semble se développer par épidémie et dans le second par contagion. Serait-elle donc simplement miasmatique dans le premier? D'un autre côté, pourquoi, avec les mêmes caractères anatomiques, la maladie, dans l'ophthalmie catharrhale simple, n'est-elle point contagieuse? Pourquoi le devient-elle sous certaines influences? C'est une question que dans l'état actuel de la science il est impossible de résoudre.

B. — Conjonctivite catarrhale miasmatique (mitte ; ophthalmie des vidangeurs ; ophthalmie miasmatique).

Cette inflammation, variété de l'ophthalmie catarrhale, est produite par les gaz particuliers qui se dégagent des matières animales ou végétales en putréfaction. Les hommes qui s'occupent de la vidange des fosses d'aisances et du curage des puits ou des égouts y sont plus particulièrement sujets. Quelquefois aussi cette

(1) Mackensie, *loc. cit.*, p. 296.

même maladie, qui a été bien décrite par M. S. Furnari, en ce qui touche les vidangeurs et les égouttiers, se développe sur des individus réunis en grand nombre dans des pièces étroites et humides. Ainsi on en voyait souvent atteints les pauvres artisans qui, aux environs de l'Hôtel-de-Ville de Paris, se rassemblaient la nuit pour coucher par chambrée dans les misérables réduits de sales maisons où on les entassait pour quelques sous, réduits qui ont en grande partie disparu depuis le percement de la nouvelle rue de Rivoli.

Cette inflammation ne s'élève que rarement au point de compromettre la vue. Elle présente, comme l'ophthalmie catarrhale simple, diverses périodes : celle d'invasion, qui se caractérise d'abord par de la sécheresse, suivie bientôt de larmoiement ; puis celle de stationnalité, dans laquelle un écoulement muqueux survient.

La première de ces périodes est nommée par les vidangeurs *mitte humide*, et la seconde *mitte grasse*. La *mitte indolente* ou *tardive* n'apparaît que vers le troisième jour après celui où l'ouvrier s'est exposé à l'action des gaz délétères.

Ces trois périodes, distinguées par les ouvriers eux-mêmes, correspondent parfaitement à celles de la conjonctivite catarrhale, considérées sous le point de vue de la marche.

La conjonctivite décrite sous le nom d'*ophthalmie des égouttiers* ne présente point de différence avec celle des vidangeurs ; elle n'est, comme celle-ci, qu'une variété de la conjonctivite catarrhale. Les symptômes anatomiques et physiologiques sont les mêmes, la cause de la maladie varie seule.

C. — Conjonctivite catarrhale exanthématique.

Cette autre variété de l'ophthalmie catarrhale comprend les ophthalmies décrites par les auteurs sous les noms d'*ophthalmies exanthématiques*. Ces inflammations de la conjonctive se développent sous l'influence de la rougeole et de la scarlatine. Ce ne sont, en réalité, que des affections secondaires de l'inflammation de la peau, qui ne méritent en aucune façon une classification à part, et que rien n'autorise à croire de nature spécifique. Que ces variétés d'ophthalmies soient consécutives de la rougeole, de la scarlatine, des miliaires, de l'érysipèle, de l'acne punctata, du pemphigus, etc., ou bien qu'elles soient le résultat de croûtes eczémateuses ou serpigineuses et d'autres variétés de dartres, toujours la physionomie de l'ophthalmie à l'état aigu est la même, toujours elle prend les caractères de l'ophthalmie catarrhale et commence par la conjonctive, et avec cette particularité cependant, que presque toujours elle se complique de pustules, ce qui, dans quelques cas, compromet plus ou moins la cornée et donne au mal la physionomie de l'ophthalmie catarrho-scrofuleuse des auteurs.

La variole elle-même, lorsqu'elle est suivie d'accidents du côté des yeux, ne prend pas plus que les autres de caractère spécial dans ces organes, bien que plusieurs médecins d'un grand mérite soient d'un avis contraire.

Toutes ces affections ont des caractères communs ; elles se comportent toutes de la même manière, et exigent des moyens de même nature. Ces réflexions pourraient donc, à la rigueur, suffire, avec la description de la conjonctivite catarrhale et de la conjonctivite pustuleuse qui précèdent, pour guider le praticien et pour l'empêcher de tomber, quant au traitement de l'œil, dans le travers d'une spécificité qui n'existe point. Il est nécessaire cependant d'indiquer les caractères propres à chacune de leurs causes.

A. *Conjonctivite morbilleuse et conjonctivite scarlatineuse.* — Elles se manifestent ordinairement avant l'éruption de l'exanthème, et prennent toujours la forme d'ophthalmies aiguës externes, qui sont rarement accompagnées de réaction sur les membranes internes. La conjonctive s'injecte au premier ou au deuxième degré, la photophobie se manifeste bientôt en même temps que le larmoiement et une douleur souvent assez vive, le plus souvent accompagnée d'une ou plusieurs pustules sur la cornée ; un écoulement séro-muqueux, moins abondant que dans la conjonctivite catarrhale simple, adhère aux cils en se desséchant.

Dans la rougeole, la *pituitaire* se prend d'inflammation, et une matière muqueuse abondante s'écoule de sa surface ; le malade est tourmenté d'éternuments et de toux. Après quelque temps les bords des paupières rougissent, la photophobie augmente, et l'on remarque sur la cornée de petites taches blanc jaunâtre, vers lesquelles se dirigent les vaisseaux (ophthalmie catarrho-scrofuleuse). Ces épanchements rompent souvent les lamelles au dehors, et l'ulcère suit une marche plus ou moins active, en compromettant l'œil dans quelques cas. La conjonctivite granuleuse change alors de caractères et prend tous ceux de la conjonctivite pustuleuse, suivie de kératite ulcéreuse (voy. *Ulcères de la cornée*).

B. *Conjonctivite érysipélateuse.* — Nous nous sommes longuement occupé déjà de cette maladie, en parlant de la blépharite érysipélateuse (1), dont elle est souvent la suite ; son caractère distinctif, selon Mackenzie et Middlemore, serait le soulèvement, sous la forme de vésicules molles d'un rouge jaunâtre, de la conjonctive autour de la cornée : ces prétendues vésicules ne sont rien autre chose qu'un chémosis séreux, qui doit être traité de la manière indiquée plus haut. De même que les précédentes ophthalmies, la conjonctivite consécutive de l'érysipèle peut être suivie d'accidents très graves du côté de l'œil, et peut même devenir la cause déterminante de la perte complète de cet organe. J'ai vu bien des fois cette terminaison malheureuse des érysipèles de la face.

C. *Conjonctivite varioleuse.* — De même que les précédentes, elle accompagne l'affection de la peau ; elle est en général plus grave que l'ophthalmie morbilleuse et que la scarlatineuse. Pendant la période de développement des pustules varioliques, un gonflement considérable survient aux paupières, par suite de la présence des pustules sur ces organes. La conjonctive s'enflamme, la cornée se prend, et l'ophthalmie devient d'autant plus grave que le médecin s'est trouvé plus de temps dans l'impossibilité d'examiner les yeux du malade.

Des pustules se montrent-elles sur la conjonctive et sur la cornée au moment de l'éruption générale ?

Beaucoup d'auteurs affirment qu'ils en ont vu ; d'autres, tout aussi recommandables, le nient absolument. Parmi les premiers, Sanson admet qu'on en voit souvent sur la cornée, et dit *qu'on a lieu de penser* qu'elles existent lorsque le malade a des douleurs vives se propageant dans l'intérieur de la tête par le fond de l'orbite (2).

Il est certain, d'après notre propre observation, que, si des pustules varioliques se développent sur la cornée, ce qui est douteux, elles ont des caractères si peu tranchés, qu'il est impossible de les différencier des autres. La membrane transparente présente une tache d'un blanc jaunâtre ; cette tache est plus ou moins élevée, et n'a rien qui la distingue des épanchements interlamellaires ordinaires, consécutifs d'autres causes d'inflammation de l'œil. Qu'y

(1) Voy. l'article *Blépharite érysipélateuse*, où nous avons traité la question de la spécificité, vol. I, p. 566.

(2) *Dictionn.* en 15 vol., art. OPHTHALMIE, t. XII, p. 205.

a-t-il d'étonnant que la cornée s'ulcère à la suite d'une inflammation des paupières aussi grave, et pendant laquelle l'œil ne peut être que difficilement examiné? Même chose arrive dans l'inflammation érysipélateuse, sans qu'il soit pour cela besoin d'admettre la présence de pustules varioliques.

Celles qui apparaissent sur le bord libre dans cette ophthalmie laissent le plus souvent, après leur suppuration, des traces rouges ineffaçables, et deviennent ordinairement la cause d'une blépharite glandulo-ciliaire chronique, qui détruit les cils. La marge des paupières devient alors calleuse, et prend cet aspect particulier connu sous le nom de *tylosis*.

Les conjonctivites *morbilleuses*, *scarlatineuses*, *érysipélateuses* et *varioleuses* ne sont que des *conjonctivites catarrhales* avec ou sans complication de pustules n'ayant rien de particulier que la cause qui les produit, et devant être traitées, ainsi que nous l'avons dit, sans aucune recherche d'un principe spécifique.

TRAITEMENT DE LA CONJONCTIVITE CATARRHALE. — *Premier et deuxième degrés.* — *État aigu.* — Une double indication doit être ici remplie : éloigner, s'il se peut, les causes qui ont produit le mal, et combattre l'inflammation par des moyens appropriés, afin d'empêcher qu'elle ne passe au troisième degré ou à l'état chronique, et qu'elle ne s'étende à l'œil tout entier.

Pour remplir la première de ces conditions, si l'ophthalmie reconnaît pour cause un refroidissement subit ou la suppression de la transpiration, le malade sera placé dans un lit convenable, et à l'abri du froid ; des boissons sudorifiques lui seront administrées, surtout si d'autres muqueuses sont prises en même temps que la conjonctive. Si la phlogose est bornée à la muqueuse oculaire, il est rare que les sudorifiques soient de quelque utilité, et que le traitement local, énergiquement appliqué, ne la fasse point reculer à temps et bientôt disparaître. Les purgatifs sont en général ici d'une médiocre utilité, et si nous en prescrivons quelquefois, c'est plutôt dans le but de forcer les malades peu raisonnables à garder la chambre et à vivre de régime, que parce que nous en attendons des résultats satisfaisants.

Aussitôt que l'ophthalmie au premier ou au second degré est bien reconnue, si nous sommes certain qu'elle ne date que de peu de temps et qu'elle est encore dans sa période d'accroissement, nous avons recours plus particulièrement à des moyens propres à faire avorter l'inflammation : le sulfate de cuivre en crayon promené lentement sur toute l'étendue de la conjonctive palpébrale, les paupières ayant été préalablement renversées (voy. vol. I, pag. 69), nous a toujours paru être d'une extrême utilité, surtout lorsqu'un commencement de chémosis séreux semble imminent.

En même temps un collyre doux, légèrement astringent, sera conseillé : on le choisira de préférence parmi les astringents végétaux ; le tannin pur, par exemple, réussira parfaitement ; on recommandera au malade, après que la douleur produite par la cautérisation aura été éteinte (au moyen de lotions d'eau froide sur l'œil longtemps continuées), de s'en bassiner l'œil environ une fois par heure, pendant le jour seulement, et on lui défendra l'usage de l'œillère ; quelques bains de pieds salés, avec addition de cendres ou d'un peu de potasse, remplaceront avec avantage la farine de moutarde, dont l'huile essentielle, qui est irritante, se dégage sous l'influence de l'eau, et vient ainsi augmenter l'inflammation de l'organe malade ; cette recommandation est surtout importante quand une inflammation de la muqueuse bronchique est venue s'adioindre à la conjonctivite.

La cautérisation avec le sulfate de cuivre sera répétée le surlendemain ; les autres moyens seront continués, et l'ophthalmie ne tardera pas à marcher vers une résolution complète.

Lorsque l'écoulement muqueux deviendra assez abondant pour agglutiner les cils pendant la nuit, on aura soin de prescrire des onctions sur le bord des paupières, avec une pommade de concombre, contenant au besoin du borax en poudre ; si la conjonctive bulbaire, sous l'influence de ce traitement, reprend sa blancheur normale, et que l'inflammation se réfugie dans la muqueuse tarséenne déjà recouverte de petites granulations, on aura soin de mettre promptement de côté les astringents, pour recourir aux pommades résolutives.

Une extrême propreté sera, dans tous les cas, recommandée au malade. Le praticien n'oubliera pas que la présence des croûtes sur l'arête du tarse augmente encore l'inflammation des glandes de Méibomius, en réagissant sur les orifices de leurs conduits, et prédispose certains sujets lymphatiques à la blépharite glandulaire.

Troisième degré. — La cautérisation avec le sulfate de cuivre pourra être encore d'un grand secours ici, mais dans le cas seulement où l'inflammation ne sera pas trop forte et s'il n'y a aucune réaction sur les membranes internes de l'œil ; en d'autres termes si l'iris est exempt de congestion marquée et que d'un autre côté il n'y ait aucune trace de chémosis phlegmoneux.

Le plus ordinairement les malades se plaignent de maux de tête et d'une sensation de tension dans le globe oculaire ; on fera disparaître aisément ces douleurs, dans la plupart des cas, par une saignée dont la force sera mesurée à l'intensité des symptômes généraux et à la constitution du malade. Le plus souvent il suffira que des sangsues soient appliquées dans le voisinage de l'œil, et qu'un purgatif soit administré en même temps.

Si la photophobie est forte, on pourra recommander des onctions sur le front et sur les tempes avec l'extrait de belladone; cependant on ne devra pas trop se hâter de recourir à ce moyen, car il n'a qu'une valeur bien médiocre ou même à peu près nulle.

S'il arrivait qu'un épanchement jaunâtre se fît sur le pourtour de la cornée, il ne faudrait pas pour cela abandonner la cautérisation avec le sulfate de cuivre de deux en deux jours ; seulement il conviendrait de prescrire des collyres astringents un peu plus forts. Il est bien entendu que nous ne supposons pas les membranes internes participantes de la phlogose, ni une photophobie douloureuse, cas dans lequel le tartre stibié, les saignées locales répétées, etc., seraient indiqués. Ces collyres astringents auraient pour effet de tarir l'écoulement muqueux et d'empêcher une suppuration plus étendue de la cornée. Aucun cataplasme ne sera conseillé, ceux qui sont composés avec des substances émollientes seront surtout absolument éloignés, parce qu'ils hâteraient encore plus la fonte purulente de la cornée.

Si les membranes internes se prenaient, et qu'il survînt un chémosis phlegmoneux, on agirait comme nous l'avons recommandé à l'article *Traitement de l'ophthalmie franche* (voy. *Conjonctivite franche*, p. 48).

Le chémosis séreux serait dissipé au moyen de quelques mouchetures et du collyre astringent dont nous avons parlé. On devra à ce degré, comme au précédent, surveiller attentivement la marche de la maladie, pour l'empêcher de passer à l'état chronique : dans ce but, on aura recours aux pommades de précipité rouge, et même, dans quelques cas où les granulations auraient pris un certain développement, à la cautérisation avec le nitrate d'argent. (Voy. *Granulations.*)

Dès que les symptômes aigus auront été maîtrisés, on aura recours, s'il y a lieu, à une médication générale appropriée à la constitution.

Traitement de la conjonctivite catarrhale épidémique et contagieuse. — Les symptômes anatomiques et physiologiques de cette ophthalmie étant absolument les mêmes que ceux de la conjonctivite catarrhale simple, le traitement ne doit point varier. Quelques purgatifs, une forte cautérisation des paupières avec le sulfate de cuivre, suffiront, en même temps qu'un collyre astringent, pour arrêter complétement la maladie dans sa marche. On aura soin d'isoler les malades le plus possible, de les placer seuls, s'il y a moyen, dans des chambres spacieuses, dont l'air sera très souvent renouvelé.

Lorsqu'un seul œil sera pris, ce qui est le cas le plus fréquent, on surveillera attentivement l'autre, afin d'arrêter l'ophthalmie à son début. L'observation d'Aubry, qui précède, contient tout ce qu'il convient de faire en pareil cas. Là encore on aura recours de bonne heure au traitement général convenable.

Traitement de la conjonctivite miasmatique, ou ophthalmie des vidangeurs.—Il n'y a rien de particulier à indiquer pour cette variété de conjonctivite catarrhale. Il ne s'agit ici, comme dans toute affection de ce genre, que d'étudier avec soin les symptômes et d'appliquer le traitement qu'ils exigent; les moyens prophylactiques seuls peuvent être de quelque secours. Il faut, selon M. Furnari, séparer les matières fécales, solides ou liquides, et les désinfecter au moyen de poudre de charbon. M. Payen et M. le professeur Dumas ont fait sur ces moyens de désinfection des expériences concluantes.

Traitement de la conjonctivite catarrhale exanthématique. — La première indication consiste, indépendamment d'un traitement général convenable, à éloigner de l'œil une lumière trop vive; l'air de l'appartement du malade doit être convenablement renouvelé. Si les symptômes prenaient un certain caractère d'intensité, on appliquerait quelques sangsues près de l'oreille, et l'on se conduirait d'ailleurs, quant à l'œil, comme nous l'avons indiqué en parlant du traitement de la conjonctivite catarrhale ordinaire.

On examinera l'œil avec attention, car le plus souvent des pustules se montrent dans cette forme de la maladie (*conjonctivite catarrho-lymphatique*) et pourraient compromettre l'œil en s'étendant à la cornée. (Voy. *Conjonctivite* et *kératite pustuleuse.*)

Quant à la *conjonctivite varioleuse,* bien que pour nous elle ne présente rien de particulier, nous en décrirons le traitement à part. Les paupières seront garanties des pustules si, avant que l'éruption de la face se soit montrée, on les recouvre d'un emplâtre de *Vigo cum mercurio.* On pourra encore, selon M. Rognetta, employer pour cet usage une pommade de camphre incorporé dans du jaune d'œuf, ou bien ces feuilles d'or battu dont se servent les doreurs, et qu'on collerait sur la peau, ou bien encore du collodion. Un moyen qui nous paraît à nous beaucoup plus sûr que l'emplâtre mercuriel, c'est la cautérisation des boutons varioliques avec le nitrate d'argent, cautérisation faite, autant que possible, avant que le gonflement palpébral se soit montré.

Nous ne pensons pas, ainsi que M. Carron du Villards, que ce gonflement doive nécessairement mettre le médecin dans l'impossibilité d'examiner l'œil. Rien n'est plus facile que d'introduire un élévateur sous les paupières, comme on le fait dans l'ophthalmie purulente, et de se servir même de cet instrument pour instiller des collyres, si l'on ne peut arriver autrement sur l'organe. Avec un peu d'adresse et de patience, on parvient ainsi à suivre pas à pas l'inflammation, et à s'en rendre maître. Si des pustules existaient sur la conjonctive, on les ouvrirait et on les cautériserait comme celles des paupières, mais en ayant soin de diriger sur la partie cautérisée une quantité d'eau suffisamment additionnée d'eau salée pour décomposer l'excédant du nitrate d'argent.

RÉSUMÉ DU TRAITEMENT. — I. On suppose qu'un adulte est pris d'une *conjonctivite catarrhale aiguë au premier ou au deuxième degré.*

1° Cautérisation légère des conjonctives palpébrales, répétée tous les deux jours avec un crayon de sulfate de cuivre; applications d'eau froide sur les yeux, jusqu'à disparition de la douleur occasionnée par le caustique; si le malade est pusillanime, prescrire l'introduction entre les paupières d'une pommade comme la suivante :

Axonge.	2 gram.
Sulfate de cuivre . .	25 centigr.

(Gros comme une tête d'épingle matin et soir pendant deux ou trois jours.)

2° Une bouteille d'eau de Sedlitz le matin à jeun, et une quantité convenable de bouillon aux herbes;

3° Bains de pieds au sel et aux cendres;

4° Faire bassiner les yeux une fois par heure avec le collyre suivant :

Eau distillée.	100 gram.
Eau de laurier-cerise.	5 —
Extrait de ratanhia.	25 centigr.

F. s. a. — Filtrez.

(Ne pas se servir d'œillère.)

5° Si d'autres muqueuses sont prises : tisane de bourrache ; recommander de se tenir chaudement et de garder la chambre ; nourriture aussi légère que possible.

On insistera quatre ou cinq jours sur ce traitement, et bientôt la maladie se réfugiera dans la conjonctive palpébrale. On l'y poursuivra au moyen de collyres astringents un peu plus forts, et plus tard en prescrivant la pommade de précipité rouge.

II. *Si l'ophthalmie est arrivée au troisième degré et ne s'accompagne pas de réaction sur les membranes internes*, le traitement précédent sera encore applicable. Cependant si la douleur est vive, il ne sera pas prudent de recourir à la cautérisation avec le sulfate de cuivre avant de l'avoir fait tomber par une ou plusieurs applications de sangsues entre l'œil et l'oreille. Les collyres astringents forts seront également éloignés. On prescrira donc :

1° Des sangsues près de l'oreille, rarement la saignée générale;

2° Des purgatifs, un régime approprié ;

3° Des lotions avec une décoction de guimauve presque chaude;

4° L'excision du chémosis phlegmoneux, s'il existe, ou au moins des scarifications profondes sur le bourrelet, des mouchetures sur le chémosis séreux.

5° S'abstenir surtout de cautérisation avec le nitrate d'argent, qui peut, il est vrai, faire avorter souvent la maladie, mais qui, plus souvent encore, compromet la cornée.

6° L'état suraigu tombé, le sulfate de cuivre en crayon, les collyres astringents, et plus tard les excitants, seront indiqués.

III. *Si l'inflammation passe aux membranes internes*, la saignée générale sera faite au besoin, et des sangsues seront appliquées près de l'oreille. *Prescrivez :*

Prendre de deux en deux heures une cuillerée à bouche de la potion suivante :

Eau distillée.	100 gram.
Tartre stibié.	10 centigr.
Sirop de capillaire.	30 —

F. s. a.

On peut prescrire encore, si l'on ne craint pas de provoquer de la salivation :

1 décigramme de calomel, uni à 2 centigrammes d'opium, trois à quatre fois par jour. Frictions, six fois par jour, sur le front et les tempes, avec gros comme une noisette de la pommade suivante :

Onguent napolitain. . , . . .	20 gram.
Extrait de belladone.	10 —
Eau distillée.	q. s.

F. s. a. une pommade homogène (1).

On n'emploiera pas de collyres astringents. On songera à dilater la pupille dès que l'inflammation commencera à diminuer. (Voyez *Traitement de l'iritis.*)

IV. *Si l'ophthalmie passe à l'état chronique*, attaquer convenablement les granulations (voyez ce mot), et employer des excitants en pommade :

Beurre frais lavé, 3 grammes ; précipité rouge, 20 à 40 centigrammes. Matin et soir gros comme une tête d'épingle sur les cils.

Diagnostic différentiel des conjonctivites franches, catarrhales et pustuleuses.

Dans la *conjonctivite franche*, l'inflammation s'étend sur toute la conjonctive, d'ordinaire avec une grande rapidité ; l'invasion est brusque, le malade éprouve une sensation de sécheresse très marquée. Les vaisseaux sont très nombreux et d'un rouge vif, la peau des paupières n'est point enflammée ; il n'y a aucune sécrétion, et en conséquence les cils ne sont point agglutinés. Jamais il n'y a de granulations. Le chémosis phlegmoneux est plus fré-

(1) J'ai abandonné complétement ou à peu près ces frictions qui ne sont d'aucun secours. Si j'y ai recours quelquefois, c'est dans le but d'agir sur les gencives par le mercure et afin d'obtenir ainsi une révulsion rapide.

quent que le séreux. L'ophthalmite est souvent la conséquence de la *conjonctivite franche*, qui a peu de tendance à passer à l'état chronique, et attaque d'ordinaire les adultes pléthoriques. Le traitement par les antiphlogistiques peut éteindre complétement cette conjonctivite sans qu'il en reste de traces.

Dans la *conjonctivite catarrhale*, on voit les symptômes suivants : inflammation commençant par toute la portion palpébrale de la conjonctive, s'étendant selon les degrés de la maladie jusqu'à la périphérie de la cornée et même plus loin, toujours d'une manière générale à peu près uniforme ; couleur rouge jaunâtre très prononcée des vaisseaux ; rougeur du bord des paupières, particulièrement au grand angle ; sensation cuisante et incommode dans l'œil : sécrétion muco-purulente plus ou moins abondante ; agglutination des cils et des paupières le matin ; développement des granulations sans exception ; terminaison, à un degré élevé, par le chémosis séreux, le plus souvent par de larges infiltrations interlamellaires dans la cornée ; extrême tendance à l'état chronique, et alors développement et persistance des granulations, pannus consécutif, etc. Cette conjonctivite attaque les individus de tout âge, quels que soient leur sexe et leur constitution. Le ramollissement de la cornée est la terminaison qu'on a le plus à craindre. Il faut agir au début, dans les deux premiers degrés, par les astringents forts, et l'on n'aura point à redouter de rien voir survenir de grave ; si l'on se borne aux antiphlogistiques, l'inflammation tombe, mais les granulations se développent.

Dans la *conjonctivite pustuleuse*, au contraire, injection partielle de la portion scléroticale de la conjonctive, s'arrêtant près de la cornée et formant un triangle dont le sommet se termine le plus souvent par une pustule. *Couleur violacée des vaisseaux profonds*, qui sont variqueux ; *couleur rosée des superficiels*, qui sont fins ; point de rougeur au bord des paupières, point de sécrétion, rarement la sensation d'un corps étranger, pas de cuisson incommode, pas de granulations ; terminaison le plus souvent par la résolution, autrement, par une kératite vasculaire partielle ; jamais de chémosis, ni séreux ni phlegmoneux. Le traitement la différencie encore mieux des deux autres affections : au début, si l'on prescrit des collyres astringents forts, on exaspère l'inflammation, tandis qu'on la guérit par des antiphlogistiques légers, par des purgatifs, des révulsifs et un traitement général. Le meilleur moyen de faire passer à l'état chronique une conjonctivite granuleuse, serait de la traiter ainsi. Enfin la conjonctivite pustuleuse n'attaque en général que les enfants des deux sexes, des sujets faibles ou scrofuleux, tandis que la granuleuse n'épargne personne. Nous avons dit que la conjonctivite franche est le partage des individus pléthoriques.

ARTICLE IV.

CONJONCTIVITE PURULENTE.

On comprend sous ce nom une inflammation de la conjonctive dont on a fait trois variétés, bien que les symptômes en soient absolument identiques et qu'elles ne se distinguent entre elles par aucun caractère anatomique appréciable. Elles ont reçu les noms d'*ophthalmie des nouveaux-nés*, d'*ophthalmie gonorrhéique*, d'*ophthalmie des adultes* ou *d'Égypte*.

Toutes sont contagieuses au plus haut degré.

Bien que l'histoire de l'une de ces maladies soit celle des deux autres, à part quelques différences dans la rapidité de la succession des phénomènes, et qu'une seule description puisse s'appliquer à toutes, nous n'en conserverons pas moins les divisions établies par les auteurs pour chacune en particulier. Pourtant celle des nouveaux-nés nous servira en quelque sorte de type.

Le caractère principal de cette inflammation, c'est l'écoulement abondant d'une matière muco-purulente, ou franchement purulente de la surface de la conjonctive. Tant que la maladie est à l'état suraigu, le pus est jaunâtre, tandis qu'il est crémeux dans le déclin.

Une remarque assez importante à faire, c'est que sous l'influence d'une sécrétion très épaisse et très abondante, il ne survient pas toujours des accidents graves du côté de la cornée, et qu'ils apparaissent quelquefois au moment où la sécrétion devient moins abondante.

Cet écoulement de pus s'accompagne toujours d'un gonflement ordinairement considérable des paupières : c'est un obstacle sérieux à l'examen du globe; aussi, quel que soit le degré de ce gonflement, doit-on, au moyen des élévateurs, découvrir la cornée pour s'assurer de l'état qu'elle présente.

Un fait qui paraît bien extraordinaire, c'est qu'avec ce gonflement considérable des paupières et une suppuration si abondante, tant que la cornée n'est point atteinte, les membranes internes restent ordinairement à peu près étrangères à l'inflammation.

L'ophthalmie purulente est-elle de même nature que l'ophthalmie catarrhale; les deux ophthalmies sont-elles une même chose au degré près? Nous ne le pensons pas, malgré l'opinion contraire d'hommes très recommandables, et nous les considérons comme deux affections absolument distinctes. Il faut pourtant reconnaître que si l'une ou l'autre se termine par des granulations vraies, par le *trachôme*, la contagion pourra reproduire, par exemple, pour l'ophthalmie catarrhale, l'ophthalmie purulente, et réciproquement. Nous reviendrons sur ce point en étudiant les granulations.

Au début, rien n'est plus vrai, il serait très difficile, dans quelques cas, de distinguer l'ophthalmie catarrhale simple de l'ophthalmie purulente; mais ce n'est point une raison suffisante à nos yeux pour considérer la seconde comme le degré le plus élevé de la première. Que l'injection soit la même, que la sécrétion soit augmentée dans les deux cas, que les symptômes physiologiques se confondent presque, cela ne suffit pas, à beaucoup près, pour expliquer la nature d'une affection qui, en prenant tant de violence, devient contagieuse à un si haut degré, et est produite, à n'en pas douter, par une cause qui lui est propre.

Mais le mal offre bientôt dans sa marche les différences les plus tranchées : ainsi, dans l'ophthalmie catarrhale, les vaisseaux se multiplient à l'infini sur la muqueuse et deviennent du rouge le plus vif; dans l'ophthalmie purulente, au contraire, ils diminuent de nombre et pâlissent de plus en plus; le chémosis phlegmoneux, fréquent dans la première, occasionne des douleurs très vives, des battements dans l'œil, de la fièvre; dans la seconde, le bourrelet chémosique est indolent et laisse l'œil comme le reste de l'économie dans le repos le plus parfait. Les scarifications donneraient beaucoup de sang dans l'une et amèneraient un grand soulagement; elles seraient inutiles à ce double point de vue dans l'autre, arrivée du moins à son plus haut degré.

Dans l'ophthalmie catarrhale les symptômes sont aigus et tiennent le malade et le médecin éveillés, attentifs; dans l'ophthalmie purulente, l'acuïté s'arrête, la douleur tombe, et un calme trompeur succède tout à coup à des symptômes inflammatoires de médiocre intensité, du moins au point de vue de la douleur. Dans la première, la cornée n'est pas toujours atteinte ; le plus souvent du moins elle ne l'est que dans une très petite étendue et tout près de sa circonférence. Dans la seconde, elle est menacée dans sa totalité et peut être mortifiée en un instant.

L'ophthalmie catarrhale, ainsi que le prouvent la forme et l'étendue de l'abcès de la cornée qui en est la conséquence fréquente, n'occasionne qu'une compression limitée sur les vaisseaux de cette membrane ; l'ophthalmie purulente, au contraire, en provoque un tel étranglement, que souvent la membrane transparente devient aussitôt pour l'économie un corps étranger dont l'élimination ne se fera pas attendre.

Autre caractère différentiel : il y a au début de l'ophthalmie purulente un écoulement de *liquide jaune citrin*, très limpide, peu abondant, et qui n'est autre chose qu'un épanchement séro-sanguinolent ; rien de semblable n'existe dans l'ophthalmie catarrhale, qui offre au contraire une *sécrétion incolore* chargée de mucosités jaunâtres filamenteuses bien liées et ordinairement peu abondantes comparativement. Le pus succède au liquide citrin dans la première, et s'échappe par flots chaque fois que l'on entr'ouvre les paupières ; il n'en est pas ainsi dans la seconde.

Le traitement différencie encore ces ophthalmies : les saignées générales et locales sont toutes-puissantes au deuxième degré de l'ophthalmie catarrhale, alors que l'inflammation devient intense et que les douleurs tourmentent le malade ; elles ne sont d'aucun secours assurément à ce même degré dans l'ophthalmie purulente.

La cautérisation des conjonctives, si l'on a le tort de la pratiquer au moment où l'inflammation est vive, dans la première de ces maladies, abat quelquefois le mal, mais le plus souvent l'augmente sans compromettre gravement la cornée ; dans la seconde, au contraire, si l'étranglement commence, la cautérisation l'augmente et provoque ainsi la destruction rapide de la membrane transparente.

Autre effet de la cautérisation dans ces deux ophthalmies : dans la catarrhale l'escarre est superficielle, même quand on a fortement touché, et après vingt-quatre ou quarante-huit heures, elle est éliminée ; dans la purulente, les tissus sont largement atteints, l'escarre est profonde, épaisse, longtemps adhérente aux tissus sous-jacents, et n'est chassée qu'après quatre ou cinq jours et même davantage.

Concluons donc de tout cela que les ophthalmies purulente et catarrhale ne sont pas une seule et même maladie dont le degré est différent, et que les caractères les plus tranchés les distinguent parfaitement l'une de l'autre. Rappelons cependant qu'il est impossible de les différencier au moment de leur début, et qu'elles ont souvent une terminaison commune, le développement des granulations sur les conjonctives.

A. — Conjonctivite purulente des nouveaux-nés.

Cette variété de l'ophthalmie purulente frappe ordinairement les enfants quelques jours après la naissance ; quelquefois cependant, je l'ai vue se développer après plusieurs semaines et même plusieurs mois. Peut-on la nommer alors, comme le font quelques auteurs, *ophthalmie purulente des nouveaux-nés?* Je ne le pense pas, bien que les caractères en soient absolument les mêmes. Le plus souvent elle se montre isolément, et quelquefois, au contraire, on l'observe sur un assez grand nombre d'enfants à la fois, quoiqu'il n'y ait entre eux aucune espèce de rapport. En d'autres termes, cette ophthalmie apparaît simultanément sur de nombreux sujets à certaines époques indéterminées de l'année, tandis qu'à certaines autres on n'en voit pas un seul cas.

Étiologie. — Les causes de l'ophthalmie purulente sont complétement inconnues.

On les a rattachées à trois points principaux : l'*inoculation*, une *constitution atmosphérique* particulière, des *causes locales*.

Cela s'applique à toutes les ophthalmies purulentes en général.

En ce qui touche l'ophthalmie des nouveaux-nés, Scarpa pense que l'enfant contracte l'ophthalmie purulente lors du passage de sa tête à travers le vagin infecté de gonorrhée ou de leucorrhée : Dupuytren, M. Ricord, MM. Mackenzie et Kennedy, sont aussi de cet avis, que, malgré les nombreuses probabilités qui militent en faveur de cette origine, ne paraît point partager M. Velpeau, et cela, selon ce professeur, parce que les enfants naissent les yeux fermés.

Il est certain, quoi qu'il en soit, que des femmes atteintes de gonorrhée mettent au monde des enfants parfaitement sains du côté des yeux, tandis que d'autres, qui n'ont aucune espèce d'écoulement, ont des enfants atteints d'ophthalmies purulentes.

Cette cause particulière ne pourrait pas s'appliquer, au reste, à toutes les ophthalmies des nouveaux-nés. Comment admettre, en effet, que l'ophthalmie pourrait se développer après quelques semaines, et même après quelques mois d'incubation?

Le second ordre de causes est admis par les auteurs les plus recommandables.

Lawrence, Mackenzie, Kennedy, regardent cette maladie comme le résultat assez fréquent d'un état particulier de l'atmosphère.

Il est certain, d'après mon expérience personnelle, qu'il faut admettre d'autres origines que la contagion ou les causes directes. Il se passe assez souvent un temps considérable, plusieurs mois, sans que j'en voie un seul cas, et cela à Paris, parmi des milliers de malades; puis tout à coup j'en vois un grand nombre à mon dispensaire ou dans la ville, ce qui fait que je ne puis guère douter que cette affection ne règne épidémiquement et sous l'influence de causes absolument inconnues. Ce serait donc une erreur, ainsi que le fait observer M. Rognetta, d'attribuer la maladie à quelques conditions de localités malsaines, parce qu'elle ne se développe pas toujours lorsque ces conditions existent seules.

Il y a donc ici quelque chose d'inconnu.

Les causes locales admises par les auteurs sont nombreuses; l'exposition des enfants à la lumière, à la chaleur, à un courant d'air froid, l'usage de les baptiser avec de l'eau froide, etc., ont été souvent notés comme causes principales de la maladie. Quel est le rapport entre la cause et l'effet? Pourquoi l'ophthalmie purulente plutôt que l'ophthalmie catarrhale simple?

M. Mackenzie penche à croire qu'elle est souvent de nature traumatique, et est produite par le contact, sur les yeux, du savon qui sert à laver l'enfant, ou de l'eau-de-vie avec laquelle on est d'usage en Angleterre de frotter la tête des nouveaux-nés (Ireland). On conçoit que si ces causes peuvent agir sur l'œil, cela n'explique aucunement pourquoi c'est l'ophthalmie purulente, et non une inflammation d'une autre nature qui se développe.

Quoi qu'il en soit, cette maladie, de même que les autres ophthalmies purulentes, est essentiellement *contagieuse;* il n'y a sur cette question qu'un seul avis. Dans un cas, j'ai vu un enfant communiquer à sa mère l'ophthalmie purulente après dix jours de durée. La malheureuse femme avait contracté l'ophthalmie en faisant une injection entre les paupières de l'enfant, et elle y perdit un œil. Une autre fois, ce fut une nourrice qui perdit les deux yeux après avoir contracté l'ophthalmie d'un enfant qu'elle allaitait, etc., etc. Les faits semblables sont excessivement nombreux; on en trouve des exemples rapportés par les praticiens les plus recommandables.

SYMPTÔMES ANATOMIQUES. — La *première période* de la maladie se fait reconnaître aux caractères suivants : le plus ordinairement, vers le troisième jour après la naissance, on aperçoit adhérentes aux cils quelques petites croûtes légères de matière muqueuse desséchée.

La surface de la paupière supérieure, gonflée à peine, offre quelquefois une petite rougeur sous la forme d'une ligne transversale étendue d'un angle à l'autre, et qui, au début au moins, est interrompue dans son milieu. Billard et Baron, qui a fait le premier cette observation, diagnostiquent la conjonctivite purulente sur le simple aspect de cette ligne rouge transversale. J'ai eu l'occasion de vérifier bien des fois cette remarque, et toujours je l'ai trouvée juste. Il est à noter pourtant qu'on voit aussi cette ligne rouge sur des adultes de constitution lymphatique, dont les chairs sont pâles et blanches, et en particulier sur les femmes dans d'autres inflammations des yeux.

Bientôt le bord libre de la paupière, surtout du côté interne, commence à rougir et à présenter un gonflement qui va toujours croissant. La face interne des paupières, rouge et couverte de villosités, offre le plus ordinairement l'injection que nous avons signalée dans la description de l'ophthalmie catarrhale. Si à ce moment on écarte les paupières, une goutte d'un fluide blanchâtre, d'abord visqueux, muqueux, assez épais, mêlé aux larmes, qui restent claires, s'écoule au dehors. A-t-on affaire à l'ophthalmie purulente? Rien ne le prouve, car rien, en effet, ne peut faire diagnostiquer jusque-là cette terrible maladie.

Mais si, en entr'ouvrant les paupières encore peu gonflées, on aperçoit une ou deux gouttes d'un *liquide jaune citrin* très clair dans le grand angle de l'œil, on ne peut plus conserver le moindre doute. C'est ce même liquide que l'on retrouve au début de la blennorrhagie uréthrale et à la surface des plaies au moment où la suppuration va s'établir. Dès ce moment, plus de doute, on est en présence de la plus dangereuse des maladies des yeux! Que l'on ne s'imagine pas surtout observer ce liquide pendant un ou plusieurs jours, car il n'apparaît que pendant quelques heures tout au plus et fait bientôt place à la sécrétion purulente ordinaire. Malheureusement on n'est pas toujours en mesure de constater ce caractère, absolument pathognomonique, et il faut alors étudier la sécrétion dans son développement en même temps que les autres caractères de la maladie.

À la *deuxième période* de la maladie, le gonflement des paupières est de plus en plus considérable ; la supérieure, plus particulièrement, devient rouge, tendue, luisante, ne peut plus se mouvoir ; aussi l'enfant, ce qui arrive très souvent dès le début, tient-il ses yeux fermés. Le bord libre de la paupière supérieure, chassé en bas par le gonflement, ne tarde pas à passer par-dessus la paupière inférieure et à cacher complétement les cils de celle-ci.

La muqueuse présente une injection de plus en plus vive ; les vaisseaux qui, dans la première période, s'étendaient sur la face palpébrale, s'avancent jusqu'auprès de la cornée. Toute la portion bulbaire de la conjonctive est gonflée ; il semble qu'elle ait pris une consistance moindre, qu'elle se soit ramollie. A ce degré, le tissu cellulaire sous-conjonctival s'infiltre le plus souvent, et de là résulte un chémosis séreux et un œdème des paupières et des parties voisines.

Dans quelques cas, d'ailleurs assez rares à Paris, comparativement, la conjonctive palpébrale se couvre de véritables fausses membranes que l'on doit enlever avec des pinces ; c'est la forme *diphtéritique* de l'ophthalmie des nouveaux-nés. Je l'ai observée deux ou trois fois à l'état épidémique.

La sécrétion, qui a d'abord été muqueuse, peu abondante, et s'est présentée sous la forme de filaments jaunâtres charriés par des larmes claires, comme dans l'ophthalmie catarrhale, puis qui s'est transformée pour quelques heures seulement en un liquide jaune citrin transparent, devient presque séreuse, prend une teinte blanchâtre, trouble, après avoir été quelque temps incolore, et ruisselle sur la joue, surtout lorsqu'on écarte les paupières. Dans quelques cas, si la maladie est déjà un peu plus avancée ou que les parents de l'enfant aient négligé de débarrasser, au moyen de lotions d'eau tiède, les cils unis entre eux, l'écoulement est en telle quantité à la surface de l'œil et des paupières, que la cornée ne peut être aperçue, à moins que l'on ne fasse une injection d'eau tiède. On reconnaît le plus souvent alors que cette membrane est encore parfaitement transparente; mais elle ne tardera pas à éprouver des lésions sur lesquelles nous reviendrons.

Le médecin possède, dès ce moment, deux caractères de l'ophthalmie purulente : le liquide jaune citrin dont il vient d'être parlé, l'écoulement abondant de matière trouble, blanchâtre, sortant à flots des paupières et se reproduisant rapidement, ce que l'on ne rencontre jamais dans l'ophthalmie catarrhale.

Au moment où le gonflement est aussi considérable et la sécrétion aussi abondante, l'examen de l'œil est difficile, et pourtant il est indispensable de s'assurer de l'état des parties; l'étroitesse de l'ouverture palpébrale, le gonflement énorme des paupières, l'infiltration de la conjonctive, la contraction énergique de l'orbiculaire, augmentent la difficulté de cet examen, pendant lequel, en voulant écarter les paupières avec les doigts, on les renverse, si le renversement n'existe déjà. Il est souvent nécessaire, après qu'on a examiné l'œil, de réduire l'ectropion que l'on vient ainsi de produire lorsqu'il n'existait pas avant les recherches que l'on a dû faire. Pour éviter cet inconvénient en même temps que des tentatives infructueuses qui excitent les enfants et les font toujours pleurer, je me sers de petits élévateurs pleins, larges tout au plus de un centimètre, et si, appelé en ville, je ne les ai pas dans ma trousse, je les remplace par un fil de fer recuit auquel je donne facilement la forme convenable en le pliant au moyen des doigts.

A ce degré de la maladie, la paupière supérieure, quelquefois la paupière inférieure, se renversent tout à coup par suite de l'épaississement énorme de la conjonctive oculo-palpébrale; de là l'*ectropion aigu*, qui peut être passager, mais qui d'ordinaire persiste assez longtemps, et finit par nécessiter l'application d'un bandage compressif pendant une ou plusieurs semaines.

C'est alors qu'on voit sur la conjonctive palpébrale des *granulations* se développer en très grand nombre et prendre souvent un accroissement considérable. Ce fait, commun d'ailleurs à toutes les autres ophthalmies purulentes, compliquées ou non d'ectropion, n'est point admis par M. Velpeau, qui dit positivement (1) « que ce genre de blépharite est ordinairement dépourvu de granulations. » Nous en étudierons ailleurs la nature : disons tout de suite, cependant, qu'elles ne persistent pas d'ordinaire chez le nouveau-né au delà de quelques semaines, surtout quand l'in-

(1) *Dictionnaire de médecine*, t. XXII, p. 113.

flammation a marché franchement. (Voyez *Granulations*, p. 122.)

Lorsque survient l'ectropion aigu, il n'est pas rare de voir les tissus herniés, étranglés en quelque sorte par la contraction de l'orbiculaire, comme cela s'observe dans le renversement du rectum ; j'ai vu un très grand nombre d'enfants dans cet état. Le renversement s'était fait spontanément, mais d'ordinaire il était survenu pendant qu'on cherchait à instiller des collyres dans les yeux.

Le plus souvent, lorsque la muqueuse est ainsi renversée, la matière de l'écoulement devient sanieuse et se mélange de sang.

La *troisième période* se caractérise par l'aggravation de tous les symptômes que nous venons de décrire.

Le gonflement des paupières est porté à son plus haut degré ; aussi devient-il presque impossible d'examiner le globe si l'on ne se sert point d'élévateurs. Très souvent alors un bourrelet chémosique environne la cornée, qui semble profondément cachée dans l'orbite ; mais ce bourrelet, presque transparent, mou, comme gélatineux quand il se montre dans la première période, est au contraire opaque dans la troisième et fort consistant.

L'injection que nous avons laissée fort vive au second degré diminue tout à coup et disparaît même complétement. Les scarifications, dans le deuxième degré, produisaient beaucoup de sang ; ici on peut non pas scarifier, mais inciser profondément sans en obtenir une seule goutte.

Évidemment il y a un étranglement véritable dans tous les tissus de la surface du globe, et particulièrement dans la conjonctive, et même dans la cornée, où il ne devient apparent que beaucoup trop tard.

L'étranglement de la muqueuse se reconnaît à d'autres caractères qu'à la pâleur de sa surface. Si on la cautérise avec la pierre infernale, au lieu de produire une escarre superficielle qui sera bientôt éliminée et sous laquelle on trouvera des tissus très vifs et très vasculaires, le caustique produira une escarre des plus profondes qui demeurera longtemps attachée à la conjonctive, et sous laquelle on trouvera une surface pâle, jaunâtre, et à peu près entièrement dépourvue de vaisseaux.

La sécrétion diminue de quantité, mais elle augmente en consistance ; l'écoulement est purulent, d'un jaune foncé ou verdâtre, et est assez irritant pour excorier la peau de la joue des petits malades.

Le mal disparaîtra-t-il sans laisser de traces?

Au contraire, s'étendra-t-il de la conjonctive à la cornée?

Ce sont là des questions fort embarrassantes pour le praticien.

État de la cornée. — Souvent pendant les sept ou huit premiers jours, mais beaucoup plus souvent pendant les deux premiers seulement, la cornée demeure transparente; mais bientôt elle se trouble, se ramollit, se recouvre d'abcès suivis bientôt d'ulcérations perforantes, ou tombe mortifiée par étranglement. On voit dans le premier cas un nuage léger répandu uniformément à la surface de la membrane, et qui s'épaissit le plus souvent avec une grande rapidité; de là une opacité presque générale due à l'infiltration purulente interlamellaire. Dans quelques cas ce ramollissement est partiel. Après quelque temps le pus se fait jour au dehors, et de là un ulcère le plus souvent très large. Il est des cas dans lesquels la cornée semble détruite couche par couche d'avant en arrière; alors ne conservant plus la même largeur dans tous ses diamètres, elle tend à devenir conique et se perfore rapidement.

D'autres fois, et c'est surtout lorsqu'il y a ou qu'il y a eu une compression chémosique, on voit à un millimètre ou deux de la circonférence de la cornée un petit épanchement annulaire plus ou moins complet qui circonscrit le centre encore transparent de la membrane, et qui est presque toujours, dans cette ophthalmie, le signe d'une terminaison fatale. Cet épanchement circulaire, placé très près du pourtour de la cornée, représente un anneau opaque d'un diamètre un peu plus petit que celui de la cornée; cette membrane demeure quelque temps transparente en dedans et en dehors de ce cercle blanc jaunâtre, mais ne tarde pas à se troubler dans toute son étendue. Il est très probable que cet épanchement auquel succède très souvent, lorsqu'il se fait jour au dehors et qu'il est incomplet, l'ulcère qu'on a nommé en *coup d'ongle*, mortifie la cornée en en détruisant la nutrition.

A partir du moment où l'anneau opaque est complet, le trouble de la cornée devient général, avons-nous dit; cette membrane prend une teinte jaunâtre très marquée, à peu près uniforme, et qui s'étend sur toute la surface comprise dans le cercle opaque dont nous avons parlé. L'infiltration interlamellaire fait des progrès rapides, et bientôt les accidents les plus graves surviennent. La cornée, ramollie dans toute son étendue, présente alors cette saillie conique dont j'ai parlé, et sur laquelle il n'est pas rare de voir des ulcérations plus ou moins profondes qui laissent écouler le pus contenu dans les lamelles. Bientôt une perforation succède à ces ulcères, l'humeur aqueuse s'échappe avec le cristallin, et l'iris vient faire hernie ; dans d'autres cas, toute la partie cornéenne qui est comprise dans le cercle opaque, détachée par l'infiltration annulaire, tombe d'un seul coup ou se déchire (le plus ordinairement au moment où l'on cherche à écarter les paupières pour examiner l'œil), en produisant un bruit particulier que quelques auteurs ont signalé. On peut souvent prévoir de loin cette terminaison si grave lorsqu'on a constaté la présence de la tache circulaire complète.

Dans quelques cas, lorsque la perforation n'avait pas lieu rapidement, j'ai vu l'anneau diminuer peu à peu de diamètre et circonscrire au centre de la cornée une tache opaque masquant une fistule de cette membrane et des adhérences avec toute la pupille. C'est ainsi que se forme la cataracte nommée pyramidale.

Je me hâte d'ajouter cependant qu'il est des cas dans lesquels cette tache annulaire n'est point suivie d'accidents aussi sérieux ; c'est surtout lorsque l'ophthalmie a été enrayée dans sa marche par un traitement convenable et que les lames profondes de la cornée n'ont pas été atteintes par l'ulcération annulaire.

Alors la cornée n'est pas mortifiée dans toute son étendue ; l'ulcère se guérit peu à peu et la membrane reprend avec assez de rapidité toute sa transparence. Si pendant qu'elle est opaque on craint que l'ulcération ne soit profonde (ce qui conduirait à employer immédiatement la compression), on peut s'assurer par le toucher au moyen du petit doigt introduit entre les paupières, écartées convenablement, de la somme de résistance qu'offrent les lames kératiques et savoir ainsi où en est arrivé le ramollissement.

D'autres fois l'ulcération annulaire n'occupe qu'une partie de la circonférence de la cornée et ne menace la membrane transparente qu'en cet endroit ; dans ces conditions, elle se comporte de deux manières : tantôt, de même que l'ulcération formant un anneau complet, elle n'atteint que les lames superficielles ; tantôt, au contraire, elle devient immédiatement perforante dans un point seulement, et l'iris fait aussitôt hernie dans l'endroit correspondant. Dès le moment où, par suite de cet accident, la chambre antérieure est ouverte, tous les symptômes graves tombent, l'étranglement qui menaçait de devenir général, disparaît tout à coup; la conjonctive, de pâle qu'elle était, devient rouge et bientôt se vascularise, le bourrelet péricornéen s'affaisse, et l'on n'a plus affaire qu'à une hernie partielle de l'iris sans autre complication.

La cornée prend encore un aspect particulier lorsque l'on s'est servi du crayon de nitrate d'argent pour arrêter les progrès de l'ophthalmie purulente; nous en parlerons plus loin quand nous nous occuperons du traitement. Bornons-nous à dire ici que le sel se combine, on ne sait trop comment, avec les exsudats plastiques, et forme sur la cornée des taches blanc jaunâtre immédiatement reconnaissables, et qui seront éliminées en partie, en partie absorbées dans la suite.

Symptômes physiologiques. — La douleur, dans la première période de la maladie, est à peu près nulle; les petits enfants paraissent étrangers au mal qui les a frappés; ils craignent peu la lumière et ne paraissent point en souffrir, du moins jusqu'au moment où les ulcérations cornéennes sont survenues. Le gonflement des paupières empêche au reste de reconnaître avec exactitude si la photophobie est très grande. Si les enfants poussent des cris aigus lorsqu'on les examine au jour, cela peut tenir tout autant à la pression qu'on exerce sur les paupières pour les écarter qu'à la difficulté de supporter la lumière.

Quelquefois l'ophthalmie ne se borne pas à des symptômes locaux, on observe à sa suite de la fièvre, du dévoiement, des vomissements ; quelquefois même j'ai vu, comme Boyer, des tremblements convulsifs; mais cela n'arrive généralement qu'après la perforation de la cornée et quand l'iris fait hernie. On voit aussi quelquefois ces tremblements convulsifs sur des enfants très nerveux qui n'offrent pas ces accidents. On a observé, pendant le cours de l'ophthalmie des nouveaux-nés, la méningite ou les symptômes généraux qui accompagnent les plus violentes inflammations. Sanson a vu dans les hôpitaux ces symptômes s'élever si haut que le marasme et la mort en ont été la suite. J'ai observé, en 1838 et 1839, bien des enfants soignés à l'hôpital par M. Paul Dubois, et cependant je n'en ai vu périr aucun dans des circonstances semblables. Depuis quinze ans, dans ma clientèle, qui me permet d'observer souvent l'ophthalmie purulente chez les nouveaux-nés, je n'ai vu cela que rarement.

Marche. — Elle présente les différences les plus tranchées, suivant que le mal prend une forme aiguë ou chronique. Dans la forme aiguë, si la cornée n'a pas souffert, la durée varie entre deux et six semaines; le temps ne peut être indiqué au contraire dans la forme chronique, surtout s'il est arrivé quelque complication du côté de la membrane transparente.

Dans la forme aiguë, tous les symptômes graves que nous avons décrits plus haut peuvent se montrer dans un délai très court, cinq ou six jours par exemple, et il y a même des cas dans lesquels la cornée peut être détruite tout à coup en vingt-quatre ou quarante-huit heures.

J'ai vu assez souvent ce mal marcher de la façon la plus insidieuse; dans ces cas, tous les symptômes se bornent d'abord aux signes ordinaires d'une conjonctivite catarrhale des plus bénignes; un collyre astringent léger est prescrit, et les choses vont fort bien pendant quelques jours. Déjà on croit le petit malade guéri, et, soit que la maladie n'ait pas été combattue par des moyens assez énergiques, soit que les personnes chargées de soigner l'enfant n'aient pas suivi les conseils donnés, le mal s'élève tout à coup au plus haut degré et compromet les yeux.

Il faut en conclure que tout écoulement catarrhal des conjonctives chez le nouveau-né doit être sévèrement surveillé et combattu dès qu'il se montre, même à l'aide de moyens en apparence trop forts pour le degré d'inflammation constaté. Une ou deux cautérisations avec le sulfate de cuivre, aidées d'instillations d'un collyre astringent suffiront (eau distillée, 10 grammes; azotate d'argent, 5 centigrammes).

Dans d'autres cas, l'ophthalmie purulente s'arrête après avoir parcouru ses diverses phases sans détruire la cornée, demeure stationnaire pendant quelque temps, passe évidemment à l'état chronique, puis se relève tout à coup et prend une marche des plus rapides et des plus dangereuses. En voici un exemple : Je donnais des soins à un nouveau-né auprès duquel m'avait appelé mon excellent ami M. Vigla, médecin des hôpitaux. Cet enfant était chétif, pâle, et issu de parents lymphatiques et faibles. La purulence était déclarée, il y avait un chémosis et la compression de la cornée paraissait imminente. Nous augurions mal du résultat; n[illegible]us les symptômes graves diminuèrent peu à peu, di[illegible] [illegible]rriva en une semaine aux apparences d'une conjonctivite catarrhale ordinaire. M. Vigla continua de faire instiller des collyres astringents dans les yeux, et il se passa ainsi douze à quinze jours. Mais à ce moment l'ophthalmie purulente éclata de nouveau à l'état suraigu, et les deux cornées disparurent entièrement. Plus tard, vers le deuxième mois, la mère entreprit un voyage sur mer pour aller rejoindre son mari, qui, je crois, était médecin; mais l'enfant mourut dans la traversée.

J'ai observé souvent des cas semblables pour la marche de la maladie aussi bien chez les enfants que chez les adultes, et cela m'a appris à craindre l'ophthalmie purulente jusqu'au moment où tout écoulement a disparu des paupières. C'est, en effet, le seul symptôme sérieux sur lequel, dans les premiers temps du moins et quand il n'y a pas de granulations, on puisse s'appuyer pour se tenir en observation. En effet, si à l'écoulement muqueux sous forme de filaments charriés par des larmes, ou à l'écoulement séreux trouble et peu abondant, suivant le degré où était retombée l'ophthalmie purulente, on voit succéder le retour du liquide citrin clair, et aussitôt après le liquide séreux trouble et abondant déjà décrit, on ne peut avoir aucun doute. Quelques auteurs disent que dans la blennorrhée chronique le corps papillaire développé n'est pas seulement hyperémié, mais qu'il est épaissi (et cela en vue de distinguer le trachome pour ainsi dire à son début), que la conjonctive palpébrale est rouge foncé, que le cul-de-sac est tuméfié, etc., etc.; mais tout cela est sans valeur, parce que les mêmes caractères se retrouvent dans la conjonctivite catarrhale la plus bénigne. On est donc suffisamment averti par l'écoulement qui s'échappe des paupières, par les symptômes que le malade a déjà offerts, et surtout par la connaissance que l'on a de la marche insidieuse de la maladie. Nous étudierons, d'ailleurs, cette question plus longuement en nous occupant des granulations (voyez p. 122), nous bornant à dire ici que, dès qu'elles existent, l'état aigu est toujours à craindre.

Un autre point de la marche de la maladie qui nous occupe mérite d'être indiqué; c'est la propagation du mal d'un œil à l'autre et à une certaine distance du début.

J'ai vu l'ophthalmie purulente, celle des nouveaux-nés comme celle des adultes, se localiser dans un œil et ne pas atteindre l'autre; mais le plus souvent je l'ai vue débuter dans le second œil, tantôt dès le deuxième jour, tantôt, au contraire, après le vingtième, plus souvent entre le premier et le huitième.

Un fait à remarquer dans ces cas, c'est que l'œil atteint le premier peut se guérir parfaitement, tandis que celui qui a été malade le dernier peut être complétement détruit. Cela n'est pas la règle évidemment, mais c'est un fait fréquent qui mérite bien d'être noté, parce qu'il indique que le virus n'a rien perdu de son intensité pendant son séjour sur l'œil qui, le premier frappé, a néanmoins résisté. Ne sait-on pas, d'ailleurs, que des individus granulés, dont les cornées sont saines, peuvent infecter d'ophthalmie purulente des personnes qui n'avaient jamais été jusque-là frappées de maux d'yeux, et que le mal est alors aussi dangereux que si elles eussent été inoculées par le pus de l'ophthalmie purulente la plus aiguë?

Pronostic. — Il est nécessairement grave dans l'ophthalmie purulente et doit être au moins très réservé jusqu'au moment de la disparition complète du danger. Le gonflement, la rougeur, la couleur et la consistance de la sécrétion, l'apparition des granulations, la résistance générale de la cornée ou sa destruction partielle, les taches de cette membrane faites ou non avec le nitrate d'argent, tout cela sert à fixer l'esprit du praticien.

Le *gonflement* n'est pas toujours, il s'en faut de beaucoup, en proportion du danger. Lorsqu'il apparaît au début et devient considérable, que la paupière supérieure est tendue et luisante, la cornée n'est que bien rarement attaquée, et cette observation est si fréquente que les infirmières chargées du service des enfants à la rue de Sèvres, sont les premières à faire la remarque que ceux qui « ont les gros yeux » dans l'ophthalmie purulente (c'est leur expression), guériront très probablement.

Le gonflement est certainement un mauvais caractère : ainsi, avec des lotions d'eau froide, une compression convenable, une cautérisation avec le nitrate d'argent, on le fait tomber avec rapidité; on peut croire dès lors que le danger s'éloigne, et, au contraire, c'est à partir de ce moment que l'on a à constater de graves désordres du côté de la cornée.

La *rougeur vive* est un caractère de bon augure dans l'ophthalmie purulente, et pourtant le praticien s'en effraie quand elle est portée à un haut degré. On doit craindre, au contraire, de la voir disparaître et faire place à la décoloration de la muqueuse, à une couleur blafarde des tissus ; car c'est à ce moment que la cornée court assurément les plus grands dangers. On peut par des scarifications arrêter la rougeur qui en s'élevant indique que l'inflammation grandit encore ; il est impossible, au contraire, de faire disparaître la décoloration, car elle est symptomatique de l'infiltration des tissus et d'un dépôt dans leur trame à la suite d'une très vive inflammation.

La *couleur et la consistance de la sécrétion* seront prises en considération ; nous en avons parlé plus haut (voy. p. 90 et 91).

Les *granulations*, quand elles apparaissent de bonne heure, peuvent être considérées comme un signe favorable en ce qui touche la conservation de la cornée, et l'on peut certainement porter un bon pronostic dès qu'on en constate la présence. Elles pourront devenir plus tard un danger, sans doute, surtout si elles sont négligées ou mal traitées.

La *résistance générale ou partielle de la cornée* est un point fort important à considérer dans le pronostic. On peut admettre, en général, une grave inflammation purulente de l'œil existant, que la cornée sera détruite en totalité si de bonne heure elle ne s'ouvre pas sur une partie de sa circonférence. Voici un exemple pris entre beaucoup d'autres : Un jeune homme est atteint d'une ophthalmie blennorrhagique de l'œil droit ; l'inflammation, des plus violentes, porte également sur l'ensemble de l'œil, et la cornée demeure parfaitement transparente. Le cinquième jour, les symptômes étaient toujours très aigus, malgré le traitement employé, et la cornée demeurait claire ; mais le soir elle se troubla tout à coup, et le lendemain elle était entièrement détruite. Le cristallin s'était échappé de l'œil pendant la nuit et l'iris était hernié complétement. Le matin, l'œil gauche était rouge, et l'inflammation s'y développa peut-être encore avec plus d'intensité que de l'autre côté ; mais fort heureusement, l'étranglement porta d'abord sur la partie inférieure externe de la cornée, et dès le troisième jour il se fit là fort rapidement et fort heureusement une perforation avec hernie de l'iris. A partir de ce moment, toute tension disparut et la cornée demeura transparente dans les trois quarts de sa circonférence. Je fis plus tard une pupille artificielle qui réussit bien.

Je conclus de ce fait et d'un grand nombre d'observations semblables que, dans les cas les plus graves de l'ophthalmie purulente aiguë, il vaut mieux voir la cornée céder rapidement sur un point que résister dans son ensemble, parce qu'elle est, dans ce cas, menacée dans sa totalité et souvent détruite. Le pronostic doit être fait en conséquence. Cela m'avait donné l'idée de faire subir à la membrane transparente une perte de substance à sa partie supérieure externe avec un emporte-pièce particulier; mais c'est là une pratique téméraire que je ne conseillerai à personne, parce que l'on n'est jamais certain du moment où il serait opportun de recourir à cette opération, que l'on est en droit d'espérer la guérison tant que la cornée est claire, et qu'en faisant une perte de substance dans cette membrane on est certain d'abord de produire une tache et quelquefois d'autres accidents plus graves.

Opacité de la cornée. — Elle peut être produite par diverses causes suivant le degré de l'inflammation et l'époque depuis laquelle elle existe ; elle peut dépendre aussi du traitement employé. En général, on se presse trop de porter un pronostic défavorable, lorsque dans le cours d'une ophthalmie purulente on s'aperçoit que la cornée devient opaque, et mon but n'est autre ici que de mettre en garde le praticien contre une opinion fâcheuse trop tôt exprimée. Que l'on craigne une perforation dans la période aiguë, alors que la cornée a pris la couleur du pus, cela est raisonnable ; mais quand cet état dure quelque temps, que l'on s'est assuré avec le doigt de la résistance de la membrane, qu'elle a conservé ses diamètres, qu'elle n'est pas bombée en avant, ou saillante sur un point seulement, le pronostic devient beaucoup moins grave. La résorption, en effet, marche très rapidement, surtout chez les enfants, et l'oublier serait une faute. On doit rechercher, pendant la période aiguë de l'inflammation, si le centre de la cornée ne se serait pas ouvert ; en pareil cas l'œil est mou par suite de la sortie de l'humeur aqueuse, et, dans le pronostic, le praticien sera plus réservé, parce que la capsule du cristallin conservera une tache centrale indélébile. (*Cataracte végétante ou pyramidale.*)

Si le nitrate d'argent en crayon ou à dose élevée a été employé dans l'ophthalmie purulente, le pronostic de l'opacité de la cornée sera encore plus favorable, car une partie de la tache est absorbée comme les autres, et une partie, qui est certainement la plus grande, est au contraire éliminée. Les taches produites par le nitrate d'argent sont jaunâtres, inégales, frangées à leurs bords, et toujours reconnaissables au premier aspect. Elles sont saillantes à la surface de la cornée et en occupent presque constamment la moitié inférieure, ce qui tient assurément à ce que l'on a cautérisé la paupière correspondante qui demeure immobile. J'en ai vu persister de deux mois à une année, quelques unes même davantage ; mais le plus ordinairement elles se détachent plus tôt par petites écailles ou par plaques. On peut d'ailleurs les enlever facilement par l'abrasion. Le pronostic dans ce cas est beaucoup plus favorable qu'on ne le pense généralement.

TERMINAISONS. — De même que toutes les inflammations, cette ophthalmie se termine quelquefois par la *résolution ;* cependant cette terminaison n'est complète qu'après un certain temps, environ six semaines. On observe fréquemment la *fonte purulente de la cornée et ses suites*, telles que la sortie du cristallin, celle des humeurs de l'œil, la hernie de l'iris, le staphylome, le leucome, la cataracte végétante ou pyramidale, etc., les désordres de la conjonctive, comme les granulations (voy. ces mots).

TRAITEMENT. — Le plus efficace, *surtout au début de la maladie et lorsqu'il n'y a aucune trace de ramollissement de la cornée*, consiste à arrêter brusquement l'inflammation dans sa marche au moyen du nitrate d'argent.

Si la maladie est au début, un collyre de ce sel, à la dose de 3 centigrammes pour 10 grammes d'eau, instillé d'heure en heure entre les paupières, suffira ; mais si elle en est déjà à la deuxième période, on pourra recourir immédiatement à la cautérisation avec le même sel en solution. Dans ce cas, huit à dix parties environ de nitrate d'argent étant dissoutes dans une partie d'eau, on touche avec un pinceau chargé de ce liquide toute la surface de la muqueuse depuis le bord libre des paupières jusqu'aux replis inclusivement : on revient à cette cautérisation au bout de sept ou huit heures pendant les deux premiers jours.

Après la première, quelquefois seulement après la quatrième cautérisation, le gonflement commence à diminuer ; il n'est plus nécessaire alors de répéter l'application de ce moyen qu'à vingt-quatre ou quarante-huit heures d'intervalle pendant quelques jours, jusqu'à ce que la sécrétion et le gonflement aient presque disparu.

Dans l'intervalle des premières cautérisations, on applique sur les yeux des compresses mouillées d'eau froide ; en même temps on lave fréquemment la surface de la conjonctive avec un collyre légèrement astringent que l'on injecte avec une seringue à tout instant entre les paupières pour ne pas laisser de pus à la surface de l'œil.

Ces injections répétées ainsi sont pour moi un des plus puissants moyens à employer à ce degré du mal.

Si l'on préfère la cautérisation avec le crayon, on commence par renverser les paupières, puis on touche la muqueuse palpébrale loin de la cornée en prenant la plus grande attention de ne point cautériser cette dernière membrane.

Pour éviter que le caustique, qui demeure toujours en excès sur les parties cautérisées, ne s'étende à la cornée et ne devienne une cause secondaire de ramollissement de cette membrane, je fais lancer sur la muqueuse, chaque fois que le crayon la touche, une assez grande quantité d'eau salée ou aiguisée d'acide chlorhydrique (deux cuillerées à café d'acide pour deux verres d'eau), et je transforme à l'instant tout cet excès de nitrate d'argent en un chlorure insoluble qui se détache de la muqueuse sous forme de petits flocons neigeux : ce moyen, expérimenté un nombre considérable de fois, a toujours été suivi des meilleurs résultats.

Je me suis expliqué plus haut (voy. p. 12) sur les dangers de la cautérisation dans cette ophthalmie ; j'y reviens pour mettre le praticien en garde contre l'application intempestive de ce moyen.

Je me suis bien trouvé de scarifications nombreuses faites sur la muqueuse palpébrale une demi-heure après chaque cautérisation ; c'est un excellent moyen d'empêcher le gonflement passager qui suit d'ordinaire l'emploi du caustique. On peut aisément les remplacer dans ce cas en passant assez fortement un linge sur les parties cautérisées ; on obtient ainsi une saignée locale assez abondante et capable de prévenir la réaction.

Les scarifications peuvent remplacer très souvent la cautérisation ; mais il faut les faire hardiment autour de la cornée et les répéter plusieurs fois par jour. C'est un moyen absolument sans inconvénients et qui est suivi toujours des meilleurs résultats. D'après mon expérience, c'est par là qu'il faut débuter quand on est appelé au deuxième degré de l'ophthalmie. (Voy. *Scarification de l'œil*, p. 18).

Il est bon en même temps, surtout lorsque l'inflammation paraît très aiguë, d'appliquer au voisinage de l'œil une sangsue qui sera, au besoin, remplacée le lendemain par une autre ; en même temps, quelques légers purgatifs seront donnés au petit malade.

Je n'ai aucune sorte de confiance dans le traitement par les antiphlogistiques, les lotions émollientes, et les préparations mercurielles vantées par beaucoup de praticiens dans la première période de la maladie.. Les révulsifs ne me semblent avoir aucune sorte d'efficacité. Les collyres doux, loués par la plupart des auteurs, ne réussissent qu'au début ou dans les seuls cas où une conjonctivite catarrhale simple a été prise pour la conjonctivite purulente.

Si la cornée commence à s'ulcérer ou à se ramollir dans une grande étendue, la cautérisation avec le nitrate d'argent est des plus dangereuses; elle fait tomber toujours le gonflement et la sécrétion, mais elle n'arrête dans aucun cas l'ulcération dans sa marche; souvent même elle occasionne la destruction rapide des parties atteintes par le mal. C'est alors qu'il faut se défier aussi du collyre de nitrate d'argent concentré, parce qu'il hâte encore les progrès du mal, et que l'on doit recourir aux scarifications répétées, aux purgatifs et aux collyres astringents faibles, injectés dans les yeux assez souvent pour n'y jamais laisser de pus. Cependant, il ne faut point se le dissimuler, ces moyens, de même que tous les autres, demeurent souvent sans efficacité lorsque l'on commence trop tard à les employer, et, si la cornée est ramollie, il faut recourir à la compression. (Voy. p. 15.)

B. — Conjonctivite blennorrhagique.

Après la description assez détaillée que nous venons de donner de l'ophthalmie des nouveaux-nés, nous n'entrerons pour cette affection que dans le moins de détails possible. Toujours cette maladie est liée à un écoulement blennorrhagique chez les deux sexes, et quelquefois à des flueurs blanches chez les femmes. Je l'ai très souvent vue chez de toutes petites filles atteintes d'écoulements leucorrhéiques.

Elle frappe des individus dont les yeux ont été mis en contact avec la matière qui s'écoule des organes génitaux atteints de gonorrhée.

Cette maladie de la conjonctive ressemble en tout point à celle de même nature qui envahit les membranes muqueuses de l'oreille, du nez et de la bouche, à la suite de l'inoculation de la matière gonorrhéique. On sait que l'otite, le coryza et la stomatite blennorrhagiques ont été décrits par M. Desruelles.

Elle n'a point de caractère qui la distingue des autres affections purulentes de l'œil; la rapidité de sa marche paraît seulement être plus grande ; il est donc très facile de la confondre avec les autres ophthalmies purulentes, circonstance qui, au reste, ne mettrait point le malade dans un plus grand danger, puisque le traitement est à peu près le même.

Cependant, selon M. Hairion, de Louvain, elle se caractériserait « par l'existence constante d'une petite tumeur arrondie ou ovalaire, sous-cutanée, douloureuse à la pression, située au-devant de l'oreille du côté malade, et due à l'engorgement des ganglions lymphatiques (1). » Jusqu'ici je n'ai pas eu l'occasion de noter spécialement le bubon pré-auriculaire dans l'ophthalmie blennorrhagique ; mais je l'ai vu dans beaucoup d'autres cas, et spécialement dans le chancre de la conjonctive.

Lorsque l'ophthalmie purulente se déclare sur un adulte, le premier soin du médecin doit consister à examiner immédiatement les parties génitales, ainsi que le faisait Dupuytren, bien que cette recherche n'éclaire pas toujours la question. En voici trois exemples :

Un carrier se présente en 1846 à ma clinique avec une ophthalmie purulente suraiguë, ses parties génitales examinées ne présentent rien de particulier. Il est marié, sa femme l'accompagne, et celle-ci affirme qu'elle n'a aucune maladie des organes génitaux. Le lendemain, les cornées étaient infiltrées, et le surlendemain l'iris faisait procidence des deux côtés ; les cristallins s'étaient échappés au dehors. J'examine la femme qui vient me consulter en particulier, et je trouve un écoulement abondant, baignant les parties sexuelles.

Un jeune officier, voyageant la nuit dans une diligence en compagnie d'une jeune femme qu'il ne connaissait pas, porte involontairement la main sur son œil droit, et dès le lendemain une ophthalmie blennorrhagique se déclare sur cet œil, dont la cornée devient staphylomateuse.

M. Rognetta rapporte qu'une femme, reçue en 1832 à l'Hôtel-Dieu par Dupuytren, perd les yeux le lendemain de son entrée ; ses organes sexuels examinés n'apprennent rien ; Dupuytren fait venir le mari, examine les parties génitales et les trouve atteintes de blennorrhagie.

De nombreux faits démontrent que cette maladie peut se développer sur des individus de tout âge ; je l'ai observée, en effet, sur des vieillards, comme Tyrrell et Chaussier ; sur des enfants,

(1) Hairion, *De l'ophthalmie gonorrhéique*, 1846, p. 5.

comme Kennedy. Je l'ai vue aussi sur des hommes dont l'âge et la position sociale ne permettaient guère de croire qu'ils eussent pu en être atteints.

Toujours elle frappe un seul œil d'abord : c'est une remarque applicable à tous les cas où les ophthalmies purulentes reconnaissent pour cause la contagion.

L'homme est plus fréquemment atteint que la femme de l'ophthalmie gonorrhéique, ce qui tient à ses habitudes, à la forme de ses vêtements, etc.; cependant M. Philippe Boyer, entre autres, pense le contraire. Il soutient son opinion, en disant que chez l'homme il y a deux organes qui peuvent être frappés par métastase, le testicule et l'œil, tandis qu'il n'y en a qu'un chez la femme. Il est inutile de discuter la valeur de cette opinion, qui ne nous paraît point fondée.

Causes. — On en admet de trois ordres.

1° *Contagion.* — C'est celle qui réunit le plus de partisans; pourtant quelques médecins nient qu'elle joue un rôle très important. Il suffit néanmoins d'examiner les faits pour se convaincre que ce mode de transmission est au moins plus fréquent que ceux dont nous parlerons bientôt. Beer, Pamard, Boyer fils, n'admettent pas la possibilité de l'inoculation, malgré les expériences si concluantes de M. Piringer et celles de Jæger. Aux faits qui précèdent, il suffirait d'ajouter celui que rapporte M. Mackenzie pour prouver combien cette opinion est peu fondée. Un homme atteint de blennorrhagie urétrale secouant sa verge pour faire tomber le pus qui s'en écoulait, en reçut en plein dans l'œil une goutte au moment où il se tenait baissé; la blennorrhagie suivit son cours ordinaire, et l'œil, soumis à un traitement convenable par M. Mackenzie, fut guéri. L'autre œil ne fut point atteint. Cette observation et d'autres de même nature, et surtout la pratique de l'inoculation comme moyen de traitement (voy. *Pannus*), prouvent suffisamment les propriétés contagieuses du pus blennorrhagique pendant la période aiguë.

2° *Métastase.* — *Sympathie.* — La plupart des auteurs qui ont écrit sur la blennorrhagie admettent qu'elle peut produire, par métastase, des affections arthritiques de forme aiguë ou chronique.

Il est incontestable que l'on observe des sujets qui ont en même temps des écoulements de l'urètre et des arthrites. Il est possible que chez quelques uns il y ait une simple coïncidence d'une arthrite rhumatismale et d'une blennorrhagie, car celle-ci n'exclut pas la possibilité d'autres affections.

Mais il est des individus qui sont pris d'arthrites, chaque fois qu'ils ont des écoulements urétraux. Il semble difficile, au premier abord, de se refuser à admettre, dans ces cas, la relation de cause à effet, que l'on a dit exister entre la blennorrhagie et l'arthrite. Il faut cependant se rappeler que le rhumatisme peut porter son action sur la muqueuse urétrale, et donner lieu, sinon à une véritable blennorrhagie, du moins à des écoulements qui la simulent. Ainsi l'on a admis et décrit des urétrites rhumatismales. Eh bien, il serait possible, pour quelques uns des cas où il y a en même temps écoulement de l'urètre et arthrite, que les deux affections reconnussent la même cause. C'est là, du moins, l'opinion que M. le docteur Clerc, spécialiste distingué, expose avec beaucoup de talent dans ses cours sur les maladies vénériennes, et à l'appui de laquelle il nous a communiqué l'observation suivante :

Un professeur du collége ..., à Paris, pendant une période de cinq ans, fut pris trois fois d'écoulement du canal de l'urètre. Chacun de ces écoulements s'accompagna d'une arthrite ayant pour siége les deux articulations tibio-fémorales, dans lesquelles il se fit chaque fois un épanchement assez considérable. Ce jeune homme qui faisait en même temps ses études médicales, n'avait que des rapports sexuels, très peu fréquents, avec une femme mariée, et, pour le dernier écoulement, ces rapports dataient de près de deux mois.

Cette observation, nous le savons, est loin d'être tout à fait probante. On peut objecter que la femme mariée avait probablement un écoulement contagieux, qu'elle a transmis trois fois à notre professeur, et que ces arthrites étaient précisément des arthrites blennorrhagiques.

Mais nous ferons remarquer que le mari n'a pas eu de blennorrhagie ; que le dernier écoulement, chez ce jeune homme, s'est manifesté près de deux mois après toute relation sexuelle. Il est donc possible que ces trois prétendues blennorrhagies accompagnées d'arthrites, n'aient été que des urétrites rhumatismales, compliquées d'affections articulaires dues à la même cause. Ce double effet de la cause rhumatismale nous paraît possible, mais il faudrait pour l'établir, sans contestation, des observations de malades chez lesquels il ne pourrait pas s'élever de doute sur l'origine spontanée de l'écoulement urétral.

Ne peut-il pas arriver que l'œil, de même que l'urètre, et diverses articulations, se prennent sous l'influence d'une même cause constitutionnelle de nature rhumatismale, et qu'il n'y ait là rien à attribuer à une métastase? Cela paraît évident, et je n'en voudrais pour preuve que l'observation de M. Van Roosbroeck (1), dans laquelle il cite le fait d'un jeune homme de Gand, pris cinq fois en six ans de gonorrhée, d'ophthalmie et d'arthropathie, et qui se guérit autant de fois, sans accident, de cette terrible maladie des yeux.

Examinons encore, cependant, ce qu'il peut y avoir de fondé en ce qui touche l'opinion d'une ophthalmie blennorrhagique par métastase.

Saint-Yves, l'un des premiers, a parlé de cette cause, et son opinion, que beaucoup d'auteurs venus après lui ont adoptée, a été combattue par Scarpa. Je n'ai jamais vu, comme Snabilié, la blennorrhagie se supprimer quand l'œil s'est pris, je l'ai vue diminüer d'intensité, mais cela rentrait à peu près dans sa marche ordinaire; Chaussier, Tyrrell, rapportent des cas qui prouvent dans ce sens.

Cependant plusieurs auteurs rapportent des observations dans lesquelles on aurait vu la maladie oculaire alterner avec la blennorrhagie; mais il n'est pas bien certain, tant s'en faut, que l'on ait eu affaire dans les cas dont il s'agit, à de véritables ophthalmies purulentes et non à de simples ophthalmies catarrhales en coïncidence, disparaissant et faisant de temps en temps de légères exacerbations. Voici un fait dans lequel il ne s'agissait évidemment pas d'une ophthalmie purulente et qui a été cependant considéré comme telle :

Swediaur raconte, d'après Mackenzie, qui n'admet pas dans ce cas la nature purulente de l'inflammation, qu'il fut consulté par un jeune homme de Londres, pour une ophthalmie. Tous les moyens employés demeurèrent sans résultat, et le jeune homme disparut pendant deux mois, après lesquels il revint atteint d'une blennorrhagie qui datait de huit jours. A partir du troisième jour, l'état de ses yeux s'était amélioré, et il était guéri lorsqu'il se présenta. Le médecin reconnut en l'interrogeant que, quelque temps avant sa première visite, ce jeune homme avait souffert beaucoup et longtemps d'un écoulement qui avait disparu. Le malade n'en avait

(1) *Loc. cit.*, vol. I, p. 355.

pas parlé, parce qu'il n'avait pas supposé qu'il y eût la moindre connexion entre la maladie de l'urètre et celle des yeux, qui était survenue plusieurs semaines après.

Sanson n'admet la sympathie qu'avec une sage réserve : « Toutes les fatigues, toutes les irritations prolongées des voies génitales donnent lieu, dit-il, à un sentiment de cuisson dans les yeux et à un certain affaiblissement de la vue. On conçoit à la rigueur qu'un courant d'air venant à frapper les conjonctives, peut y déterminer une irritation qui, sur un individu sain, aurait été purement catarrhale, et qui, sur un individu affecté de blennorrhagie, prend un caractère plus grave ; et cependant cette explication ne satisfait pas complétement l'esprit. Tout ce qu'on sait donc de positif à ce sujet, c'est que, chez les sujets dont il est question, la conjonctivite peut revêtir des caractères qu'elle n'a pas chez les autres. » (*Dictionnaire en* 15 *vol.*, t. XII, p. 202.)

Mais une opinion qui mérite de fixer l'attention, au sujet de la métastase, est celle de MM. Ricord et Vidal de Cassis.

Ces deux chirurgiens de l'hôpital des Vénériens ont tous deux nié longtemps qu'il y eût une cause de nature métastatique dans la production de l'ophthalmie blennorrhagique, et tous deux reviennent aujourd'hui sur leur première opinion. M. Ricord n'y met pas la moindre réserve ; il admet aujourd'hui une *ophthalmie gonorrhéique métastatique* et professe qu'en dehors de la contagion il y a des malades affectés de blennorrhagie oculaire consécutive à la blennorrhagie urétrale (Voy. *Gazette des hôpitaux*, 13 et 15 juillet 1848). Mais remarquons qu'il admet aussi que, le plus souvent, *cette ophthalmie est liée à des conditions rhumatoïdes*.

M. Vidal (1) est moins absolu : « Depuis la publication de ma première édition, dit-il, je me suis un peu éloigné des partisans de la contagion, et rapproché de l'opinion qui admet la métastase. » Puis, M. Vidal donne ses motifs : tous les faits qu'il a observés étaient liés à une arthrite blennorrhagique, le nombre des ophthalmies en question est dans une proportion extrêmement minime, relativement à la quantité considérable des blennorrhagies ; la matière blennorrhagique inonde les yeux, le pus des chancres ne les inonde jamais, etc. « Je crois, dit-il, en terminant, que dans le plus grand nombre des cas l'ophthalmie purulente qui arrive après que la blennorrhagie a suivi un certain cours, je crois *que cette*

(1) Vidal de Cassis, 3e édit., t. III, p. 79.

ophthalmie est un accident qui peut être comparé à l'arthrite qui a éclaté dans ces mêmes circonstances. »

La vérité est là, assurément, et je regrette que M. Ricord ne soit pas aussi de cet avis.

Mais, pour arriver à quelque chose de plus arrêté encore, sur ce point, voici trois questions importantes et dont la solution est facile :

1° Un homme, atteint de blennorrhagie de l'urètre, ne peut-il être pris d'une simple conjonctivite catarrhale pendant le cours de cette affection? Désignera-t-on, dès lors, cette conjonctivite sous le nom d'ophthalmie purulente?

2° Un homme ne peut-il pas être atteint simultanément d'urétrite, d'arthropathie, et d'ophthalmie de cause rhumatismale?

3° L'ophthalmie, dans ce cas, sera-t-elle bien la conjonctivite purulente, et non tout autre chose?

Il serait, à coup sûr, absolument inutile de répondre aux deux premières questions, car leur solution est évidente ; je me borne donc à dire quelques mots sur la troisième.

M. Ricord admet deux variétés d'ophthalmie blennorrhagique (1) : la première qu'il nomme *ophthalmie blennorrhagique par contagion ;* la seconde qu'il désigne sous le nom, un peu bizarre, d'*ophthalmie blennorrhagique catarrho-rhumatismale.*

La première est bien la conjonctivite purulente aiguë, et, sous ce rapport, il n'y a aucun doute, car tous les caractères ordinaires distinguent parfaitement le mal de tout autre. Mais la seconde n'a absolument rien de la conjonctivite. Qu'est-ce d'abord qu'une ophthalmie blennorrhagique que l'on nomme aussi *catarrhale,* et dans laquelle l'écoulement manque presque complétement? Qu'est-ce qu'une ophthalmie blennorrhagique dans laquelle on donne les caractères suivants : Vascularisation, injection assez prononcée, mais jamais au point de masquer complétement la couleur blanche de la fibreuse sur laquelle se dessinent de nombreux vaisseaux flexueux et variqueux..... Ouverture pupillaire un peu trouble, considérablement dilatée.... Iris un peu obscur, plus foncé ; sécrétion muqueuse se concrétant au contact de l'air, etc., etc. (2). C'est là, assurément, une irido-choroïdite qui, dans l'observation citée, était produite de même que l'affection de l'urètre et celle des articulations, sous l'influence d'une diathèse rhumatismale, c'est

(1) Voy. *Archives d'ophthalmologie,* vol. I, p. 72.

(2) *Loc. cit.,* p. 79.

enfin la maladie décrite par les auteurs allemands du commencement de ce siècle sous le nom d'*ophthalmie arthritique*, c'est une choroïdite compliquée d'iritis et de rougeur symptomatique de la conjonctive, et rien de plus.

Je conclus donc qu'il n'y a pas d'ophthalmie gonorrhéique métastatique, et que dans les cas observés il y avait eu inoculation directe, contagion, ou que la maladie était une ophthalmie interne de cause rhumatismale en coïncidence avec l'arthropathie et l'urétrite, et non pas alors une ophthalmie purulente gonorrhéique.

Symptômes. — Ils sont les mêmes que ceux de toute autre ophthalmie purulente; ils ont une ressemblance parfaite avec l'ophthalmie des armées.

Il est assez rare que la maladie de l'œil apparaisse dans la période aiguë de la blennorrhagie; le plus souvent c'est pendant la période chronique, bien qu'il soit reconnu que le pus perd de ses propriétés contagieuses lorsque la blennorrhagie est très ancienne. C'est ordinairement pendant la deuxième semaine après l'apparition de la gonorrhée que l'œil s'enflamme.

De même que dans toutes les ophthalmies purulentes, la muqueuse est rouge, gonflée et recouverte d'un écoulement puriforme abondant. Cette rougeur et ce gonflement sont portés au plus haut degré; l'injection est telle que, de même que Beer et Weller, j'ai vu une hémorrhagie conjonctivale précéder le développement de la maladie.

Les paupières sont énormément tuméfiées, dures, rouges, infiltrées de sérosité et de même aspect que si elles étaient atteintes d'un phlegmon. La supérieure, fortement abaissée sur l'inférieure qu'elle recouvre, ne peut être soulevée qu'avec une extrême difficulté; quelquefois le bord libre en est renversé en dehors, surtout quand la conjonctive présente un gonflement considérable. A travers l'ouverture des paupières, on voit s'écouler une matière jaunâtre, puriforme, abondante, qui s'échappe sur la joue. L'œil ne peut être examiné que lorsqu'il a été convenablement baigné au moyen d'eau tiède. (On se sert ordinairement, à cet effet, d'une petite seringue à injection dont le jet est dirigé entre les paupières; j'emploie de préférence une éponge assez forte et contenant beaucoup d'eau, depuis que j'ai reçu dans les yeux quelques gouttelettes de liquide purulent lancé par une seringue tenue par un aide, et qu'à la suite de cet accident j'ai été atteint d'une ophthalmie qui a disparu après quinze jours d'un traitement énergique. Middlemore, Vetch, Mac-Grégor, Tyrrel, ont vu des ophthalmies qui ont détruit les yeux et ne reconnaissaient pas une autre cause.)

Cet écoulement, dont la quantité est énorme, finit par excorier la joue dans une assez grande étendue.

L'aspect de l'œil est le même que dans l'ophthalmie des nouveaux-nés. (Voyez cette description.) La conjonctive oculaire s'infiltre souvent et est soulevée par la sérosité (*Chémosis séreux*); quelquefois le tissu cellulaire sous-jacent s'enflamme (*Chémosis phlegmoneux*). La cornée devient opaque et dès lors se crève le plus ordinairement sur un point de sa circonférence ou est détruite en totalité.

La *douleur* est généralement peu marquée dans cette maladie; ce n'est que lorsque le gonflement des parties est devenu considérable qu'elle commence à paraître; elle s'accompagne ordinairement d'ulcérations de la cornée ou de chémosis phlegmoneux. Elle s'irradie au front, à la tempe, quelquefois même aux dents; mais alors le plus souvent l'iris fait hernie à travers la cornée; dans ces cas elle s'accompagne de pulsations très vives. La photophobie, de même que dans les autres ophthalmies purulentes graves, ne se montre qu'un instant et disparaît au moment de l'inflammation profonde des membranes internes.

Le plus souvent, la réaction générale est nulle au début; elle ne survient que lorsque les membranes internes sont prises ou lorsque le globe tout entier tombe en fonte purulente.

MARCHE. — Ordinairement très rapide. Des exemples très nombreux attestent que les cornées ont été détruites huit à douze heures après l'invasion.

Dans d'autres cas, l'affection paraît rester stationnaire pendant quelques jours dans un état apparent de bénignité; mais tout à coup elle s'avance avec rapidité et détruit les cornées; aussi le médecin doit-il être toujours attentif et agir vigoureusement, même dans les cas de bénignité apparente. Tout ce que nous avons dit plus haut de la marche et du pronostic de l'ophthalmie des nouveaux-nés est applicable ici.

TERMINAISONS. — Elles sont les mêmes que celles de l'ophthalmie des nouveaux-nés. Résolution rare, à moins d'un traitement rapide et énergique; fonte purulente de la cornée, sortie du cristallin et d'une partie du corps vitré. Dans d'autres cas, hernie de l'iris, staphylôme, granulations, etc.

TRAITEMENT. — On le divise en *local* et *général*.

En premier lieu, la saignée de l'œil doit être pratiquée et répétée plusieurs fois le même jour, surtout si la conjonctive est rouge.

Voici un exemple de guérison rapide par les scarifications : M. le docteur Coqueret, médecin très distingué de Paris, m'amène un jeune homme atteint d'une ophthalmie gonorrhéique très aiguë de l'œil gauche. Le gonflement était considérable, la purulence très abondante, et de même consistance que celle de l'urètre. L'écoulement datait de dix jours aux parties génitales, de trois à l'œil. Déjà la cornée était entourée, en dehors et en bas, d'une ulcération annulaire et menaçait ruine. La cautérisation était impossible, elle aurait infailliblement accéléré la perte de la cornée; la saignée générale, les sangsues, les injections de collyres, tout cela aurait agi trop tardivement. Je pratiquai des scarifications multipliées autour de la cornée, au delà de l'ulcération, sur la conjonctive bulbaire, et je recommandai à mon confrère de les répéter trois ou quatre fois par jour. Ce traitement fut suivi exactement, et dès le troisième jour l'œil était dans la meilleure voie, et fut rapidement guéri plus tard. Nous avions prescrit, en même temps, des lotions à peine astringentes mais très fréquentes à la surface de la conjonctive, et quelques sangsues près de l'oreille

Des sangsues en grand nombre peuvent être appliquées dans le voisinage de l'œil atteint le premier.

A l'intérieur, on administre toutes les trois heures du calomel à la dose de 1 à 2 décigrammes, avec addition de quelques centigrammes seulement d'extrait de belladone.

En même temps le malade est tenu couché, à la diète. Les préparations de copahu, de cubèbe, la potion de Chopart, ne paraissent avoir jamais eu d'influence sur la marche de l'ophthalmie gonorrhéique. D'après des expériences de M. Ricord, le principe actif du copahu, entraîné par les urines, n'agit qu'à la manière d'une injection sur le canal de l'urètre. Il en donne pour exemple le fait suivant : Un homme atteint d'hypospadias contracte une blennorrhagie. La partie du canal de l'urètre située en arrière de la perforation anormale guérit complétement sous l'influence de l'administration du copahu à l'intérieur, tandis que la partie du canal située au delà de la perforation et s'étendant jusqu'au gland continue de sécréter du pus. La conséquence est rigoureuse ; le principe actif du copahu agit localement à la manière d'une injection et non point par absorption. Si donc on donne le copahu à l'intérieur dans un cas d'ophthalmie gonorrhéique, il ne pourra agir en aucune façon sur la conjonctive. A la prochaine occasion, je ferai dissoudre de la copahine ou de la cubébine, et j'essaierai si, directement appliquées en collyre sur la conjonctive, ces substances agiront de la même manière que sur la muqueuse urétrale. On a essayé, d'après le conseil d'Astley Cooper, de Swédiaur, de Snabilié et d'autres, mais sans succès, de rappeler l'écoulement supprimé au moyen de bougies introduites dans l'urètre, mais c'est là une pratique aussi inutile que cruelle.

M. Ricord conseille la cautérisation énergique de toute la surface conjonctivale, en recommandant de la répéter après quelques heures d'intervalle et jusqu'à ce que le gonflement et la purulence aient diminué, ce qui arrive ordinairement vers la fin du deuxième ou du troisième jour.

Nous avons répété un grand nombre de fois ces expériences, et quelquefois la cautérisation a réussi, mais le plus souvent cependant elle a complétement échoué, surtout sur les malades qui ne présentaient pas la maladie au début, à ce moment où l'on ne sait pas encore si l'on aura affaire décidément à l'ophthalmie purulente ou à une simple conjonctivite catarrhale. Nous avons indiqué plus haut (voyez *Traitement de la conjonctivite purulente des nouveaux-nés*) les précautions à prendre pour pratiquer la cautérisation ; nous n'y reviendrons ici que pour ajouter que nous préférons les scarifications et les injections astringentes faibles répétées à tout moment pendant tout le temps que la purulence existe et qu'il y a du gonflement.

C. — Conjonctivite purulente des armées.

(Ophthalmie d'Égypte, ophthalmie militaire, ophthalmo-blennorrhée, ophthalmie des Orientaux.)

Les auteurs anciens ont connu cette maladie, et les descriptions qu'ils en ont faites ne laissent aucun doute à ce sujet. Cependant, l'histoire de l'ophthalmie des armées ne date en réalité que de 1798, époque de l'expédition d'Égypte, par le général Bonaparte.

L'ophthalmie est endémique dans ce pays, tout aussi bien que dans l'Algérie, l'Italie méridionale, l'Espagne, etc., et elle frappe, en général, les individus malheureux et privés des vêtements nécessaires pour les garantir du froid des nuits et de l'excessive chaleur du jour. Ces malheureux, exposés à l'humidité de la nuit, dont la température présente avec celle du jour une différence de 15 à 20 degrés Réaumur, subissent des refroidissements que l'on considère, avec raison, comme la cause probable de l'inflammation des yeux. C'est là, du moins, la remarque qui fut d'abord faite en Égypte, après le débarquement, près d'Alexandrie : nos soldats, accablés par une chaleur qui leur était inconnue, se débarrassaient de leurs vêtements et de tout ce qui pouvait les gêner pendant le jour, et, privés de ces vêtements la nuit, ils se trouvaient exposés à un froid considérable, et à l'action de la rosée qui, dans ce pays, ressemble à la pluie et humecte la terre à un demi-pied de profondeur. C'est dans ces conditions que se déclara l'ophthalmie purulente sur les troupes françaises, et bientôt les soldats anglais soumis aux mêmes influences ne tardèrent pas à en être également frappés. Tous ces soldats, de retour en Europe, rapportèrent-ils le germe du mal? Cela est probable, et c'est l'opinion de la plupart de ceux qui ont observé avec soin la marche de la maladie, que l'ophthalmie purulente s'est propagée, parmi nous, depuis cette mémorable époque. (Voy. le travail de M. Decondé, *Ann. d'oculist.*)

Quelques auteurs ont pensé que cette ophthalmie n'est point contagieuse; Assalini entre autres, qui a suivi le prince Eugène en Égypte en qualité de médecin, attribue cette maladie au climat de ce pays; mais cette opinion, on le pense bien, ne peut expliquer pourquoi l'affection fait de si nombreux ravages sur les hommes réunis en masse, tandis qu'elle épargne ceux qui sont isolés, bien qu'ils soient, à part cela, dans les mêmes circonstances.

Il est des cas dans lesquels cependant l'ophthalmie paraît perdre ses propriétés contagieuses; de ce nombre est le fait de M. Mackenzie, chirurgien du 62e régiment anglais, qui a été en Égypte et s'est appliqué des compresses couvertes de pus sur les yeux sans qu'il en résultât d'ophthalmie. Il maintint sur ses yeux pendant plus d'une heure ce linge imprégné de pus, le pressa à différentes reprises contre les paupières, ne ressentit qu'un peu de cuisson, et fit ensuite une longue marche contre un vent qui soulevait la poussière. Le linge purulent fut appliqué de nouveau pendant la nuit, puis, après avoir été renouvelé, il le fut une fois encore le lendemain matin, sans qu'il en résultât d'inflammation.

Il est plus que certain que le pus dont il s'est servi avait perdu ses propriétés contagieuses, comme cela arrive après quelque temps pour celui des blennorrhagies urétrales; ou bien il paraîtrait, ainsi que le démontrent les expériences de M. Piringer sur l'inoculation de l'ophthalmie purulente, expériences que j'ai souvent répétées, que le pus n'avait point pénétré sur la conjonctive tarséenne, et ne s'était trouvé en contact qu'avec la peau. (Voyez le mot *Pannus* pour les recherches de M. Piringer.)

Plusieurs pays de la France, de l'Angleterre, de l'Italie, de l'Allemagne, de l'Espagne, de l'Inde, ont tour à tour payé leur tribut à l'ophthalmie purulente épidémique, depuis que les armées de l'empire se sont dispersées de tous côtés. La Belgique, dans ces derniers temps, en a beaucoup souffert; avant 1815, époque de la bataille de Waterloo, ce mal y était inconnu. Il semble bien certain qu'il s'y est propagé, en étant communiqué par les troupes des différentes puissances qui s'y sont réunies. S'il était nécessaire de prouver par des faits directs, qui contre-balancent bien celui de M. Mackenzie, combien les propriétés contagieuses de l'ophthalmie des armées sont grandes, nous ajouterions qu'en 1834 Cunier inocula du pus sur deux chiens et produisit l'ophthalmie purulente; que trois ans plus tard, à Gœttingue, la même expérience fut faite avec succès; que nous-même nous avons souvent inoculé le pus à l'homme et reproduit l'ophthalmie purulente la plus aiguë dans le but de guérir des pannus jusque-là restés incurables.

Symptômes anatomiques. — Ils sont les mêmes absolument que ceux de l'ophthalmie blennorrhagique ou de celle des nouveaux-nés.

Nous renverrons à ces descriptions pour éviter des redites inutiles.

Ils marchent le plus souvent avec une rapidité terrible; quelquefois pourtant ils se succèdent avec une certaine lenteur. Ces différences peuvent s'expliquer par la constitution particulière des malades, par diverses circonstances accidentelles, et aussi quelquefois par le plus ou moins d'acuité de l'affection chez ceux qui l'ont communiquée.

Une remarque à faire, c'est que les ophthalmiques peuvent encore, longtemps après que la maladie les a frappés, communiquer l'affection à l'état aigu. Un soldat granuleux est renvoyé dans ses foyers, ses paupières sont à peine collées le matin ; pendant un certain nombre de mois il vit au milieu de sa famille sans qu'on puisse soupçonner qu'à cet état chronique la maladie pourra être communiquée. Cependant, sous l'influence d'une inflammation légère des granulations, une sécrétion un peu plus abondante s'établit et tout à coup un membre de la famille est atteint d'ophthalmie purulente suraiguë, et avec lui successivement ou simultanément tous ceux qui vivent sous le même toit.

La maladie marche chez ces derniers avec la rapidité ordinaire.

Ajoutons qu'il n'est pas nécessaire, pour rencontrer des faits de cette nature, d'aller en Belgique ou ailleurs observer ce qui se passe dans la famille des militaires ophthalmiques congédiés; tous les jours nous voyons des faits semblables à Paris.

Un petit garçon est placé à l'hôpital des Enfants malades (1) pour une affection générale dont il guérit. Ses yeux s'enflamment, présentent tous les signes de l'ophthalmie purulente qui existe dans cet hôpital, et il *en sort granulé* après avoir suivi un traitement convenable. Pendant quelque temps la maladie demeure à l'état chronique, mais tout à coup les granulations s'injectent et un léger écoulement puro-muqueux s'échappe des paupières. Sa mère contracte à ce moment l'ophthalmie, se fait admettre trop tard à l'hôpital Saint-Antoine, dans le service de M. le professeur Bérard aîné, et perd les yeux sans ressource. La fille aînée, âgée de vingt ans, remplace la mère absente, et contracte elle-même l'ophthalmie; même chose arrive pour la cadette, âgée d'environ douze ans. Plus heureux que M. Bérard, je vis ces deux jeunes filles au *début* de la maladie; l'aînée guérit complétement, et la jeune porte sur la cornée gauche une large tache semi-transpa-

(1) L'ophthalmie qui règne dans cet hôpital est un fléau terrible pour les enfants malades et leurs familles, et une charge pour l'État. Nous possédons un nombre assez grand d'observations semblables à celle que nous rapportons ici. Des enfants placés à l'hôpital en sortent très souvent *granulés*, et communiquent, dans les conditions que nous avons indiquées, l'ophthalmie à leurs familles. Nous espérons, après avoir signalé en lieu convenable un état de choses aussi malheureux, que des mesures seront prises pour détruire ce fléau qui pèse sur la classe indigente de Paris.

rente, suite d'une ulcération qui avait longtemps menacé de devenir perforante.

Je possède l'histoire de plusieurs familles qui ont toutes subi le sort de celle dont l'histoire précède, et certes ce serait une sage mesure de faire sortir des salles de chirurgie et de médecine tous les enfants granulés, de n'admettre des malades dans ces salles qu'après avoir examiné leurs paupières, et d'isoler complétement ceux qui portent des granulations.

Symptômes physiologiques. — Ils sont semblables à ceux de l'ophthalmie blennorrhagique. Sensations légères de corps étrangers, cuissons, roideur des paupières, difficulté peu marquée d'abord de supporter le jour. Plus tard, si l'inflammation passe aux membranes internes, douleurs vives de l'œil, s'étendant au front, pulsations, etc., réaction générale.

Étiologie. — Les causes de cette maladie sont à peu près ignorées aujourd'hui; cette incertitude a donné lieu à des controverses nombreuses qui jusqu'ici n'ont pas donné de résultats suffisants, et qu'il serait inutile d'examiner en détail. Il est certain, dans tous les cas, qu'un individu granuleux peut la transmettre.

Les causes qui paraissent agir sur les grandes réunions d'hommes semblent être l'encombrement et la malpropreté, et en même temps très probablement les granulations, chez quelques uns des malheureux ainsi entassés les uns sur les autres. On a vu des chambrées entières de soldats atteintes de cette maladie dans l'espace d'une nuit, surtout pendant les grandes chaleurs. L'ophthalmie purulente s'est déclarée à Bicêtre il y a quelques années dans une salle peu spacieuse de gâteux paralytiques, dont le nombre était de beaucoup trop élevé, et elle y a fait de grands ravages. Mais pourquoi la contagion se fait-elle dans quelques cas d'un individu à un autre individu, tandis que d'autres fois elle éclate épidémiquement sur une armée? C'est là une question à laquelle on ne peut répondre d'une manière satisfaisante malgré les beaux travaux des médecins belges sur ce sujet.

Évidemment il y a là quelque chose d'inconnu, d'insaisissable, et qu'il faudrait trouver.

Marche. — Durée. — La première ordinairement très rapide; la seconde de vingt-quatre heures à huit jours, et de là à un temps illimité, lorsque l'affection passe à l'état chronique, et que des *granulations* se développent.

TERMINAISONS. — Nous les avons nommées plus haut. Les granulations méritent de fixer l'attention. Nous en parlerons à part, et cet article s'appliquera aux granulations palpébrales en général.

TRAITEMENT. — A. *Préservatif.* — Le séjour dans des lieux convenablement abrités ; l'usage de tenir les fenêtres fermées, recommandé aux troupes, la précaution de laver les yeux tous les jours avec des collyres légèrement astringents, paraissent avoir contribué à préserver les soldats de l'ophthalmie. Le casernement dans des chambres étroites placées sous les ardoises à l'ardeur du soleil a paru à M. Gouzée, médecin belge d'un grand mérite, contribuer au développement de la maladie.

B. *Curatif.* — C'est en attaquant vigoureusement le mal à son début, au moyen des scarifications multipliées et d'injections faites à tout instant entre les paupières avec un collyre astringent faible, employé de la manière que nous avons indiquée plus haut, qu'on peut arrêter la maladie dans ses progrès. On enlève avec des ciseaux les bourrelets chémosiques, s'il s'en présente, ou, ce qui est préférable, on pratique des mouchetures sur la conjonctive si le besoin l'exige. A ce traitement local, on joint un traitement général convenable.

Tous les collyres ont tour à tour été vantés contre ce mal. Le plomb, le zinc, le cuivre, l'alumine, le sublimé, le tartre stibié, l'acide sulfurique, etc., etc., ont été employés seuls ou combinés de diverses manières. M. le docteur Clot-Bey se loue beaucoup d'un collyre de sulfate d'alumine, de sulfate de zinc et de sous-acétate de plomb. Ce collyre peut être très bon sans doute lorsqu'on l'emploie en temps opportun ; cependant je me suis généralement mieux trouvé de celui de nitrate d'argent faible, en injections fréquentes.

RÉSUMÉ DU TRAITEMENT DES CONJONCTIVITES PURULENTES. — I. *Conjonctivite purulente des nouveaux-nés.* — On suppose qu'un nouveau-né est atteint d'une *conjonctivite purulente encore peu intense* (première période). *Léger sillon rouge sur la paupière, sécrétion jaunâtre, peu abondante, collant les cils ; rougeur peu marquée de la conjonctive. Prescrivez :*

Instiller d'heure en heure dans l'œil malade une goutte du collyre suivant :

Eau distillée	10 gram.
Nitrate d'argent cristallisé. . .	5 centigr.

F. s. a.

Le lendemain les yeux, sous l'influence du collyre, seront plus rouges, les paupières un peu plus gonflées. — Continuer l'usage du collyre, qu'il sera bon de porter à 10 centigrammes, pourvu qu'on ne l'emploie que pendant huit ou dix heures. — Le troisième jour, le gonflement commencera à tomber, il y aura eu pendant tout ce temps une sécrétion muqueuse assez abondante ; on pourra revenir alors au collyre à 5 centigrammes, qui sera bien supporté. — A partir de ce moment, on aura affaire, non plus à une conjonctivite purulente, mais à une conjonctivite traumatique simple, qu'on guérira aisément par des instillations d'un collyre astringent faible. — Les récidives étant à redouter, on surveillera l'état de l'œil pendant quelques jours.

II. On suppose qu'un nouveau-né, d'ailleurs bien portant, est atteint d'une *conjonctivite purulente intense* (deuxième période). *Le gonflement des paupières est très fort ; la conjonctive bulbaire est boursouflée. — Une sécrétion abondante séreuse, blanc jaunâtre, s'échappe de l'ouverture palpébrale.* — Pratiquez de nombreuses scarifications autour de la cornée, et à diverses reprises, dans les vingt-quatre heures ; n'ayez recours qu'avec réserve à la cautérisation superficielle de la muqueuse palpébro-scléroticale avec le crayon de nitrate d'argent. Si vous employez ce moyen, laissez tomber immédiatement au moyen d'une éponge, sur chaque portion de conjonctive touchée, une certaine quantité d'eau salée qui décomposera à l'instant le nitrate d'argent en excès.

Bassiner les yeux du malade pendant quelque temps avec cette eau salée.

Après une demi-heure, si vous avez eu recours au crayon, scarifiez les conjonctives palpébrales pour prévenir le gonflement produit par la cautérisation, ou frottez simplement les parties touchées avec un linge fin pour les faire saigner et prévenir ainsi une réaction trop forte.

Recommandez surtout, que la cautérisation ait été faite ou non, de pratiquer des injections dans l'œil avec un collyre faible et au moyen d'une petite seringue ordinaire. Ordonnez qu'on les répète assez souvent pour que le pus ne s'amasse pas sous les paupières et ne se trouve pas en contact avec la cornée. Ce n'est pas trop d'injecter six ou huit fois par heure dans les dix ou douze premières heures de la maladie. La préparation dont je me sers le plus souvent est la suivante :

Eau distillée.	300 gram.
Sulfate d'alumine	1 —

F. s. a.

En même temps *prescrivez :*

Application d'une sangsue près de chaque oreille. — Laisser saigner les piqûres pendant une heure. — A l'intérieur, une demi-cuillerée à bouche de sirop de chicorée ou d'ipécacuanha une fois par heure pendant deux heures.

Lorsque le gonflement sera tombé, réprimer les *granulations* avec le sulfate de cuivre en crayon.

III. *L'ophthalmie parcourt sa marche et devient grave* (troisième période). *Chémosis, gonflement considérable des paupières, infiltration de la cornée. Ulcération imminente. Abondant écoulement muco-purulent.* Scarifications du chémosis, mouchetures sur les conjonctives palpébrales qu'on fera saigner convenablement au moyen de lotions d'eau tiède. Éviter de cautériser avec la pierre et même de prescrire un collyre de nitrate d'argent fort, parce qu'il attaquerait la cornée, et en hâterait positivement la destruction. — S'en tenir aux applications de sangsues près de l'oreille, aux purgatifs, aux injections astringentes recommandées (voy. II). Revenir souvent aux scarifications.

Si l'ulcération fait des progrès rapides et menace de perforer la cornée vers le centre, instiller le collyre suivant entre les paupières à chaque instant, et jusqu'à dilatation reconnue ou présumée de la pupille (voyez *Ulcères de la cornée*). On surveillera l'enfant pendant ces instillations qui pourraient le narcotiser :

Pr. Eau distillée.	10 gram.
Sulfate neutre d'atropine . . .	5 centigr.

F. s. a.

On ne portera pas toujours un pronostic absolument grave, si l'on constate une opacité générale de la cornée, tant que la membrane ne s'allongera point en cône ou ne présentera pas d'excavation. La tache, si opaque qu'elle soit, peut disparaître en quelques mois, et la vision s'accomplir encore si l'on a pu préserver l'iris d'une hernie très large.

Si la cornée se ramollit davantage, avoir recours aussitôt à la compression de l'œil, et la continuer au besoin pendant une semaine. Pendant ce temps suspendre tout traitement local. (Voy. *Compression*, p. 15).

L'*état chronique* est étudié au mot *Granulations*.

IV. *Conjonctivite purulente blennorrhagique. — Conjonctivite purulente des adultes.* — On suppose qu'un homme vigoureux est atteint de l'une ou l'autre de ces maladies.

Le gonflement des paupières et de la muqueuse est considérable; la cornée saine. Scarification profonde du chémosis. — Scarifications répétées trois fois par jour sur la conjonctive bulbaire. — Injections astringentes fréquentes pour enlever le pus et ne pas le laisser en contact avec la cornée. — Éviter la cautérisation, sinon tout à fait au début. — Eau glacée sur l'œil s'il est très rouge.

Saignées locales répétées selon le besoin et selon l'indication. De trois en trois heures, 1 décigramme de calomel uni à 1 ou 2 centigrammes d'opium en poudre, ou à 2 ou 3 centigrammes de belladone en poudre. Suivre pour le reste, en tenant compte des différences d'âge et de constitution, les indications données pour l'ophthalmie des nouveaux-nés.

Traitement particulier pour la blennorrhagie urétrale.

ARTICLE V.

GRANULATIONS CONJONCTIVALES.

Trachome, ophthalmie catarrhale chronique, ophthalmie purulente chronique, etc.

Il se développe à la surface de la conjonctive et plus particulièrement dans sa portion tarséenne et dans le cul-de-sac muqueux, de petites tumeurs plus ou moins nombreuses, et qui acquièrent un volume variant depuis la grosseur d'un grain de millet jusqu'à celle d'un grain de chènevis et même davantage.

Ce sont ces tumeurs que l'on désigne sous le nom de granulations.

Dans notre appréciation, une granulation considérée à un point de vue général consiste en un épanchement circonscrit, consécutif à un travail inflammatoire. Suivant les variétés, l'inflammation qui lui donne naissance est tantôt manifeste, tantôt si légère, qu'elle passe inaperçue et qu'on n'a lieu de la constater que lorsque ses produits viennent attirer l'attention du malade.

Les granulations ont en général leur siége sous l'épithélium conjonctival ou bien dans les mailles mêmes de la conjonctive.

Dans les premières périodes de leur développement, elles peuvent affecter deux formes différentes, dont l'une présente une surface sillonnée par un réseau vasculaire, tandis que dans l'autre, qui est le *trachome* des auteurs, les vaisseaux rampent à la base des granulations; mais ces deux formes se confondent parfaitement dans une période plus avancée; les vaisseaux se ramifient dans ces proéminences, et il n'y a plus dès lors la moindre différence à observer.

Elles suivent, en général, le cours de tous les épanchements inflammatoires. D'abord constituées par un blastème fluide, elles acquièrent bientôt un degré d'organisation plus ou moins élevé; suivant plus tard une marche rétrograde, ces épanchements disparaissent par absorption, ou bien ils suppurent et constituent autant de petits abcès qui s'ouvrent et donnent à la conjonctive l'aspect de la surface d'un crible.

Maladie essentiellement locale, les granulations sont indépendantes de toute affection générale, du moins au point de vue de leur cause, non de leur marche et de leur durée. Elles attaquent indifféremment tous les sujets, de quelque tempérament qu'ils soient. Elles n'ont, bien qu'on l'ait prétendu, aucune relation avec les scrofules, et la considération de leur composition anatomique suffit à démontrer qu'elles n'ont rien de commun avec les tubercules, bien qu'on les ait confondues avec ces productions morbides.

La forme des granulations est importante pour le praticien, car dès le premier coup d'œil il sait reconnaître s'il a ou non devant lui une maladie grave par sa durée et ses terminaisons.

Nous étudierons donc avec soin la forme des granulations.

La couleur des granulations, selon leur degré de vascularisation, varie de la teinte rouge jaunâtre pâle à celle du rouge le plus vif; les mêmes granulations présentent ces différences suivant le moment où on les examine. Les plus dangereuses, au point de vue de la contagion, ont ordinairement une couleur qui se rapproche de celle de la chair du saumon, et sont baignées d'une sécrétion blanc jaunâtre plus ou moins abondante.

Il y a des conditions dans lesquelles les granulations ne sont pas contagieuses ; d'autres, au contraire, où elles le sont presque toujours ; mais hâtons-nous de dire aussi qu'il n'y a aucun signe qui indique d'une façon précise qu'elles aient actuellement cette propriété, et ajoutons que certaines granulations, non contagieuses au moment de l'examen, pourront le devenir plus tard et réciproquement ; qu'elles feront naître des granulations semblables à elles-mêmes sans produire d'ophthalmies appréciables ; que telles granulations contagieuses ne produiront que des ophthalmies catarrhales ; que d'autres, au contraire, feront naître des ophthalmies purulentes suraiguës sans que l'on sache la raison de toutes ces choses. Mais nous reviendrons plus loin sur ce sujet.

La nature des granulations que nous venons d'indiquer, suivant notre manière de voir, est une question fort controversée aujourd'hui et qui a exercé singulièrement, et sans aucun profit pour la pratique, la sagacité des médecins micrographes ou non.

Les uns voudraient qu'elles fussent constituées par des kystes ou par des pustules : c'est là une opinion qu'il est évidemment inutile de discuter, puisqu'elle est contredite par l'anatomie pathologique de cette maladie.

Quelques autres les regardent comme un développement anormal des papilles de la conjonctive ; d'autres encore forment de ce développement anormal de la muqueuse de l'œil une classe à part, une variété de granulations, mais cette opinion, bien que vraisemblablement juste, n'est pas encore suffisamment démontrée.

L'opinion qui mérite le plus sérieusement d'être examinée est celle des auteurs qui admettent une espèce de granulation d'une nature toute particulière, différente des autres granulations, et qui constitue la maladie qu'ils nomment *trachome*.

Le trachome a été admis comme affection spéciale par des auteurs modernes, Eble, Piringer et Rosas entre autres, qui a professé cette idée il y a quelque trente ans ; et voici maintenant qu'après avoir sagement abandonné ce mot *trachome* (τραχύς rugueux) que Galien employait pour désigner toutes les rugosités des paupières, et qui serait bon s'il signifiait en réalité quelque chose de spécial, on le replace dans le cadre nosologique.

Nous allons voir, en examinant les caractères différentiels, ou du moins considérés comme tels par les auteurs, si ces caractères peuvent mériter à certaines granulations une place à part, un nom particulier ; si, en d'autres termes, le trachome peut sérieusement être distingué des autres granulations de la conjonctive.

La controverse s'agite sur ces points principaux : la *nature* des granulations, leur *mode* de propagation, leur *siége* et leur *composition*.

Et d'abord, les partisans du trachome admettent l'existence constante d'une prédisposition individuelle, « d'un état morbide particulier du sang, sous l'influence duquel la plus légère excitation de la conjonctive suffit pour produire la maladie. » (Hasner.)

Est-ce là, en vérité, un caractère admissible? Que la conjonctive soit plus ou moins disposée à devenir malade, suivant l'état général des différents sujets, c'est là un point sans contestation possible et que l'expérience journalière met hors de doute à chaque instant. Mais que la disposition individuelle aille si loin que la conjonctive ne puisse produire que telle ou telle espèce de granulations, c'est une hypothèse qui dépasse en vérité les bornes de la raison. Où donc retrouvera-t-on cette disposition, lorsque, dans une famille, six, huit, dix individus, sont pris simultanément du même mal ; ou mieux encore, lorsque dans une institution plusieurs dizaines de jeunes gens de divers tempéraments, d'âges, de familles, de conditions et de nations différentes seront frappés de la même maladie? Et s'il s'agit d'une maison de refuge, d'un hôpital, d'un régiment, d'une armée!

M. Hasner termine ainsi l'article où il énonce l'opinion rapportée plus haut : « La question la plus grande, mais aussi la plus difficile, serait, à notre avis, de préciser l'état pathologique du sang, qui est la cause de cette maladie (1). » Sans doute et nous partagerions cet avis de l'honorable et savant auteur si, même par hypothèse, on pouvait raisonnablement admettre un pareil fait. Mais comment imaginer qu'une disposition *générale* du sang pourra produire un effet aussi limité? Encore si, sous l'influence de cette dyscrasie prétendue, d'autres muqueuses étaient

(1) Hasner, *Entwurf einer anatomischen Begründung der Augenkrankheiten*, S. 49. Prag. 1847.

frappées en même temps. Mais il n'en est rien, au contraire, et la conjonctive elle-même, siége du mal, n'est jamais granulée qu'en partie.

Je regrette de le dire, mais imaginer de préciser l'état du sang dans le trachome ne présente assurément rien de sérieux.

Nous citerions à ce sujet l'opinion semblable à la nôtre de M. Arlt, lorsque dans une note de son ouvrage, où il critique les idées du docteur Gultz sur la blennorrhée oculaire, il dit avec beaucoup de raison : « Selon moi, nous ne sommes pas autorisés à admettre une dyscrasie qui se manifeste purement et simplement sur la conjonctive, et qui laisse intacte tout le reste de l'économie (1). »

Mais plus bas il annule complétement la valeur de son témoignage lorsqu'il dit à propos du trachome que : « la cause de cet épanchement jaunâtre, gélatiniforme, doit être recherchée dans une affection générale, dans une maladie de tout l'organisme (2). »

De ce que les granulations de nature trachomateuse se développent souvent sur un grand nombre d'individus sans qu'ils s'en soient aperçus, peut-on conclure avec M. Arlt que cette maladie serait, comme il le dit, idiopathique (selbstständig)? Que veut-il dire par ce mot? Voudrait-il prétendre qu'elles se développeraient sans inflammation sous la seule influence d'une « affection générale » (Allgemeinleiden)?

Mais lorsque M. Arlt ajoute que le trachome peut être aussi occasionné par *cause traumatique*, lorsqu'il appelle la maladie *conjonctivite trachomateuse*, lorsque M. Hasner dit que, une fois la disposition morbide du sang donnée, la maladie se développe sous l'influence de la plus légère *irritation* de la conjonctive, nous ne pouvons plus voir là autre chose que le produit d'une inflammation; autrement, il y aurait des cas où l'on serait obligé d'admettre aussi avec M. Arlt une « anomalie particulière de la végétation de la conjonctive qui se rapproche encore de cet état que nous appelons catarrhe. » (*Loc. cit.*, p. 113.) Mais ce serait alors créer une maladie nouvelle dont on ne se doutait pas, et augmenter à l'infini les difficultés déjà trop nombreuses que le désir de subdiviser a suscitées dans la science.

(1) Arlt, *Die Krankheiten des Auges*, I. B. S. 72. Prag. 1851.
(2) *Loc. cit.*, S. 106.

Nous pouvons donc conclure qu'il n'existe pas à ce point de vue la moindre différence entre les granulations.

Passons au mode de propagation du trachome.

Ce point est l'objet de discussions pour les auteurs qui admettent cette maladie.

Ainsi M. Hasner (1) croit que la maladie se développe souvent par contagion, mais qu'elle peut aussi se montrer sans cette condition, tandis que M. Arlt (2) déclare d'une manière absolue que « le trachome n'est pas contagieux, » et il s'appuie sur cette observation, qu'un plus ou moins grand nombre d'individus peuvent être atteints en même temps. Mais ce qui parle bien haut contre cette opinion, c'est qu'on ne voit malheureusement que trop souvent tous ou presque tous les membres d'une famille être pris successivement de cette maladie. N'y a-t-il pas là contagion évidente?

Les partisans de l'opinion de M. Arlt seraient d'ailleurs bien obligés d'en revenir à la contagion pour expliquer comment il se fait que fréquemment un seul œil est atteint de granulations, et que l'autre œil, après un temps souvent fort long, se prend de la même maladie. Mais cet auteur ne recule pas facilement, et il se sauve dans l'hypothèse la plus bizarre : il admet un trachome héréditaire (3) et cherche à expliquer ainsi comment plusieurs personnes de la même famille peuvent être frappées simultanément. Nous le regrettons sincèrement pour M. Arlt ; mais en vérité une telle opinion n'est pas discutable, aussi nous abstenons-nous de toute réflexion sur ce point.

Il semble d'abord que l'on arrive à quelque chose de plus précis en passant avec les partisans du trachome à la dernière considération différentielle qui nous reste à étudier, c'est-à-dire le *siége* et la *composition* des granulations.

Dans le trachome, nous dit-on, les granulations sont constituées par des exsudations fibro-albumineuses, déposées en partie sous l'épithélium, en partie dans le parenchyme de la conjonctive, et même dans les tissus plus profonds. Elles diffèrent en cela essen-

(1) **Hasner, *loc. cit.*, S. 48.**
(2) **Arlt, *loc. cit.*, S. 106. Prag., 1851.**
(3) **Arlt, *loc. cit.*, S. 135.**

tiellement des autres granulations, qui consistent en un développement des follicules ou des papilles de la conjonctive.

Voilà en vérité une différence qui mériterait bien d'être remarquée. Mais d'abord il n'est nullement démontré que les granulations considérées par ces auteurs comme les seules consécutives à l'inflammation de la conjonctive consistent en un développement des papilles de la muqueuse. Établir une distinction sur la seule inflammation des follicules mucipares serait contraire à l'observation journalière qui démontre que, dans les différentes périodes de cette maladie, la sécrétion augmente ou diminue dans la même mesure que dans tous les états catarrhaux de cette membrane.

D'ailleurs, comme nous l'avons pu voir dans tout ce qui précède, les partisans du trachome semblent avoir pris à tâche de démolir eux-mêmes à mesure l'édifice qu'ils construisent. Et c'est ce que me paraît faire encore une fois M. Arlt lorsqu'il ajoute que les granulations qu'il appelle trachome s'observent aussi quelquefois à la suite de la conjonctivite blennorrhéique.

Voilà donc à quoi se réduisent ces considérations au point de vue théorique. Au point de vue pratique, le résultat n'est pas heureux, car avec ces divisions et subdivisions, on arriverait à rechercher d'abord à chaque cas si l'on a affaire à un trachome *catarrhal*, *blennorrhéique*, *scrofuleux*, etc., et, en suivant cette idée, on appliquerait une médication générale longue, sévère, presque toujours inefficace, là où un traitement local suffirait pour détruire la maladie, malgré toute la dyscrasie prétendue.

Mais revenons à l'étude pratique des granulations.

Caractères physiques. — Lorsque les granulations sont peu développées et peu nombreuses, on peut observer leur développement, étudier leur forme, reconnaître que leur sommet est libre et leur base attachée à la muqueuse; mais il n'en est plus ainsi lorsqu'elles ont pris un certain volume et qu'elles sont serrées les unes contre les autres. Leur sommet disparaît alors, et il en résulte bientôt un épaississement général de la paupière. Les frottements de cet organe contre le globe contribuent certainement à donner aux granulations cette forme aplatie, car il est facile de voir au delà du tarse et dans les autres parties de la conjonctive qui ne sont soumises à aucun mouvement et à aucune pression que ces petites tumeurs ont conservé leur forme primitive. Un fait remarquable, c'est que les granulations n'atteignent que très exceptionnellement la conjonctive bulbaire, et qu'elles demeurent cachées par les paupières.

Bien que les granulations ne soient évidemment qu'une seule et même chose, une exsudation, il semble raisonnable cependant, parce que cela est nécessaire au praticien, d'établir entre elles une sorte de division qui ne doit porter d'ailleurs que sur leur aspect.

Il y en a en effet de petites, plus ou moins serrées les unes contre les autres ; d'autres sont isolées, dures, semblables à celles que représente la figure 9. Plus tard ces granulations se développent davantage ; elles sont dès lors rouges, mollasses ; elles se multiplient, couvrent la muqueuse tarséenne et les replis, et plus tard deviennent peu à peu dures, pâles, comme cartilagineuses. Elles demeurent quelque temps dans cet état, puis s'enflamment et redevienneut rouges, mollasses et saignantes ; quelquefois, après s'être développées ainsi, elles se résorbent rapidement. Nous les décrirons d'abord ; nous parlerons ensuite de ces granulations, qui sont d'une mollesse et d'une pâleur toute particulière, et qui siégent en assez grand nombre toujours dans les culs-de-sac conjonctivaux, au delà du tarse ; celles-ci sont aplaties, pâles, à peine rosées, comme gélatineuses, assez semblables à de petites vésicules soudées les unes aux autres, et forment une sorte de chapelet mobile dans les replis de la conjonctive, etc.

Fig. 9.

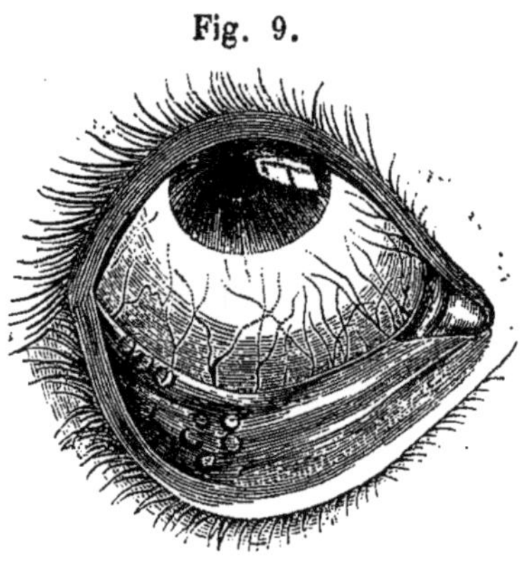

Les premières sont toujours la conséquence d'une inflammation aiguë de nature catarrhale ou de nature purulente, qui a mis ou pu mettre en danger la vue du malade. Au contraire, les autres se sont développées sous l'influence d'une inflammation pour ainsi dire latente, car le malade ne soupçonne pas leur existence, et le plus souvent n'a jamais souffert des yeux.

a. Les *premières*, que l'on a nommées *charnues* par opposition aux secondes, qui ressemblent à de petites vésicules, peuvent se développer après toute inflammation catarrhale ou purulente de la conjonctive. Lorsque l'inflammation est récente, elles sont généralement peu élevées ; mais lorsque la phlogose traîne en longueur, elles peuvent prendre un grand développement et se multiplier à l'infini.

Au début, elles ressemblent à de petites saillies arrondies placées les unes auprès des autres à des distances plus ou moins rapprochées ; elles sont rouges et donnent à la conjonctive un aspect velouté remarquable. Quelques unes, assez ordinairement, sont plus saillantes et plus volumineuses que les autres ; on les trouve assez généralement vers l'angle externe tout près du cul-de-sac conjonctival à l'une ou à l'autre paupière, mais le plus ordinairement à la supérieure.

C'est ordinairement la forme que l'on remarque dans les ophthalmies catarrhales légères lorsque la marche régulière de l'inflammation s'est arrêtée trop rapidement. Ces granulations, traitées convenablement ou abandonnées à elles-mêmes, peuvent se guérir avec assez de rapidité ; mais si l'inflammation traîne en longueur, elles peuvent prendre peu à peu les proportions les plus fâcheuses.

Dans quelques ophthalmies catarrhales plus graves, les choses marchent différemment : en même temps que l'on a devant soi une inflammation intense de la conjonctive, inflammation accompagnée d'une sécrétion assez abondante, on reconnaît que la muqueuse a pris tout à coup cet aspect velouté dont nous parlions tout à l'heure, mais à un plus haut degré. Là les saillies sont déjà plus élevées et d'un volume plus considérable ; les granulations que ces saillies constituent sont séparées les unes des autres par de petits sillons particuliers plus ou moins profonds ; les culs-de-sac conjonctivaux, le supérieur comme l'inférieur, sont couverts de saillies semblables, un peu plus volumineuses que celles qui recouvrent la portion tarséenne de la muqueuse. Celle-ci commence dès lors à s'infiltrer de l'exsudation en même temps que le tissu cellulaire sous-jacent, et bientôt les granulations pourront atteindre leur plus grand développement. Dès ce moment on a affaire à l'une des maladies les plus tenaces et les plus rebelles.

Dans les ophthalmies purulentes à marche aiguë et rapide, la maladie peut parcourir toutes ses phases et ne pas laisser après elle de granulations. Là, comme dans toutes les inflammations violentes, on ne voit pas se produire de tissus nouveaux. Mais si le mal a débuté lentement, sous la forme chronique, que l'inflammation n'ait pas marché régulièrement, les granulations se développent sur la conjonctive tarséenne et jusque dans les culs-de-sac conjonctivaux; une sécrétion puriforme plus ou moins abondante est à peu près uniformément répandue à leur surface et vient sans cesse se coller aux cils.

Arrivées à un haut degré de développement, les granulations ressemblent assez exactement dans leur ensemble à la surface de la framboise; leur volume devient si grand qu'elles peuvent dépasser isolément celui d'une graine de chènevis. Pressées les unes contre les autres, elles perdent la forme ronde qu'elles avaient généralement à leur début, deviennent carrées à leur base et fort inégales à leur surface libre. Elles ne sont plus dès lors jetées çà et là, sans ordre, en quelque sorte, à la surface de la conjonctive; elles sont au contraire rangées avec symétrie par bandes longitudinales, comme les pavés des rues. De même que pour les pavés, il y a entre elles un sillon assez profond au fond duquel, lorsque l'on courbe le tarse sur lui-même, on aperçoit la muqueuse. N'y aurait-il pas dans cette symétrie quelque raison anatomique inconnue?

La couleur des granulations est rouge ou pâle, suivant leur degré de vascularisation; leur étude, sous ce rapport, mérite l'attention la plus sérieuse, car le traitement doit varier nécessairement suivant qu'elles présentent l'une ou l'autre de ces conditions ou un état intermédiaire. N'est-ce pas dire que la couleur indique la somme d'inflammation qui peut exister dans ces tissus et dans ceux sur lesquels ils se sont développés?

b. Les *secondes* sont celles que l'on nomme *vésiculeuses*, et qui constituent le trachome au premier degré des auteurs allemands (Arlt, Hasner, Gulz, etc.). Elles ont très exactement la forme de petites vésicules ou bulles placées en plus grand nombre dans le cul-de-sac de la conjonctive et jusque derrière le tarse.

Ces vésicules ont d'abord à peine le volume d'une graine de pavot et prennent peu à peu celui d'une graine de millet, et plus tard s'accroissent encore davantage sans jamais s'élever beaucoup à la surface de la muqueuse.

Chaque vésicule est remplie d'un liquide jaunâtre, limpide, quelquefois un peu visqueux, qui se reproduit dès que l'on a piqué la petite vésicule qui le contient.

Stationnaires pendant un temps illimité, ces vésicules se multiplient chez quelques individus avec assez de rapidité, et cela sans que la conjonctive s'enflamme, ou du moins sans qu'elle soit assez enflammée pour que les malades se plaignent d'autre chose que d'un peu d'irritation aux yeux qui leur est habituelle. Le plus souvent cette augmentation du nombre des vésicules se fait à l'insu de la personne atteinte, et dès lors l'aspect de l'œil devient fort remarquable.

Il n'y a en apparence aucune modification dans la sécrétion de la conjonctive; la cornée et la conjonctive bulbaire sont parfaitement saines; mais les vésicules ou bulles ont un volume plus grand; elles sont serrées les unes contre les autres, nombreuses surtout dans les culs-de-sac ou replis de la conjonctive, et forment là une sorte de chapelet mou et mobile que le doigt, abaissant la paupière inférieure ou renversant la supérieure, peut facilement repousser jusque sur la muqueuse du bulbe. Chez quelques personnes ce chapelet mou de vésicules forme une certaine épaisseur et abaisse un peu la paupière inférieure sans qu'elle ait subi cependant la moindre infiltration. Rosas, Piringer, Eble et d'autres ont distingué cet état de la granulation; mais nous avons dit plus haut que rien ne justifie cette manière de voir, et qu'assurément ces vésicules ne sont qu'une exsudation plastique incomplète et de même nature.

Les vésicules peuvent demeurer en cet état pendant des années sans faire un pas de plus, sans occasionner la moindre gêne aux malades; mais elles peuvent aussi subir des modifications importantes (deuxième degré du trachôme). Si une inflammation de la conjonctive survient, ces granulations s'enflamment à leur tour et dès lors il n'y a plus rien qui puisse distinguer la maladie d'une inflammation catarrhale ou purulente ordinaire suivie de granulations complètes et charnues de même aspect que celles décrites plus haut.

Ces deux formes de granulations ne présentent, d'après ce que nous venons de voir, d'autre différence que sous le rapport de leur marche, de leur évolution. Les premières, les charnues, se développent rapidement, ainsi qu'on l'a vu, parce que le travail exsudatif a été trop rapide; les secondes, les vésiculeuses, produit d'un travail exsudatif plus lent, demeurent stationnaires ou bien s'enflamment et prennent exactement la forme des premières, dont elles acquièrent dès ce moment la même composition intime. C'est donc une seule et même maladie, rien de plus.

Caractères physiologiques. — Quelle que soit leur forme, sauf les cas de granulations vésiculeuses à leur début, les granulations gênent singulièrement les paupières dans leurs mouvements, qui deviennent un peu moins étendus.

Les granulés présentent un aspect tout particulier : leurs paupières supérieures gonflées, descendant souvent jusqu'au milieu de la cornée, leur donnent l'aspect de personnes endormies. Pour voir devant eux, quelques uns sont obligés de renverser la tête en arrière.

La surface de la conjonctive est ordinairement recouverte d'une sécrétion puriforme qui adhère aux cils le matin. Assez souvent un larmoiement abondant est le résultat de l'irritation occasionnée par les granulations, qui font l'office de corps étrangers ; le larmoiement augmente surtout lorsqu'il y a un ectropion. Rarement les granulations chroniques s'accompagnent de photophobie ; ce symptôme n'apparaît que lorsque l'inflammation passe de nouveau à l'état aigu.

Contagion. — On peut établir en principe que toutes les granulations sont contagieuses ; les faits du moins exigent que le praticien envisage toujours cette affection à ce point de vue.

Dire que les granulations peuvent se communiquer, ce n'est pas avancer, assurément, que leurs propriétés contagieuses existent constamment tant qu'elles durent, car une telle assertion serait contraire à l'observation ; cela veut indiquer seulement que, dans certaines circonstances connues ou non, elles peuvent se transmettre d'un individu à plusieurs autres.

Elles ont encore cette singulière propriété de ne pas reproduire toujours exactement la forme de l'inflammation qui leur a donné naissance sur l'individu contaminé le premier, contrairement à ce que l'on observe journellement pour l'inoculation de la variole ou de la syphilis. Ainsi une personne est atteinte d'une conjonctivite catarrhale, des granulations se développent sur ses paupières, et, après un temps court ou long, sans que son affection prenne de caractère particulier, elle communique à d'autres personnes vivant dans la même maison ou l'ophthalmie purulente, ou une simple ophthalmie catarrhale de moindre intensité que celle dont elle a été atteinte elle-même, ou de simples granulations.

Voici des faits : Un individu portant des granulations vésiculeuses les transmet souvent à d'autres individus sans qu'il y ait eu au préalable autre chose qu'une inflammation qui passe ordinairement inaperçue.

Un enfant granuleux est placé dans un pensionnat, d'autres enfants sont pris autour de lui de blennorrhées aiguës ou simplement d'ophthalmies catarrhales contagieuses. (Voy. plus haut *Ophthalmie purulente*, p. 85.)

Un granuleux de l'hôpital des Enfants rentre dans sa famille, communique l'ophthalmie purulente à son père et à sa mère; ceux-ci deviennent aveugles, lui se guérit très bien.

Des enfants granuleux placés dans un asile communiquent l'ophthalmie à leurs petits camarades, et l'on ne peut arrêter le mal qu'en fermant temporairement l'établissement.

J'ai observé tous ces faits; d'autres en ont vu de semblables. Ainsi M. Van Rosbroeck, médecin du roi des Belges, rapporte que dans un asile renfermant quatre-vingt-dix orphelines, quatre-vingts furent trouvées granuleuses. Deux ans avant, trois ou quatre enfants avaient été prises d'une ophthalmie en apparence si légère, qu'on n'y avait pas fait attention. Dans les armées le fait est exactement le même, et ce n'est qu'en isolant les granuleux que l'on peut arrêter les progrès du mal. Les médecins belges, nos maîtres dans l'étude de l'ophthalmie des armées et dans celle des granulations, ont mis hors de doute ce fait, et pour étudier plus complétement cette question, je ne puis que renvoyer le lecteur aux beaux et consciencieux travaux du savant et respectable docteur Fallot, et à ceux de MM. Varlet, Gouzée, Decondé, Hairion, Buys, Cunier, etc. Dans l'armée belge, autrefois décimée par l'ophthalmie purulente, on visite aujourd'hui les paupières des soldats toutes les semaines, et, par ce moyen, on préserve assurément les troupes de grands malheurs. Cette sage mesure fait actuellement partie du service des officiers de santé de cette armée, à la tête desquels est un homme aussi distingué que généralement estimé, M. Wleminckx, président de l'Académie de médecine.

Diagnostic différentiel. — Les granulations que nous venons de décrire sont souvent confondues avec un état particulier de la surface de la conjonctive tarséenne que l'on a désigné et décrit sous le nom de *granulations miliaires*.

De même que nos devanciers, nous avons confondu aussi les *polypes* de la conjonctive avec les granulations de cette membrane, bien que ces affections soient tout autre chose que les productions dont nous nous occupons.

L'état de la conjonctive décrit sous le nom de *granulations miliaires* s'observe dans toutes les affections internes ou externes des yeux, pourvu qu'elles aient une longue durée. On le voit surtout fréquemment dans les kératites pustuleuses, si communes sur les sujets lymphatiques ou scrofuleux, dans les blépharites ciliaires, les iritis chroniques, et dans les congestions anciennes de la choroïde.

Dans cette maladie la surface de la conjonctive tarséenne, seule le plus souvent, est comme veloutée et parsemée d'un nombre infini de petites élévations coniques assez rouges et du volume d'une pointe de grosse épingle. Ces élévations ne prennent jamais l'accroissement ordinairement assez rapide des granulations véritables ; au contraire, elles gardent constamment le volume qu'on remarquait à leur début ou à peu près, et donnent à la partie sur laquelle elles siégent une couleur rouge qui tranche nettement avec la couleur relativement pâle du repli muqueux. Rarement ces petits corps envahissent cette dernière portion de la conjonctive, où ils sont d'ailleurs beaucoup plus isolés lorsqu'ils s'y montrent. Ils me paraissent formés à la fois par les papilles de la conjonctive et par les glandes sous-conjonctivales hypertrophiées.

Les *polypes* de la conjonctive se distinguent plus facilement encore ; on les a nommés à tort *granulations pédiculées*. Ces tumeurs, ordinairement peu nombreuses si on les compare sous ce rapport aux granulations vraies, sont molles, pâles, pendantes, quelquefois très rouges et saignantes. Un homme de la campagne m'en a offert un curieux exemple. Attachée à la portion de la conjonctive qui recouvre le tarse supérieur, cette tumeur mollasse, du volume d'un très gros haricot, pendait au-devant de l'œil, tantôt vers le grand angle et tantôt vers le petit, et gênait parfois singulièrement la vision lorsqu'elle se plaçait sur la cornée. Il suffit de l'exciser ras de la conjonctive et de cautériser ensuite la petite plaie pour la faire disparaître complétement.

Le siége ordinaire de ces tumeurs est en dehors de la conjonctive bulbaire, et, en général, dans le repli supérieur ou inférieur de cette membrane, lieu d'élection des granulations vésiculeuses avec lesquelles il est impossible de les confondre. J'en ai vu, mais rarement, sur la conjonctive du globe. Le plus souvent on les trouve sous la paupière supérieure, à l'endroit où la muqueuse se replie sur la sclérotique.

Marche. — Les granulations une fois développées subissent des modifications plus ou moins marquées, tant sous le rapport de leur volume et de leur nombre que sous le rapport de la rougeur qu'elles présentent. Parcourues dès le début par des vaisseaux, elles peuvent disparaître en quelques jours, comme on le voit à la suite de quelques ophthalmies purulentes aiguës; mais il n'en est pas toujours ainsi, à beaucoup près, quand l'inflammation débute d'une manière insidieuse ou qu'elle s'arrête. Elles se développent alors et deviennent pour les malades la plus triste des infirmités. J'ai vu des milliers de granuleux à Paris, et, à ma clinique, il n'y en a jamais moins de soixante en traitement. Chez les uns cette maladie, après s'être accompagnée de divers désordres, a fini par disparaître à peu près complétement après trois mois, six mois, deux ou trois ans, sans laisser d'autres traces qu'un peu de boursouflure ou d'hypertrophie de la paupière supérieure, tandis que chez d'autres le mal n'a jamais pu disparaître complétement. Tantôt pâles et semblant diminuer, les granulations ne s'accompagnent d'aucune gêne; tantôt, au contraire, injectées et saignantes, elles prennent un volume plus grand et occasionnent une photophobie et une douleur insupportables. Il y a des malades, et c'est le plus grand nombre, qui n'arrivent à une amélioration durable qu'en passant tous les quinzes jours ou tous les mois par des exacerbations toujours très pénibles de l'inflammation, d'autres, plus heureux, mais plus rares, se guérissent sans subir toutes ces épreuves si douloureuses.

Les exacerbations de l'inflammation sont le plus souvent limitées; mais dans quelques cas malheureux, et d'ailleurs encore assez communs, le mal passe tout à coup à l'état d'ophthalmie purulente aiguë et peut détruire les yeux rapidement, comme dans le cas suivant :

M. Dubois, graveur d'un grand mérite, attaché à la Monnaie de Paris, auteur de la médaille d'Hippocrate, que l'on donne aux lauréats de l'École pratique de médecine, est atteint d'une conjonctivite granuleuse d'apparence assez bénigne. « Trois de ses jeunes fils avaient eu cette maladie; celui qui l'avait apportée le premier s'était trouvé en contact avec de jeunes enfants atteints de maux d'yeux contagieux. » M. D... se fit donner des soins par d'habiles praticiens de Paris, puis s'adressa successivement à plusieurs ophthalmologistes, les abandonna et vint à moi. Il avait d'assez fortes granulations aux quatre paupières, et deux ulcérations subaiguës des cornées. Un traitement antiphlogistique convenable, des purgatifs, des collyres astringents légers, furent prescrits. La maladie sembla demeurer stationnaire; il y avait même une certaine amélioration le 21 août 1846, lorsque je le vis. Le soir du même jour, M. D... ayant éprouvé une vive contrariété dans sa famille, se mit au lit, eut la fièvre et souffrit beaucoup des yeux. Prévenu le lendemain, je me rendis près de lui dès sept heures du matin : les paupières étaient énormément tuméfiées, du pus blanchâtre lactescent coulait en abondance sur les joues, les cornées, opaques dans toute leur surface, étaient saillantes, évidemment ramollies et entourées de chémosis phlegmoneux; huit heures après, les deux iris faisaient hernie à travers les cornées complétement détruites.

L'inflammation produite par la présence des granulations n'est pas toujours, il est vrai, aussi terrible que dans le cas précédent. Quelquefois, au contraire, de même que l'inoculation de l'ophthalmie purulente, elle guérit rapidement les granulations. En voici un exemple : Le nommé Leroux, ouvrier relieur fort malheureux, était atteint de granulations et de pannus complets des cornées. Malade depuis plus de deux ans et aveugle, il venait à ma clinique, où j'essayais par un traitement convenable de le guérir. La cornée se débarrassait un peu et les granulations s'affaissaient; mais il était loin d'une guérison lorsque, sans cause connue, les deux yeux furent pris, le 15 novembre 1853, d'une conjonctivite purulente des plus aiguës. Un traitement convenable fut appliqué, et deux mois après cet homme avait les cornées claires, et, parfaitement guéri de ses granulations, il reprenait ses occupations habituelles.

Chez lui, comme chez M. Dubois, les granulations étaient la conséquence d'une ophthalmie catarrhale, et pourtant dans les deux cas elles ont occasionné une ophthalmie purulente des plus aiguës.

Terminaisons. — Les granulations produites à la suite d'une ophthalmie catarrhale ou purulente peuvent laisser la vision intacte plus ou moins longtemps et se résorber complétement, ou provoquer, comme nous venons de le voir, les accidents les plus graves. La fonte purulente de la cornée, dont nous venons de voir un exemple, et les abcès et les ulcères de cette membrane, le pannus surtout, sont les conséquences les plus fréquentes de cette maladie. Notons encore le raccourcissement de la muqueuse, la disparition du cul-de-sac conjonctival surtout à la paupière supérieure (*Symblépharon supérieur* de d'Ammon) et l'ectropion.

Le *pannus* se montre le plus ordinairement dans la partie supérieure de la cornée; il ne s'étend à toute la membrane que lorsque l'état chronique dure depuis longtemps, et persiste souvent après que les granulations ont été détruites. Une femme de soixante ans, maigre, chétive, me fut amenée en 1842, complétement aveugle à la suite d'une ophthalmie qui s'était montrée un an et demi auparavant. Des granulations énormes, serrées les unes contre les autres, existaient sur toute la surface de la muqueuse palpébro-bulbaire; on n'y voyait nulle part aucune trace de la sclérotique ni de la cornée. Cette dernière membrane était complétement recouverte de végétations épaisses, rouges, saignantes, en tout point semblables à celles de la muqueuse scléroticale, sauf qu'elles étaient un peu plus petites; la face postérieure des paupières en offrait un si grand nombre, que ces organes étaient renversés, et qu'il y avait quatre ectropions.

J'entrepris avec une certaine hésitation, je l'avoue, le traitement de cette pauvre femme; je n'avais jamais vu de granulations pareilles sur la conjonctive bulbaire et surtout sur la cornée (j'ai revu cela assez souvent dans les douze ans qui se sont écoulés depuis cette époque).

Je pus vérifier alors l'exactitude de l'observation de M. Tyrrell sur les granulations cornéennes, et ce cas servit à me faire reconnaître, ce qui d'ailleurs est dû aussi à des causes anatomiques, que les granulations prennent un développement d'autant plus grand qu'elles se trouvent placées sur des tissus moins tendus et moins résistants. Ainsi la muqueuse dans le cul-de-sac présente des granulations le plus souvent énormes, tandis que celles qui reposent sur la conjonctive tarséenne sont infiniment moindres, et ainsi de suite pour la cornée lorsque, ce qui est assez rare, cette membrane en offre des exemples.

Au bout d'un an environ, je commençai à apercevoir la cornée droite, et peu à peu cette membrane reprit sa transparence normale. Même chose arriva quatre ou cinq mois après pour la cornée gauche; seulement celle-ci demeura un peu trouble. Les quatre ectropions avaient été réduits par l'enlèvement des bourrelets sarcomateux. L'excision superficielle des granulations et leur cautérisation tantôt avec le nitrate d'argent, tantôt avec le sulfate de cuivre, selon qu'elles étaient plus ou moins vasculaires, m'avaient conduit à ce résultat si inespéré.

Aurait-on pu guérir cette malheureuse femme en quelques semaines si l'on avait employé l'inoculation selon la méthode de Jæger et de Piringer (voy. *Pannus*)? Je n'en puis douter, assurément, d'après ma propre expérience sur des cas analogues.

L'*ectropion*, comme terminaison des granulations, est assez fréquent, lorsqu'elles ont pris un développement considérable; tantôt il se montre à l'état aigu, tantôt, et c'est le cas le plus ordinaire, on l'observe à l'état chronique. J'ai parlé ailleurs du renversement des paupières, je dois y renvoyer (voy. *Ectropion*, vol. I, p. 505).

Cicatrices et raccourcissement de la conjonctive. — La muqueuse des paupières subit de très notables changements dans sa texture lorsque les granulations ont duré longtemps, qu'elles ont été fort épaisses. La pression exercée par l'orbiculaire sur les granulations, les inflammations répétées dont elles sont atteintes, le traitement auquel on a recours pour les détruire, leurs terminaisons en abcès qui s'ouvrent ou leur absorption, tout cela provoque peu à peu la transformation de la conjonctive en un tissu de cicatrice. Une fois ce travail accompli, la surface de la membrane, mesurée des cils au cul-de-sac ou repli, diminue peu à peu, de sorte que le jeu de l'élévateur se trouve notablement limité et que l'œil demeure couvert dans presque sa moitié supérieure.

C'est cette diminution de profondeur du pli de transition que M. d'Ammon a le premier désignée sous le nom de *symblépharon* postérieur. Cette maladie s'accompagne presque toujours d'un épaississement incurable de la paupière supérieure.

Traitement. — Il doit varier selon les caractères que présentent les granulations. Avant tout je dois dire que le praticien ne doit jamais rien faire pour les détruire, mais que tous ses efforts doivent tendre à les faire disparaître par la résorption.

Lorsqu'elles sont petites, peu nombreuses, médiocrement rouges, on peut se borner à l'usage de pommades *résolutives*. Celles de précipité rouge ou blanc conviennent parfaitement dans ce cas. On en introduit sous les paupières, matin et soir, gros comme un grain de blé, et moins au besoin si l'excitation est trop forte. Après quelque temps de l'emploi de ce moyen, il est bon de s'en tenir à l'expectation, parce qu'alors la résolution marche avec une plus grande rapidité.

Le calomel, appliqué localement, est quelquefois très avantageux aussi.

Lorsque les granulations sont très nombreuses, d'un grand volume, saignantes, et qu'elles forment une sorte de couche épaisse sur la muqueuse, ces résolutifs ne sont plus immédiatement applicables. Il faut d'abord éteindre l'inflammation par les moyens ordinaires, parmi lesquels les applications de ventouses près de l'oreille, les sangsues, le calomel ou le tartre stibié à petites doses tiennent le premier rang. Ensuite on a recours à de légers astringents, et, dès que les granulations pâlissent, à l'usage du sulfate de cuivre en crayon ou à l'un des autres moyens que nous indiquerons plus loin.

Excision.—Lorsque les granulations sont excessivement rouges et volumineuses, on peut avec un certain avantage recourir à ce moyen; mais il ne faut avoir en vue, quand on l'applique, qu'une légère saignée de la surface de la conjonctive et non une ablation des tumeurs, car outre que l'on ne réussirait pas à les faire disparaître, on produirait des pertes de substance suivies de cicatrices dangereuses sur la conjonctive. C'est donc là un moyen exceptionnel et qu'il faut employer avec beaucoup de réserve.

Voici comment je pratique cette opération : la tête du malade étant maintenue convenablement, je renverse la paupière supérieure et j'introduis au-dessous mon index de la main gauche, l'ongle tourné en avant, pour tendre suffisamment les parties. Au moyen d'une paire de petits ciseaux courbés sur le plat, j'excise aussi superficiellement que possible la surface granuleuse en prenant toutes les précautions nécessaires pour que la muqueuse n'éprouve aucune perte de substance. Un aidé tient une éponge et enlève le sang. L'introduction du doigt sous la paupière est beaucoup moins douloureuse pour le malade que celle d'une plaque d'ivoire ou de tout autre instrument. J'y trouve encore l'avantage de n'être point forcé de saisir une à une les granulations au moyen de pinces.

J'ai complétement et depuis longtemps renoncé à l'excision des granulations mollasses, pâles, gélatineuses, réunies en chapelet, que l'on voit au delà du tarse dans les replis conjonctivaux, parce que l'on comprend dans l'excision à la fois les granulations et la conjonctive, et que cette espèce de granulations se reproduit avec la plus grande rapidité, et quoi qu'on fasse. Il ne faut donc recourir, en pareil cas, à cette opération, qu'avec la plus extrême réserve, parce que l'adhérence des deux feuillets de la conjonctive en est l'inévitable conséquence (*symblépharon*).

Scarifications.— Elles sont quelquefois très utiles, on y revient aussi souvent que l'état des parties l'exige, en prenant garde toutefois de ne les point faire trop profondes. Elles auraient, de même que l'excision maladroite, l'inconvénient de produire, à la face postérieure des tarses, des cicatrices qui, par leur dureté, dépoliraient la cornée à la manière des granulations mêmes.

Cautérisation. — On la pratique avec diverses substances. Nous nous occuperons ici de la cautérisation avec l'azotate d'argent, le sulfate de cuivre, les crayons d'azotate d'argent et d'azotate de potasse, le nitrate acide de mercure affaibli, le tannin et l'acétate de plomb.

Azotate d'argent, sulfate de cuivre, azotate d'argent et de potasse. — La cautérisation avec le nitrate d'argent et le sulfate de cuivre est d'une grande utilité, pourvu qu'on sache la pratiquer à temps et d'une manière convenable. Dans tous les cas, elle doit être superficielle, et le crayon, à cet effet, doit être promené rapidement sur la surface malade.

Je me suis fait une série de crayons de force caustique graduée et appropriés à divers degrés d'acuité et de chronicité des granulations. J'ai remarqué que le sulfate de cuivre rend de grands services dans leur traitement lorsqu'elles sont encore assez vasculaires, mais qu'il est le plus souvent impuissant lorsqu'elles deviennent pâles et presque cartilagineuses.

D'une autre part, l'usage du nitrate d'argent pur n'est point sans inconvénient : la réaction qui en suit l'application devient souvent trop forte et occasionne ainsi des accidents sérieux. Un homme, à la suite d'une cautérisation énergique avec le nitrate d'argent pur, faite après une excision par son médecin, fut pris du côté du cerveau d'accidents graves, pour lesquels la saignée répétée coup sur coup devint nécessaire. D'un autre côté, le nitrate d'argent pur, appliqué un trop grand nombre de fois, finit par produire des accidents locaux ; il détruit la muqueuse au lieu de modifier la vitalité de son tissu, et forme de véritables escarres sous lesquelles s'organise bientôt, à la place des granulations, un tissu inodulaire dur, inégal, dont la présence sous la paupière supérieure produit pour le globe de l'œil une gêne véritable, souvent aussi marquée que celle qui est la conséquence des granulations mêmes, et amène à sa suite des inflammations panniformes et souvent incurables de la cornée.

Dans le but d'éviter ces deux inconvénients, l'insuffisance du sulfate de cuivre et l'énergie trop grande du nitrate d'argent, j'ai fait préparer, par M. le docteur Cadet-Gassicourt et par M. Barral, pharmaciens à Paris, une série de crayons de nitrate de potasse et de nitrate d'argent dans les proportions pour le caustique lunaire, de moitié, un quart et un huitième. Ces crayons sont durs, fermes, lisses, et peu altérables à l'air; on les porte dans la trousse comme les crayons ordinaires (1). On est armé ainsi d'une manière puissante contre cette affection si rebelle, qui lasse si souvent la patience du médecin et du malade, et finit alors quelquefois par donner au patient, surtout s'il se néglige, un aspect véritablement repoussant, quand ses paupières sont rouges, livides, tuméfiées et renversées par un double ectropion. Il n'est pas rare de voir la maladie, portée à ce degré, priver entièrement les sujets de la vue.

Le crayon de nitrate d'argent ordinaire m'est quelquefois d'un grand secours; seulement j'ai soin de ne l'employer que sur des granulations pâles, très anciennes, et offrant une grande épaisseur; je choisis de préférence celui qui joint une couleur blanche à une grande dureté, parce qu'il n'offre pas l'inconvénient du crayon noir, qui est très friable. On accordera sans peine que le soin mis au choix et à la pureté des caustiques mérite, quand il s'agit de l'œil, la plus grande attention, si l'on considère la différence énorme qui existe entre l'affection qui nous occupe et une plaie d'un

(1) *Note sur la préparation des crayons d'azotate d'argent et de potasse,* par M. le docteur Cadet-Gassicourt, pharmacien à Paris.

« Mélangez l'azotate d'argent et l'azotate de potasse, faites-les fondre dans un creuset d'argent ou de platine : agitez de temps en temps le mélange avec une baguette de verre; aussitôt qu'il est en fusion tranquille, on le coule dans une lingotière préalablement chauffée, et qui a été enduite d'un peu de suif pour empêcher que l'azotate n'adhère à ses parois. Quand l'azotate est solidifié, on ouvre la lingotière, on retire les cylindres, on les essuie et on les place dans une boîte. »

membre, par exemple, dont la surface offrirait des bourgeons charnus ou des fongosités qu'il faudrait réprimer. N'est-il point important, en effet, de ne pas laisser sur les parties malades une plus grande quantité de caustique que celle qui est rigoureusement nécessaire? Or il en reste trop le plus souvent avec le crayon ordinaire. C'est ainsi qu'on voit passer à un état suraigu des granulations légèrement enflammées, qui eussent facilement cédé à l'action d'une cautérisation plus méthodique. Enfin, on ne doit point perdre de vue que le caustique, qui dans la chirurgie générale est employé pour réprimer des parties exubérantes reposant le plus souvent sur le derme, a uniquement ici pour but de provoquer la résorption des granulations, mais non pas de détruire la muqueuse sur laquelle elles reposent, et que le tissu de cette membrane réclame, à cause de sa délicatesse, les plus grands ménagements. A quoi bon, en effet, faire disparaître les granulations assises sur la conjonctive, si cette membrane, en partie détruite par les cautérisations, doit, ainsi que nous l'avons dit, présenter à la place des productions morbides, des cicatrices assez dures pour dépolir la cornée, par les frottements répétés de la paupière supérieure? Ces cicatrices ne se développent-elles pas déjà trop par le fait même de la disparition spontanée des granulations?

Lors donc que nous nous servons des caustiques sur les granulations, nous portons la plus grande attention à l'état inflammatoire des parties voisines et à la rougeur, au volume, à la densité de ces productions.

Lorsqu'elles sont pâles, très dures, presque cartilagineuses, l'excision en est impossible, et la cautérisation avec le sulfate de cuivre sans aucun effet. Rappeler la vie dans les granulations est alors la principale indication à remplir. Une cautérisation avec le crayon de nitrate pur, faite avec soin, atteindra parfaitement ce but, et ne sera pas suivie d'accidents si l'on enlève le caustique en excès au moyen de lotions d'eau salée ou aiguisée d'acide chlorhydrique (une ou deux cuillerées à café dans un verre d'eau). Le lendemain ou deux jours après, si les granulations ne sont point suffisamment rouges, la cautérisation sera répétée.

A la chute de l'escarre superficielle qu'on aura produite, les productions n'auront plus le même aspect qu'elles présentaient avant. Elles seront vasculaires, saignantes et plus volumineuses. C'est alors qu'on pourra employer avec avantage, de deux en deux jours, si toutefois la réaction n'est pas trop forte, la cautérisation avec le sulfate de cuivre.

Peu à peu la rougeur des granulations disparaîtra, elles tendront à reprendre la coloration jaunâtre pâle qu'elles avaient d'abord. C'est alors que le nitrate double de potasse et d'argent sera d'une grande utilité, si l'on en mesure la force sur le degré de pâleur des granulations. L'expérience indiquera bientôt le crayon qui, dans la série dont nous avons parlé, devra être préféré. De cette manière, sans jamais avoir à craindre ces réactions qui compromettent si souvent l'organe tout entier et mettent quelquefois la vie même du malade en danger, nous entretenons dans les granulations une activité vasculaire suffisante pour les faire disparaître par résorption. Depuis dix ans que nous employons ce moyen sur un nombre considérable de granulés, nous n'avons jamais eu à regretter un seul de ces accidents ; des confrères, à notre exemple, l'ont essayé en Belgique, en Angleterre, en Allemagne et en Amérique, et n'ont eu qu'à se louer des résultats qu'ils ont obtenus (le nitrate acide de mercure remplace très bien ces crayons, en l'affaiblissant à un degré convenable, voy. plus loin, p. 145).

Lorsque l'excision des granulations a été faite, on favorise l'écoulement du sang au moyen de lotions tièdes, et l'on engage le malade à se bassiner fréquemment l'œil avec de l'eau froide. On se garde bien de cautériser immédiatement les surfaces saignantes, par ce double motif, que la douleur serait très vive et que l'inflammation consécutive pourrait aller au delà des limites qu'on désire atteindre.

Il est assez rare, même avec les plus grandes précautions prises pour éviter la destruction de la conjonctive, qu'on atteigne ce but d'une manière complète lorsqu'on se sert habituellement du crayon de nitrate d'argent pur ; quelques inégalités règnent toujours à la surface tarséenne de la muqueuse et tendent à irriter la cornée. Au moyen de notre crayon, le résultat nous a paru toujours plus satisfaisant et la résorption des granulations a été plus parfaite. La disparition en est d'un haut intérêt, car des récidives d'ophthalmies granuleuses apparaissent très fréquemment sur le même sujet lorsque les granulations ont été incomplétement détruites.

Nous ajouterons, cependant, que l'on ne doit pas oublier que les granulations suffisent, même quand elles n'ont jamais été cautérisées, pour transformer la conjonctive en tissu inodulaire.

Le *nitrate acide de mercure* affaibli au dixième m'a souvent réussi depuis ces sept dernières années dans le traitement des granulations. Je n'ai recours à ce moyen que lorsque les granulations sont devenues peu vasculaires, et que pâles elles ont pris une certaine consistance.

Voici comment je procède : la paupière étant convenablement retournée et la muqueuse bien mise à nu, même dans les replis, je promène sur les granulations une baguette de verre trempée dans la fiole contenant le caustique. Comme il serait dangereux de porter sur l'œil une goutte de ce mélange, j'ai soin, pour n'employer que la quantité strictement nécessaire, de secouer fortement la baguette afin que ses parois seules soient un peu mouillées.

Aussitôt que le contact a eu lieu, la surface touchée blanchit fortement. On attend quelques instants, puis on lave à grande eau avant de laisser la paupière se mettre en contact avec la cornée.

Si l'on craint une réaction vive, ce que je n'ai vu dans aucun cas, on peut frotter légèrement la surface blanchie avec un linge fin et provoquer ainsi une saignée locale que l'on peut entretenir aussi longtemps que l'on veut. Le lendemain les granulations sont rouges, très vasculaires, et l'on peut revenir au crayon de sulfate de cuivre ou à des pommades résolutives, parmi lesquelles on notera celle à l'iodure de potassium.

Le nitrate acide de mercure ainsi employé a de sérieux avantages; il n'occasionne pas de douleur, n'est pas suivi de réaction, et amène plus rapidement la guérison que le nitrate d'argent pur.

Je ne passerai pas sous silence deux moyens fort vantés dans ces dernières années en Belgique contre les granulations, le traitement par le tannin et par l'acétate de plomb neutre.

Le *tannin* a été recommandé tout particulièrement par M. le docteur Hairion, de Louvain (1), dans les ophthalmies purulentes, les kératites avec ou sans photophobie, et les granulations. M. Hairion, éclairé par de nombreuses recherches comparatives,

(1) Hairion, *Mémoire sur les effets physiolog. et thérapeut. du tannin*, etc. Bruxelles, 1831, in-8, 81 pages.

a rejeté l'usage du tannin en pommade et en solution. Il l'emploie toujours en mucilage selon la formule suivante :

Tannin pur.	5 gram.
Eau distillée	20 —

Faites dissoudre dans un mortier et ajoutez :

Gomme arabique.	10 gram.

Mêlez exactement et passez à travers un linge.

L'application est des plus faciles : il suffit « d'abaisser la paupière inférieure et d'en toucher la face interne avec un pinceau mou, trempé dans ce topique ; le malade tient un instant les paupières rapprochées et pratique quelques frictions avec le doigt sur la paupière supérieure, de manière à étendre uniformément le mucilage sur toute la surface de la muqueuse oculo-palpébrale. » (Hairion, *loc. cit.*, p. 59.)

J'ai répété pendant plus d'une année à ma clinique les applications du tannin suivant la méthode de M. Hairion, et je dois, à mon grand regret, assurer que ce moyen m'a toujours paru lent et infidèle. J'ai cherché à me pénétrer des idées du médecin de Louvain, à adopter exactement sa manière de faire, sa brochure à la main, ne voulant pas juger légèrement des faits avancés par un homme estimable et sincèrement dévoué à la science ; malgré ma bonne volonté, mon désir, il m'a fallu revenir, comme M. Hairion lui-même d'ailleurs le recommande, d'abord à de petites cautérisations au sulfate de cuivre faites simultanément avec l'application du tannin, et plus tard à des cautérisations avec des solutions de nitrate d'argent plus ou moins concentrées, puis à l'abandon presque complet du moyen. Pensant que les applications n'étaient pas assez souvent répétées (je ne vois les malades que tous les deux jours à ma clinique), j'ai conseillé l'application du tannin tous les jours, et même chez quelques personnes plusieurs fois par jour ; j'ai fait cette application moi-même chez bon nombre de malades de ma clientèle privée, une fois seulement par jour, et j'ai été constamment découragé par la lenteur des effets obtenus.

Je dois dire cependant, et cela au grand avantage du tannin, que l'application n'en est pas douloureuse, qu'elle ne décourage pas les malades comme le sulfate de cuivre, et que je ne l'ai pas vue suivie d'accidents. J'ajoute que c'est peut-être le meilleur moyen à employer chez les personnes pusillanimes atteintes de granulations, « parce qu'il n'y a jamais, comme le dit M. Hairion (*loc. cit.*, p. 42), par le fait même du traitement, interruption dans les occupations des malades qui y sont soumis. »

L'emploi du tannin chez les granuleux, de même que tout autre moyen, doit être le plus souvent accompagné d'un traitement général approprié.

L'*acétate de plomb neutre* a été recommandé par M. Buys, médecin belge. L'application conseillée par ce médecin est très facile : le sel doit être bien pur et parfaitement porphyrisé ; on le porte sur les conjonctives avec un pinceau de blaireau trempé dans de l'eau ordinaire.

Voici une description du mode d'application faite par un des élèves de M. Buys (1) : « Le malade est assis devant une fenêtre, la tête appuyée contre la poitrine d'un aide pour éviter tout mouvement qui gêne toujours les manœuvres de l'opérateur. La paupière inférieure est abaissée à l'aide du pouce de la main gauche, de manière à faire saillir le bord interne du cartilage tarse et à former ainsi avec la conjonctive un bourrelet saillant ; ce résultat s'obtient facilement en engageant le malade à tourner les yeux en haut.

Le pinceau est trempé dans l'eau, mais pour l'humecter seulement, et de telle manière que la poudre d'acétate, dans laquelle on le plonge, y reste adhérente en quantité suffisante.

Il est alors appliqué à l'angle externe de l'œil et maintenu en place quelques secondes. Le contact de la poudre avec les orifices excréteurs de la glande lacrymale détermine un afflux de larmes qui imbibent le sel et le transforment en une espèce de boue.

Le pinceau est alors recouvert d'une nouvelle quantité de poudre que l'on porte à l'angle interne, sans craindre de toucher les points lacrymaux. Les larmes affluent encore pour imbiber la poudre et lui faire acquérir une consistance butyreuse.

C'est alors seulement que le pinceau est porté en dehors pour aller à la rencontre du dépôt que l'on a placé à l'angle externe de l'œil, tout en étendant avec lenteur le médicament sur toute l'étendue de la conjonctive et de manière qu'elle pénètre entre les anfractuosités que laissent les granulations entre elles.

(1) *Ophthalmie granul. par l'acétate de plomb*, par le docteur Quinard, 1853.

Si la quantité de poudre que l'on a déposée aux deux angles de la paupière n'est pas suffisante pour en recouvrir la muqueuse dans toute son étendue depuis le sillon oculo-palpébral jusqu'au bord ciliaire, en comblant les anfractuosités pour égaliser la surface, le pinceau est reporté une troisième fois dans l'acétate de plomb, et la même manœuvre est renouvelée pour le centre que pour les angles de la membrane.

Lorsque la paupière inférieure est parfaitement recouverte de la couche médicamenteuse, on saisit, tout en maintenant le pouce gauche dans la même position, le bord ciliaire de la paupière supérieure entre l'indicateur et le médius, que l'on porte en avant, et par une légère pression exercée à l'aide du petit doigt sur le cartilage, on le fait basculer pour retourner la paupière supérieure.

Le muscle orbiculaire agissant alors sur les paupières renversées, pousse vers le haut le cartilage tarse inférieur, qui glisse au-devant de la cornée. Le bord interne vient se placer dans la gouttière oculo-palpébrale derrière le bord saillant de la paupière supérieure. Le contact de la muqueuse qui recouvre le bord interne du cartilage de la paupière recouverte de plomb avec la muqueuse du sillon suffit pour l'imbiber ; il ne reste plus alors qu'à compléter l'application comme pour la paupière inférieure ; il est seulement indifférent de commencer par l'angle interne ou par l'angle externe, car les raisons qui font agir avec ordre en bas n'existent pas à la paupière supérieure, où les larmes ne gênent pas par leur présence la marche de l'opération.

Il est seulement indispensable de commencer par la paupière inférieure ; si l'on commence par la supérieure, il est d'abord très difficile d'atteindre le bord oculo-palpébral, et puis l'irritation que produit le contact du médicament provoque une sécrétion trop abondante de larmes qui baignent la conjonctive inférieure rougie et tuméfiée, et qui enlève la couche métallique avant qu'elle ait produit son effet. »

L'acétate de plomb ainsi appliqué est souvent infidèle et dangereux. De même que pour le tannin, j'ai fait une étude spéciale longtemps suivie, et je n'en ai le plus souvent tiré aucun avantage. J'ai vu des accidents véritablement graves se développer tout aussitôt après l'introduction de la poudre de plomb dans l'œil. La douleur, d'abord, est excessive chez un assez grand nombre de personnes, et dure de six à vingt-quatre heures. Pour la combattre, il a fallu employer la saignée générale et locale, la glace sur l'œil, l'opium, absolument comme on le fait après les cautérisations énergiques avec le nitrate d'argent. Il y a, en outre, un inconvénient de plus à employer ce sel ; c'est qu'il joue le rôle d'un corps étranger longtemps après que le premier effet traumatique de son emploi est arrêté, et qu'il macule les muqueuses pour un temps considérable.

Pour éviter des accidents aussi violents, j'ai dissous le sel dans un peu d'eau, et, à l'aide d'un pinceau, je l'ai appliqué sur les granulations comme la solution de nitrate d'argent. La douleur a été moins vive, mais j'ai constaté qu'employé de cette manière l'effet est presque nul sur les granulations, et que l'on doit dès lors y revenir presque aussi souvent qu'à l'application du tannin, avec cette différence que le plomb est beaucoup plus mal supporté.

En dissolvant ainsi le sel et en revenant à des applications fréquentes, on agit contrairement, je le sais, aux recommandations faites par M. Buys, car un point très important de sa méthode repose sur la rareté des applications du plomb. « Ce n'est pas au chirurgien, dit M. Quinard (*loc. cit.*, p. 6), de déterminer l'opportunité d'une nouvelle action, c'est le malade lui-même qui en reconnaît le besoin par le retour de la sensation incommode qu'il éprouvait. Les malades que j'ai vu traiter à Bruges sont si bien convaincus que l'application de la poudre leur a enlevé la douleur, qu'ils viennent spontanément réclamer une nouvelle dose du remède quand ils perçoivent encore la sensation de grains de sable sous la paupière. »

Je ne sais, en vérité, à quoi attribuer une différence aussi grande entre ce que j'ai observé et ce qu'on vient de lire ; je le répète, j'ai vu les malades cruellement souffrir, et il m'a fallu insister énergiquement sur la nécessité d'une nouvelle application pour les décider à la supporter. Quelques uns même, immédiatement découragés, n'ont plus reparu, et j'ai eu le regret de voir, parmi ces derniers, un confrère de province que j'avais fait venir à Paris, et chez lequel, par d'autres moyens plus doux, j'avais obtenu une sérieuse amélioration. Ce médecin, j'en suis certain par le silence qu'il a gardé depuis, m'a certainement su mauvais gré de l'avoir traité par ce moyen.

Cependant l'acétate de plomb m'a quelquefois donné des succès, comme à M. Buys et à bien d'autres ; il m'a paru qu'il réussit mieux sur des jeunes gens vigoureux que sur des personnes âgées ou affaiblies ; c'est peut-être là le secret des succès nombreux des chirurgiens militaires belges, qui n'ont traité par ce moyen que de jeunes soldats bien portants, soumis à la discipline, et qui, d'ailleurs, n'étaient pas libres de fuir comme le confrère de province dont je viens de parler.

Pendant le traitement des granulations, il sera souvent nécessaire d'avoir recours à des moyens généraux en harmonie avec la constitution particulière des malades.

ARTICLE VI.

PANNUS.

Le pannus est ce gonflement, cet épaississement produit dans la portion bulbaire de la conjonctive, par le développement anormal des vaisseaux sanguins qui la parcourent ; des épanchements, des organisations consécutives de matière plastique l'accompagnent le plus souvent.

Symptômes. — On aperçoit sur la conjonctive scléroticale et sur la partie correspondante de la cornée, à la suite de conjonctivites granuleuses ou d'inflammations pustuleuses de l'œil, des vaisseaux variqueux dont le nombre est en rapport avec l'intensité de la maladie. Dans le degré le plus léger de cette affection, un seul pinceau vasculaire, comprenant le tiers plus ou moins de la cornée, constitue tout le mal. C'est une kératite vasculaire superficielle et partielle, rien de plus. Mais lorsque l'affection passe à un degré plus élevé, les vaisseaux se multiplient les uns près des autres, ils s'étendent comme un réseau sur la cornée ; la conjonctive kératique s'épaissit, devient granuleuse, et finit par intercepter bientôt la lumière. Il n'est pas rare alors de voir quelques épanchements dans l'épaisseur même des lamelles cornéennes.

Le pannus, surtout celui qui se montre à la suite d'ophthalmies chez les scrofuleux, est loin d'abolir toujours la vision ; le plus ordinairement, au contraire, elle est conservée à un degré variable. Dans cette espèce de pannus, que je désigne sous le nom de *pustuleux* parce qu'il se développe toujours à la suite de pustules, les vaisseaux sont disposés ordinairement d'une manière à peu près égale sur la cornée, aussi bien sur la partie inférieure que sur la partie supérieure, et ils laissent entre eux des espaces transparents. Souvent, lorsque l'affection est essentiellement chronique, les vaisseaux s'anastomosent en arcade vers le centre de la cornée, tandis que leur base se perd dans le cul-de-sac conjonctival ; la muqueuse palpébrale n'offre point de granulations.

Le pannus qui survient pendant la période de chronicité des conjonctivites granuleuses et purulentes, pannus que je distingue sous le nom de *granuleux*, présente des caractères absolument différents. La moitié supérieure seulement de la cornée se vascularise et se recouvre quelquefois de granulations ; les vaisseaux s'arrêtent tous assez brusquement sur une ligne transversale, qui diviserait à peu près la cornée en deux moitiés ; toute la partie inférieure de cette membrane demeure longtemps transparente, et l'on n'y voit d'ordinaire aucun vaisseau ; ce n'est que plus tard qu'elle finit par être envahie par le mal. Cette variété de pannus est ordinairement occasionnée par le frottement répété de la partie supérieure de la cornée contre des granulations de la paupière correspondante, qui est épaissie et s'abaisse plus qu'à l'état normal. (Voy. *Granulations*, p. 138.)

En même temps que les vaisseaux se développent sur la cornée, la lumière devient plus difficile à supporter ; des larmes s'échappent des paupières lorsqu'on cherche à examiner l'œil ; un écoulement muqueux assez abondant adhère le matin aux cils sous forme de croûtes.

Pronostic. — La gravité en varie selon le degré de la maladie, et aussi, ainsi que l'a fait remarquer Tyrrell, selon que le pannus est consécutif de l'ophthalmie granuleuse ou de l'inflammation chronique de la cornée chez les scrofuleux. Dans le premier cas, si l'on parvient à détruire les granulations, le pannus, s'il est récent, ne tardera pas à guérir ; dans le second, au contraire, la disparition en sera très difficile ; l'affection étant localisée dans la cornée, cette membrane se recouvrira souvent d'ulcérations. Il est des cas cependant dans lesquels le pannus qui se montre à la suite de l'ophthalmie chez des scrofuleux a disparu d'une manière complète, particulièrement lorsqu'il existait chez des enfants. Pour poser un pronostic convenable, on doit tenir compte des lésions de l'œil qui peuvent l'accompagner.

Étiologie. — L'ophthalmie, chez les scrofuleux, est une cause fréquente de pannus. Dans cette maladie, la cornée se recouvre le plus ordinairement de vaisseaux superficiels qui rampent tous dans la conjonctive kératique (voy. *Kératite vasculaire*). Lorsque l'ophthalmie se développe sur une grande étendue de la membrane et qu'elle passe à l'état chronique, elle prend tous les caractères du pannus commençant. Ce n'est que lorsque les vaisseaux qui les constituent se multiplient les uns contre les autres que la maladie prend le nom de pannus. Je désigne cette variété sous le nom de *pannus pustuleux*, parce qu'il se développe constamment à la suite de kératites pustuleuses répétées.

Les granulations placées à la surface des paupières, et surtout de la supérieure, jouent un rôle très important dans la production d'une des variétés les plus communes du pannus. C'est le *pannus granuleux*.

Les conjonctivites de toute nature, lorsqu'elles se répètent souvent, sont une cause active de vascularisation de la cornée. La présence des cils sur le globe, comme dans le trichiasis et l'entropion, en irritant la cornée, produit l'irritation de la conjonctive à laquelle elle fait bientôt subir la dégénérescence dont nous nous occupons; mais alors le pannus est partiel.

Quoique les différentes variétés décrites dans les ouvrages allemands, comme le *pannus vasculaire*, le *pannus membraneux* ou *tenuis*, le *pannus charnu* ou *crassus* et le *pannus sarcomateux*, ne constituent qu'autant de degrés dans le progrès d'une inflammation chronique, il faut cependant admettre que les deux dernières variétés diffèrent essentiellement de la première en ce que, tandis que le pannus vasculaire n'est qu'une kératite chronique sans épanchement notable, le pannus charnu et le sarcomateux présentent un état d'hypertrophie plus ou moins considérable. La fibrine s'organise, et la nouvelle série de vaisseaux étant douée d'une activité plus grande, résiste à presque tous les moyens de guérison autres que l'inoculation.

Quelques auteurs admettent que la syphilis joue un certain rôle dans la production du pannus; je ne sache pas qu'aucune raison solide ait pu autoriser l'admission d'un *pannus syphilitique*. Si l'on a entendu par là désigner la vascularisation cornéenne qu'on voit après les conjonctives purulentes, rien de mieux; cependant il eût été plus simple de ranger cette variété dans le pannus d'origine granuleuse.

Il faut encore compter parmi les causes du pannus les inflammations chroniques du sac lacrymal. J'ai observé assez souvent la vascularisation complète de la cornée avec notable épaississement lorsqu'il y avait une obstruction capable d'arrêter le cours des larmes. J'en ai cité un exemple remarquable, vol. I, p. 378, sur une jeune fille qui avait entièrement perdu la vue d'un côté et qui fut guérie du pannus par l'ouverture du sac. On n'oubliera pas, cependant, que le sac peut devenir malade par suite de l'affection chronique de l'œil.

Traitement. — La première indication à remplir dans une maladie aussi rebelle, c'est d'en rechercher la cause. Si le pannus est produit par un trichiasis, par la présence de granulations ou par toute autre affection des paupières ou du globe, par une obstruction du sac, etc., on devra s'occuper de cette affection d'abord.

En même temps, les organes digestifs seront surveillés avec attention, car ce n'est que lorsque le malade sera dans les conditions générales les plus favorables qu'il sera permis d'employer les moyens convenables contre le pannus, et de compter sur une guérison radicale. Rien ne contribue plus à l'entretien du mal que cet état des voies digestives encore mal décrit et s'accompagnant souvent d'hémorrhoïdes, où, la plupart du temps, par suite de négligence dans le régime et d'habitudes peu conformes aux lois de l'hygiène, les fonctions de la digestion s'exercent avec lenteur et difficulté.

Enfin, si l'on a quelque raison de croire que le pannus soit entretenu par le séjour du malade dans une habitation ou un pays malsain, on conseillera le changement d'habitation ou de pays, au moins pendant la durée du traitement.

Le traitement du pannus doit varier nécessairement selon le degré et la nature de la maladie. Si l'œil présente un état de surexcitation qu'on doit attribuer au manque de soins nécessaires ou à leur mauvaise application, et non à la nature de la maladie, qui est généralement chronique, il sera bon de commencer par quelques dérivations sur le canal intestinal, et par l'application de sangsues ou de ventouses à la tempe.

Ces précautions prises, nous arrivons au traitement spécial du pannus.

La disparition des granulations doit particulièrement occuper l'attention du chirurgien. Tant qu'elles existeront, le pannus avancera; et il persistera longtemps encore après que la muqueuse palpébrale en aura été débarrassée.

S'il reconnaît pour cause une inflammation de l'œil passée à l'état chronique chez un sujet scrofuleux, on devra à la fois combattre la cause constitutionnelle et traiter la maladie comme une affection chronique.

Si le sac est malade on l'ouvrira, et, en même temps, on fera un traitement général en harmonie avec la constitution.

Si l'affection est légère, que les vaisseaux soient peu nombreux, on attaquera le pannus comme la kératite vasculaire superficielle et chronique, c'est-à-dire par l'usage de pommades excitantes, telles que celles de nitrate d'argent ou de précipité rouge, appliquées le soir entre les paupières, quelquefois par les scarifications. On surveillera avec soin l'effet de ces moyens, et lorsqu'on reconnaîtra un léger degré d'excitation dans la partie malade, on aura recours à des collyres astringents faibles. Les insufflations de calomel et de tuthie préparée donneront aux vaisseaux cette excitation nécessaire.

Lorsque le pannus est plus développé et qu'il présente une certaine épaisseur, la cautérisation périkératique superficielle avec le crayon de nitrate d'argent et de potasse sera très utile, surtout si on l'applique avec ménagement et à des intervalles convenables; on pourra remplacer ce crayon par une solution concentrée (à parties égales) de caustique lunaire, qu'on portera avec ménagement sur le pannus au moyen d'un pinceau, mais seulement à la circonférence de la cornée.

Il est rare, si l'on y met la patience convenable, qu'on n'obtienne pas par ces moyens la disparition complète de la maladie, surtout quand elle reconnaît pour cause des granulations qu'on aura préalablement détruites.

Quelques moyens plus énergiques encore ont été recommandés ; nous les passerons en revue :

1° *Cautérisation.* Le professeur Sanson recommandait dans le pannus de pratiquer autour de la cornée une cautérisation annulaire. Il avait imaginé à cet effet un instrument particulier, qu'on n'emploie que rarement aujourd'hui ; on le remplace avec avantage par le crayon ordinaire, qu'on promène par sa pointe au delà de la cornée, sur les vaisseaux de la conjonctive palpébrale. Ce moyen réussit assez souvent à améliorer le pannus, mais provoque aussi quelquefois des rechutes d'ophthalmie aiguë.

2° *Excision des vaisseaux.* Scarpa voulait qu'on soulevât les troncs principaux du pannus au moyen de pinces, et qu'on en excisât une partie en dehors de la cornée avec des ciseaux courbes. Cette opération, douloureuse et d'une exécution assez difficile, n'est pas toujours suivie de bons résultats. Je l'ai exécutée bien des fois, et je n'ai point été plus heureux que ceux à qui je l'ai vu pratiquer. On ne doit compter en général sur une amélioration réelle qu'autant qu'on aura combattu la cause du pannus et enlevé en dehors de la cornée, à 4 millimètres au plus de cette membrane, une portion annulaire de la conjonctive, large au moins de 2 à 3 millimètres.

3° *Scarifications*. On les pratique ou sur la conjonctive scléroticale, ou sur la circonférence de la cornée même, pour diviser les vaisseaux qui y rampent. Ce moyen, préconisé de tout temps, aide au traitement, mais on n'y saurait mettre une grande confiance si l'on ne traite en même temps les granulations et l'état général. Ces deux conditions remplies, les scarifications sont un des moyens les plus énergiques et les plus rapides que je connaisse.

4° *Inoculation*. Nous avons vu plus haut que si, en dehors du traitement chirurgical, on réveille l'inflammation par des moyens convenables, le pannus disparaît. C'est en se basant sur ce fait d'observation pratique que le professeur Jæger, de Vienne, a proposé, en 1812, dans les cas de pannus grave et passé à l'état charnu ou sarcomateux, l'inoculation du virus provenant d'une ophthalmie purulente (1). Cette méthode, longtemps laissée en oubli, a été expérimentée par M. Piringer, en Allemagne, et en Belgique, par MM, Fallot et Hairion, dont le dernier a promis

(1) M. Rognetta, s'en rapportant probablement à une communication du docteur Hamilton (voy. *Lond. Edinburgh Monthly journal*, juillet 1843), attribue à tort cette expérience au docteur Walker de Glascow, en 1810. La phrase qui sert d'appui aux prétentions de ce dernier est celle-ci : « L'emploi de toutes les autres méthodes préconisées ne m'ayant point réussi, j'ai cherché à provoquer dans l'œil atteint de cette dernière variété (un état vasculaire lent et insidieux de la conjonctive cornéenne) l'action excitante de ce qu'on appelle une ophthalmie purulente. » Il est évident, par cette dernière ligne, que le docteur Walker, qui ne s'est pas exprimé dans des termes très précis, a employé, pour atteindre le but qu'il se proposait, un excitant chimique quelconque et non pas l'*inoculation d'un virus organique*. S'il avait songé à recourir à ce dernier moyen et que le succès eût couronné son expérience, il n'aurait certainement pas manqué de le dire clairement. Je cite au reste ses expressions textuelles : « Disappointed by every method hitherto recommended, I endeavoured to make the eye affected with this latter variety (a slow and insidious vascularity of the cornea) assume the inflammed action of what is called purulent ophthalmia. »

un travail sur ce sujet (1), et par moi une dizaine de fois dans ces sept dernières années.

M. Arthur Stout, de New-York, rapporte que toujours l'inflammation excitée par l'inoculation est moins violente dans un œil atteint de pannus que dans un œil sain (2), et qu'elle peut être facilement combattue par les applications froides et les saignées générales. Cela n'est exact que dans une certaine mesure. Selon cet auteur, une cinquantaine d'individus traités à Vienne par M. Jæger, et autant à Gratz par M. Piringer, auraient recouvré complétement la vue. Cette inoculation a été répétée depuis avec des résultats différents dans divers pays, et en particulier en Italie, en Belgique et en Angleterre (3). Sur mes dix cas, dont deux étaient compliqués d'un commencement de staphylôme, et dans lesquels je ne devais rien obtenir de satisfaisant, je compte six succès; deux cas ne guérirent pas, très probablement parce que je n'ai pas donné à la maladie le temps de se développer assez haut, en l'arrêtant par un traitement trop rapide. Chez un onzième malade que je traite en ce moment, l'inflammation s'est arrêtée aussi, et pourtant j'avais employé le pus d'une blennorragie urétrale des plus aiguës datant du cinquième jour.

Est-il besoin d'ajouter que l'inoculation d'une maladie aussi terrible que l'ophthalmie purulente ne doit être tentée, même dans les cas les plus désespérés, qu'avec la plus extrême réserve, et alors seulement que tous les autres moyens ont complétement échoué.

Cependant, après le témoignage d'oculistes aussi distingués que Jæger et Piringer, témoignage appuyé par mes propres expériences, on ne peut plus nier l'efficacité de cette méthode, ni lui refuser une place parmi les moyens thérapeutiques. Nous allons ainsi en donner un court résumé en passant tour à tour en revue, d'après le mémoire du docteur Stout et nos propres observations, les indications préalables et principales sur l'application de l'inoculation, la manière de la faire, les diverses phases que parcourt l'inflammation ainsi produite dans l'œil malade, et le traitement à suivre pendant sa durée.

(1) *De l'ophthalmie gonorrhéique*, par Frédéric Hairion, 1846, pag. 6.

(2) Voyez le mémoire de M. Stout « The Contagion of ophthalmo-blennorrhæa and the treatment of Pannus by inoculation. » New-York, 1842.

(3) Pour les détails d'un beau résultat de ce traitement, voir un cas traité par le docteur Dudgeon, *Annales d'oculistique* de M. Cunier, t. XIII, mai 1845.

A. *Indications.* — Le pannus doit être ou charnu ou sarcomateux.

Il doit, arrivé à son plus haut degré, couvrir entièrement la cornée.

Il n'est pas toujours nécessaire d'inoculer les deux yeux, par ce fait remarquable que l'inoculation de l'un, quand les deux sont atteints de pannus, se propage presque infailliblement à l'autre; mais cela n'a pas lieu quand cet autre est resté sain, et que des soins particuliers sont pris pour empêcher une inoculation directe et accidentelle.

B. *Manière de faire l'inoculation.* — L'écoulement transparent par lequel une conjonctivite débute, comme celui de la même maladie passée à l'état chronique, est inerte. Bien que toute sécrétion, jaune ou blanche, dans l'ophthalmie purulente, puisse être contagieuse, prise pendant l'acuité de l'inflammation, celle de l'ophthalmie gonorrhéique possède cette qualité au plus haut degré, et produit les inoculations les plus violentes.

La matière la plus favorable pour l'opération est celle de l'ophthalmie des nouveaux-nés, recueillie pendant l'état aigu et dans un cas où la maladie parcourt ses phases sans présenter de symptômes très violents. Cependant, celle dont les effets me paraissent le plus sûrs est celle que l'on prend directement à l'urètre atteint de blennorrhagie. Sur mon dernier malade, l'inoculation ainsi faite a très bien réussi.

On recueille la sécrétion sur un petit pinceau ou sur une éponge, ou mieux encore dans une plume taillée en gouttière, et on la transporte le plus tôt possible à l'œil qu'on se propose d'inoculer en la déposant dans le repli de la conjonctive de la paupière inférieure. Cela fait, on ferme l'œil avec des bandelettes de taffetas d'Angleterre. Appliquée à la peau des paupières, elle reste sans effet; mais il suffit qu'elle atteigne la muqueuse des bords tarséens pour agir.

La sécrétion conserve ses propriétés inoculatrices pendant à peu près soixante heures, si on la prive du contact de l'air; elle les perd bientôt, au contraire, par le desséchement. M. Piringer ayant laissé bien dessécher un linge trempé dans la matière purulente, l'a fait employer pour frotter les yeux à plusieurs malades, sans qu'aucune inoculation en soit résultée. La même sécrétion, grattée du linge et appliquée directement à l'œil, n'a produit d'effet que quand elle n'avait pas été recueillie plus de trente-six heures auparavant. La matière desséchée et immédiatement ramollie, ou dans l'œil ou dans l'eau, est encore contagieuse, et la sécrétion récente l'est lors même qu'elle serait délayée dans 100 parties d'eau. M. Van Roosbroeck (*loc. cit.*, p. 297) a fait aussi de curieuses expériences sur les qualités contagieuses de la sécrétion. Il a reconnu que le pus d'un abcès ordinaire ne produit pas sur l'œil d'ophthalmie purulente ; que le pus provenant de cette ophthalmie, délayé dans l'eau, conserve ses propriétés contagieuses tant que l'odeur n'indique pas que la putréfaction s'en est emparée, etc.

C. *Phases que parcourt l'inflammation produite par l'inoculation.* — Elles sont de beaucoup moins aiguës dans un œil atteint de pannus que dans un œil sain. Dans le premier cas, quoique violentes, elles n'en sont pas moins souvent très bénignes. L'activité de l'inflammation paraît s'épuiser sur les tissus anormaux. Elle les ramollit d'abord, par conséquent les augmente de volume pendant un court espace de temps, puis en accélère la résorption. Quand elle dépasse ces bornes, le moment est arrivé de la réprimer par les antiphlogistiques ; mais c'est là un point très difficile à saisir.

La première introduction du virus ne produit aucune sensation, ce n'est que de six à trente heures après que le malade commence à en ressentir les effets par une impression de chaleur et par le commencement d'un écoulement qui, d'abord aqueux et transparent, est destiné à subir tous les changements qu'il présente dans les cas ordinaires. La douleur, le gonflement, quelquefois la fièvre avec son cortége de symptômes, s'ensuivent. La suppuration devient abondante à un degré le plus souvent assez élevé pour effrayer médecin et malade. Elle continue de trois à cinq jours et puis se ralentit.

L'examen de l'œil montre une diminution graduelle dans l'épaisseur du pannus. Vers le sixième ou le huitième, on commence à distinguer la cornée en certains endroits ; le malade perçoit quelques objets, et, au bout de quatre à six semaines, la guérison est complète.

Alors seulement on saura s'il y a eu des cicatrices ou des leucomes, parce qu'ils persisteront ; mais si par malheur le médecin a tenté l'inoculation dans un cas de pannus où une portion de la cornée était demeurée saine, il trouvera dans cet endroit une opacité déterminée par le fait même de l'inoculation.

Quelquefois l'inflammation s'arrête à moitié chemin, comme

dans trois des cas que j'ai observés, laissant pour seul résultat une moindre épaisseur du pannus. Il faut alors répéter hardiment l'inoculation, et dans quelques cas ce n'est qu'après l'avoir subie cinq ou six fois que le malade finit par être complétement débarrassé du pannus.

D. *Traitement de l'inflammation déterminée par l'inoculation.* — Tant que l'inflammation reste bénigne, on se borne aux soins de propreté. Menace-t-elle de devenir trop aiguë, l'application de compresses d'eau froide sur les yeux et quelques verres d'eau de Sedlitz à l'intérieur, suffiront d'abord. Se déclare-t-il des douleurs aiguës, une fièvre intense, des céphalalgies, une suppuration trop abondante, on devra recourir immédiatement à des purgatifs salins et à des saignées jusqu'à ce que l'inflammation se calme et que les douleurs disparaissent. A ces moyens il serait utile d'ajouter l'application de sangsues ou de ventouses aux tempes, et les scarifications répétées des conjonctives palpébrales. Des collyres d'abord émollients, puis astringents, complètent le tableau de la thérapeutique qu'il convient d'appliquer. Employer un traitement abortif serait une faute, car on arrêterait trop tôt l'inflammation,

Un point des plus importants lorsque l'on a pratiqué l'inoculation sur un œil quand l'autre est sain, c'est assurément de surveiller attentivement l'état de ce dernier. Cinq de mes malades étaient dans ce cas, et l'on ne peut imaginer toute l'inquiétude que j'en ai ressentie. Pour éviter un malheur que j'aurais toujours regretté, j'exigeai que l'œil sain fût soumis toutes les deux heures à des instillations de nitrate d'argent faible, que les précautions les plus minutieuses fussent prises pour éviter tout contact entre l'œil sain et le malade par l'intermédiaire des doigts, des linges, de l'oreiller surtout ; je fis aussi les premiers jours, sur l'œil sain, des applications directes de sulfate de cuivre en crayon, et je n'eus aucun accident ; mais cela me donna beaucoup d'inquiétude, exigea beaucoup de soins, et ne me laisse que peu de désir de revenir à l'inoculation dans de pareilles circonstances.

Il est très important, en cas de mauvais résultat, possible dans toute inoculation, de ne pas éclairer le malade sur ce que l'on veut faire, et surtout de lui cacher les sources auxquelles on a puisé le pus inoculable.

Entre le pannus avancé au degré que nous venons de décrire et la kératite vasculaire chronique, il y a un état intermédiaire qui, résistant souvent à tous les traitements que peut imaginer le médecin, ne lui laisse enfin pour seuls remèdes que les cautérisations de sulfate de cuivre et de nitrate d'argent, qu'il persiste à employer pendant des mois entiers, et même des années, faute de meilleur moyen. Dans ces conditions, Gendron a recouru (1770) à l'eau mercurielle, et V. Ammon a réussi quelquefois par l'administration à l'intérieur du tartre stibié à petites doses. Nous nous sommes bien trouvé, à notre clinique, de l'emploi d'un moyen proposé par M. Stout : la cautérisation avec le nitrate acide de mercure uni à dix parties d'eau. L'application n'en est pas plus douloureuse que celle des autres caustiques, pourvu que l'endroit cautérisé à l'aide d'une petite baguette de verre soit promptement lavé à grande eau (voy. *Granulations*, p. 145). La réaction est beaucoup moins forte qu'après l'emploi du nitrate d'argent, et la maladie disparaît rapidement.

Pour accélérer la résorption des épanchements anciens et organisés que le nitrate acide a ramollis en diminuant l'activité des vaisseaux, M. Stout nous a conseillé d'ajouter à l'emploi de ce caustique l'administration à l'intérieur du tartre stibié à petites doses. Il se base sur cette observation, que souvent dans des cas de maladies aiguës traités ainsi, des épanchements anciens ou des hypertrophies ont disparu en même temps que l'affection principale. On obtiendra cet effet du tartre stibié, sans craindre de produire le vomissement ou la nausée, en le prescrivant à 15 ou 20 centigrammes pour 250 grammes d'eau distillée, et en en faisant prendre trois ou quatre cuillerées à café par jour. Après un ou deux jours, il pourrait agir comme un laxatif léger, ce qui faciliterait la guérison.

ARTICLE VII.

PTÉRYGION (1).

Le *ptérygion* ou *onglet celluleux*, *pinna*, *sagitta*, *polypus oculi*, est une sorte de végétation sarcomateuse, membraneuse ou graisseuse, qui frappe isolément ou simultanément la conjonctive bulbaire, le tissu cellulaire sous-muqueux et l'aponévrose des mus-

(1) Πτέρυξ (gén. πτέρυγος), *aile*, *aigrette*.

cles droits, M. Cunier (1), M. Pétrequin (2), et d'autres auteurs recommandables, admettent quatre variétés de ptérygion :

1° Le *celluleux*, dans lequel le tissu cellulaire sous-conjonctival est plus ou moins épaissi ;

2° Le *vasculaire*, qui se distingue par le développement de vaisseaux de la base au sommet du ptérygion ;

3° Le *charnu*, qui présente une vascularisation encore plus prononcée et une consistance sarcomateuse ;

4° Le *graisseux*, qui n'apparaît qu'après une longue existence du ptérygion charnu, et qui n'en est qu'une transformation.

Quoi qu'il en soit de ces divisions, le ptérygion, quelle qu'en soit la nature, affecte presque toujours la forme triangulaire lorsqu'il a envahi la cornée. Le triangle, dans presque tous les cas, est bien dessiné ; cependant les côtés et le sommet manquent quelquefois de régularité. Weller a observé un ptérygion qui offrait une bifurcation remarquable à son sommet. Un vieillard que j'ai observé en portait, du côté interne, un qui s'avançait sur la cornée, et présentait sur cette membrane autant de largeur que sur la conjonctive scléroticale. La moitié interne de la cornée en était recouverte complétement.

En général le ptérygion est unique ; cependant j'en ai observé assez souvent deux sur le même œil, et, très exceptionnellement, trois ; on en a vu même jusqu'à quatre. Wardrop a rencontré cette dernière variété sur un nouveau-né, et Cunier sur un adulte qu'il a opéré avec succès (*Bulletin médical belge*, p. 296, t. I). Dans ce cas, les ptérygions prennent par leur disposition la forme d'une croix de Malte. M. Velpeau (3) cite un cas où cinq ptérygions existaient sur le même bulbe ; il est probable que l'un d'eux était bifurqué, comme celui qu'a observé Weller. Presque toujours le ptérygion est en dedans et correspond par sa base à la caroncule ; lorsqu'il y en a deux, le second se montre du côté externe. Les recherches de Ribéri et de Middlemore déterminent parfaitement le lieu que choisit de préférence le ptérygion ; sur cent cinq cas opérés par le premier de ces auteurs, cent étaient en dedans,

(1) Cunier, sur la nature du *ptérygion* (*Bull. méd. belge*, p. 105).

(2) Pétrequin, *Recherches d'anatomie pathol.* sur la nature du *ptérygion; Annales de la Société de méd. de Gand*, 1838, et *Annales d'oculistique* de M. Cunier, t. I, p. 467 ; et t. XII, p. 225.

(3) Velpeau, t. III, p. 380.

un en haut, et quatre en dehors (*Blefaroftalmo-terapia operativa*, p. 110). (Voyez Rognetta.)

L'auteur anglais fixe ainsi qu'il suit l'ordre de présentation de l'onglet :

1° Un ptérygion à un œil, angle interne ;

2° Un ptérygion à chaque œil, angle interne ;

3° Deux ptérygions sur un seul œil, un en dedans, l'autre en dehors ;

4° Un ptérygion à un œil, à l'angle interne, un autre ptérygion en haut ou en bas (Middlemore, vol. I, p. 366).

Rien de plus exact que ces observations.

Nous basant sur la nature du ptérygion, nous en admettrons trois variétés principales, le *sarcomateux* ou *charnu*, le *membraneux*, le *graisseux;* mais quand nous nous occuperons du traitement, nous n'aurons plus que deux variétés : le ptérygion à *base large* et celui à *base étroite*.

CARACTÈRES : — *Ptérygion sarcomateux ou charnu*. — On aperçoit sur la conjonctive bulbaire, du côté de la caroncule (nous supposons le cas de ptérygion interne), une élévation rouge, triangulaire, à base plus ou moins large tournée vers le grand angle, et dont le sommet s'avance vers la cornée. Un grand nombre de vaisseaux sinueux, mobiles, dirigés comme dans les conjonctivites, sillonnent cette élévation dans sa longueur. Le même ptérygion présente souvent des différences notables : tantôt il est volumineux, excessivement vasculaire, d'un rouge très vif, occasionne une certaine sensation de gêne, et se complique de conjonctivite; tantôt, et c'est le cas le plus ordinaire, il est aplati, de couleur assez pâle, et n'est la cause d'aucune sensation désagréable.

Lorsqu'il ne repose encore que sur la conjonctive du globe, il a rarement une base très large, elle prend un développement d'autant plus grand que la maladie s'est avancée davantage sur la cornée. Le ptérygion que les auteurs appellent vasculaire n'est que le degré le moins élevé de cette maladie.

Le *ptérygion membraneux* paraît consister dans l'épaississement du tissu cellulaire sous-muqueux et dans la vascularisation et le développement morbide de l'expansion aponévrotique de l'un des muscles droits ; mais une recherche plus précise sur sa véritable nature est assurément à faire.

Selon M. Rognetta, cette cause serait une des plus fréquentes du ptérygion. Ce serait à tort, si l'on raisonnait dans le sens de cet auteur, qu'on admet le ptérygion parmi les affections de la muqueuse oculaire. Il est certain que dans beaucoup de cas l'onglet paraît tenir à cette double cause, la dégénérescence sarcomateuse de l'aponévrose et l'hypertrophie du tissu cellulaire sous-conjonctival ; mais il n'en est pas moins vrai que le ptérygion charnu est le plus souvent la conséquence de l'épaississement morbide de la conjonctive, et qu'il ne ressemble en rien au pannus dont il est facile de le distinguer par une foule de caractères, et surtout par ceux du sommet du ptérygion en général, sur lesquels nous reviendrons plus loin.

Cette variété de ptérygion se distingue parfaitement de la première par sa couleur, qui est plus pâle ; par le nombre des vaisseaux, qui est infiniment moindre, et qui, dans quelques cas, est réduit à trois ou quatre seulement, et aussi par le moins de largeur de l'élévation de la tumeur triangulaire. De la base au sommet de la tumeur, on reconnaît, au lieu de vaisseaux, des filaments aponévrotiques blanchâtres, ressemblant assez à de petites bandelettes fibreuses, aplaties et luisantes dans leur ensemble, entre lesquelles on voit assez souvent de nombreuses nodosités blanc jaunâtre, qu'il ne faut point confondre avec le pinguécula.

Lorsqu'on essaie de donner quelques mouvements à ce ptérygion, de le soulever par l'intermédiaire de la paupière inférieure, on reconnaît qu'il est beaucoup moins mobile que le premier, qu'on peut déplacer dans une grande étendue.

Le *ptérygion graisseux* n'offre rien de particulier : aux altérations que nous avons signalées il faut ajouter l'accumulation, sous les vaisseaux et sur les fibres nacrées dont nous venons de parler, d'une masse d'apparence graisseuse, formant des granulations jaunâtre sale, éparses çà et là de la base au sommet du ptérygion.

Là encore une recherche sérieuse est à faire à l'aide du microscope.

J'ai vu une fois, sur un vieillard, un ptérygion de cette nature qui avait envahi toute la moitié externe de la conjonctive bulbaire, et qui s'étendait sur la cornée au point de gêner la vue. La dégénérescence, d'apparence graisseuse, s'était avancée jusque sur cette dernière membrane ; on n'y voyait aucun vaisseau. Chélius pense que le degré le moins élevé de cette variété constitue le pinguécula, mais je ne puis partager cette manière de voir ; l'erreur est évidente.

Ces deux dernières variétés ne prennent jamais la forme aiguë au même degré que la première, à moins que la conjonctive ne participe plus tard à la maladie.

Le *sommet* du ptérygion, considéré en général, présente des caractères particuliers qui distinguent parfaitement cette affection de toute autre. En l'observant de près, on reconnaît qu'il est généralement en forme de lance, aponévrotique, de couleur blanc-nacré, et d'une longueur tout au plus de 1 à 2 millimètres. Que le ptérygion soit vasculaire ou fibreux, le sommet présente toujours cette forme particulière qui ne manque de régularité que dans quelques cas exceptionnels; c'est un moyen excellent de distinguer le ptérygion de toute autre maladie, et en particulier du pannus. (Voy. *Diagnostic différentiel du pannus et du ptérygion,* p. 178.)

Marche. — Le ptérygion marche d'ordinaire vers la cornée avec une extrême lenteur, surtout lorsqu'il est membraneux ou graisseux. Le sarcomateux se développe au contraire avec une certaine rapidité dans quelques cas particuliers, surtout lorsque les yeux du malade sont exposés à l'action de corps irritants. Un homme portant, depuis une année environ, un ptérygion membraneux qui n'avait, pendant tout ce temps, fait aucun progrès, reçoit sur la paupière une goutte d'acide nitrique, qui brûle profondément cet organe et produit un trichiasis léger avec un coloboma. A partir de ce moment, le ptérygion prend une activité nouvelle, il arrive à présent sur la cornée, et il ne tardera pas, très probablement, à forcer le malade à subir l'opération de trichiasis devant laquelle il recule.

Chaque fois que les cils déviés sont un peu longs, le ptérygion s'enflamme et présente tous les caractères du ptérygion sarcomateux; le malade accuse alors une certaine sensation de gêne, qui pourrait aussi bien être attribuée aux cils qui frottent le globe qu'au développement des vaisseaux; et, après l'extraction de ces poils, il ne reste plus que quelques rares vascularités pâles et tous les caractères du ptérygion membraneux.

Lorsque le ptérygion est encore sur la conjonctive, et qu'il est membraneux, il peut rester stationnaire pendant un très grand nombre d'années, et l'œil malade ne se trouve soumis à aucune cause d'irritation; il en est autrement si ce ptérygion est charnu et que le malade se trouve dans de mauvaises conditions. Alors le sommet s'avance jusqu'au centre de la cornée, et la vision est compromise.

Pronostic. — Pendant tout le temps que le ptérygion demeure sur la conjonctive, il n'offre rien de sérieux; il n'en est pas de même quand il s'est avancé sur le centre de la cornée. La vision, dans ce cas, est plus ou moins empêchée, et il est rare, même après une opération bien faite, que la membrane reprenne son intégrité. L'opération est loin, dans ce cas, d'être parfaite dans ses résultats, une couche superficielle de la cornée devant être emportée avec le mal, et une tache plus ou moins opaque étant assez fréquemment la conséquence de cette lésion.

Lorsque la base du ptérygion est très grande et qu'elle s'est largement développée au-dessus et au-dessous de la membrane semi-lunaire, le pronostic est en général mauvais. J'ai vu des cas semblables de ptérygion bien opérés récidiver plusieurs fois, et une bride très forte, organisée à la place de l'onglet, produire un empêchement sérieux au libre exercice des muscles de l'œil et une diplopie fort gênante. Plusieurs fois ce résultat s'est présenté dans ma pratique et je l'ai vu dans celle des autres.

Étiologie. — Elle est à peu près inconnue. Tous les auteurs admettent que les irritations et les inflammations chroniques de la conjonctive oculaire prédisposent au ptérygion ; et, cependant, rien ne le prouve, car la plupart des individus atteints de cette lésion n'ont jamais souffert des yeux. Beer, par exemple, croit que les ouvriers exposés à recevoir du sable dans les yeux, comme les maçons, les terrassiers, etc., y sont plus exposés que d'autres ; mais rien ne paraît justifier cette opinion. On ne peut sans doute nier ce fait d'une manière absolue ; cependant on ne peut s'empêcher de se demander pourquoi c'est le ptérygion et non le pannus qui est la conséquence de ces inflammations que provoque la présence répétée des corps étrangers.

M. Arlt, que nous avons déjà cité plusieurs fois, ne nous paraît pas heureux dans l'explication qu'il donne de la formation du ptérygion : selon lui la conjonctive serait peu à peu attirée sur la cornée après des abcès superficiels du bord de cette membrane. Il y aurait, en vue de la cicatrisation, une irritation continue et peu élevée et par là « imbibition de la conjonctive par une exsudation, transformation de son tissu et resserrement final de la partie attaquée d'abord (1). » Mais une seule observation détruit cette manière de voir, c'est que la plupart des ptérygions se développent sans

(1) Arlt, *loc. cit.*, p. 160.

inflammation préalable, les ptérygions membraneux particulièrement; ensuite c'est que la conjonctive, même dans les ptérygions les plus développés, n'est pas raccourcie comme elle le serait certainement si elle était convertie en tissu inodulaire, ce qui, malheureusement, arrive souvent après qu'on a enlevé le mal. D'un autre côté, comment le ptérygion ne se développerait-il pas plus souvent, à la suite des pustules qui encadrent si souvent la cornée pendant l'enfance et la jeunesse des sujets lymphatiques? Je sais bien que M. Arlt cherche à expliquer ce fait en disant que l'abcès n'est pas assez superficiel, que la réaction inflammatoire manque, etc., etc.; mais ces raisons ne me paraissent pas suffisamment fondées pour me faire partager l'opinion du savant auteur.

Les climats chauds semblent prédisposer au développement de cette maladie; Lawrence l'a très souvent rencontrée dans l'Inde; elle est très fréquente en Espagne et surtout en Italie. Les hommes y sont plus sujets que les femmes, les vieillards plus que les jeunes gens; les nouveaux-nés cependant n'en sont point exempts, si l'on en juge d'après l'observation de Wardrop.

TRAITEMENT. — On le divise en *médical* et en *chirurgical*.

1° *Traitement médical*. Les astringents et les résolutifs, d'une force graduellement augmentée, paraissent réussir quelquefois à arrêter le ptérygion dans sa marche, et même à le faire complétement disparaître. C'est surtout dans les cas de ptérygions peu vasculaires et non encore parvenus sur la cornée qu'on serait en droit d'espérer ce résultat. Maître Jan, Scarpa, Boyer, Velpeau, Beer, Rosas, Chélius, comptent quelques succès par l'emploi de ces moyens, parmi lesquels le laudanum, les sulfates de zinc et de cuivre, les pommades de précipité rouge et blanc doivent être comptés en première ligne. Mackenzie vante surtout le nitrate d'argent. « J'ai trouvé, dit-il, la solution de nitrate d'argent utile dans le ptérygion, lors même que la maladie approchait de la condition que l'on désigne par le mot *crassum*, et surtout lorsqu'elle était accompagnée d'une conjonctivite catarrhale. Dans plusieurs cas j'ai vu ce moyen effectuer la guérison. Il en en est de même du vin d'opium (1). »

Cependant il ne faut point se faire illusion et compter trop sur ces moyens, surtout lorsque le ptérygion commence à envahir la cornée. Il n'est pas rare alors que les collyres et les pommades

(1) Mackenzie, *loc. cit.*, p. 188.

favorisent le développement de la maladie qui, suivant mon expérience, subit des variations, en plus ou en moins, selon l'état inflammatoire de la conjonctive, mais qui, une fois développée, ne disparaît plus.

Les scarifications, les excisions partielles ne sont pas plus avantageuses, par suite de l'irritation qu'elles provoquent. La cautérisation directe avec le nitrate d'argent ne m'a jamais paru être d'aucun secours, pour les mêmes motifs, qu'on l'applique à la base perpendiculairement aux vaisseaux ou directement sur le sommet. Ces deux moyens réussissent bien dans le pannus, mais ne présentent aucun avantage dans le ptérygion. Il est préférable alors de recourir à l'opération.

2° *Traitement chirurgical.* — Il constitue seul le traitement essentiellement curatif du ptérygion, et consiste dans l'excision partielle ou totale des parties malades, ou dans leur déplacement que je nomme *déviation.*

Quelques auteurs pensent qu'il est indispensable d'enlever la dégénérescence du sommet à la base (Scarpa, C. Bell., Chélius, Samuel Cooper, Jæger) ; d'autres, au contraire, qu'on doit toujours, sous peine de la voir se reproduire, procéder de la base au sommet (Beer, Flarer, Riberi, Rosas, Stœber, Carron du Villards); mais c'est là une opinion sans valeur.

A. *Extirpation par le sommet.* — Le malade est assis, un aide placé derrière lui maintient la tête contre sa poitrine, d'une main relève la paupière supérieure et de l'autre abaisse l'inférieure; le malade dirige son œil du côté de la base de la tumeur afin de la mettre dans un aussi grand relâchement que possible. Lorsque l'œil est très mobile, on peut le fixer avec une paire de pinces ou une érigne double, comme dans l'opération du strabisme ; mais alors un second aide est nécessaire.

Le chirurgien saisit au moyen d'une pince le ptérygion par le sommet placé sur la cornée, l'attire à lui brusquement jusqu'à ce qu'il entende un léger craquement, puis dissèque peu à peu avec un bistouri convexe toute la portion scléroticale adhérente, jusqu'à la base qu'on sépare ensuite au moyen de ciseaux ordinaires.

Scarpa opérait ainsi, sauf que, pour prévenir une cicatrice trop étendue, il n'enlevait avec le bistouri que la portion kératique du ptérygion et divisait la base par une incision semi-circulaire parallèle au bord de la cornée.

Ce procédé est d'une exécution assez difficile : il arrive souvent que les pinces ne saisissent qu'incomplétement la tumeur, qui se déchire sous la pression. On comprend en outre toute la peine que doit éprouver le chirurgien à placer la pince d'une manière convenable sur l'extrémité souvent filiforme de la dégénérescence, surtout lorsque l'œil n'est pas convenablement fixé.

B. *Extirpation par la base.* —C'est le procédé que j'ai choisi; on l'applique seulement quand le ptérygion a une base étroite.

Le malade et les aides étant placés comme il a été dit plus haut, l'œil étant fixé et les paupières maintenues écartées au moyen d'élévateurs, le chirurgien saisit, avec une pince à agrafe, la base du ptérygion vers laquelle l'œil est dirigé; toute la portion comprise entre les mors de l'instrument est divisée d'un coup de ciseaux portant jusque sur la sclérotique, puis l'opérateur détache les côtés du triangle jusque sur la limite du ptérygion à la cornée.

La portion kératique est disséquée ensuite avec lenteur, on se sert pour cela d'un couteau à cataracte ordinaire, ou d'un petit bistouri convexe bien tranchant. Pendant la dissection, un aide lance un jet d'eau tiède sur la cornée pour enlever le sang. La seringue d'Anel suffit parfaitement. Si quelques portions morbides restent dans la plaie, on doit les saisir et les retrancher avec soin, ou, au besoin, les enlever en les râclant avec un couteau lancéolaire, comme on le fait pour les taches d'encre sur le papier, et de manière à laisser la cornée parfaitement transparente.

Je trouve plus commode d'opérer le malade au lit.

Les anciens opéraient à peu près de cette manière; ils soulevaient le ptérygion avec un crochet et engageaient une anse de fil à sa base pour l'exciser plus facilement ensuite. Le même moyen était employé pour le traitement chirurgical de l'ectropion sarcomateux. Quelques chirurgiens préfèrent encore aujourd'hui ce procédé, qui appartient à Celse; il est d'une exécution très facile.

Guérison du ptérygion interne par déviation.

Procédé de l'auteur. — Les insuccès nombreux que j'ai vus dans l'application des procédés inventés pour la destruction du ptérygion m'ont conduit à imaginer le moyen suivant, dans lequel on ne retranche aucune partie de la conjonctive, quelle que soit la argeur des ailes du ptérygion. Il n'est applicable qu'au cas de ptérygion *à base large.*

Premier temps. — Les paupières sont écartées avec des élévateurs pleins. Le ptérygion saisi à quelques millimètres de la cornée est un peu soulevé au moyen d'une pince à agrafe. (Voy. fig. 10.)

Le chirurgien, armé d'un bistouri fin ou d'un couteau à cataracte, incise la muqueuse en haut et en bas sur les côtés du mal, depuis la cornée jusque dans l'angle interne. Il dissèque ensuite le sommet sur la cornée en recommandant à un aide de lancer de l'eau, avec la seringue d'Anel, sur la plaie pour entraîner le sang.

Le ptérygion est détaché ainsi partout, sauf dans le grand angle, et renversé sur sa base, du côté du nez. (Voy. fig. 11.)

Deuxième temps. — La dissection du ptérygion étant achevée, on pratique, sur le bord inférieur de la plaie faite à la conjonctive, une incision suivant une direction parallèle à la circonférence de la cornée, dans l'étendue de 6 à 8 millimètres. Cette incision longe la cornée en bas à 4 millimètres environ et doit être assez large pour que l'extrémité du ptérygion, devenue libre par la dissection, puisse y être introduite. (Voy. 1 de la fig. 10.)

La figure 10 représente un ptérygion interne à large base. Les

Fig. 10.

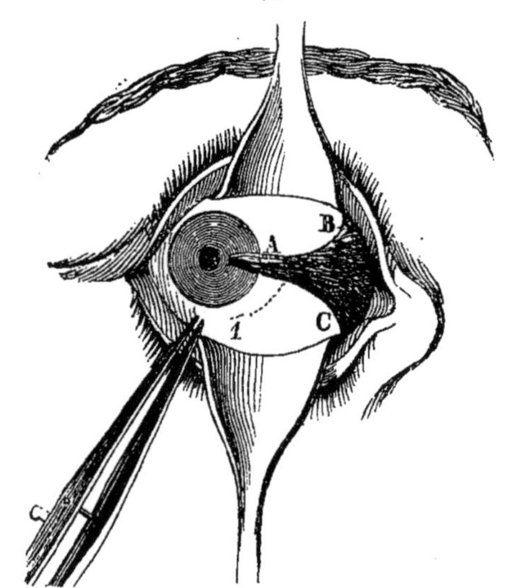

A, sommet du ptérygion;
B, aile supérieure du ptérygion;
C, aile inférieure;
1, ponctué indiquant la forme et la longueur de l'incision à faire sur la conjonctive pour y fixer le ptérygion après la dissection.

paupières sont écartées par des élévateurs et l'œil entraîné par une pince.

Après la dissection du ptérygion et l'incision de la conjonctive, l'œil offre l'aspect suivant, représenté dans la figure 11 :

Fig. 11.

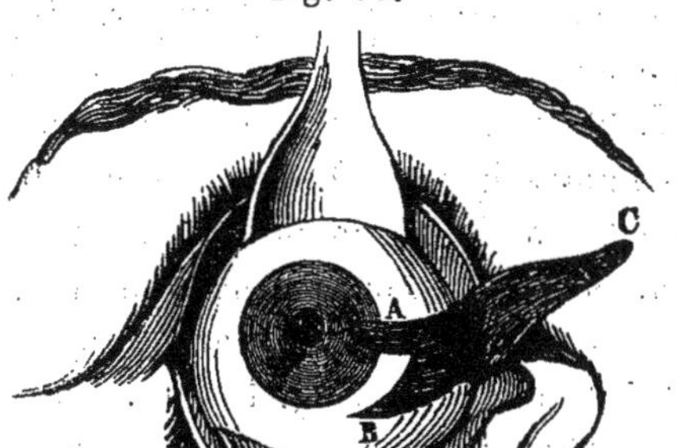

A, plaie dans laquelle était le sommet du ptérygion ;
B, plaie de la conjonctive destinée à recevoir le ptérygion :
C, ptérygion renversé du côté du nez.

Troisième temps. — Les choses ainsi disposées, le lambeau formé par le ptérygion est fixé dans l'incision de la conjonctive par quelques points de suture. Le principal point réunit le sommet du lambeau, celui qui arrivait sur la cornée, à la partie la plus angulaire de l'incision, en bas, comme dans la figure 12, qui donne une idée exacte de ce troisième temps.

Fig. 12.

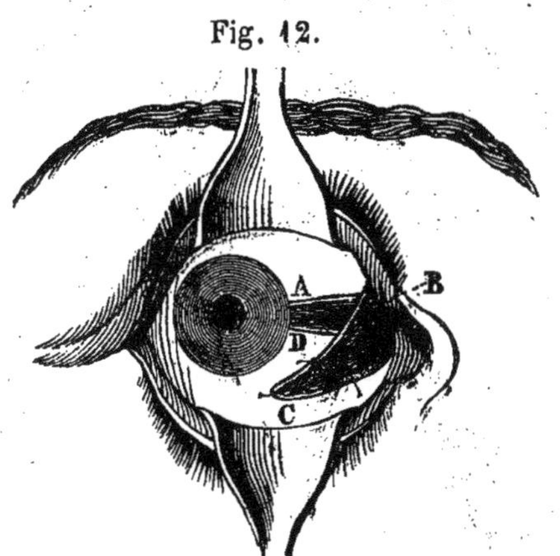

A, conjonctive ;
B, base du ptérygion renversé ;
C, sommet du ptérygion fixé dans l'angle de l'incision de la conjonctive ;
D, conjonctive.

Entre A et D on voit la plaie dans laquelle était le sommet du ptérygion ; il est inutile d'en rapprocher les lèvres. Au sommet et sur les côtés du ptérygion dévié, on aperçoit trois points de suture.

Depuis cinq ou six ans j'ai opéré un assez grand nombre de malades par ce procédé, et je n'ai eu qu'à me louer des résultats dans la plupart des cas. Une seule fois j'ai vu le ptérygion dévié se transformer en une bride cicatricielle très courte ; mais le malade étant devenu glaucomateux, cela n'a pas eu d'inconvénient sérieux. Chez quelques opérés j'ai vu la circonférence de la cornée se vasculariser dans une petite étendue ; cependant je n'ai pas eu de récidive sérieuse, comme je l'avais craint d'abord.

Pansement. — L'opéré doit être couché immédiatement; des fomentations d'eau froide sur l'œil sont prescrites pour empêcher la réaction, et continuées pendant au moins vingt-quatre heures : on s'en abstiendrait dans le cas où elles provoqueraient l'apparition de douleurs rhumatismales. Si une inflammation se développait, on aurait recours à la saignée locale, au calomel à l'intérieur, etc.

Lorsque les choses se sont passées convenablement, une suppuration légère commence vers le deuxième ou le troisième jour à la surface de la plaie, dont le fond prend une couleur blanc jaunâtre ; on prescrit alors quelques collyres légèrement astringents, dans le but d'empêcher cette suppuration d'aller trop loin. Les émollients doivent être soigneusement éloignés ici de même que dans toutes les suppurations de la cornée. L'eau blanche, les collyres saturnins seront exceptés aussi, parce qu'ils gênent la cicatrisation et contribuent à former dans la cornée une tache nacrée souvent indélébile. Lorsque des végétations s'élèvent de la surface dénudée, on les réprime par des cautérisations légères faites avec le nitrate d'argent. Si une tache de la cornée succède à l'opération (ce qui est le cas le plus commun, quand le ptérygion s'avançait jusque sur la cornée), on la traite par la série de moyens recommandés contre ces affections. (Voy. *Taches de la cornée.*)

Choix des procédés. — Lorsque l'on a à traiter un ptérygion, le premier soin consiste à examiner :

1° S'il avance sur la cornée de manière à compromettre bientôt la vision en masquant la pupille ;

2° S'il a une base large ou étroite ;

3° Lequel des procédés est en conséquence applicable.

On se hâte trop assurément de prendre l'alarme et de songer à une opération dès qu'on voit le sommet envahir la cornée, car l'observation démontre qu'arrivé sur cette membrane le mal marche avec une si grande lenteur quand l'œil ne s'enflamme pas, ce qui est le cas le plus ordinaire, que l'on pourrait attendre le plus souvent sans danger pendant plusieurs années. On ne doit donc entreprendre une opération que lorsque le sommet de l'onglet menace de compromettre la vue.

Pour rechercher convenablement si le ptérygion a une base étroite ou large, il ne faut pas s'en laisser imposer par le peu de place qu'occupe le sommet sur la cornée, ni par le peu de changement que le mal apporte à l'aspect du blanc de l'œil. On fait regarder le malade du côté du nez et l'on reconnaît dès lors si le ptérygion est étroit ou large à deux petits plis formant les deux côtés du triangle, que l'on peut suivre depuis la cornée jusqu'au grand angle, et qui, dans le premier cas, sont presque droits, tandis que dans le second ils se recourbent pour aller se perdre sous chaque paupière.

Opérer les *ptérygions à base large* par les procédés ordinaires, c'est assurément se préparer un insuccès; aussi ai-je renoncé pour ma part à les employer depuis qu'une expérience souvent répétée m'a éclairé sur leur valeur dans cette maladie véritablement rebelle, et dont j'ai vu, tant dans ma pratique que dans celle des autres chirurgiens, un nombre considérable de récidives.

J'ai essayé d'abord, après avoir disséqué le sommet, de faire une perte de substance d'une largeur de 2 ou 3 millimètres, partant de la cornée et se rendant jusqu'à la caroncule, de manière à diviser en deux les ailes du ptérygion. J'ai réussi quelquefois, mais le plus souvent j'ai échoué et j'ai eu le regret de voir récidiver le mal. Même chose m'est arrivée après avoir mis en pratique le procédé de M. Arlt, qui consiste à faire une perte de substance en losange dirigée horizontalement et de manière à placer la pointe opposée au sommet du mal, le plus près possible de la membrane semi-lunaire.

Mais j'ai eu surtout de sérieuses récidives quand, dans le commencement de ma pratique, j'ai cru pouvoir sans danger enlever le ptérygion à large base dans sa presque totalité. J'espérais que la conjonctive, en se rapprochant, céderait suffisamment et que le jeu des paupières n'en souffrirait pas; je me suis trompé, et j'ai eu le regret de voir se produire, indépendamment d'une récidive, un écartement entre le globe et les paupières, à l'angle interne, avec un larmoiement et plus tard un véritable ectropion. J'avais fait une perte de substance trop large, et la muqueuse du repli ou cul-de-sac, attirée vers le diamètre transversal de l'œil par la cicatrice, renversait de plus en plus les paupières à leur extrémité interne.

L'ectropion double partiel, inconvénient déjà bien grave, n'est pas encore le seul qu'entraîne cette manière de faire ; il faut encore noter l'entraînement du globe en dedans par la cicatrice et l'impossibilité pour le malade de diriger son œil dans le sens opposé au mal.

De là une diplopie, et plus tard l'affaiblissement forcé de l'œil par inertie. J'ai observé plusieurs malades dans ce cas, et chez l'un, j'ai été conduit à pratiquer une pupille artificielle pour rétablir la vue; le malheureux avait l'autre œil atrophié.

Les *ptérygions à base étroite* récidivent quelquefois aussi, mais l'opération n'entraîne pas d'aussi grands dangers; cependant, si l'on répète l'excision de la muqueuse, on produit des pertes de substance à la suite desquelles peuvent se montrer tous les accidents que nous venons d'énumérer.

C'est après avoir eu tous ces insuccès que je crois pouvoir recommander la conduite suivante :

Le ptérygion *à base large* doit être respecté le plus longtemps possible, c'est-à-dire tant qu'il ne menace pas de couvrir la pupille.

Si l'on est forcé de l'enlever, on doit se borner à en disséquer la partie kératique autant de fois que cela sera nécessaire, jusqu'à ce qu'une cicatrice solide l'arrête dans sa marche vers la pupille, ou appliquer le procédé par *déviation*.

Le ptérygion à *base étroite* peut être disséqué suivant le procédé décrit plus haut p. 168, en suivant les règles indiquées pour le détacher de la base au sommet.

Je termine en rapportant un cas qui m'a conduit à faire une série d'opérations exceptionnelles (1).

Cette observation démontre :

1° Que le ptérygion à large base ne doit pas être enlevé en totalité ;

2° Que, si on l'emporte dans une grande étendue, il en résulte,

(1) Observation publiée dans la *Gazette des hôpitaux* du 30 avril 1850.

comme première conséquence, un ectropion très léger, mais accompagné de larmoiement ;

3° Qu'après l'enlèvement du ptérygion, la cicatrice entraîne l'œil en dedans et occasionne une diplopie fort gênante ;

4° Qu'il est possible de remédier à ces accidents par le procédé que nous allons indiquer.

Obs. *Ptérygion rebelle. — Récidive. — Ectropion. — Larmoiement. — Entraînement du globe en dedans par la cicatrice. — Diplopie. — Dissection de la cicatrice et des digitations du muscle droit interne. — Guérison.*

M. Jamet s'est présenté à ma consultation dans le mois de mai 1848. Il était atteint alors d'un double ptérygion membraneux interne qui s'avançait des deux côtés presque au centre de la pupille, et gênait la vision.

Le malade était affecté de diplopie et ne voyait pas les objets à plus de 2 mètres de distance.

Le ptérygion présentait ceci de particulier, que la base d'une extrême largeur se perdait dans les grands angles, à une distance mesurée, ayant 1 centimètre au-dessus et au-dessous de la caroncule lacrymale; circonstance qui me fit immédiatement augurer mal du résultat définitif de l'opération.

Celle-ci fut pratiquée à la manière ordinaire en procédant de la base au sommet, en ayant soin de laisser la muqueuse intacte à 5 lignes environ de la cornée, de sorte que les ailes qui constituaient les deux côtés de la base du triangle furent respectées pour prévenir l'ectropion partiel et interne des deux paupières. Cette première opération, faite cependant avec tout le soin convenable, n'eut pas de suites heureuses; la maladie se reproduisit plus tard sur les cornées, particulièrement à droite, car de ce côté la moitié interne environ de la membrane transparente fut envahie de nouveau par la maladie. Notons pourtant que la vue fut incontestablement améliorée du côté gauche, qui a repris toute sa force primitive, bien que le ptérygion ait commencé à reparaître sur le bord interne de la cornée. De nombreuses scarifications, dans le but d'interrompre la vascularisation, avaient été faites sur le ptérygion près de la cornée, mais sans profit aucun.

Une remarque importante à faire, c'est qu'immédiatement après la première opération, et bien que j'eusse pris la plus grande attention de respecter la base du ptérygion, les deux paupières eurent une extrême tendance au renversement en dehors, et que le malade fut atteint d'un certain degré de larmoiement par suite de l'éloignement des points lacrymaux du globe de l'œil. Un autre inconvénient plus grave survint encore pour l'œil droit. La cicatrice de la muqueuse devint très courte, de sorte que le malade ne peut plus aujourd'hui diriger son œil droit en dehors assez complétement, et qu'il en résulte une diplopie fort gênante quand il veut regarder de ce côté. Nous remarquons enfin que l'ectropion partiel et interne est plus marqué à droite qu'à gauche.

Pour remédier : 1° à l'impossibilité où se trouve le globe de se diriger complétement en dehors;

2° A l'ectropion partiel interne et au larmoiement;

3° Au défaut de transparence de la cornée et au nouvel envahissement de cette membrane par le ptérygion, je pratique les opérations suivantes :

Le 24 juillet 1849, le malade étant couché sur le dos, les paupières écartées par les élévateurs, le ptérygion est saisi près de la circonférence de la cornée et disséqué avec le couteau à cataracte sur toute l'étendue de cette membrane; les deux côtés adhérant à la sclérotique sont détachés avec beaucoup de peine au moyen des ciseaux, jusqu'à ce que le triangle formé par la muqueuse malade puisse se renverser facilement sur le grand angle. La cornée, sur laquelle il y avait des débris du ptérygion, est ruginée avec le couteau à cataracte et reprend aussitôt une transparence convenable.

Voulant éprouver les mouvements du globe, je constate qu'ils sont encore limités en dehors, ce qu'il faut attribuer à un raccourcissement considérable du fascia placé en dehors du ptérygion. Il est aussitôt ouvert depuis la circonférence de la cornée jusque dans l'angle interne, et en grande partie disséqué en même temps que beaucoup de petites brides de tissu inodulaire.

Essayés immédiatement après, les mouvements en dehors sont redevenus parfaitement libres; mais comme les parties divisées, et spécialement la bride muqueuse, ne manqueraient pas de se rattacher encore vers la partie antérieure du globe et d'entraîner cet organe en dedans, le tendon du muscle droit interne est disséqué sur la sclérotique et le muscle refoulé en arrière avec toute la muqueuse. Essayés une troisième fois, les mouvements ne s'exécutent plus en dedans, mais se font parfaitement en dehors. Nous remarquons que, pendant les contractions du muscle droit externe, la sclérotique se découvre dans une grande étendue en dedans, que l'extrémité antérieure du muscle et que le paquet muqueux disséqué se refoulent en arrière dans l'orbite ; ce qui est le but de l'opération, but entièrement contraire à celui qu'atteint M. J. Guérin dans l'exécution d'un procédé analogue qu'il a imaginé pour remédier à l'exophthalmos consécutif à l'opération du strabisme.

Désirant que la muqueuse s'attache fort loin de la cornée, espérant que le tissu de cicatrice deviendra d'une grande densité à l'endroit qu'occupait la tête du muscle, et que le ptérygion ne pourra plus ainsi arriver jusqu'à la cornée ; fondé à croire que les culs-de-sac supérieur et inférieur de la conjonctive deviendront plus profonds par le fait de la division du fascia et des attaches nouvelles qu'il doit prendre sur la sclérotique sur un point éloigné du diamètre transversal ; je passe un fil à travers la sclérotique près du bord interne de la cornée, et par ce moyen j'entraîne le globe et le fixe solidement dans l'angle externe.

Le 25 juillet, le malade, couché à la clinique, ressent quelques douleurs de tête ; il applique seulement quelques compresses d'eau froide sur le front, et prend plus tard, dans la soirée, 10 gouttes de laudanum de Sydenham. Il n'a, dans la nuit, d'autres douleurs que la sensation d'un corps étranger roulant sous les paupières ; le matin il n'éprouve plus de douleur dans l'œil, les paupières sont un peu œdémateuses, la supérieure est un peu ecchymosée, l'œil est complétement entraîné en dehors par le fil que j'enlève d'un coup de ciseaux. La cornée est dans un bon état ; la sclérotique, à nu la veille, commence à se recouvrir des éléments d'une bonne cicatrice ; en dedans, à l'endroit où à l'état normal se trouve la caroncule, elle est encore découverte, le paquet muqueux est refoulé dans le grand angle et paraît vouloir prendre là des adhérences nouvelles. L'œil droit est divergent ; il y a diplopie, mais par une cause inverse de celle qui existait ; l'ectropion inférieur n'est pas plus marqué qu'avant l'opération.

Prescription. — Se lever, porter des lunettes arrangées de telle sorte que l'œil gauche voie seul et en dedans ; se bassiner l'œil opéré avec le collyre : eau distillée, 300 grammes ; sulfate d'alumine, 2 grammes ; prendre 60 grammes de sulfate de soude.

Le 26, les paupières ne sont presque plus gonflées ; l'œil est toujours divergent ; la partie de la sclérotique, qui était encore dénudée hier, commence à se recouvrir aujourd'hui ; l'ectropion est un peu moins prononcé; la lumière ne fait pas mal; l'état du malade est très satisfaisant; la diplopie par divergence du globe droit existe toujours, et je conseille encore au malade de porter les lunettes pour que cette diplopie se continue autant que possible, convaincu que la cicatrice ramènera toujours assez le globe en dedans. — Même traitement qu'hier.

Le 30, la rougeur de l'œil diminue beaucoup, surtout en dehors; lorsque le malade regarde à 3 mètres, l'œil droit est encore divergent, et il y a diplopie pour tous les objets situés en face et même pour ceux placés un peu à droite; moins l'objet devient éloigné, plus la diplopie diminue: de sorte qu'à la distance de 1 mètre 1/2 environ, l'objet placé en face est simple; à 50 centimètres, le malade voit l'objet (le doigt) simple, et il faut qu'on l'éloigne à sa gauche d'environ 20 centimètres pour qu'il commence à le voir double.

Le 1er août, l'état du malade continue d'être bon; la diplopie ne devient aujourd'hui sensible que quand l'objet, placé à 50 centimètres du malade, s'éloigne à sa gauche de 38 centimètres au lieu de 20, que nous avions trouvés avant-hier (il continue de porter ses lunettes).

Le 2 août, même état; la cornée étant recouverte de quelques granulations à l'endroit où existait le ptérygion, elle est touchée avec du nitrate d'argent.

Le 4 août, seconde cautérisation au même endroit avec le nitrate d'argent.

Le 9 octobre, les mouvements sont libres dans toutes les directions; l'ectropion interne est toujours modéré; le malade assure qu'il y voit aujourd'hui de la manière la plus parfaite, de sorte qu'il a repris toutes ses occupations; mais la cornée recommence du côté interne à être envahie dans l'étendue d'environ 1 ligne par une bride qui se relie par sa base à l'ancien ptérygion détaché de la sclérotique le 24 juillet. Cette bride avancera-t-elle de manière à masquer partiellement la pupille? C'est ce qu'on ne peut dire aujourd'hui; le larmoiement de ce côté n'existe pas.

Nous avons donc obtenu comme résultat une vision parfaite, la liberté des mouvements du globe dans tous les sens, la disparition de la diplopie et celle du larmoiement.

Le 28 novembre, le tissu qui couvre la cornée du côté interne a certainement reculé vers la sclérotique dans ces derniers temps; les parties de cornée sur lesquelles il s'étendait présentent quelques vaisseaux très fins anastomosés entre eux ; au sommet de l'ancien triangle du ptérygion, il y a une petite tache blanche superficielle et saillante ; les vaisseaux sont divisés en travers par plusieurs coups de scarificateur ; la vue est toujours parfaitement bonne des deux yeux.

Avril 1850. — La guérison s'est soutenue ; le malade assure qu'il n'a jamais mieux vu. Les mouvements des yeux sont libres et étendus dans tous les sens ; il n'y a plus aucune trace de diplopie. La cornée droite présente une tache avec épaississement semblable à une reproduction du ptérygion. Mais depuis plus de trois mois cette tache a plutôt diminué qu'augmenté, et tout porte à croire que c'est une bride cicatricielle.

Aujourd'hui, février 1854, le mal n'a pas reparu.

Diagnostic différentiel du ptérygion et du pannus.

Le *ptérygion* peut être confondu quelquefois avec le *pannus*, bien qu'il s'en distingue par des caractères parfaitement tranchés. Nous allons établir en quelques mots le diagnostic différentiel de ces deux maladies.

Le *pannus* est toujours mal limité ; rarement il prend la forme triangulaire ; les vaisseaux s'éparpillent sur la cornée par leurs extrémités sous forme de réseau.

Le *ptérygion* se détache parfaitement, il est toujours triangulaire, et a son sommet en forme de lance, limité par une bandelette fibreuse nacrée.

Le *pannus* est toujours consécutif d'ophthalmies chroniques, il occasionne de la gêne et s'accompagne de larmoiement.

Le *ptérygion* n'est ordinairement précédé d'aucune affection de l'œil et ne produit aucune sensation désagréable. Toujours il est exempt de photophobie.

Le *pannus* augmente d'ordinaire à ce point, qu'il finit bientôt par recouvrir la cornée en entier ou en très grande partie.

Le *ptérygion*, au contraire, marche avec la plus extrême lenteur et ne recouvre qu'une partie toujours petite de la membrane transparente.

Le *pannus* se montre le plus ordinairement sur la partie supérieure de la cornée, ou s'étend d'une manière à peu près uniforme sur toute cette membrane.

Le *ptérygion* occupe presque constamment l'angle interne de l'œil, et se prolonge sous la forme d'une flèche jusqu'au centre même de la cornée, dont toutes les autres parties demeurent parfaitement transparentes.

Le *pannus* est le plus souvent amélioré par les excitants ; il ne peut être exactement enlevé par la dissection.

Le *ptérygion*, au contraire, peut être empiré par une excitation fréquemment répétée ; il est d'une dissection facile.

Le *pannus*, guéri une fois, se reproduit très souvent.

Le *ptérygion* récidive beaucoup moins fréquemment.

ARTICLE VIII.

VÉSICULES DE LA CONJONCTIVE.

J'ai vu un assez grand nombre de fois des vésicules transparentes placées sur la conjonctive scléroticale ; ordinairement il en existait deux ou trois, rarement un plus grand nombre.

Ces vésicules, grosses tout au plus comme la tête d'une épingle ordinaire, faisant saillie à la surface de la muqueuse, rapprochées les unes des autres, sont parfaitement transparentes et contiennent un liquide incolore qui se reproduit quelquefois quand on les pique avec une aiguille. Une fois j'en ai vu une qui était plus grosse qu'un pois vert ; elle était isolée ; une autre fois j'en ai vu deux dans l'œil droit d'une sourde-muette. La plus grosse avait le volume d'une petite fève. Wenzel rapporte une observation qui paraît être un cas de vésicule de cette nature (*Man. de l'oculiste*, t. II, p. 143).

Je ne connais pas la composition intime de ces tumeurs ni du liquide qu'elles renferment ; il semble qu'elles sont formées par un soulèvement de l'épiderme ; chacune a l'apparence d'un très petit kyste.

Les personnes qui portent ces petites tumeurs se plaignent de la sensation d'un corps étranger roulant sous la paupière supérieure ; presque toutes, inquiétées par cette sensation, connaissent la cause de leur mal.

Pour réussir à guérir ces petites tumeurs, j'ai essayé de les cautériser avec un crayon d'azotate d'argent taillé en pointe allongée ; je n'ai pas été plus heureux en les piquant avec une aiguille, et j'ai dû les enlever d'un coup de ciseaux courbes sur le plat. J'avais tenté les deux premiers moyens pour éviter l'instrument tranchant que les malades redoutent toujours.

Le lendemain de l'excision, la plaie conjonctivale est remplie d'une exsudation blanchâtre et l'œil est assez rouge ; quelquefois même il y a une conjonctivite assez forte qu'il faut combattre par des collyres astringents, un purgatif et surtout par le repos des yeux.

ARTICLE IX.

POLYPES, VÉGÉTATIONS, VERRUES DE LA CONJONCTIVE.

J'ai vu plusieurs cas de *polypes* de la conjonctive, absolument semblables quant à leur aspect aux polypes des fosses nasales. J'ai rapporté plus haut (voy. *Granulations*) l'observation d'un homme de la campagne qui présentait une de ces tumeurs. Le polype, attaché à la muqueuse de la paupière supérieure, pendait librement à la surface de l'œil et se plaçait quelquefois sur la cornée, masquant ainsi la pupille. La tumeur était du volume d'un petit pois, aplatie, pâle, molle, sauf à son centre, où elle offrait une certaine densité. Je renversai la paupière, divisai le pédicule d'un coup de ciseaux, et cautérisai la petite plaie ; le malade fut guéri.

Le 23 février 1854 j'ai enlevé un polype semblable, mais beaucoup plus petit ; il s'attachait par un pédicule étroit à la conjonctive près de la caroncule et venait couvrir entièrement le conduit lacrymal inférieur. Je l'enlevai, et le malade, âgé d'environ quarante-cinq ans, fut aussitôt guéri du larmoiement qui l'avait conduit à me consulter.

Dans d'autres cas, et en particulier chez une ouvrière de trente-cinq ans, j'ai vu le polype de la conjonctive au côté externe de l'œil, près du petit angle. La tumeur s'avançait vers la cornée et pendait un peu sur la paupière inférieure. Le pédicule était plus gros que dans le cas précédent, et, après l'excision, il me fallut revenir à plusieurs cautérisations pour obtenir une guérison définitive.

Une affection qui se rapproche de la précédente, c'est le développement traumatique ou spontané de *végétations* à la surface de la conjonctive.

On en a de fréquents exemples à la suite des blessures de la muqueuse, et spécialement après les opérations du chalazion et du strabisme. Dans ces cas, et lorsque la végétation ne s'accompagne pas d'un écoulement catarrhal trop abondant, il est prudent d'en retarder l'enlèvement jusqu'à la formation d'un pédicule étroit, autrement le mal récidive à diverses reprises, malgré les cautérisations avec le nitrate d'argent.

Les végétations de la conjonctive ont souvent pour base la présence d'un corps étranger. Chez un homme de la campagne une blessure de la paupière avait été suivie d'une inflammation de l'œil pendant près de six semaines. Lorsque je le vis, il me raconta qu'un épi de blé l'avait piqué à l'œil et qu'il souffrait depuis ce temps. La paupière supérieure étant renversée, je trouvai une tumeur semblable à un polype, pédiculée, placée au côté externe du repli. Je l'enlevai d'un coup de ciseaux et l'ayant divisée avec précaution, car j'avais vu des faits semblables, j'y trouvai une barbe de l'épi encore parfaitement reconnaissable.

Des faits de cette nature, et dans lesquels il est question de polype et d'autres tumeurs ayant pour base un corps étranger ou un poil, sont rapportés par divers auteurs, et entre autres par MM. Guépin (1), Riberi (2), Lawrence (3), Wenzel (4), Heidenreich (5), Wardrop, Maître-Jan, Voigtel, etc.

Il y a encore une autre espèce de végétations de la conjonctive qui se montrent simultanément ou non avec des granulations ordinaires, chez des individus plus ou moins lymphatiques ou scrofuleux. Ces végétations sont rouges, sarcomateuses, comme fongueuses, isolées les unes des autres, et le plus souvent placées sur la portion de la conjonctive qui recouvre le tarse de la paupière inférieure. Elles sont sillonnées de vaisseaux assez nombreux et ont une base toujours fort large. L'excision ne réussit pas à les faire disparaître. On peut les guérir par des cautérisations avec le nitrate d'argent et le sulfate de cuivre appliqués avec persévérance, mais il est indispensable, pour réussir, de conseiller en même temps un traitement général convenable. Les tumeurs décrites par Chélius, Wardrop, Travers, Wenzel et quelques autres, sous le nom de *verrues* de la conjonctive, ne paraissent pas être autre chose que des végétations ordinaires, semblables le plus ordinairement à celles que nous venons d'étudier dans le paragraphe précédent. On en voit non seulement sur la conjonctive, mais encore sur la sclé-

(1) Guépin, *Annales d'oculist.*, vol. I, *Suppl.*, p. 101.

(2) Riberi, *Trattato di blefarottalmia. Terapia operativa.*

(3) Lawrence, *Traité des maladies des yeux*, 1830, p. 483.

(4) Wenzel, *Manuel de l'oculiste.*

(5) Heidenreich, *Annales d'oculist.*, t. XXVI, p. 208.

rotique et même sur la cornée. Quand elles sont sur cette dernière membrane, elles sont petites, assez nombreuses, rouges, entourées d'une auréole blanchâtre qui n'est autre chose qu'un épanchement interlamellaire. Sur la conjonctive du bulbe elles se groupent, et ressemblent assez dans leur ensemble à une fraise bien mûre, comme les végétations que l'on voit sur le prépuce.

Les polypes et les végétations doivent être emportés d'un coup de ciseaux courbes. On en empêchera la reproduction en touchant la place qu'elles occupaient avec une baguette de verre trempée dans le nitrate acide de mercure étendu de 10 parties d'eau. Quand les végétations sont petites, des pommades astringentes, le laudanum et un traitement général, suffisent toujours pour obtenir une guérison complète.

ARTICLE X.

SARCOME DE LA CONJONCTIVE.

Cette variété de tumeur de la conjonctive pourrait, à la rigueur, rentrer dans la description que nous venons de faire des végétations de cette membrane. Le sarcome conjonctival se présente sous diverses formes. Les tumeurs de ce genre sont le plus ordinairement rouges ou rougeâtres, assez dures tant qu'elles sont renfermées sous les paupières qui les compriment, molles au contraire, quand elles sont assez volumineuses pour s'échapper et faire une sorte de hernie entre ces voiles mobiles. On les voit se développer sur tous les points de la conjonctive, aussi bien sur la partie de cette muqueuse qui revêt les paupières que sur celle qui recouvre le bulbe. J'en ai observé un certain nombre, le plus souvent sur des personnes atteintes depuis longtemps de granulations. Dans l'un des cas, le mal entourait complétement la cornée à la manière d'un large anneau couvrant la moitié antérieure de la sclérotique. Après l'avoir enlevé à coups de ciseaux, j'ai cautérisé à diverses reprises avec du nitrate d'argent et du nitrate acide de mercure affaibli au dixième. Après deux mois seulement, j'obtins une guérison définitive, le mal se reproduisant toujours sur quelque point.

On cite des cas de sarcome de la conjonctive d'une dimension extraordinaire. Bouttatz (*Obs. prat. sur differ. maladies*, Londres) a vu une tumeur de ce genre longue de 7 pouces, mobile dans tous les sens, piriforme, paraissant creuse au toucher et entourant presque tout l'œil. Elle devint toujours plus dure vers sa base, dit l'auteur, et sa circonférence était de 3 pouces 1/2. Le malade, âgé de quarante-cinq ans, la portait depuis quinze ans. On en fit l'extraction, et l'on reconnut qu'elle pesait 2 livres 1/2. Elle était creuse, en effet, et encadrait la cornée, qui était demeurée transparente. Très probablement cette affection avait commencé comme celle dont je viens de parler et que je suis parvenu à guérir par l'ablation et de nombreuses cautérisations. La nature de cette énorme tumeur est demeurée inconnue, bien qu'Abernethy l'ait considérée comme analogue à celle qu'il a décrite sous le nom de sarcome pancréatique, à cause de son accroissement lent et régulier et son peu de tendance à s'enflammer. (Voy. Chélius, vol. I, p. 454.)

Travers a enlevé une tumeur, très probablement de même nature, mais beaucoup plus petite. Il avait jugé que l'œil était perdu et l'avait sacrifié; mais à la dissection il reconnut qu'au contraire la cornée, la sclérotique et les autres membranes étaient saines, et qu'il aurait pu le conserver.

On voit encore une variété de sarcome de la conjonctive que je dois citer et que l'on observe assez fréquemment dans l'ectropion inférieur. La conjonctive exposée à l'air se transforme peu à peu, s'hypertrophie, devient très rouge, et s'élève jusqu'à une dimension telle qu'elle finit par protéger l'œil sans le secours du tarse et de la paupière, qui lui servent dès lors de point d'appui. Dans ce cas, la conjonctive est doublée par le tissu cellulaire hypertrophié; la tumeur qu'elle forme, couchée horizontalement, ressemble à un fuseau dont le centre correspond à la cornée. Ici le sarcome de la conjonctive est une de ces merveilleuses ressources que la nature met en œuvre pour protéger nos organes. Si l'on veut enlever la tumeur, on doit s'assurer que l'ectropion est réductible, que la paupière n'est pas trop allongée par le renversement, et ne pas détruire légèrement ce que la Providence a fait évidemment pour conserver. (Voy. *Ectropion*, vol. I, p. 510 et *Absence des paupières*, p. 453 et 454.)

ARTICLE XI.

HYPERTROPHIE PÉRIKÉRATIQUE DE LA CONJONCTIVE.

Le pourtour de la cornée, à l'endroit même où elle s'enchâsse dans la sclérotique, doit être aussi transparent que le centre à l'état normal.

Il y a cependant des individus qui naissent avec une disposition toute différente.

La conjonctive, au lieu de présenter en cet endroit une transparence parfaite, est au contraire opaque et encadre la cornée à la manière d'un anneau dont la largeur n'a environ que 1 millimètre, quelquefois un peu davantage, seulement à la partie supérieure de la cornée.

Cet anneau conjonctival n'est pas adhérent à la cornée, il la couvre seulement et se confond par son bord externe avec la conjonctive bulbaire. Il est ordinairement pâle; cependant, avec un peu d'attention, on y voit toujours quelques petits vaisseaux qui le traversent. Ces vaisseaux sont courts et serrés les uns contre les autres.

J'ai vu cette disposition sur des enfants un peu lymphatiques; ils m'ont paru plus sensibles peut-être que d'autres à l'action de la lumière, et chez quelques uns j'ai constaté une véritable disposition aux ophthalmies.

Chez l'un de ces enfants, fils d'un médecin des plus distingués de Paris, cette disposition aux inflammations des yeux est fort marquée et donne de vives inquiétudes que je ne crois nullement fondées. Le cercle conjonctival s'injecte avec rapidité et encadre la cornée d'une sorte d'anneau rougeâtre qui prend dès ce moment une plus grande épaisseur. Les vaisseaux dont je parlais plus haut se multiplient dès lors à l'infini, sont serrés les uns contre les autres et traversent ce cercle, suivant son épaisseur, en s'arrêtant brusquement à l'endroit où la cornée commence à être transparente. Ils ne reçoivent du côté de la conjonctive que de rares anastomoses. Lorsque ces inflammations surviennent, il n'est pas rare de voir, en même temps que la conjonctive s'injecte, se former sur le cercle kératique de petites tumeurs blanchâtres (ordinairement il en existe une, rarement plusieurs) que l'on pourrait prendre d'abord pour des pustules ordinaires, mais qui ne sont en réalité qu'un dépôt de matière opaque, blanc jaunâtre, grenue, très friable, et ressemblant à une substance calcaire. Après avoir séjourné sur le cercle en question pendant huit ou quinze jours et s'être avancée un peu sur la cornée, cette matière est entraînée peu à peu, grain à grain, puis disparaît entièrement sans laisser aucune trace. Je n'en ai pas fait l'analyse.

Je n'ai jamais vu sur cet enfant, ni sur d'autres enfants atteints de la même disposition, aucune pustule sur la cornée ni aucune autre maladie de cette membrane, et il m'a paru même que cet anneau périkératique (que je considère comme congénital dans ces cas, car je l'ai observé sur des enfants encore plus jeunes et qui n'avaient pas souffert d'ophthalmie), que cet anneau, dis-je, formait comme une sorte de barrière ou d'obstacle à l'apparition de pustules sur la cornée.

Cette maladie doit être distinguée de la kératite vasculaire, dont nous parlerons plus loin.

Mais l'hypertrophie périkératique de la conjonctive se retrouve dans d'autres circonstances : on la constate d'abord chez le vieillard, et il faut la distinguer, dans ce cas, du cercle sénile. La conjonctive s'avance sur la circonférence de la cornée dans l'étendue aussi d'environ 1 millimètre, quelquefois davantage, surtout à la partie supérieure ; elle est opaque en cet endroit, non vasculaire et adhérente à la membrane transparente. Je n'ai jamais vu, dans le cas d'inflammation de l'œil, le cercle dont il est question s'injecter comme dans le cas précédent.

Ce n'est point une maladie, c'est la transformation normale de la conjonctive en cet endroit sous l'influence des progrès de l'âge.

Je dois enfin signaler l'hypertrophie périkératique de la conjonctive sur les personnes âgées ou non qui ont fréquemment souffert d'ophthalmies. Je l'ai observée le plus ordinairement sur des sujets lymphatiques qui avaient été atteints pendant plusieurs années de nombreuses pustules à la circonférence de la cornée. L'anneau conjonctival périkératique est adhérent à la cornée comme chez le vieillard ; mais ce qui le distingue, c'est qu'il n'est pas régulier et que çà et là il présente de petites taches en demi-cercle qui indiquent la trace des pustules.

Chez toutes ces personnes la cornée semble être d'un plus petit diamètre qu'à l'état normal, ce qui n'est pas en réalité.

ARTICLE XII.

RELACHEMENT DE LA CONJONCTIVE.

On rencontre assez souvent sur des vieillards une disposition singulière de la conjonctive, qui ne me paraît due qu'à un relâchement sénile de cette membrane.

Je l'ai observée cependant, mais exceptionnellement, sur des personnes encore jeunes.

La conjonctive du bulbe, devenue trop grande en apparence pour le recouvrir, ou au moins ayant perdu quelques uns de ses points d'attache naturels avec la sclérotique, vient faire un pli à la surface de celle-ci, au-dessous de la cornée, lorsque le sujet regarde devant lui, et surtout lorsqu'il dirige son œil en bas. Ce pli est horizontal, ou à peu près, et relevé ou repoussé par la paupière inférieure, il vient masquer en bas la circonférence de la cornée.

Quelques personnes ayant cette disposition étant venues se plaindre de gêne dans les yeux, j'ai remarqué que ce pli muqueux se trouvait pincé entre les deux paupières à chaque mouvement naturel de clignement, et que c'était à cela qu'il fallait attribuer le mal.

Après avoir fait comprendre à ces personnes de quoi il s'agissait, j'ai excisé ce pli auprès de la cornée en le saisissant au préalable avec une pince; mais je m'en suis mal trouvé, probablement parce que les paupières venaient se toucher en cet endroit, maintenant converti en plaie, et la guérison a été plus tardive que je ne l'avais prévu. Éclairé par ces résultats plutôt désagréables que mauvais, j'ai excisé un lambeau horizontal de la conjonctive à 1 centimètre au moins de la cornée et tout près du repli conjonctival inférieur, et dès lors j'ai facilement obtenu une guérison rapide et sans aucune entrave.

ARTICLE XIII.

ATROPHIE ET PHTHISIE DE LA CONJONCTIVE.

La destruction de la conjonctive, de même que celle du globe tout entier, peut être due à une simple perversion de nutrition ou être produite par la suppuration et l'ulcération. Dans le premier cas, qui est de beaucoup plus rare, c'est l'*atrophie;* dans le second, c'est la *phthisie* de la muqueuse.

L'atrophie de la conjonctive se montre le plus ordinairement après la destruction du bulbe. Ainsi, après des mois, souvent même des années, à la suite des phlegmons aigus ou chroniques de l'œil, on reconnaît que la muqueuse palpébro-bulbaire a notablement perdu en étendue sans avoir subi aucun épaississement.

La phthisie de la conjonctive est de beaucoup la plus fréquente, nous l'avons déjà étudiée en partie à l'article *Symblépharon* (voy. vol. I, p. 461). On l'observe après les brûlures, les ophthalmies granuleuses; chez les personnes qui portent l'œil artificiel, etc.

La phthisie survient de la façon la plus insidieuse après les brûlures : j'ai vu des cas dans lesquels les culs-de-sac avaient conservé leur profondeur et leurs plis après quinze ou vingt jours, et cependant toute la conjonctive, peu à peu détruite dans la plus grande partie de sa surface, avait presque entièrement disparu dans la suite. Il s'était formé peu à peu à la place de la muqueuse un tissu cicatriciel d'une grande densité, et le jeu des paupières avait été complétement détruit.

La phthisie de la conjonctive que l'on voit après que des granulations ont existé longtemps sur cette muqueuse offre quelques particularités remarquables. La surface de la membrane diminuant, les replis manquent de profondeur, et il en résulte que la paupière supérieure, moins libre dans ses mouvements, ne les exécute plus qu'incomplétement. Là encore il s'est formé du tissu inodulaire par le fait de la suppuration. C'est ce raccourcissement de la conjonctive que d'Ammon a nommé *symblépharon postérieur*. (Voy. *Granulations*, p. 138.)

Les frottements de l'œil d'émail sur la conjonctive transforment peu à peu cette membrane en tissu de cicatrice, et il est rare que, par suite du raccourcissement qui en résulte, la pièce artificielle ne doive pas être diminuée de volume tous les six mois ou tous les ans.

ARTICLE XIV.

XÉROPHTHALMIE (XÉROME DE LA CONJONCTIVE, XÉROSIS, ETC.).

Cette maladie est encore peu connue aujourd'hui, les exemples qui en ont été rapportés ne paraissent point remonter avant l'année 1803. M. le docteur d'Ammon en a donné une description très complète ; Mackenzie, Jæger, Travers, Velpeau, Stœber, l'ont aussi observée.

La maladie se caractérise par un état particulier de sécheresse de la conjonctive, aussi bien sur la cornée que partout ailleurs; l'épithélium s'épaissit, la membrane devient insensible et se cutise en quelque sorte sous l'influence de la diminution de sécrétion de la glande lacrymale et des glandes palpébrales ; l'œil prend un aspect terne, terreux, cadavéreux. La muqueuse se transforme peu à peu en tissu inodulaire, et cette transformation de la conjonctive est portée dans quelques cas à un si haut degré, que les sinus palpébraux disparaissent et que les paupières se fixent contre l'œil.

Schmidt, et la plupart des auteurs que nous venons de nommer, d'Ammon et Chélius en particulier, considèrent cette affection comme la suite de l'inflammation chronique de la muqueuse, dépendant surtout de l'oblitération des conduits lacrymaux ; cependant on ne peut guère affirmer que l'inflammation chronique de la conjonctive soit la conséquence de l'oblitération des conduits de la glande, devant les cas d'extraction complète de cet organe, extraction pratiquée par un assez grand nombre de chirurgiens, parmi lesquels on compte Guérin, Tood, O'Beirn et d'autres, et qui n'a point été suivie de l'épaississement de la muqueuse. (Voy. vol. I, p. 394.)

Cette cause serait-elle dans une affection particulière des nerfs de la cinquième paire? Cela ne paraît pas probable. La cornée, dans ce cas, d'après les expériences de M. Magendie, et d'après mes propres observations, se ramollit, se perfore ou tombe tout d'une pièce, mais la conjonctive conserve son aspect ordinaire.

Serait-il mieux, ainsi que le remarque M. Duprez (1) dans sa thèse sur la maladie qui nous occupe, de rapporter la cutisation de la conjonctive aux frottements des paupières sur le globe, pendant une inflammation chronique de cette membrane, qui produirait à la longue l'oblitération des conduits excréteurs de la glande lacrymale et des glandes palpébrales? Cela est fort douteux, et l'on ne peut encore rien affirmer sur la véritable cause de la transformation de la conjonctive tout entière en tissu cicatriciel.

(1) Duprez, *Thèse sur la xérophthalmie*. Paris, 1836.

La cutisation de la muqueuse oculaire s'observe dans quelques cas de blépharite glandulaire avec renversement de la muqueuse en dehors, et dans quelques ectropions, surtout dans ceux qui sont très complets. Dans la xérophthalmie, la muqueuse a pris un aspect semblable, avec cette différence que l'affection s'est étendue à toute la surface de la conjonctive.

Si la maladie se bornait à la muqueuse palpébro-oculaire et que la cornée demeurât saine, la vision ne serait pas compromise; malheureusement il n'en est point ainsi. Cette membrane se dessèche à sa surface externe, prend un aspect terne, poudreux, et finit par se couvrir de taches blanches crétacées assez semblables à de la poussière de plâtre : tel était au moins le cas d'une vieille femme que j'ai longtemps observée. Lorsque je la vis pour la première fois, elle avait perdu un œil ; le moignon qui en restait était gros à peine comme l'extrémité du petit doigt. La muqueuse était sèche comme du parchemin, et racornie dans toute son étendue. L'œil conservé était dans l'état suivant. La conjonctive pâle, mate, comme poudreuse, était épaissie dans toute sa surface; elle formait des plis transversaux dans le cul-de-sac, et, pendant les mouvements de l'œil, des plis circulaires et blafards autour de la cornée. Cette dernière membrane était opaque dans toute sa moitié inférieure ; une perforation s'était faite, et le bord de l'iris correspondant était engagé dans l'ulcération. La moitié supérieure de la pupille était conservée. Tout le reste de la cornée était trouble et comme dépoli. La malade se faisait conduire ; cependant elle reconnaissait plusieurs objets même assez petits, lorsqu'elle avait pris la précaution préalable de lubrifier sa cornée au moyen d'un peu de salive qu'elle prenait sur l'extrémité du doigt. Au toucher la conjonctive et la cornée donnaient la sensation d'une feuille de papier un peu rugueuse. J'ai perdu de vue cette pauvre femme après l'avoir observée pendant plus de deux années ; pendant tout ce temps l'affection n'a fait que des progrès presque insensibles. Depuis, j'ai fait une observation de xérosis sur la dame dont j'ai parlé plus haut, et chez laquelle l'injection des conduits lacrymaux a réussi ; seulement, dans ce dernier cas, de nombreuses adhérences s'étaient établies entre les paupières, la conjonctive bulbaire et la cornée (*symblépharon*).

Traitement. — Il est demeuré impuissant jusqu'ici. On a excisé, cautérisé, tourmenté la muqueuse de toutes les manières, sans obtenir aucun résultat satisfaisant. On a essayé, par l'instrument tranchant plongé dans la direction de la glande lacrymale, de rétablir le cours des larmes, mais sans avantage, on le pense bien. « Pour commettre une pareille action chirurgicale, » dit le spirituel chirurgien de l'hôpital des vénériens (1), qui considère cette maladie comme une lésion de l'innervation, « il faut une conviction bien entière de l'incurabilité du mal, ou une foi bien robuste en chirurgie, ou une grande idée des inspirations qu'on peut avoir, ou peut-être un grand mépris pour la science et l'humanité. »

Le fait suivant, publié dans la *Gazette médicale* par M. Cade, et dont le sujet a été observé par M. Vidal (de Cassis), étant beaucoup plus complet que ceux que j'ai cités, donnera une idée plus exacte de cette singulière maladie :

« OBSERVATION. — Le nommé Jacques Claude, âgé de vingt-trois ans, vigneron, est doué d'une constitution robuste sur laquelle se dessinent néanmoins quelques traits de diathèse scrofuleuse : il ne se serait jamais exposé à recevoir les fâcheuses atteintes de la syphilis. Il y a un an, sans cause appréciable, il fut pris à l'œil droit d'une ophthalmie aiguë. Quelques jours après, il survint au niveau de l'échancrure sus-orbitaire une tumeur inflammatoire du volume d'une noisette, qui, soulevant la paupière supérieure, ne tarda pas à donner spontanément issue, par sa surface oculaire, à une suppuration abondante. A cet écoulement purulent succédèrent des douleurs sourdes, occupant le voisinage de l'apophyse orbitaire externe, une diminution graduelle de la vue et de la sécrétion des larmes, et enfin une sécheresse complète de la face antérieure du globe oculaire. Pendant tout le temps de sa maladie, Claude a été soumis, sans aucune apparence de succès, à l'usage des antiphlogistiques, des révulsifs et de quelques collyres dont nous ignorons la composition. Entré à l'hôpital de la Charité, le 31 mars 1836, il nous a présenté les phénomènes suivants :

» *OEil droit.* Quoique les paupières jouissent d'une certaine mobilité, la supérieure n'est pas susceptible d'un mouvement d'élévation aussi étendu que celle du côté gauche, d'où résulte une légère blépharoptose. Tant que l'œil reste ouvert, les cils conser-

(1) Vidal, de Cassis, *loc. cit.*, p. 325.

vent leur direction normale ; mais aussitôt que les paupières tendent à se rapprocher, il s'opère sur le milieu du bord palpébral inférieur un entropion ou introversion, qui détermine nécessairement un trichiasis partiel. Ce renversement interne de la paupière inférieure et des cils paraît dépendre ici d'une légère rétraction du cartilage tarse, augmentée pendant le rapprochement des bords palpébraux, par la contraction du muscle orbiculaire. Les orifices des glandes de Meibomius et le point lacrymal inférieur sont complétement oblitérés. La caroncule lacrymale, d'un rose mat, moins volumineuse et plus granulée que celle du côté gauche, est logée dans une espèce de sinus triangulaire, formé par un vaste pli de la conjonctive. Celle-ci, légèrement injectée, d'un blanc terne et entièrement sèche, offre à chaque commissure des brides verticales qui semblent saillir et se multiplier en raison des efforts que fait le malade pour imprimer aux paupières le plus grand écartement possible ; et lorsque le globe oculaire est fortement porté en dedans, le segment interne de la paupière se trouve recouvert d'un de ces plis comme d'une membrane clignotante. Le phénomène inverse s'observe lorsque l'œil tend à se cacher sous l'angle externe des paupières. La cornée transparente, de forme ovalaire dans le sens de son diamètre transversal, est recouverte comme d'une pellicule pulvérulente, sèche, inégalement opaque, à travers laquelle on distingue néanmoins, comme à travers un nuage, l'iris et la pupille, qui n'offrent d'anormal qu'un peu moins de contractilité sous l'influence des rayons lumineux. Cette cornée est plus sèche, plus nébuleuse dans ses trois quarts supérieurs que dans son quart inférieur, dont le plus d'humidité et de transparence dépend de ce que, constamment recouvert par la paupière supérieure, il est ainsi mis à l'abri de l'impression de l'air et d'autres agents extérieurs. En un mot, vous croiriez voir de prime abord l'œil sec, terne et flétri, d'un cadavre exposé depuis deux jours à l'action de l'air atmosphérique, avec cette différence que la cornée, affaiblie, déprimée chez l'homme qui a cessé de vivre, conserve chez notre malade tout le plein de la sphéricité. La vision et la sensibilité ont considérablement perdu de leur énergie primitive ; les objets ne sont aperçus qu'à travers l'épaisseur d'un brouillard, et ce n'est qu'en humectant l'œil avec un liquide quelconque que le malade voit leur forme se dessiner d'une manière moins confuse. La cornée peut supporter sans douleur et presque sans incommodité le contact du doigt promené sur sa surface, et l'instillation d'une solution de cinq grains de nitrate d'argent dans une once d'eau n'a pu déterminer que la sensation presque imperceptible d'un picotement, d'une démangeaison. Toute sécrétion liquide a cessé pour cet œil, qui ne s'humecte pas même sous l'impression irritante des pellicules d'oignon introduites entre les paupières. Les sens correspondants de l'odorat, de l'ouïe et du goût, remplissent régulièrement leurs fonctions.

» *Œil gauche*. De prime abord, il paraît parfaitement sain et étranger à toute influence sympathique de l'œil malade; cependant, lorsqu'on l'examine de près et avec attention, on aperçoit, à quelques taches noirâtres dont est parsemée la surface de l'iris, que la membrane a dû être autrefois le siége d'une phlegmasie plus ou moins intense. Aussi le malade nous a-t-il avoué que, dans la période la plus aiguë de son ophthalmie, il avait ressenti par contre-coup, du côté gauche, de la photophobie, du larmoiement et quelques douleurs gravatives dans le globe de l'œil et la région frontale externe. Aujourd'hui, l'œil et les diverses parties qui en dépendent jouissent de la régularité de leurs fonctions. A l'exception de l'appareil sécréteur qui a perdu un peu de son activité première au rapport du malade, la sensibilité est intacte, et le contact du doigt sur la cornée détermine une augmentation de larmes et une espèce de blépharospasme toujours douloureux. »

ARTICLE XV.

HÉMORRHAGIE SPONTANÉE DE LA CONJONCTIVE.

Nous avons cité plus haut (voy. vol. I, p. 279) plusieurs faits d'hémorrhagie à la surface de la conjonctive, venant très probablement de cette membrane, et classés à tort par quelques auteurs sous le titre d'*hémorrhagie de la glande lacrymale*. Dans l'un, rapporté par le docteur Clopton-Havers, c'est une femme ictérique chez laquelle l'écoulement de sang se fit « par la glandule lacrymale de l'un de ses yeux (la caroncule), sans aucune blessure extérieure. » Dans les autres, cités par Rosas, Lanzoni et Dodonœus, l'hémorrhagie de la conjonctive fut observée chez un enfant de neuf ans, manifestement scorbutique, chez un autre de douze ans atteint de fièvre maligne, et, ce qui est plus remarquable, chez une jeune fille atteinte de suppression des règles.

Je n'ai jamais rien vu de semblable, car je ne considère pas comme des hémorrhagies les quelques gouttes de sang que donnent les conjonctives des personnes atteintes de granulations ; mais voici une autre observation que je lis dans la *Gazette médicale*, p. 132, nº 7, 16 février 1850 : « Une femme de vingt-six ans, ayant eu des hémoptysies traitées par les saignées, fut soumise à la transfusion par le docteur Bougard ; elle avait eu avant des hémorrhagies spontanées par la vulve, les orteils, la bouche, les yeux et les mamelons. »

Un traitement général convenable, des collyres astringents, la compression au besoin, constituent le traitement de l'hémorrhagie de la conjonctive.

ARTICLE XVI.

BLESSURES DE LA CONJONCTIVE.

Les blessures de la muqueuse de l'œil sont fréquentes ; mais heureusement quand elles ne sont pas compliquées d'une lésion des autres membranes de l'œil ou des paupières, elles sont presque toujours sans danger. J'ai observé des cas nombreux de solution de continuité de la conjonctive, et j'ai rarement vu à leur suite une inflammation véritablement sérieuse. Une hémorrhagie légère, une ecchymose sous-conjonctivale, sont à peu près les seuls symptômes que l'on ait à noter.

Cependant, si la blessure entraîne une perte de substance, même légère, il y a les jours suivants une inflammation assez forte qui effraie beaucoup les malades et dont il est bon de les prévenir. Un exsudat blanchâtre, élevé au-dessus de la surface de la muqueuse, se répand dans la plaie et s'y organise peu à peu en s'accompagnant d'un état catarrhal qu'il convient assez souvent de modérer par des moyens convenables. Si la perte de substance est grande, comme cela arrive dans certaines déchirures des paupières, le pronostic et le traitement varieront nécessairement suivant la gravité de la lésion. Après quelques opérations de strabisme, dans lesquelles cependant le manuel avait été assez simple, j'ai vu le tissu cellulaire sous-conjonctival s'enflammer et l'œil se prendre de phlegmon et disparaître à la suite d'une périorbitite ; heureusement ce malheur n'est pas arrivé dans ma pratique.

Les plaies de la conjonctive avec perte de substance entraînent d'autres inconvénients : il en résulte une diminution ou une perte des mouvements des paupières, et cet état peut avoir beaucoup de gravité, ainsi que nous l'avons vu en étudiant le symblépharon. (Vol. I, p. 461.)

Je signalerai encore un autre cas dans lequel la conjonctive subit une perte de substance dont les suites entraînent souvent le larmoiement : c'est quand, dans l'extraction d'une tumeur, d'un chalazion ou d'une végétation placée dans le cul-de-sac conjonctival inférieur, on emporte sans ménagement la tumeur et la conjonctive au lieu d'isoler celle-ci d'abord par une dissection convenable. Les larmes, trouvant au milieu du cul-de-sac muqueux une sorte de pont qui fait obstacle à leur cours régulier, s'échappent sur la joue au lieu d'arriver au grand angle de l'œil. (Voy. vol. I, p. 600, *Kystes des paupières.*)

La conjonctive peut encore être blessée d'une autre manière; je veux parler des insectes qui viennent assez souvent piquer l'œil. Parmi ces insectes, dont les blessures ont été constatées, je signalerai celles de mouches non vénéneuses qui peuvent inoculer à l'œil, en le transportant, un virus charbonneux et provoquer ainsi de terribles accidents. L'abeille, la guêpe, le bourdon, le taon, le moustique, la scolopendre, etc., etc., peuvent aussi blesser la conjonctive et surtout les paupières, et laisser ou leur aiguillon comme l'abeille, ou quelque corps étranger.

Dans toutes ces blessures le traitement est simple : on visite d'abord la plaie avec attention afin de la débarrasser du sang ou d'un corps étranger qu'elle pourrait renfermer ; ensuite on rapproche, s'il y a lieu, les lèvres de la solution de continuité, puis on recommande des lotions d'eau froide. Ce n'est que dans quelques cas exceptionnels qu'un traitement antiphlogistique plus sévère serait prescrit.

ARTICLE XVII.

BRULURES DE LA CONJONCTIVE.

Les brûlures de la conjonctive sont généralement plus graves que les blessures, et le chirurgien doit bien se garder de porter trop rapidement un pronostic favorable quand il est appelé à se prononcer dans un cas de ce genre.

Les brûlures sont ordinairement le résultat de l'introduction dans l'œil de corps en ignition ou chargés de calorique, tels qu'un charbon incandescent, une parcelle de fer rouge, la vapeur d'eau, l'huile bouillante, le plomb fondu, etc. Plus souvent encore elles sont produites par des caustiques, et en particulier par divers acides. J'ai vu de nombreuses brûlures par l'acide sulfurique, l'acide hydrochlorique, le vinaigre : chez une jeune femme l'acide sulfurique jeté à plein verre à la face détruisit un œil et altéra si profondément la conjonctive, que cette membrane, convertie en tissu inodulaire, disparut en laissant un ankylo-blépharon complet, etc. J'en ai vu aussi de fort graves produites par la chaux vive ou éteinte, et récemment encore j'ai donné des soins à un pauvre homme de la campagne qui, étant tombé la tête la première dans un bassin de chaux éteinte, perdit l'œil droit et ne conserva l'autre qu'affaibli et après avoir couru les plus grands dangers. Je reviendrai plus loin sur ce cas et sur celui de la jeune femme en m'occupant des maladies de la cornée.

Les désordres dans ces accidents sont rarement bornés à la conjonctive, et il n'est pas toujours facile de le reconnaître : ainsi chez la jeune femme atteinte par l'acide sulfurique, la conjonctive seule paraissait avoir été brûlée par le caustique, la cornée était parfaitement claire et la vue très bonne ; mais la sclérotique avait été profondément lésée à la partie déclive de l'œil, et il y eut là, vers le dixième jour, une perforation fort large qui entraîna la perte de l'organe.

Mais lorsque la conjonctive, seule entre les membranes externes, a été atteinte par une brûlure, le pronostic et le traitement doivent nécessairement varier suivant le degré d'altération subie par la membrane muqueuse. Quand la brûlure est superficielle, on n'a à combattre qu'une simple conjonctivite plus ou moins aiguë et rien à craindre dans la suite ; si au contraire elle est profonde, on doit s'attendre, en dehors d'accidents immédiats plus graves, à des désordres produits par la perte de substance que la muqueuse aura subie, et en particulier au symblépharon, à l'ankyloblépharon, au larmoiement, etc.

La glace appliquée au moyen de sachets, l'eau froide, les antiphlogistiques, constituent le traitement des brûlures de la conjonctive. On a soin, pendant ce traitement, de rompre quelques adhérences qui tendent assez souvent à se former entre les feuillets de la muqueuse.

ARTICLE XVIII.

CORPS ÉTRANGERS DE LA CONJONCTIVE.

Les ophthalmies sont assez souvent occasionnées ou entretenues par la présence, sous les paupières, de corps étrangers dont la nature et la forme varient à l'infini; les uns sont solubles, les autres ne le sont pas. Parmi les corps solubles, il en est quelques-uns de nature caustique, qui compromettent quelquefois gravement l'œil.

Les corps étrangers qu'on rencontre le plus souvent dans la conjonctive sont des rognures d'ongle ou de plume, des grains de poussière, des parcelles de fer ou de tout autre métal, des fragments d'insectes, de paille, de graines de millet, des grains de poudre à canon, etc.

Les corps étrangers sont mobiles ou fixes. Les premiers, aussitôt qu'ils touchent au globe, sont immédiatement entraînés par la paupière supérieure dans les replis de la conjonctive, ou sur la face supérieure de l'un des tarses, surtout du supérieur. Une sensation de gêne, quelquefois une douleur très vive, se montrent brusquement; dans beaucoup de cas, le malade, après avoir inutilement frotté l'œil pendant un temps très long, finit par être débarrassé tout à coup.

D'autres fois, au contraire, le corps étranger, placé derrière la paupière supérieure, bien que mobile, reste fixé dans un endroit de la muqueuse et irrite le globe par les frottements répétés qu'il exerce à sa surface pendant les mouvements d'abaissement et d'élévation de la paupière. Le malade est alors condamné à tenir l'œil constamment fermé, sous peine de sentir se renouveler la douleur dont l'intensité va croissant.

J'ai vu un grand nombre d'individus qui, par suite de l'introduction dans l'œil d'un corps étranger caché sous la paupière supérieure, étaient dans un état incroyable d'excitation.

Il arrive assez souvent qu'après avoir occupé un point de la conjonctive tarséenne, le corps étranger se déplace et va se fixer dans un autre endroit, où, pour quelques instants, il ne provoque aucune sensation désagréable; mais tout à coup, entraîné par les larmes ou par toute autre cause, il revient se placer sous la paupière et ramène tous les accidents.

Les corps étrangers fixes sont en général plus faciles à trouver quand ils sont superficiels, rien n'est si simple que de les reconnaître et d'en débarrasser le malade; mais s'ils ont passé sous un des plis de la muqueuse, ou s'ils ont traversé en partie ou en entier cette membrane, il devient moins aisé de les apercevoir. La douleur qu'accuse le malade dans ce cas est fixe; autour du point blessé l'injection est plus forte, et l'on y voit le plus souvent une petite ecchymose.

Lorsqu'ils sont solubles et inertes, ils disparaissent peu à peu en même temps que l'irritation qu'ils ont causée; lorsque au contraire ils contiennent un corps irritant, comme le poivre, le tabac, ils deviennent souvent la cause d'une violente inflammation de la muqueuse. Mais si c'est un caustique qui a pénétré dans l'œil, l'irritation est plus forte encore, et la muqueuse est désorganisée dans quelques cas.

Un corps étranger que j'ai extrait bien des fois, et que Demours a signalé le premier, c'est une coque de millet divisée par moitié, et qui avait pénétré dans l'œil au moment où le malade soufflait dans la cage d'un oiseau pour la nettoyer.

Je n'en parle en particulier ici que parce qu'il est facile de prendre ce corps pour une de ces pustules qui apparaissent si souvent sur la conjonctive bulbaire. Il va sans dire que pour que cette erreur soit possible, il faut que la coque de millet se soit approchée très près de la cornée. Des vaisseaux réunis en faisceau triangulaire, dont le sommet est limité par le corps étranger, sont les seuls symptômes qu'on reconnaisse.

La coque de millet, dont la face convexe est tournée en avant et la face concave vers la conjonctive, est maintenue en place par cette membrane même légèrement gonflée à l'entour.

Il n'est pas rare que les mouvements des paupières portent peu à peu la graine vers les limites de la cornée, et même assez souvent jusque sur cette membrane. Un jeune homme m'a offert l'occasion de constater ce fait à ma clinique. Tous les médecins qui le virent crurent à l'existence d'une pustule et conseillèrent un traitement dans ce sens. La coque de millet était blanc jaunâtre, très mince, ridée à sa surface, ramollie par les larmes, et elle présentait tous les caractères d'une pustule affaissée; dans ses contours, elle offrait seulement quelques légères angularités qui décelaient sa nature.

Lorsqu'un ulcère siége dans la partie supérieure de la cornée et 'il présente des bords inégaux déchiquetés, comme s'ils étaient égratignés avec un instrument aigu, il y a lieu de croire à la présence d'un corps étranger sous la paupière supérieure. Une femme de cinquante ans, qui portait une moitié de graine de millet sous la paupière, m'a fourni l'occasion de vérifier encore une fois la nécessité de faire attention à la forme des ulcères de la cornée et au lieu qu'ils occupent. Rien ne pouvait faire croire à la présence d'un corps étranger que cette forme de l'ulcération; la conjonctive de la paupière supérieure examinée, j'y trouvai la cause du mal.

Même chose m'est arrivée à l'occasion d'un vieillard habitant Saint-Cloud. Deux mois avant de venir me voir, étant occupé à faire des gerbes de blé, il avait ressenti tout à coup une douleur assez vive dans l'œil droit. L'inflammation s'étant développée à un haut degré, le lendemain on appliqua des sangsues en même temps que l'on prescrivit un traitement fort sévère. Vers la huitième semaine, l'œil était encore fort malade et présentait à la partie supérieure externe de la cornée une large ulcération déchiquetée à ses bords. Je soupçonnai la présence d'un corps étranger, et, en effet, j'aperçus sous la paupière un long débris d'épi de blé couché dans le cul-de-sac conjonctival. Malgré tous mes efforts, l'ulcération fit des progrès, et l'œil fut perdu.

Lorsque le corps étranger siége sous la paupière supérieure et qu'il est mobile, la conjonctive s'injecte dans toute son étendue en même temps que la sclérotique, qui prend une teinte rouge pâle, violacée près de la cornée. De même que cette dernière membrane, l'iris demeure sain, du moins pendant les premiers temps, mais la pupille est resserrée et souvent immobile. Des larmes abondantes s'échappent de l'œil. Le malade tient la paupière abaissée et redoute quelquefois à un haut degré le plus petit mouvement de cet organe.

Au contraire, lorsque le corps étranger est fixe, la rougeur est limitée aux parties voisines de celles qu'il occupe. S'il survient une réaction assez forte, la conjonctive et la sclérotique s'injectent d'une manière générale. Il est cependant facile de reconnaître le corps étranger au centre de l'endroit le plus injecté.

Bon nombre de tumeurs de la conjonctive renferment des corps étrangers de diverse nature. J'en ai extrait qui contenaient des brins de paille, une petite pierre, une parcelle d'acier, un cysticerque; d'autres y ont trouvé un crin ou d'autres corps flottants. Quand on enlève ces tumeurs, qui sont généralement des végétations ordinaires plus ou moins volumineuses, ou quelquefois, mais plus rarement des kystes, il faut éviter de couper le corps étranger en deux, dans la crainte d'en laisser une partie dans la conjonctive.

TRAITEMENT. — Il est en général fort simple : il ne s'agit que d'extraire le corps étranger, au moyen le plus souvent d'une aiguille ou d'un pinceau ; ou s'il est caustique, au moyen d'injections faites immédiatement dans l'œil.

Reconnaître le corps étranger constitue la première indication. Après avoir attentivement visité la cornée, la muqueuse bulbaire, la caroncule, le cul-de-sac conjonctival inférieur, la face postérieure de la paupière inférieure, il ne reste plus à examiner que la paupière supérieure. A cet effet, on ordonne au malade de renverser fortement la tête en arrière, et de regarder le plus bas possible ; alors on saisit la paupière par les cils ou en pinçant la peau, et on l'éloigne du globe autant que l'étendue des parties le permet ; de cette manière il est facile d'explorer toute la surface de la muqueuse.

Le plus souvent on trouve le corps étranger fixé derrière la paupière supérieure ; aussi je me garde de renverser cette paupière tout d'abord, avant d'avoir reconnu la présence du corps étranger par ce double motif, qu'en renversant la paupière on pourrait faire disparaître la cause de la maladie sans l'avoir aperçue, et qu'en outre si le corps étranger était placé au-dessus du tarse, on ne le verrait point.

Dans l'un comme dans l'autre cas, on appliquerait un traitement irrationnel.

Si le corps est mobile, on l'enlève avec le doigt, une curette ou un stylet ; s'il est fixe, la pointe d'un bistouri ou une paire de pinces suffiront. Dans le cas où il serait engagé entre la conjonctive et la sclérotique, préalablement à l'extraction, on inciserait la muqueuse dans une étendue convenable.

S'il est enveloppé dans une tumeur, on attaque celle-ci avec précaution et de manière à enlever le corps étranger sans le diviser ; autrement on pourrait en laisser une partie dans la conjonctive, et le mal se reproduirait.

Il arrive quelquefois, mais ceci s'applique plus particulièrement aux corps étrangers de la cornée, que des malades nerveux, ne pouvant supporter le jour un instant, se refusent opiniâtrément à l'examen de l'œil ; il faut bien alors, avant d'enlever la cause du mal, en combattre les effets. Des sangsues appliquées en assez grand nombre près de l'oreille, ou, ce qui est préférable, une saignée générale et quelques gouttes de laudanum de Rousseau à l'intérieur, avec des frictions de belladone autour de l'orbite, ne tarderont pas à faire tomber cet état spasmodique. Il est rare pourtant qu'avec un peu de persévérance, et en le plaçant dans un jour modéré, on n'obtienne pas du patient l'immobilité nécessaire pour la recherche et pour l'extraction du corps étranger.

Lorsqu'on a réussi à l'en débarrasser, il arrive d'ordinaire que le malade ressent encore pendant quelque temps la sensation que lui faisait éprouver ce corps étranger. Dans d'autres cas, au contraire, le soulagement est immédiat. Si la rougeur est très vive, la douleur très forte, et que quelques accidents se soient développés du côté de l'œil, et en particulier de l'iris, on se conduira alors comme dans le cas d'une inflammation simple de cette membrane. Le plus souvent il suffira de recommander au malade le repos et des applications d'eau glacée sur l'œil. J'ajoute souvent à ces prescriptions un purgatif léger, moins dans le but d'agir contre l'inflammation que pour forcer le malade à tenir la chambre. La résolution de l'inflammation ne tarde pas à devenir complète.

Si le corps étranger est caustique, on en enlève d'abord tout ce qu'on peut, on lave ensuite l'œil à grande eau au moyen d'une seringue, puis pendant longtemps encore on applique de l'eau froide sur l'organe enflammé. Il est indispensable de recommander au malade de tirailler, un aussi grand nombre de fois par jour que possible, la paupière dont la muqueuse a été brûlée, afin d'empêcher l'adhérence des deux feuillets conjonctivaux ensemble (*symblépharon*).

ARTICLE XIX.

LITHIASE, DACRYOLITHES DE LA CONJONCTIVE.

A. — Lithiase.

Cette affection consiste dans le développement de petites concrétions pierreuses de la grosseur d'une tête d'épingle environ dans les conduits des diverses glandes des paupières. Ces concrétions, faisant assez souvent hernie à travers la conjonctive ou s'échappant à la surface de cette membrane, occasionnent diverses lésions de l'organe de la vision.

Les malades atteints de cette affection vivent le plus souvent pendant un temps excessivement long sans en ressentir la moindre incommodité ; mais il arrive que quelques-uns sont pris tout à coup d'accidents souvent très aigus et semblables en tout point à ceux qu'occasionnerait la présence d'un corps étranger. Chez les uns, le mal se borne à une conjonctivite d'une intensité variable ; chez les autres, il survient une kératite presque toujours compliquée d'ulcération et accompagnée d'une photophobie des plus insupportables. Si le médecin n'a pas reconnu la cause du mal, il applique en vain les moyens les plus énergiques, et n'arrive à débarrasser le malade qu'en examinant la conjonctive, dans le tissu de laquelle il reconnaît la cause du mal.

La petite pierre, de couleur jaunâtre, assez souvent anguleuse et fort dure, a fini par s'échapper en partie du conduit de la glande dans lequel elle s'est développée, et est venue faire hernie à la surface de la conjonctive. On reconnaît alors que la pointe anguleuse de cette pierre se trouve en rapport avec l'ulcération que l'on a remarquée sur la cornée ou avec la partie de la conjonctive qui est le plus enflammée. Il n'est pas rare de trouver aussi dans le même endroit de la conjonctive une ecchymose plus ou moins étendue. L'ulcération de la cornée, la conjonctivite et l'ecchymose se trouvent souvent réunies sur la même personne. En voici un exemple :

M. le prince de B..., que j'avais opéré l'année précédente d'une cataracte, vint me trouver pour une ophthalmie assez intense qui le tourmentait depuis quelques jours. Une ulcération existait à la partie inférieure externe de la cornée en même temps qu'une conjonctivite et une ecchymose assez étendue et occupant la moitié environ de la surface du bulbe. Renverser la paupière, reconnaître la présence du corps étranger et l'extraire avec un kystitome fut l'affaire d'un moment, et le malade fut aussitôt soulagé et bientôt guéri. La pierre extraite était plus grosse que la tête d'une épingle ordinaire ; elle présentait une pointe qui avait traversé la conjonctive, et qui, lorsque le malade regardait horizontalement, venait frotter la cornée dans l'endroit où j'avais remarqué l'ulcération.

Le développement de ces pierres est fréquent chez quelques

personnes ; aussi est-il prudent d'examiner de temps en temps leurs paupières pour extraire celles qui tendent à faire bientôt hernie à travers la conjonctive. Quelques malades, avertis par les accidents qu'ils ont déjà subis, ne manquent pas, sur mon conseil, de se soumettre de temps en temps à cette recherche, qu'une personne de leur famille peut faire aussi bien que le médecin, et évitent ainsi d'exposer leurs yeux à une inflammation des plus douloureuses.

La lithiase, que nous décrivons ici, se borne quelquefois à la présence d'une ou plusieurs petites pierres dans les conduits des glandes de Meibomius ou des autres glandes palpébrales ; mais quelquefois elle s'étend à la surface entière de la paupière, et alors la conjonctive est piquetée de taches blanc jaunâtre, serrées les unes contre les autres, et en nombre extrêmement considérable. Dans ce cas il n'est pas rare que la maladie se complique de blépharite ciliaire et de kératites rebelles.

Les dispositions anatomiques des diverses glandes qui sécrètent, soit à la surface de la conjonctive, soit près du bord libre des paupières (1), expliquent clairement les causes du développement de cette maladie. Il suffit que l'orifice d'un ou plusieurs conduits de ces glandes se trouve oblitéré par une inflammation. Si cet accident arrive, en effet, la matière sécrétée s'accumule de plus en plus, le petit canal se dilate peu à peu entre la glande et l'ouverture, actuellement fermée, et plus tard la sécrétion se transforme en une concrétion calcaire dont la densité augmente indéfiniment.

Le traitement de cette affection est des plus simples : il consiste à extraire avec une aiguille à cataracte ou avec la pointe d'un bistouri effilé la petite pierre qui occasionne l'inflammation de l'œil ou celles de ces petites pierres qui, par leur volume ou par la saillie qu'elles font à la surface de la conjonctive, pourraient devenir gênantes.

Les moyens généraux employés ordinairement dans les affections du rein et de la vessie ne m'ont jamais réussi dans la lithiase des paupières.

B. — Dacryolithes de la conjonctive.

C'est chose fort rare de trouver à la surface de la conjonctive des pierres formées par les larmes et par les autres sécrétions de

(1) Voy. Sappey, *Recherches sur les glandes des paupières.*

l'œil. Cependant les observations en sont assez nombreuses pour que cette maladie prenne rang dans les affections de l'œil (1).

J'ai observé le cas suivant; mais je regrette que les détails ne soient pas plus étendus :

Madame Smayala, cinquante-deux ans, rue Saint-Pierre-Montmartre, n° 15, à Paris, souffre depuis le mois de juillet 1850 d'irritations fréquentes à la surface des yeux. Le mal, supportable le plus souvent, s'exaspère de temps en temps et provoque une photophobie des plus intenses.

Le 31 décembre de la même année, madame S..., après avoir été prise d'une exacerbation violente de son mal, s'aperçut « que ses yeux contenaient des corps étrangers roulants, » et finit par les extraire sans trop de difficulté. Elle les enferma dans du papier et me les apporta. C'étaient de petites concrétions pierreuses du volume d'une tête d'épingle ordinaire, et si résistantes, que la pression des doigts ne les pouvait écraser. J'en pulvérisai quelques-unes, mais ne jugeai pas important de les analyser parce qu'elles étaient évidemment formées dans les mêmes conditions que celles dont nous avons parlé plus haut. (Voy. *Lithiase.*) A partir de ce moment, madame S... fut soulagée. Il y a dans les conjonctives de cette dame de nombreuses pierres semblables; mais elles ne font pas encore saillie à la surface des muqueuses et n'occasionnent aucune gêne. Je n'ai plus revu cette malade depuis cette époque.

Les auteurs dont les noms suivent ont trouvé des calculs libres à la surface de la conjonctive : Félix Plater (1656), Lachmund (1669), Garmannus (1670), Ch. Drelincourt (1672), d'Émery (1679), Hasselt (1688), Schaper (1704), Plot (1705), Schulze (1741), Schurigius (1744), Haller (1769), de Walther (1820), Guillié (1820), Weller (traduction française, 1828). De ces observations, les plus curieuses sont les suivantes :

« Observation recueillie par Lachmund, *De fossil.*, sect. 3, ch. 22, p. 72, 1669, Hilpesheim. — *Pierres magiques.* — Ici il convient de rapporter l'histoire de petites pierres qui furent produites par fascination dans un œil gauche. Dans l'année 1661, la jeune Marguerite, âgée de treize ans, fille du boulanger Conrad Brandis de Banteln, fut atteinte d'une tumeur dans la partie

(1) Voy. mon *Mémoire sur les dacryolithes et les rhinolithes* (*Ann. d'ocul.*, t. VII, VIII, IX, 1842-43).

gauche des tempes, qui lui causa de grandes douleurs, et de laquelle dans la suite, en même temps que de l'angle de l'œil, sortirent quelques petites pierres ordinaires ; la tumeur s'affaissa aussitôt après, jusqu'au moment où d'autres petites pierres semblables aux premières, qui avaient été conservées honnêtement (*probe*) dans une boîte, furent rendues par des prestiges. Cela se renouvela plusieurs fois dans le même jour, et, si je ne me trompe, il s'en produisit ainsi pendant trois semaines tant que dura cet enchantement (*incantatione magica*). J'ai dessiné ci-dessous quatre de ces pierres que la jeune fille m'a remises (voy. fig. 13 à 16). Enfin elle fut guérie, dit-on, par le secours des pères capucins. »

La jeune fille dont il est ici question a été guérie par un médecin nommé le docteur Turberville de Sarum (Plot, *Natural history*, 1705, chap. 8, p. 200).

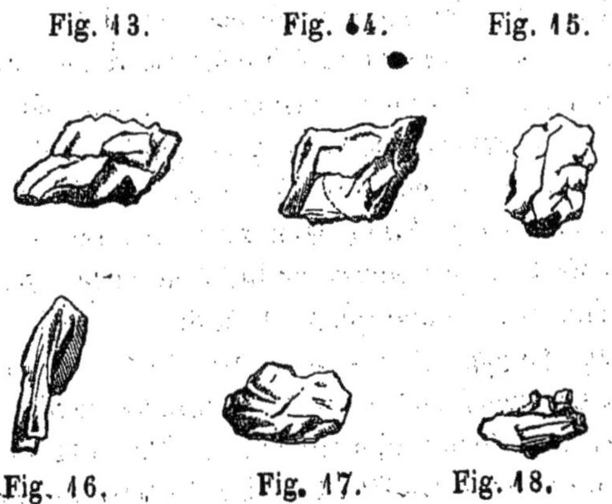
Fig. 13. Fig. 14. Fig. 15.
Fig. 16. Fig. 17. Fig. 18.

« OBSERVATION recueillie par d'Émery, médecin de Bordeaux, 1679, 1er mai, p. 66, 67 et 68 du *Journal des savants*. — *Extraite de deux lettres écrites à M. le premier médecin du roi, par M. d'Emery, médecin de Bordeaux, les 2 et 24 décembre, touchant un fait fort surprenant et peut-être inouï.* — Dans le duché d'Albret, une petite fille de village, âgée de dix ans, se jouant l'été passé avec deux de ses compagnes, receut dans les yeux une poignée de sable qu'une d'elles luy jetta. Elle s'en trouva fort incommodée pendant les premiers jours, et trois mois après elle ressentit encore une plus forte douleur au grand angle de l'œil gauche, ce qui l'obligea d'y porter la main et de presser même les endroits de cette partie. Cette compression en fit sortir deux ou trois pierres dures et de la grosseur d'un pois. Ceux qui furent témoins de la chose crurent sans beaucoup de réflexion que ces pierres devoient être quelques grains de sable qu'on luy avoit jettés ; mais comme on luy en vit jetter de cette sorte durant plusieurs jours, ce prodige commença à faire du bruit.

» Une dame de qualité chez qui cette petite fille demeuroit, l'ayant fait enfermer dans une chambre pendant quelque temps, après l'avoir observée en toutes choses, tira elle-même de l'œil gauche de cette enfant quatre de ces larmes pétrifiées, dont il y en eut une qui se trouva de la grosseur d'une fève, dure comme un caillou, triangulaire, blanche, et ayant quelque chose de transparent. M. Emery a usé des mêmes précautions pendant deux mois qu'il l'a tenue chez luy, et MM. Scorbiac et Van-Elmont, fameux médecins, ont esté comme luy témoins oculaires de ce fait prodigieux.

» L'œil de cette fille rend quelquefois jusqu'à quatre pierres dans un jour. Ces déjections se font lorsqu'elle y pense le moins, sans qu'elle ait beaucoup de temps à s'y préparer ; mais elle se plaint un peu auparavant d'une douleur piquante, qui fait qu'après la sortie de la pierre l'œil demeure enflé, rouge et pleurant. Il est vrai que depuis le commencement des grands froids que nous avons eus cet hyver, ce prodige a cessé, et que cette fille n'a plus jetté ces sortes de pierres. Les curieux ne seront pas fâchés de voir ici la figure des deux qui ont été envoyées à M. le premier médecin (voy. fig. 17 et 18 de la page 204).

» Ceux qui doutent de la vérité de ce fait disent :

» 1° Qu'il n'est pas croyable qu'un caillou pût se faire jour au travers des membranes sans qu'il en sortît du sang, et sans qu'il s'ensuivît une suppuration, quand même la pierre sortiroit par une fistule lacrymale dont l'ouverture est toujours très petite, ce qui ne se trouve point en cette fille ;

» 2° Qu'il ne peut pas tomber dans l'imagination qu'une liqueur pût s'épaissir et durcir comme un caillou en vingt-quatre heures entre l'œil et la paupière ;

» 3° Que ce qui croist dans les parties sans pourriture ni fermentation, étant presque toujours indolent comme une balle de plomb qui tombe entre les chairs, et cette pierre, au contraire, dans l'endroit d'où elle sort, faisant même de la douleur et laissant de l'inflammation à l'œil et à la paupière comme il a esté dit, cela fait croire qu'elle y a esté introduite.

« Ceux, au contraire, qui en soutiennent la possibilité, soutiennent :

» 1° Que tous les mixtes étant composés des mêmes éléments, la différence de leur forme ne vient que de la diverse disposition de leurs parties, et il y en a qui n'ont point de matières particulièrement destinées à leur génération ;

» 2° Que les pierres sont de cette nature, et que l'expérience nous apprend qu'elles se peuvent former dans les corps des animaux comme dans les entrailles de la terre ;

» 3° Qu'on sçait même qu'elles sont différemment modifiées selon la quantité et l'arrangement de leurs principes, et qu'il s'en est trouvé assez souvent dans toutes les principales parties du corps pour croire qu'il s'en peut engendrer sous les membranes des yeux.

» En effet, Hippocrate en a veu jetter par le col de la matrice, et quelques autres par le siége en toussant ou crachant. On en a trouvé dans la substance du cœur, dans l'article du genouïl, sous la langue, dans la teste, dans le mésentère et dans les articles, si l'on en croit Jacques Houillier, A. Paré et Loüis Guyon : et pour ajouster à tous ces exemples quelque chose de nouveau qui appuye même en particulier le fait dont il est question, c'est qu'après la mort de mademoiselle de la Loupe, sœur aînée de madame la comtesse d'Olonne et de madame la mareschale de la Ferté, on trouva en faisant l'ouverture de son corps une pierre de la grosseur d'une faveolle à l'origine et dans la substance des nerfs optiques. C'est de quoi MM. Vieillard de Dreux et Hubert de Nogent, fameux médecins, ont été les témoins oculaires. »

L'observation de Lachmund que nous avons donnée, et qui, sous le rapport scientifique, présente infiniment moins d'intérêt que celle d'Émery, à cause du peu de détails qu'elle renferme, n'a pas soulevé comme cette dernière la plupart des écrivains du temps contre son auteur. En France, en Allemagne, en Italie, partout les médecins s'armèrent contre le pauvre d'Émery et le taxèrent de fraude et d'imposture. Schurigius (*Lithologia*, p. 72), après avoir rapporté l'observation qu'il a lue dans le *Zodiacus medico-gallicus*, anno 1, mart. obs. 8, p. m. 63 seq., et à laquelle il renvoie, dit qu'on voit dans cet ouvrage la figure de ces larmes et d'autres choses, et qu'il y a aussi d'autres mensonges (*fraudibus*) sur ces concrétions dans les *cahiers d'avril*, p. 79, et *juin*, p. 97. A. Valisneri, *De corp. marini*, etc., Venezia,

1728, in 4°, 2e édit., p. 173, s'exprime comme on va voir à propos de ces concrétions : « Une Françoise montroit par un jeu » de sa main rusée et trompeuse des larmes sortant pétrifiées de » ses yeux, imposture que les savants découvrirent finalement, » comme on peut voir dans la première année du *Zodiacus medico-* » *gallicus.* » Valisneri, ainsi qu'on en peut juger, ne considérait pas d'Émery comme un imposteur, mais comme un niais qui s'était laissé prendre pour dupe par une jeune fille astucieuse. Christ. Franois. Paullin (*Obs. med. physic.*, cent. 1, obs. 14, p. 19), dont je n'ai pu me procurer l'ouvrage, dit, selon Schurigius (*loco citato*), que le bruit venant de France qui avait été répandu autrefois à propos de larmes pétrifiées n'était qu'une fraude et une imposture ; puis il raconte un fait, qui semble lui être propre, d'un jeune paysan qui rendait de très petites pierres en même temps que des larmes. Nous ne concevons pas que Paullin nie un fait appartenant à un autre auteur, tandis qu'il en observe un tout à fait semblable. Il est probable qu'il y a eu là quelque erreur de traduction. Hasselt, Schurigius, Paullin, Valisneri, etc., pensent que l'observation d'Émery n'est qu'une fraude et un mensonge.

Pour nous, nous croyons que l'observation que nous venons de rapporter possède aujourd'hui toute l'authenticité désirable, surtout depuis que M. de Walther a publié celle que nous allons rapporter en entier. Toutefois, il est possible que la jeune fille dont parle d'Émery, réellement malade d'abord, mais trouvant amusant de se rendre intéressante alors même qu'elle était guérie, introduisait des pierres dans les replis des conjonctives, et que sa supercherie reconnue détruisit l'authenticité d'un fait qui avait existé en réalité.

« Observation recueillie par M. de Walther (*Journal für Chirurgie. Augenheilkunde*, janvier 1820, p. 164 et suiv.). — On a trouvé des concrétions pierreuses ou plutôt plâtreuses dans toutes les parties du cerveau, dans le méat auditif externe, dans les organes salivaires, dans les yeux, dans le cœur, dans l'estomac et le canal intestinal, dans le foie, dans la vésicule et le pancréas, dans les voies urinaires, dans l'utérus et les articulations.

» Elles sont très rares dans l'œil. Morgagni, Haller, ont rencontré des lames osseuses entre la choroïde et la rétine. J'ai vu, dans des cataractes osseuses, le cristallin devenir dur comme une pierre. Un semblable cristallin, soumis à l'analyse chimique, produisit une petite quantité d'albumine combinée avec du phosphate et du carbonate de chaux.

» Le corps vitré a été trouvé plusieurs fois transformé en une masse pierreuse. Rudolphi cependant se refuse à croire à la possibilité de cette transformation ; il croit que les concrétions osseuses que l'on trouve dans les bulbes flaccidifiés et aplatis de l'œil ne se forment pas par l'ossification d'un point particulier de l'œil, mais par une sécrétion morbide des vaisseaux de la choroïde. Je possède un corps vitré ossifié qui, au moment où je l'ôtai du bulbe, était encore enveloppé de la rétine. Cette concrétion a exactement la grandeur et la forme du corps vitré dont elle occupait la place. Elle sonnait lorsqu'on la frappait avec un stylet de métal, et actuellement, après un séjour de plusieurs années dans l'alcool, elle conserve très bien sa forme originale.

» Schmucker et Sandifort assurent avoir trouvé, dans la substance de la caroncule, des pierres lacrymales comme celles que Blégny avait précédemment découvertes dans les canaux lacrymaux.

» Il est remarquable qu'on ne voie jamais ces sortes de pierres dans le sac lacrymal, lorsqu'il y a fistule lacrymale ni même lorsqu'il y a oblitération parfaite du canal nasal membraneux ; mais que des concrétions pierreuses puissent se former en grande quantité dans l'humeur lacrymale et en fort peu de temps, rien n'est plus certain, comme vont le prouver les observations suivantes, dont on ne trouve aucune trace dans les écrits des auteurs qui m'ont précédé. » (Il est bien évident qu'ici M. de Walther s'est trompé, ainsi que le prouvent les observations de Lachmund et d'Émery, que nous avons rapportées.)

« J'avais ôté, en 1811, de l'œil gauche d'une demoiselle nommée Anna Lichterwaller, fille d'un marchand de poissons à Landshut, jeune, florissante de santé, très saine et bien réglée, un morceau de carbonate de chaux qui semblait être descendu du plancher supérieur de l'orbite sans avoir occasionné aucun dommage à l'œil.

» En février 1813, elle éprouva une odontalgie violente. On crut parvenir à calmer la douleur par l'extraction de plusieurs dents molaires cariées ; mais elle en ressentit très peu de soulagement.

» Quelques mois après, elle eut de violentes coliques accompagnées d'une constipation opiniâtre, qui ne céda qu'à l'emploi longtemps continué de fomentations, de lavements et d'onctions huileuses sur l'abdomen.

» Vers la fin de juillet de la même année, elle se plaignit d'ardeurs et de picotements dans le globe gauche, qui étaient exaspérés par le moindre mouvement des paupières et de l'œil et par l'excitation de la lumière solaire vive. En examinant cet œil attentivement, on put voir dans le repli de la conjonctive, entre le globe et la paupière inférieure, vers l'angle externe, une petite pierre blanche, anguleuse, de la grosseur d'un pois, et qui, après son extraction, fut aisément écrasée entre les doigts en laissant un résidu graisseux et sablonneux.

» Quoique la malade assurât qu'aucun corps étranger n'était entré dans son œil, je crus d'abord que cette pierre n'était autre chose qu'un morceau de chaux qui y avait été introduit accidentellement; mais quel fut mon étonnement lorsque, trois jours après, la malade revint de nouveau ! Une petite pierre, semblable à la première, se montra à la même place : l'œil alors était déjà considérablement enflammé ; la douleur ne se bornait pas au globe seulement, mais s'étendait à la région frontale dans la direction susorbiculaire. La photophobie et le larmoiement étaient proportionnés aux autres symptômes de cette maladie de l'œil. L'ophthalmie était survenue la veille au soir avec un violent accès de fièvre précédé de frisson auquel avait succédé de la chaleur. Bien que la petite pierre nouvellement formée fût extraite avec facilité, néanmoins le lendemain, après une nuit passée sans repos avec beaucoup de douleur, l'intensité de l'inflammation augmenta singulièrement, et, au repli de la conjonctive palpébrale inférieure, il se montra de nouveau un concrément blanc et friable qui, le deuxième jour, avait atteint le volume du premier. La paupière supérieure était rouge, et son bord supérieur tuméfié. Tous ces accidents, qui allaient croissant, indiquèrent la nécessité d'une saignée de 250 grammes et l'usage du régime antiphlogistique dans toute son étendue. La malade éprouva un soulagement passager, mais, quatre jours après, la nouvelle intensité de l'ophthalmie obligea de recourir une seconde fois aux émissions sanguines.

» Cependant le développement des pierres continuait toujours dans l'endroit indiqué, et avec une plus grande rapidité ; des concrétions nouvelles, d'un volume beaucoup plus fort, se montrèrent dans des périodes plus rapprochées, elles avaient toujours la même nature : on ôtait d'abord tous les jours deux fois, puis trois fois, de l'intérieur de l'œil, de ces petites pierres.

» Comme je ne connais aucun remède plus efficace, pour s'opposer à la formation des noyaux calculeux d'acide urique dans les reins des sujets qui sont disposés à la gravelle, que la solution du sel de tartre dépuré (et non comme le dit M. Guillié, p. 139 de la *Bibliothèque ophthalmologique*, du tartrite acidule de potasse), dissous dans l'eau de cannelle, j'essayai sur cette malade ce remède, qui est analogue à celui conseillé par Steefens dans les mêmes cas, et que l'on administre à la dose de quatre demi-cuillerées à bouche chaque jour, en faisant boire simultanément une grande quantité de fleurs de pensée sauvage.

Kali carbonat	j ß.
Solve in aquæ cinnamomi simpl	℥ iv.
Adde sirupi diacod.	℥ ß.

» Après six jours de l'usage de ce remède, pendant lesquels l'urine était trouble, chargée d'un sédiment abondant et fétide, la génération des pierres de l'œil gauche a singulièrement diminué, et, pendant vingt-quatre heures, il ne s'est formé qu'une seule pierre plus petite et seulement une poudre blanchâtre et friable, qui ne s'agglomérait plus en une masse solide, et qu'il suffisait d'enlever une fois en quarante-huit heures. Mais pendant que la maladie décroissait et disparaissait à l'œil gauche, elle débutait sur l'œil droit au même endroit du repli conjonctival, entre le globe et la conjonctive oculaire, en suivant la même marche ; les petites pierres se formaient d'abord plus rarement et plus lentement, ensuite plus fréquemment et plus rapidement. Avec cela une ophthalmie légère dans le principe, plus intense ensuite, obligea de pratiquer deux saignées.

» La maladie ne fut pas aussi violente sur l'œil droit qu'elle l'avait été sur le gauche. Sa durée fut moins longue ; elle décrut insensiblement comme elle avait augmenté. Les concrétions se montrèrent plus rares, plus petites, et finirent par ne plus reparaître du tout.

» Le cours de cette maladie fut presque de onze semaines. Comme pendant ce traitement la poitrine de la jeune malade s'était affectée par la répétition des saignées, par le changement de régime, et peut-être aussi par l'usage assidu des remèdes alcalins ; comme il était survenu une toux incommode avec expectoration suspecte, le matin surtout, et avec détérioration de l'habitude du corps, je lui conseillai d'user d'une nourriture plus substantielle et de prendre une infusion de lichen d'Islande. Trois semaines suffirent pour lui rendre son embonpoint et sa santé.

» Mais quelques années après, elle fut reprise par cette même maladie : des concrétions pierreuses semblables aux précédentes pour la couleur, la grosseur et la nature, parurent de nouveau dans l'œil gauche.

» Dans le principe, elles se montrèrent entre la paupière inférieure et le bulbe; dans la suite, il y en avait aussi entre la paupière supérieure et le globe. Quelques jours après, des concrétions semblables se formèrent dans l'œil droit; mais cette fois les yeux étaient beaucoup moins enflammés, et la maladie fut plus courte parce que je lui opposai dès le principe la solution de potasse ; le nombre des pierres qui se formaient tous les jours diminua bientôt en effet, et tout le travail morbide cessa en peu de temps.

» Je possède un grand nombre de ces concrétions, auxquelles je crois devoir donner le nom de *dacryolithes*. »

ARTICLE XX.

PARASITES DE LA CONJONCTIVE.

Une observation que je trouve dans les *Annales d'oculistique*, t. XV, p. 133, et qui a été faite par M. Armand Bouilhet, indique une singulière espèce de corps étranger sous les paupières. Voici ce qu'il raconte :

« Le 24 juin, je fus consulté par une jeune femme de la campagne qui se plaignait d'une vive inflammation de l'œil droit. Cet organe était en effet très rouge, tuméfié et larmoyant. Ce désordre datait du 22 ; le 23, elle avait consulté son chirurgien, qui pratiqua une saignée qui ne produisit aucun effet. Une seconde évacuation sanguine fut proposée ; mais la malade ne voulut pas s'y soumettre et vint me trouver. Sur la demande que je lui fis si aucun coup n'avait pu déterminer le mal, elle me dit que le 22, vers neuf heures du matin, étant occupée à couper du seigle, elle avait ressenti un coup, assez léger à la vérité, dans l'œil, et qu'aussitôt elle avait commencé à en souffrir. Je crus avoir affaire à un corps étranger, et je me mis en devoir de m'en assurer. Après avoir écarté les paupières, j'aperçus un point blanchâtre ; je l'enlevai et le mis sur l'ongle pour le faire voir à la malade. En le lui faisant remarquer, quel fut mon étonnement de voir ce corps en mouvement ! Je l'examinai avec attention, et je reconnus que c'était un petit ver. Me rappelant alors que certaines espèces de mouches déposent leurs larves sur diverses parties des animaux, je pensai que ce petit insecte n'était peut-être pas le seul ; je fis couler trois gouttes d'huile d'olive sur le globe de l'œil, et je pus bientôt retirer dix vers successivement.

» Ces petits animaux se mouvaient avec une vitesse incroyable; ils étaient ronds, assez allongés, et plus petits que ceux qui sont déposés par la grosse mouche sur les viandes ; il y en avait dont la tête paraissait avoir un point noir : ceux-ci semblaient plus vigoureux que les autres.

» Vers la fin du même mois de l'année 1845, une femme conduisit chez moi son fils, âgé de dix à onze ans, et qui se plaignait d'une vive démangeaison à un œil depuis la veille. Cette démangeaison était survenue tout à coup après le contact d'une mouche, qui à peine marqua un temps d'arrêt sur l'organe. Cette fois-ci le malade était sûr que c'était un insecte qui l'avait touché. J'examinai attentivement, et je découvris de petits vers tout à fait au fond de la paupière supérieure ; j'employai le même procédé que la première fois, et je retirai six vers. Je crus avoir fini ; l'enfant s'en alla sans souffrir. Comme on parla de cela comme de quelque chose d'extraordinaire, un médecin eut l'occasion de voir l'enfant, et, examinant son œil, il aperçut d'autres vers ; il me le renvoya aussitôt, et j'enlevai encore deux vers. Depuis lors l'enfant est bien guéri et n'a plus rien ressenti à l'œil. »

Des observations semblables ont été faites par d'assez nombreux auteurs et réunies par Schön. Scarpa et Chélius ont vu une ophthalmie entretenue par des poux qui s'étaient enfoncés près des racines des cils (Scarpa, t. I, p. 266 ; Chélius, *loc. cit.*, p. 495). Guillemeau raconte qu'il avait épuisé tous les moyens pour combattre des douleurs de l'œil jusqu'au moment où une vieille commère fit sortir de la conjonctive, avec une aiguille, une foule de petits vers qui ressemblaient à des poux (Guillemeau, *Traité des maladies des yeux*). Sauvages et Schenck ont vu des faits semblables.

J'ai observé le *cysticerque* sous la conjonctive et dans la chambre antérieure, mais je n'y ai vu ni les poux, ni les vers, ni le filaire de Médine, que d'autres y ont trouvé. (Voy. plus loin *Parasites de l'œil.*)

ARTICLE XXI.

AFFECTIONS SYPHILITIQUES DE LA CONJONCTIVE.

A. — Chancre.

Nous avons déjà, dans notre premier volume, étudié les maladies syphilitiques d'une des parties constituantes de l'appareil oculaire (*Affections syphilitiques des paupières,* p. 620). Il ne sera peut-être pas inopportun de rapporter ici un fait dans lequel les principaux symptômes du chancre se retrouvent d'une façon complète sur la conjonctive. Ce fait a eu ceci de curieux, que non-seulement l'ulcère a offert tous les caractères de l'affection spécifique primitive, mais que l'on a pu de bonne heure le considérer comme cause d'une affection constitutionnelle prévue. En effet, d'une part, il était profond, ses bords étaient taillés à pic, le fond en était recouvert de cette matière pultacée grisâtre que l'on ne rencontre que dans les ulcérations syphilitiques primitives ; et, d'autre part, l'engorgement indolent des ganglions lymphatiques voisins (adénite indolente non suppurée) indiqua clairement au bout de peu de jours l'infection constitutionnelle, qui devait bientôt se manifester par des phénomènes pathognomoniques, et qui exigea l'emploi d'un traitement général approprié.

Les faits de ce genre étant assez rares, nous rapportons *in extenso* cette observation, dont les détails sont assez complets, assez tranchés, pour nous dispenser de tracer une histoire générale du chancre de la conjonctive.

Observation. — Le 31 juillet 1854 se présente à ma clinique madame M..., âgée de trente-quatre ans, brodeuse.

Elle porte au grand angle de l'œil gauche, dans l'épaisseur de l'extrémité interne de la paupière supérieure, une tumeur du volume de trois grains de chènevis, présentant l'aspect et la forme d'un follicule enflammé. Le gonflement des parties voisines est assez considérable, les tissus sont d'un rouge vif, la partie centrale de la tumeur est beaucoup plus saillante que la circonférence.

La portion de la conjonctive qui l'entoure et tapisse le cul-de-sac est également très rouge; la caroncule est tuméfiée, l'œil larmoyant. Le toucher, et même une pression assez forte, ne déterminent aucune douleur. La malade ne donne aucun renseignement satisfaisant sur la cause de l'affection.

Croyant n'avoir affaire qu'à un follicule enflammé accompagné d'une conjonctivite intense, je me borne à prescrire un collyre de sous-acétate de plomb pour fomentations et des cataplasmes de feuilles de laitue cuites sur l'œil gauche pendant la nuit.

Le 4 août, la malade revient à la clinique. La partie la plus saillante de la tumeur s'est ulcérée. La perte de substance, de 1 centimètre environ de large, mesure à peu près tous les diamètres de la tumeur que nous avons décrite. Son aspect est caractéristique: les bords en sont taillés à pic; le fond en est rempli par une matière d'un gris jaunâtre tout à fait semblable à celle que l'on rencontre dans les ulcérations syphilitiques primitives. En même temps, je constate un engorgement bien manifeste, non douloureux, sans changement de couleur à la peau, des ganglions lymphatiques pré-auriculaires et sous-maxillaires.

Dès lors, il ne me reste plus aucun doute, et, au premier diagnostic, je substitue sans hésitation celui-ci : ulcère spécifique de la conjonctive.

Les phénomènes inflammatoires étant très aigus, je fais continuer les émollients, mais je prescris en outre de bassiner l'œil sept ou huit fois par jour avec le collyre suivant :

Eau distillée......	100 gram.
Sublimé..........	0,05

et je fais prendre à la malade une pilule de Sédillot matin et soir.

Le 7, l'ulcère est dans le même état. Les gencives sont un peu gonflées, et tout fait craindre un commencement de stomatite mercurielle. On suspend les pilules; gargarisme d'eau d'orge miellée, tisane de salsepareille.

Le 9, je fis examiner la malade par M. le docteur Clerc, qui reconnut en effet avec moi tous les caractères apparents du chancre dans cet ulcère, mais ne voulut rien affirmer absolument sur la nature de l'affection avant un nouvel examen répété à quelques jours de distance; il conseilla seulement une médication purement expectante. Fomentations émollientes, collyre au borax.

Le 24 août, cet honorable confrère nous envoya la malade avec cette note : « Rien de suspect aux organes génitaux ; la persistance de l'adénite auriculaire et de l'adénite des parois de la bouche est une présomption d'infection constitutionnelle qui, du reste, ne se manifestera guère avant un mois. »

Enfin, le 21 septembre, madame M... revint nous voir avec ce diagnostic du docteur Clerc : Syphilide papuleuse lenticulaire. La stomatite mercurielle étant complétement guérie depuis plus de trois semaines, la malade est soumise à un traitement par le protoiodure de mercure.

Le 29 du même mois, l'ulcération de la conjonctive était complétement cicatrisée. La syphilide papuleuse diminuait rapidement, et l'adénite auriculaire semblait en voie d'amélioration. Inutile de dire que les questions les plus pressantes adressées à la malade ne purent amener aucune réponse satisfaisante quant à l'origine de sa maladie.

Dans notre premier article sur les ulcères syphilitiques des paupières, nous avions signalé un fait du même genre que le précédent observé par nous sur une sage-femme que nous avait adressée notre confrère M. le docteur Pajot, professeur agrégé d'accouchements à la Faculté de médecine de Paris.

Voici en peu de mots l'histoire de cet autre fait, que l'on ne rapprochera pas sans quelque intérêt de celui que nous venons de citer.

Observation. — Madame G..., sage-femme, âgée de trente ans, d'une constitution lymphatique, d'une bonne santé habituelle, bien réglée, n'a, nous assure-t-elle, jamais été malade. Elle n'est pas sujette aux rhumatismes et ne porte aucune trace de ganglions engorgés ou suppurés.

Elle se présente à la clinique, pour la première fois, le 2 février 1852.

Son œil gauche est malade depuis quinze jours. La conjonctive palpébrale inférieure est très gonflée depuis cette époque. Il n'y a pas eu de douleur, et il n'en existe pas encore aujourd'hui.

Sur le milieu de la conjonctive, dans le cul-de-sac inférieur, on voit une tumeur un peu allongée, du volume d'un pois vert environ, et au sommet de laquelle existe une ulcération à bords déchiquetés et taillés à pic, donnant un peu de pus. Cette tumeur allongée, disons-nous, fait corps avec la conjonctive, sous laquelle elle est couchée en forme de fuseau ; elle adhère complétement à la muqueuse. Elle offre absolument l'aspect que présenterait une ulcération spécifique primitive sur la muqueuse préputiale. L'œil est très rouge et sécrète un peu, surtout la nuit (conjonctivite palpébro-bulbaire).

Un ganglion pré-auriculaire volumineux, de la grosseur d'une forte aveline, se fait sentir sous le doigt et vient en aide au diagnostic. Cependant, comme la malade n'a pas souvenir d'avoir accouché récemment de femmes infectées et qu'elle affirme n'avoir pas eu de rapports suspects, je l'adresse à M. Ricord qui, après un examen attentif, me la renvoie avec le diagnostic suivant : Chancre de la conjonctive, avec son adénopathie symptomatique (1).

Suivant le conseil de notre savant confrère et ami, je cautérise l'ulcération le 3 février avec le nitrate d'argent.

Le 4, au matin, dix sangsues sont appliquées sur le ganglion pré-auriculaire. Dans la soirée, on administre un purgatif salin.

Le 5, le ganglion est moins tuméfié ; la tumeur conjonctivale n'a pas éprouvé de diminution.

J'ignore comment s'est terminé ce cas, la malade n'étant pas revenue à la clinique.

Ces deux faits, joints aux détails dans lesquels je suis entré en parlant du chancre des paupières, me paraissent suffisants pour compléter l'histoire du chancre de la conjonctive.

B. — Syphilides.

Je n'ai jamais eu occasion d'observer de plaques muqueuses, ni, comme A. Smée, d'éruptions cuivrées (voy. *Annal. d'ocul.*, t. XIV, p. 31) sur la conjonctive oculo-palpébrale ; mais dans plusieurs cas, j'ai constaté sur cette membrane la syphilide tuberculeuse. En voici un exemple :

Un homme, ancien valet de chambre du duc de Montpensier,

(1) Nous ne résistons pas au désir de transcrire la lettre de notre spirituel et savant ami :

« Comme diagnostic rationnel, je crois que c'est un chancre de la conjonctive avec son adénopathie symptomatique. C'est un accident qui ne *saute* que rarement *aux yeux*, et ce n'est pas, dans tous les cas, celui qui rend le plus ordinairement l'*amour aveugle*.

» Pour le moment, voici ce que je conseille : 1° Toucher l'ulcération avec le nitrate d'argent ; 2° collyre émollient ; 3° dix sangsues sur le ganglion ; 4° un purgatif salin ; 5° régime doux et pas de fatigue. Il faut attendre un peu les résultats de cette médication, avant de recourir aux spécifiques. »

vint d'Espagne à Paris pour me consulter sur une affection grave des yeux. Lorsque je le vis pour la première fois, il était atteint d'une iritis double qui devint surtout fort intense du côté gauche. La pupille ne tarda pas à se fermer, et j'aperçus sur l'iris ces tumeurs que l'on a décrites sous le nom de *condylomes*. L'une d'elles, plus volumineuse que les autres, placée au côté externe, vint faire saillie sous la conjonctive à travers la sclérotique. En même temps, de tous les côtés sous la conjonctive, je vis s'élever de petites tumeurs indolentes, très dures, oblongues, exactement semblables à des tubercules syphilitiques dont, pendant que ceci se passait du côté de l'appareil oculaire, les téguments du corps se couvrirent également. La peau des paupières en était à la lettre criblée.

Cet homme, que je vis avec M. le docteur Horteloup, médecin de l'Hôtel-Dieu, était dans un état d'épuisement tel que nous jugeâmes dangereux de recourir pour le moment à un traitement spécifique, auquel nous ne nous serions décidés, du reste, qu'avec une certaine réserve, le malade niant de la façon la plus énergique qu'il eût jamais eu aucun signe d'accident primitif.

J'ai appris depuis que le malade, qui nous quitta, fut soigné par le docteur Boinet. On le soumit à un traitement spécifique, et il finit par guérir complétement. L'œil gauche, pourtant, demeura entièrement perdu. J'ai pu constater moi-même la guérison, car le malade revint me voir plusieurs mois après. Ici, le succès obtenu par la médication antisyphilitique fut une preuve que, malgré les dénégations du sujet, nous avions eu affaire à une syphilide tuberculeuse de la conjonctive.

ARTICLE XXII.

CANCER DE LA CONJONCTIVE.

Le cancer de la conjonctive se présente sous deux formes principales, la forme *mélanique*, ou mieux encéphaloïde compliquée de mélanose, et la forme *fongueuse*.

La forme mélanique est sans contredit la plus commune, bien qu'elle ne soit pas cependant extrêmement fréquente en tant que bornée à la conjonctive ou ayant débuté primitivement par cette membrane. Nous ne pouvons considérer comme exemples de cette maladie les faits rapportés par les auteurs, dans lesquels la dégénérescence cancéreuse aurait commencé par un autre des tissus constituants de l'œil.

Ainsi, Wardrop a publié dans le journal *the Lancet* le cas d'un homme de quarante ans qui, atteint six ans auparavant d'une ophthalmie purulente, présentait depuis cette époque une affection staphylomateuse de la cornée. La conjonctive scléroticale du côté interne du globe de l'œil était transformée en une masse d'un noir foncé uniforme, large comme l'ongle du petit doigt, de forme irrégulière, anguleuse et aplatie. Elle était, dit Wardrop, mobile sur la sclérotique et existait depuis un an ; l'ablation en avait été faite, mais la tumeur s'était reproduite et n'avait fait qu'augmenter de volume. Mais, dans ce cas, la maladie que l'on a regardée comme un cancer de la conjonctive n'a pas débuté par cette membrane. Evidemment elle avait pris naissance dans l'intérieur de l'œil, car il existait un staphylôme ; probablement il s'agissait d'un cancer de la rétine qui avait perforé la sclérotique et s'était fait jour sous la conjonctive.

J'ai observé quatre faits de cancer sous la conjonctive près de la cornée, dont un encore tout récemment avec le docteur Laborie. J'y reviendrai en étudiant les affections de la cornée et de la sclérotique. Il en est de même du cas rapporté par Travers, d'une femme chez laquelle s'était développée sur la cornée une tumeur d'un rouge foncé, saillante entre les deux paupières, et lobulée comme une grappe de groseilles à grains d'inégale grosseur. Travers crut avoir affaire à une affection végétante de l'iris et pratiqua l'ablation de la moitié antérieure du globe de l'œil. A la dissection, on trouva la cornée et la sclérotique saines, bien que la surface de la cornée fût cependant un peu rugueuse et brunâtre aussi. Ici encore, on peut se faire la même question : Était-ce bien à un cancer de la conjonctive que l'on avait affaire? quoique pourtant l'état presque normal des parties sous-jacentes puisse porter à penser que la maladie avait débuté par la conjonctive.

Nous ne parlons donc ici que de l'encéphaloïde mélanique de la conjonctive, borné à cette membrane ou ayant bien évidemment débuté par elle pour n'envahir les parties voisines que consécutivement. Comme les tumeurs de même nature qui se développent sur les autres membranes muqueuses, l'encéphaloïde de la conjonctive commence par une petite grosseur de volume très variable, dont l'accroissement est quelquefois assez lent, mais qui finit toujours par prendre un développement considérable et par entraîner des accidents fâcheux lorsque l'art n'intervient pas. L'intensité de la coloration brune varie suivant la prédominance de l'élément mélanique ou de la substance encéphaloïde. Le plus souvent, l'ablation n'est qu'un moyen de guérison momentanée; plus ou moins longtemps après l'opération, la maladie se reproduit, et presque toujours entraîne la perte de l'œil ou même des accidents beaucoup plus graves.

La seconde forme est la forme fongueuse, décrite par les auteurs sous le nom de *fongus malin* de la conjonctive. Elle débute le plus souvent par de petites excroissances ou végétations d'un rose livide qui, présentant un aspect mollasse, fongueux, s'élèvent à la surface de la conjonctive scléroticale, prennent un accroissement plus ou moins rapide, souvent assez considérable, font saillie entre les paupières, s'ulcèrent, et peuvent affecter toutes les formes qui appartiennent au cancer des membranes muqueuses.

Il arrive quelquefois que des tumeurs qui, au moment de leur apparition, semblaient n'offrir aucun mauvais caractère, revêtent plus tard, et sous des influences que l'on ne peut toujours apprécier, l'aspect du carcinome et finissent par devenir bien réellement des tumeurs cancéreuses. Dans tous les cas, il n'est aucun phénomène particulier qui différencie le cancer fongueux de la conjonctive de celui des autres muqueuses de l'économie; on y retrouve l'ulcération avec suppuration fétide, sanieuse, des hémorrhagies assez fréquentes, surtout au moindre contact. Les tumeurs cancéreuses de la conjonctive sont ou sessiles ou pédiculées, le plus souvent elles s'étalent à la surface du globe oculaire, sous la pression des paupières, et ce n'est qu'à une phase assez avancée de leur évolution qu'elles font saillie entre les paupières et les écartent. On les a vues dans quelques cas perforer la paupière supérieure et faire saillie au travers.

Quelle que soit la forme qu'affecte le cancer de la conjonctive, que sa marche soit lente ou rapide, il finit presque toujours par envahir les parties voisines, s'étend fréquemment aux tissus sous-jacents à la conjonctive, à la cornée ou à la sclérotique, et détermine ainsi la perte de l'organe. Cette terminaison rentre dans l'histoire du cancer du globe oculaire. Comme le cancer des autres parties du corps, celui dont nous nous occupons ici est souvent indolent à son début; ce n'est guère que lorsqu'il est devenu le siége d'ulcérations, ou qu'il est extrêmement volumineux, qu'il cause des souffrances au malade, et que l'on voit s'y produire ces douleurs lancinantes qui ont été données à tort comme un signe pathognomonique et constant des affections cancéreuses.

Nous ne parlerons pas du traitement, qui est le même que celui des autres cancers de cette région ; disons, du reste, que, si nous avons fait ici un article spécial du cancer de la conjonctive, ça été moins par une nécessité véritable que pour remplir notre cadre, cette affection se confondant avec le cancer des paupières, que nous avons décrit dans le premier volume, ou avec celui du globe oculaire que nous étudierons plus tard.

ARTICLE XXIII.

TUMEURS ÉRECTILES DE LA CONJONCTIVE.

Au dire de quelques auteurs, la conjonctive pourrait quelquefois être le siége de tumeurs érectiles, qui ne seraient autre chose qu'une dilatation vasculaire semblable à celle que l'on observe dans les *nævi materni*. Cette lésion, si elle existe, doit être excessivement rare, et je ne l'ai jamais rencontrée. Je serais assez porté à penser que souvent on aura pris pour une de ces tumeurs le commencement d'une tumeur fongueuse de la conjonctive. Il suffit, pour s'assurer de la nature de la tumeur, de l'abandonner à elle-même. Sa marche et les phénomènes qui apparaissent au fur et à mesure qu'elle se développe suffisent pour ne laisser aucun doute sur sa véritable composition. Le fait que cite Wardrop, et que les uns rapportent comme un exemple de tumeur érectile, tandis que les autres y voient une tumeur graisseuse, n'était évidemment pas un cas simple, puisqu'il existait à la surface de la tumeur une douzaine de poils fort longs ; il rentrerait plutôt dans la catégorie de ceux que Graefe a décrits sous le nom de *trichosis bulbi*, dénomination qui n'implique rien sur la nature de la maladie en elle-même. Quant à celui observé par Pelletan et décrit par lui (*Cliniq. chirurgic.*, t. II, p. 73), ce n'était évidemment qu'un fongus qui nécessita l'ablation de l'œil et se reproduisit plus tard dans l'orbite.

ARTICLE XXIV.

CHÉMOSIS SÉREUX, OU OEDÈME DE LA CONJONCTIVE (1).

Le boursouflement séreux de la conjonctive est une affection très fréquente et qui ne présente par elle-même aucune gravité dans la plupart des cas. Il est produit par une accumulation de sérosité dans le tissu cellulaire sous-conjonctival.

ÉTIOLOGIE. — L'érysipèle des paupières, les conjonctivites granuleuses, les abcès des paupières, les plaies, les corps étrangers, la cautérisation de la conjonctive, les applications de sangsues dans le voisinage de l'œil, etc., etc., produisent souvent cette maladie. J'ai vu le chémosis se développer tout à coup sans cause appréciable et disparaître avec rapidité sans aucun dommage pour l'œil.

Parmi les causes générales, une constitution molle ou lymphatique, l'exposition journalière à certains gaz, y prédisposent singulièrement; les nouvelles accouchées y sont particulièrement sujettes; on le voit aussi chez quelques vieillards et chez des personnes affaiblies. « Quelquefois, dit Mackenzie (2), la conjonc-» tive devient œdémateuse d'une manière plus diffuse chez des » sujets âgés, à constitution relâchée. Dans un cas, l'œdème de la » conjonctive survint chez une vieille femme après qu'elle eut » pris une quantité énorme de punch au rhum, et il subsista pen-» dant plusieurs mois. J'ai vu souvent cet œdème accompagné » par une saillie anormale des globes oculaires, comme si la tu-» méfaction du tissu cellulaire orbitaire les poussait au dehors. » Je l'ai vu aussi coïncider avec l'hémicrânie et la névralgie cir-» cum-oculaire. »

Il est rare que le chémosis séreux ne se montre pas en même temps que quelques tumeurs inflammatoires des paupières; il est alors symptomatique, comme par exemple l'œdème des paupières

(1) Les maladies qui font le sujet de cet article et de ceux qui vont suivre devraient être classées parmi les affections du tissu cellulaire sous-conjonctival; nous avons préféré les ranger à la suite des maladies de la conjonctive pour faciliter les recherches.

(2) Mackenzie, *loc. cit.*, p. 181.

dans le furoncle qui occupe la région des sourcils, ou comme l'œdème de la glotte dans la laryngite ou dans la pharyngite.

L'œdème dont nous parlons se montre encore très fréquemment dans le cas où une tumeur de l'orbite oblitère par compression les veines de l'œil. Bien des fois, tandis que l'œil, plus ou moins saillant dans le cas de tumeur, était immobile dans l'orbite, j'ai vu la conjonctive bulbaire soulevée par un œdème. Du jour au lendemain, la quantité de sérosité variait ; certains jours la muqueuse restait comme affaissée, d'autres fois elle était si soulevée que des mouchetures devenaient nécessaires.

Les chutes sur la tête provoquent quelquefois encore l'œdème symptomatique. De même que l'ecchymose sous-palpébrale, il indique alors des désordres très graves du côté du cerveau. M. Vidal (de Cassis) (1) rapporte qu'un homme qui se trouvait dans ce cas mourut, et qu'à l'autopsie il constata « des abcès sur et sous le crâne, » dans le cerveau, dans le foie, dans les sinus veineux et les veines qui correspondaient à la fente sphénoïdale gauche. L'œil du même côté était le siége d'un chémosis séreux très prononcé. « La » tumeur était demi-transparente et jaunâtre ; le liquide qui la » composait avait cette teinte qui, d'ailleurs, était répandue par- » tout, car le foie était malade. »

Le chémosis séreux se montre encore dans les cas où des caillots sanguins se seraient formés dans la veine ophthalmique. A. Laënnec rapporte l'exemple curieux d'une femme déjà atteinte de *phlegmasia alba dolens* aux deux membres abdominaux, qui fut tout à coup prise de cécité et de vives douleurs dans l'œil. « *Il y avait chémosis séreux opalin considérable.* » L'auteur rapporte ce phénomène à la formation de caillots sanguins dans la veine ophthalmique. Un autre cas, dans lequel l'autopsie est venue confirmer les idées de Laënnec, a été rapporté par M. Rostan dans une de ses leçons cliniques à l'Hôtel-Dieu (2). Un soldat qui présentait un chémosis séreux mourut après avoir éprouvé des accidents cérébraux, et M. Masselot, chirurgien aide-major distingué de l'hôpital militaire de Versailles, trouva à l'autopsie une inflammation de la veine ophthalmique et de quelques sinus.

SYMPTÔMES. — Le chémosis séreux se présente sous la forme

(1) Vidal (de Cassis), *loc. cit.*, p. 320.

(2) *Gazette des hôpitaux*, 3 mai 1845.

d'une tumeur d'un blanc jaunâtre, de couleur gélatiniforme plus ou moins prononcée selon le degré de l'affection.

La tumeur conjonctivale est partielle ou générale. Dans le premier cas, elle est peu élevée et occupe la portion de muqueuse en rapport avec la paupière inférieure; tandis que, dans le second, elle prend quelquefois un volume très considérable et envahit toute la membrane qui se trouve éloignée de la sclérotique. Alors la muqueuse est soulevée autour de la cornée sous la forme d'un bourrelet blanc jaunâtre, si épais, qu'il fait saillie quelquefois entre les paupières.

De même que Deshais-Gendron (1), j'ai vu la tumeur œdémateuse dépasser le volume d'un œuf de poule. Dans ce cas il n'est plus possible d'apercevoir la cornée, qui demeure cachée profondément sous les plis chémosiques. Les paupières sont ou tendues, ou, ce qui est le plus fréquent, complétement renversées.

Quelquefois le chémosis séreux se forme avec une extrême rapidité : ainsi, sous l'influence d'une cautérisation très superficielle pratiquée avec le sulfate de cuivre, j'ai vu se développer une infiltration si considérable, que je fus obligé, séance tenante, de faire plusieurs mouchetures sur la muqueuse.

Marche. — Durée. — Le chémosis séreux, ainsi que nous venons de le voir, se montre quelquefois avec une grande rapidité; dans d'autres cas, au contraire, il n'apparaît qu'avec la plus extrême lenteur, et passe même à l'état chronique. Une jeune femme anémique à qui j'ai donné des soins se trouvait dans ce cas; la persévérance que je mis dans l'emploi des préparations ferrugineuses fit disparaître ce chémosis en même temps que le bruit de souffle qui existait dans les grosses artères.

Pronostic. — Il est rarement grave; je ne crois pas que mécaniquement le chémosis séreux puisse exercer une influence fâcheuse sur la nutrition de la cornée. Il est des cas dans lesquels cependant on l'a accusé de produire de graves désordres; mais alors il existait une autre affection de l'œil.

Terminaisons. — La résolution dans presque tous les cas; rarement l'état chronique.

Traitement. — Si l'infiltration est légère, quelques astringents

(1) Deshais-Gendron, *loc. cit.*, t. II, p. 38.

suffisent, le plus ordinairement, pour la faire disparaître. Mais si la sérosité s'accumule en si grande quantité que la muqueuse se soulève sous forme de larges bourrelets, il convient alors d'agir plus vigoureusement. Rien, au reste, n'est plus simple. Quelques mouchetures à la surface de la tumeur suffisent le plus souvent pour en provoquer l'affaissement complet. On les pratique avec les petits ciseaux courbes ordinaires.

Mais lorsque le chémosis est porté à son plus haut degré, qu'il contribue à exercer une compression dangereuse sur une cornée malade, les scarifications et les mouchetures deviennent insuffisantes; on se hâte alors d'enlever de la muqueuse, au moyen de ciseaux et d'une paire de pinces, un lambeau aussi large que possible. La perte de substance, qui doit toujours être faite dans le sens transversal, ne gênera en rien les mouvements des paupières, l'infiltration séreuse distendant la conjonctive, dont l'élasticité est considérable. On favorise l'écoulement de la sérosité par une compression légère faite avec le doigt; il est inutile de se servir de bandes, comme le recommandent quelques praticiens.

Lorsque le chémosis est affaissé, on doit s'occuper de la cause qui l'a produit, qu'elle soit locale ou générale. C'est pourquoi il importe, ainsi que le fait remarquer M. Rognetta (1), « de distinguer dans la pratique l'œdème symptomatique de maladie » locale inflammatoire (phlogose sous-muqueuse), ou autre, et » c'est le cas le plus ordinaire, de l'œdème symptomatique de » maladies éloignées. Celui-ci peut réclamer une médication générale qui n'est pas ordinairement nécessaire dans le premier. »

ARTICLE XXV.

CHÉMOSIS PHLEGMONEUX.

On désigne sous ce nom l'inflammation phlegmoneuse de la conjonctive au pourtour de la cornée, et celle du tissu cellulaire sous-jacent.

Le chémosis phlegmoneux se caractérise par une tumeur circulaire rouge foncé, environnant la cornée et s'accompagnant de battements et de douleurs pulsatives des plus intenses. Il se montre

(1) Rognetta, *loc. cit.*, p. 356.

d'ordinaire dans les ophthalmies purulentes suraiguës, dans les inflammations des membranes internes, dans celles du tissu cellulaire de l'orbite, et à la suite d'opérations pratiquées sur le globe. En étudiant les terminaisons de la conjonctivite franche (p. 47), nous avons déjà décrit cette maladie et le traitement chirurgical qui y est applicable (p. 50 et suiv.).

ARTICLE XXVI.

ECCHYMOSES SOUS-CONJONCTIVALES.

De même que celles des paupières, les ecchymoses qui apparaissent sous la conjonctive peuvent reconnaître pour cause des lésions directes ou indirectes; elles se montrent spontanément ou pendant la durée de quelques ophthalmies. La contusion des paupières, les coups sur l'œil ou sur le front, produisent ces ecchymoses, en même temps que celles qu'on observe sous la paupière. Le sang épanché soulève la conjonctive, et forme une tumeur assez considérable quelquefois pour gêner le globe dans ses mouvements. C'est ce que quelques auteurs ont improprement nommé chémosis hématique.

Dans d'autres circonstances l'ecchymose sous-conjonctivale est symptomatique de la fracture de l'orbite, lorsqu'un coup violent a été porté sur la voûte du crâne; mais alors les paupières mêmes présentent l'infiltration sanguine. Nous en avons parlé plus au long en traitant des fractures de l'orbite par contre-coup et des ecchymoses des paupières (vol. I, p. 109 et 583).

Il est rare que les ecchymoses sous-conjonctivales n'apparaissent point pendant la période aiguë de la conjonctivite granuleuse; l'épanchement sanguin masque assez souvent dans ce cas la vascularisation de la muqueuse; il disparaît d'ordinaire un peu plus tôt que l'ophthalmie.

J'ai vu souvent encore l'ecchymose sous-conjonctivale se produire à la suite de violents accès de toux, d'éternuments, et après des vomissements répétés. M. Luër, habile fabricant d'instruments de chirurgie, ayant pris de l'émétique et ayant beaucoup vomi, m'en a offert un exemple. Une autre fois j'ai observé un de ces épanchements de sang sous l'influence d'une émotion très vive. Voici le fait : M. L... descendait un escalier et se trouvait précédé de sa femme, très âgée et infirme; son pied s'arrête à un obstacle qu'il n'avait pas aperçu, il craint en tombant de renverser sa femme, s'accroche à la rampe et parvient à se maintenir debout; mais il ressent aussitôt une assez grande chaleur à l'œil, dont le volume lui semble augmenté. Lorsque je le vis, il y avait un caillot très volumineux sous la conjonctive bulbaire et sous les paupières.

Souvent l'extravasation du sang sous la muqueuse se montre sans aucune cause connue et se répète à des distances excessivement rapprochées. Alors elle peut être le signe précurseur de graves désordres du côté des yeux. M. le marquis de C..., âgé d'environ cinquante ans, très fort, d'une excellente constitution, n'avait jamais souffert des yeux; mais il était sujet à de fréquentes ecchymoses de la conjonctive bulbaire. Si ses remarques sont exactes, il en aurait été atteint presque tous les mois ou tous les deux mois depuis son enfance. Sa vue, malgré ces accidents, était demeurée parfaitement bonne. M. de C... étant allé faire un voyage à Madrid pendant l'été de 1851, se rendit au palais de la Reine, et, par une température très élevée, exceptionnelle, serré dans un uniforme, s'occupa activement d'affaires des plus sérieuses, et écrivit ou dicta pendant un grand nombre d'heures. A la suite de ce travail, il fut pris tout à coup d'une violente inflammation de la choroïde de l'œil gauche, contre laquelle un traitement très actif fut conseillé sans résultat. Le seul symptôme qui existât alors était, outre l'inflammation ordinaire, un mydriasis considérable; la lecture, quelques mois après, était encore possible à l'aide d'un petit trou pratiqué dans une carte; mais peu à peu l'œil se perdit sous la double influence d'une apoplexie de la rétine et d'un glaucome qui survint dans la suite. L'œil droit de M. de C... est dur, la chambre antérieure est étroite, la choroïde congestionnée; il est atteint, maintenant comme autrefois, de fréquentes ecchymoses sous-conjonctivales. La vue en est demeurée parfaite, mais j'ai pour l'avenir des craintes que je cherche à diminuer par l'usage d'une bonne hygiène et d'autres moyens prophylactiques. J'oubliais de dire que M. de C... ayant reçu une grave blessure sur la tête vers l'âge de vingt ou vingt-cinq ans, avait été atteint en cet endroit d'un anévrysme dont il s'était guéri. Il n'a point de tumeurs de ce genre; il n'a ni varices ni hémorrhoïdes.

CARACTÈRES. — La muqueuse, légèrement soulevée lorsque l'ecchymose est peu considérable, offre une teinte rouge partout là même, sauf vers les extrémités de l'épanchement où la couleur tire sur le jaune. Toute la conjonctive bulbaire, dans quelques cas particuliers, présente cette rougeur ; dans d'autres, et c'est là ce qui arrive le plus souvent, l'infiltration est partielle. Bientôt la couleur pâlit, prend une teinte jaunâtre, puis disparaît.

TRAITEMENT. — Il est très facile. Une compression légère sur l'œil, quelques astringents légers, l'expectation, suffisent pour faire disparaître la rougeur.

Si l'ecchymose est symptomatique d'une fracture de l'orbite ou d'une autre blessure grave, un traitement général convenable sera conseillé.

ARTICLE XXVII.

EMPHYSÈME SOUS-CONJONCTIVAL. — EMPHYSÈME DES PAUPIÈRES ET DE L'ORBITE.

Le tissu cellulaire qui unit la conjonctive au globe oculaire et aux paupières se remplit quelquefois d'air, lorsque les os qui constituent les parois des fosses nasales ont été fracturés. Dans les efforts que fait le malade pour se moucher, l'air passe alors directement de ces cavités à travers la partie déchirée ou fracturée, et s'infiltre sous la conjonctive dans les paupières, et même jusque dans l'orbite. Sans gravité par eux-mêmes, l'emphysème des paupières et l'emphysème sous-conjonctival peuvent cependant faire présager un danger sérieux, que constitue la blessure par laquelle ils ont été occasionnés. Nous avons rapporté plus haut (vol. I, p. 105 et 241) des exemples qui témoignent assez de ce danger.

SYMPTÔMES. — Chaque fois que le malade se mouche, l'air projeté dans le tissu cellulaire soulève la conjonctive et les paupières, les tuméfie et n'en disparaît qu'avec une certaine lenteur. Au toucher on sent la crépitation ordinaire de l'air dans le tissu cellulaire, qui ne laisse aucun doute sur la nature de la maladie. Quelquefois la conjonctive est soulevée autour de la cornée et forme une espèce de chémosis gazeux, d'ailleurs très facilement réductible par la pression, et surtout par une ou deux mouchetures pratiquées sur la muqueuse. Dans d'autres cas, l'air, en s'infiltrant, passe dans le tissu cellulaire de l'orbite et provoque un exophthalmos qui se réduit souvent dès que le malade cesse de faire des efforts pour se moucher; quelquefois, au contraire, l'emphysème persiste.

Étiologie. — L'emphysème des paupières et l'emphysème sous-conjonctival peuvent se rattacher à un emphysème général provenant d'une lésion des organes respiratoires; mais nous n'avons point à nous en occuper ici. La sorte d'emphysème qui revient à notre sujet provient ou d'une *fracture des parois* des fosses nasales ou des sinus frontaux, ou de la *rupture des conduits lacrymaux* par un violent éternument, ou simplement par l'action de se moucher, ou bien encore, et c'est le cas le plus fréquent, de *lésions directes*.

Ces diverses causes sont constatées dans les exemples, assez rares du reste, rapportés par les auteurs.

Ainsi, pour le premier ordre de causes, Weller (1) cite le cas d'une jeune femme de vingt-cinq ans, chez laquelle un éternument violent, ayant déchiré les conduits lacrymaux, avait produit un emphysème de la paupière supérieure. M. Carré (2) a vu la même maladie très marquée dans les paupières et les parties supérieures du visage, chez un homme, par la seule action de se moucher. Middlemore (3) cite un fait absolument semblable.

Pour les emphysèmes par lésion directe, M. Bégin rapporte, d'après Dupuytren, qu'un homme qui offrait une perte de substance des parois osseuses des sinus frontaux, présentait une tumeur emphysémateuse dans les téguments du front et dans les paupières toutes les fois qu'il se mouchait. M. Baudens (4) a vu la même maladie à la suite d'une plaie par arme à feu du sinus frontal. Dupuytren (5) l'a observée chez un jeune homme qui avait reçu un coup violent sur le nez, et qui, en se mouchant quelques heures après l'accident, perçut une sensation particulière qui remonta le long du nez, vers l'angle interne de l'œil gauche, et se répandit dans les deux paupières. Dupuytren crut à une déchirure de la pituitaire au niveau de l'union du cartilage latéral qui avait été séparé du bord inférieur de l'os nasal. Une observation abso-

(1) Weller, vol. I, p. 122.

(2) Carré, *Mémoires de médecine militaire.*

(3) Middlemore, vol. II, p. 840.

(4) Baudens, *Clinique des plaies d'armes à feu*, p. 162.

(5) Dupuytren, *Leçons orales de clinique chirurgicale*, 1839, t. II, p. 219.

lument semblable est rapportée par Mackenzie (1), d'après Morgan. Je rappellerai encore l'observation de M. le docteur Ménière (2), qui me paraît de beaucoup la plus intéressante à cause des détails d'anatomie pathologique qu'elle contient, et que j'ai rapportée plus haut. On trouva à l'autopsie une fracture de la voûte de l'orbite avec une déchirure du lobe antérieur du cerveau dans une profondeur de 18 millim.; la dure-mère était séparée de l'os dans une grande étendue autour de la fracture; un des fragments osseux s'étendait à la grande échancrure du frontal et communiquait avec les cellules moyennes de l'ethmoïde, qui contenaient une petite quantité de sang.

Voici maintenant deux faits que j'ai observés, et dont le premier surtout est très curieux, parce que le malade n'avait jamais reçu aucune blessure.

Observation première. — M. H..., âgé de cinquante-huit ans, chef d'orchestre du théâtre Beaumarchais, d'une bonne constitution, m'est adressé le 18 juin 1845 par M. le docteur Bordes. Il n'a jamais été malade et n'a souffert dans sa vie que pendant une vingtaine de jours en rendant de petites concrétions pierreuses par les voies urinaires. Il n'a point eu de rhumatismes ni d'attaques de goutte, ni d'affections vénériennes. Ses yeux ont toujours été très sains; il n'en souffre que depuis quinze jours, époque à laquelle ils sont devenus rouges. Ils ne présentent d'autre affection qu'une conjonctivite granuleuse, au troisième degré, en voie de résolution. La sécrétion puriforme est peu abondante, les granulations peu élevées; il n'y a point de photophobie.

Les paupières sont légèrement gonflées à gauche; l'inférieure, près de son tiers interne, offre une tumeur du volume d'une amande ordinaire, oblongue, couchée sur la paroi osseuse de l'orbite, entre la peau et la muqueuse. Cette tumeur, dont la nature est difficile à reconnaître et à laquelle le malade ne donne que deux mois de date, est mobile, indolente, peu dépressible. La paupière inférieure correspondante est gonflée, un peu violacée, nullement tendue. En cherchant à me rendre compte de la nature de la tumeur au moyen du toucher, je remarque, à mon grand étonnement, que toute la paupière présente à la pression du doigt ce frémissement particulier caractéristique de l'emphysème. L'air,

(1) Mackenzie, p. 136.
(2) *Archives générales de méd.*, t. XIX, p. 344. (Ménière.)

sous les efforts de mes doigts, se déplace dans tous les sens et passe facilement ainsi du côté externe au côté interne de l'organe. Le malade n'a point connaissance de la cause qui a pu faire naître cette affection ; il ignore depuis combien de temps elle existe, il n'a point reçu de coup, ne s'est heurté nulle part, et ne se rappelle pas avoir fait des efforts exagérés pour se moucher. Il prend énormément de tabac.

Bien qu'il fût impossible de méconnaître l'emphysème à la seule pression, je voulus vérifier le fait d'une manière plus certaine encore, et, dans ce but, j'ordonnai au malade de se moucher avec force, m'attendant bien à voir les paupières se gonfler sous les efforts qu'il allait faire. Cela arriva en effet, et je remarquai en outre les phénomènes suivants :

Aussitôt que le malade presse le nez entre les doigts pour se moucher et que l'air est poussé dans le canal nasal, on voit l'œil gauche chassé en avant dans une étendue de 1 centimètre 1/2 au moins (j'avais d'abord mesuré 2 centimètres), poussé par l'air qui s'introduit en arrière du globe à chaque effort du malade pour se moucher. Aussitôt que la pression des narines a cessé, le globe reprend sa place et se trouve de niveau avec son congénère. En même temps qu'il est poussé en avant, l'œil est dirigé de haut en bas et de dehors en dedans, et pour un instant le malade est atteint de diplopie. Lorsque l'on cache l'autre œil à ce moment, la vision double cesse immédiatement, et l'image perçue est unique et distincte ; elle se déplace seulement et suit la direction de l'organe. Pendant que l'œil s'avance, comme nous l'avons dit, les paupières s'infiltrent d'air et prennent un volume très considérable, pour un moment seulement, parce qu'une grande partie du gaz contenu dans le tissu cellulaire palpébral disparaît à l'instant où la réduction du globe a lieu.

Cependant, malgré la disparition immédiate d'une grande partie de l'air, les paupières demeurent encore assez tendues pour que le malade éprouve le besoin de les comprimer avec les doigts, de dehors en dedans, afin de pousser le gaz vers l'angle interne. L'air s'échappe alors dans cette direction avec un bruit particulier, assez fort, semblable à du gargouillement, qui est d'autant mieux perçu que le malade appuie un peu plus fortement et un peu plus vite.

Quelle route suit le gaz pendant cette pression ? Telle était la question que je devais me faire. Je mis l'œil du malade sous l'eau en en versant de manière à remplir le grand angle ; j'ordonnai de comprimer la paupière, et je ne vis aucune bulle à la surface du liquide. J'acquis ainsi la preuve que l'air ne sortait ni par les conduits lacrymaux, ni par une déchirure qui m'aurait échappé et qui aurait pu exister dans le sac et dans la conjonctive. Je serrai le nez entre mes doigts : le même bruit se fit toujours entendre sous l'influence de la pression, le malade ne sentit rien descendre dans le nez, et je dus conclure que le gaz s'échappait par une déchirure assez large placée très haut en arrière dans le sac lacrymal, et peut-être en face d'une perte de substance correspondante de l'unguis.

Si l'on comprime fortement dans la direction de la tumeur, en remontant jusqu'au diamètre transversal de l'œil, de manière à cacher tout le grand angle sous les doigts, l'air ne pénètre plus ni dans la paupière ni dans l'orbite, quelque grand que soit l'effort du malade pendant qu'il se mouche, et l'on sent une pression énergique dans l'endroit ainsi comprimé.

Une forte injection d'eau dans le point inférieur avec la seringue d'Anel descend très aisément dans la narine et la gorge ; le volume de la tumeur, des paupières et du globe reste le même ; il est évident qu'il ne pénètre pas une goutte du liquide dans le tissu cellulaire. Si l'eau est injectée par le point supérieur, elle arrive au contraire à la fois dans la narine, la gorge, le tissu cellulaire de la paupière et derrière l'œil, qui reste un peu saillant jusqu'au moment où le malade chasse le liquide par une pression convenable.

Le traitement de la conjonctivite fut très simple : des cautérisations légères avec le crayon de sulfate de cuivre, des lotions astringentes, aidées de quelques purgatifs, la firent bientôt disparaître.

Quant à l'emphysème, il a subsisté. Je m'étais proposé d'établir une compression permanente dans le grand angle, mais je ne pus recourir à ce moyen ; le malade, peu patient de sa nature, n'était que médiocrement gêné par son infirmité, et d'un autre côté, obligé qu'il était de conduire tous les soirs un orchestre, ne consentait pas à garder le compresseur sans interruption pendant quelque temps.

Observation deuxième. — Le nommé P..., âgé de trente-deux ans, employé chez M. l'ingénieur Chevalier, reçoit, le 12 mai 1845, à six heures du matin, deux coups de poing : l'un à l'angle interne de l'œil gauche, l'autre sous la pommette au-dessous de l'angle externe. Trois ou quatre minutes après l'accident, le malade s'étant mouché, ressent une douleur assez vive à la paupière inférieure et s'aperçoit que les matières excrétées des fosses nasales sont teintes de sang. Aussitôt il porte la main à l'endroit où s'était manifestée la douleur et reconnaît par le toucher la présence d'une tumeur siégeant à la paupière inférieure gauche. La tuméfaction ayant gagné peu à peu la paupière supérieure, le malade se rendit chez moi vers sept heures du matin, et à onze heures à ma consultation publique, où je désirais qu'il fût examiné par plusieurs confrères.

Les phénomènes suivants furent constatés :

Les deux paupières sont le siége d'un gonflement considérable, cachant l'œil presque complétement; la tuméfaction ne se borne point à ces organes, elle s'étend à la joue, dont la peau est tendue et luisante ; elle se trouve bornée en bas par une ligne qui, de la narine gauche, irait au lobule de l'oreille du même côté. Des bulles d'air, mêlées de sérosité, soulèvent la conjonctive bulbaire à la partie externe et supérieure du globe de l'œil. Toutes les parties tuméfiées donnent à la pression cette sensation de frémissement, de crépitation particulière à l'emphysème. A l'angle interne, et dans la direction que l'on donne d'ordinaire à l'incision dans l'opération de la fistule lacrymale, existe une solution de continuité à bords assez nettement découpés et de 1 centimètre 1/2 environ de longueur, comprenant la peau et le sac lacrymal.

Si l'on presse sur les paupières, elles s'affaissent, et des bulles d'air nombreuses sortent par l'ouverture accidentelle que nous venons de mentionner, avec un bruit léger particulier à l'air enfermé dans des parties molles et s'échappant avec peu de difficulté. Si le malade se mouche, à chaque expiration nécessitée par cet acte, on voit les paupières se distendre progressivement et présenter sous la peau une infinité de petites tumeurs demi-transparentes dues à la pénétration de l'air dans le réseau du tissu cellulaire.

Le traitement fut très simple : je prescrivis une saignée de trois palettes, un purgatif, des bains de pieds, la diète ; j'appliquai des bandelettes de taffetas gommé sur la solution de continuité, et je défendis expressément au malade de se moucher. Le dixième jour, la guérison était complète.

Traitement. — Il est indiqué par celui des deux cas qui précèdent.

ARTICLE XXVIII.

PINGUECULA.

C'est ainsi qu'on nomme une petite tumeur d'un blanc jaunâtre, assez bien circonscrite, qui ne s'enflamme jamais, ne nuit point à la vision, et dont le volume ne s'élève guère au delà de la moitié d'un grain de chènevis. Cette tumeur, adhérente à la sclérotique, est placée ordinairement dans le diamètre transversal de l'œil, près de la cornée, du côté du bord interne de cette membrane, et immédiatement au-dessous de la conjonctive. On l'a appelée quelquefois *pterygium pingue*, lorsqu'elle était développée plus que de coutume, ou qu'elle était compliquée de ptérygion. On ne voit le pinguecula qu'exceptionnellement chez les jeunes gens ; il est très commun chez les adultes et chez les vieillards. Quelquefois on l'observe au côté externe de l'œil, en même temps qu'au côté interne. Dans les ophthalmies il faut tenir compte de la présence du pinguecula et le reconnaître ; autrement, comme il reste entièrement blanc au milieu de l'injection de la conjonctive et de celle de la surface de la sclérotique, on pourrait le prendre par erreur pour une pustule ou pour l'ophthalmie sous-conjonctivale d'Ammon, la *sclérotite*. (Voy. ce mot.)

Le pinguecula une fois formé ne disparaît plus, et conserve le plus souvent le volume que nous avons indiqué.

Il a reçu son nom à cause de son apparence graisseuse ; cependant Weller, qui en a analysé un, assure avec raison qu'il ne présente pas la moindre trace de graisse. (Weller, *loc. cit.*, p. 238, t. I.)

Dans le doute où me laissaient les résultats de l'observation de Weller, j'ai voulu savoir à quoi m'en tenir sur la véritable composition du pinguecula ; j'ai donc prié M. le docteur Charles Robin de faire l'analyse d'une tumeur de cette espèce, que j'ai extraite le 15 février 1854, et voici la note qu'il m'a remise sur ce sujet :

« La tumeur est dure, arrondie et brillante à sa surface, de couleur jaunâtre. Elle est composée exclusivement d'épithélium pavimenteux de la conjonctive un peu hypertrophié ; elle manque complétement de vaisseaux. Le tissu du derme, ou chorion de la muqueuse qui la porte, est à peine épaissi ; la surface de celui-ci est lisse, sans papilles, mais l'épithélium qui le recouvre lui adhère très fortement, comme aussi toutes les cellules de la masse de la tumeur adhèrent entre elles plus fortement qu'à l'état normal. Ces cellules appartiennent toutes à l'épithélium pavimenteux. Elles augmentent assez régulièrement de volume à partir des couches profondes (ou les cellules très petites, ainsi qu'on le voit normalement, c'est-à-dire 12 millièmes de millimètre) jusqu'à la surface. Là elles sont plus grandes du double ou de moitié qu'à la surface de la conjonctive saine. Du reste, ces cellules sont remarquables par leur régularité pavimenteuse, leur élégance et leurs fines granulations, qui sont un peu plus grosses autour du noyau ovoïde que dans le reste de la cellule. Nulle de celles-ci ne renferme de granulations graisseuses, ni d'excavations ou autres altérations qui sont communes sur les éléments des tumeurs épithéliales. Ainsi le pinguecula est une forme de tumeur épithéliale et non une tumeur graisseuse; il est donc mal nommé.

Le pinguecula ne peut être considéré comme une maladie; il nuit seulement à la beauté de l'œil, sur lequel il forme une tache d'un jaune sale. Aussi quelques jeunes femmes portant cette petite tumeur sont-elles venues me prier d'en faire l'ablation, ce que j'ai toujours refusé.

Si, exceptionnellement, le pinguecula occasionne quelque gêne, on peut l'enlever avec un bistouri, en le saisissant préalablement avec une petite pince à agrafe. Pour agir commodément et avec sûreté, on maintient les paupières écartées avec des élévateurs, et l'on fixe l'œil au moyen d'une pince appliquée sur la conjonctive bulbaire.

ARTICLE XXIX.

TUMEURS GRAISSEUSES DE LA CONJONCTIVE.

D'après certains auteurs, les tumeurs graisseuses qui se développent dans le tissu cellulaire sous-conjonctival se rencontreraient assez fréquemment; elles auraient pour caractère un aspect lisse, cette couleur blanc jaunâtre particulière au tissu cellulaire graisseux dans l'espèce humaine, et donneraient le plus communément naissance à des poils plus ou moins nombreux qui y seraient implantés. Je ne sais jusqu'à quel point cette production de poils est inhérente à cette sorte de tumeurs; mais j'ai vu sous la conjonctive des tumeurs d'apparence graisseuse dont je ne connais pas la nature réelle et dont je n'ai trouvé nulle part aucune description.

Elles consistent en une masse jaunâtre, fluctuante, surtout dans les points les plus éloignés de la cornée, solide et fixe au contraire près de cette membrane.

La tumeur, considérée dans son ensemble, est lisse, unie, également distribuée autour de la cornée, interposée entre la sclérotique et la conjonctive à la façon d'un chémosis séreux, recouvrant toute la surface antérieure visible de la sclérotique et se perdant vers le cul-de-sac conjonctival inférieur. Dans la partie supérieure de l'œil, elle est constamment moins épaisse, probablement à cause des mouvements de la paupière.

Généralement les malades ne se plaignent pas d'un autre inconvénient que de celui de voir leurs yeux prendre plus de volume qu'ils n'en avaient à l'état normal, en même temps qu'une couleur livide, jaunâtre, désagréable à la vue. Quelquefois cependant, il semblerait que la tumeur occasionne la sensation de la présence d'un corps étranger.

Un employé d'un ministère était dans ce cas; il vint me consulter pour une tumeur semblable à celles que je viens de décrire, qu'il portait à chaque œil. Celle du côté droit était bien plus développée que celle du côté gauche, et à ce même œil il éprouvait une sensation de gêne qui l'empêchait de travailler. Du reste, aucune rougeur à la surface de l'œil, dont toutes les membranes internes et externes étaient parfaitement saines.

Dans les premiers temps de ma pratique, il y a près de quinze ans, je rencontrai une tumeur semblable chez un vieillard, sur l'œil duquel elle formait comme un bourrelet circulaire autour de la cornée. Je crus qu'il ne serait pas extrêmement difficile de le débarrasser de sa maladie, et dans ce but je pratiquai une incision assez étendue sur la muqueuse. Mais lorsque j'eus commencé la dissection, je me trouvai bientôt arrêté en reconnaissant qu'il était impossible d'isoler le tissu de la tumeur des deux membranes entre lesquelles il était emprisonné, la sclérotique et la conjonctive, et je me bornai à retrancher ce que j'en avais pu séparer.

Je regrette bien de pas avoir pensé à examiner à cette époque le caractère du tissu que j'étais parvenu à enlever pour en déterminer la véritable nature. L'impression qui m'est restée de ce fait, quant à la nature de cette tumeur, c'est que j'avais eu affaire à une hypertrophie du tissu cellulaire.

CHAPITRE II.

MALADIES DE LA CORNÉE.

Les altérations de cette membrane sont d'autant plus intéressantes à étudier, qu'elles sont très nombreuses, et compromettent bien souvent la vision. Des relevés statistiques, faits avec exactitude, en prouvent la fréquence. Saunders, sur 1942 affections de l'œil, a compté 659 maladies de la cornée; et M. Velpeau en a observé 125 sur 250 sujets atteints de maux d'yeux. Quant à nous, sur un total de 1634 malades, 636 fois nous avons eu affaire à des affections de la cornée. Ces chiffres prouvent mieux que toute autre raison l'importance de l'étude de ces maladies; aussi doit-on s'étonner que la *kératite*, dont elles sont la suite la plus ordinaire, n'ait été sérieusement étudiée que depuis le commencement de ce siècle. On trouve bien, dans quelques auteurs, des indications de cette affection; Morgagni, maître Jan, Boerhaave, Janin, d'autres encore, paraissent l'avoir entrevue; mais c'est Vetch, Wardrop, Hauffbauer, Mirault d'Angers, qui les premiers en ont donné de bonnes descriptions.

Les maladies de la cornée sont très nombreuses; l'inflammation de cette membrane, ou la kératite proprement dite, demande à être étudiée avec soin sous toutes ses formes, parmi lesquelles la kératite aiguë et la kératite chronique, la kératite vasculaire ou secondaire, et la kératite non vasculaire ou primitive, doivent être surtout notées; puis viennent les abcès ou épanchements de la cornée, les ulcères, les perforations, les taches, les tumeurs, les blessures, etc., etc.

L'*absence congénitale* de la cornée a été observée par quelques auteurs : j'ai vu, sur de jeunes enfants, cette membrane à l'état rudimentaire s'accompagnant d'un arrêt de développement de l'œil (microphthalmos).

L'*opacité congénitale* a été rencontrée quelquefois. J'ai vu plusieurs nouveau-nés, dont les cornées étaient opaques, saillantes, staphylomateuses dans toute leur étendue. Maclagan (*Revue trimestrielle de Prague*, t. XVII, d'après Seitz) a observé une opacité congénitale de la cornée gauche qui disparut sans le secours de l'art après quelques mois. Sur le même enfant, la cornée droite qui, à la naissance, présentait un nuage léger, reprit sa transparence après plusieurs semaines.

L'*atrophie* a été notée à la suite de profondes ulcérations. Dans la phthisie de l'œil, sans perdre toujours sa transparence, la cornée diminue dans tous ses diamètres et se trouve réduite dans quelques cas à des proportions excessivement petites.

L'*hypertrophie* se remarque d'autres fois ; alors la cornée prend une étendue considérable, et s'étend dans tous les sens ; on voit ce phénomène survenir dans l'*hydrophthalmie congénitale* ou *acquise*.

La *reproduction* de la cornée, du moins dans quelques unes de ses parties, paraît avoir été observée. On en a d'assez fréquents exemples dans les ulcérations ou les plaies superficielles. Dans mes expériences sur la kératoplastie (voy. ma lettre à l'Académie des sciences en date du 16 octobre 1843), j'ai fait de nombreuses remarques à ce sujet, et j'ai l'espoir que des recherches nouvelles m'apprendront s'il s'agissait dans ces cas d'une véritable reproduction ou d'un simple allongement.

L'*ossification* de la cornée est loin d'être rare : Richter, Beer, de Walther, Wardrop, Anderson, en ont observé des exemples.

Kératite.

L'inflammation de la cornée présente des variétés nombreuses ; sous le rapport du siége, elle est *superficielle*, *interstitielle* ou *profonde*, *partielle* ou *générale*. Selon qu'elle frappe d'emblée cette membrane ou qu'elle s'y propage par continuité de tissu, elle est *primitive* ou *secondaire ;* dans ce premier cas, la membrane transparente se dépolit en partie, sans que la conjonctive, l'iris, la membrane de l'humeur aqueuse et la sclérotique aient été préalablement malades ; dans le second, au contraire, une de ces dernières membranes s'est enflammée, et la phlogose a gagné la cornée.

Les *kératites primitives*, exemptes de photophobie marquée, n'amènent pas d'ordinaire l'inflammation de la conjonctive, du moins au début ; mais elles se compliquent très fréquemment d'une ophthalmie interne, à marche très lente, dans laquelle les séreuses oculaires sont particulièrement atteintes, et qui finit à la longue par produire des adhérences entre l'iris et la capsule (*synéchies postérieures*), et des dépôts fibro-albumineux sur cette dernière membrane. Cette inflammation interne de l'œil, masquée par les opacités de la cornée, est parfois si insaisissable et toujours si insidieuse, qu'on n'en reconnaît l'existence, le plus souvent du moins, que par ses résultats, c'est-à-dire par les désordres qu'elle a produits dans la chambre postérieure, et en particulier dans la capsule et dans l'iris.

Les *kératites secondaires*, qui sont vasculaires pour la plupart, s'accompagnent souvent, pour ne pas dire toujours, dès leur début, de tous les signes d'une vive congestion de l'iris, de la sclérotique et de la rétine, avec grande photophobie ; symptômes qui peuvent être suivis quelquefois d'une ophthalmie interne très franche, surtout si l'inflammation naissante n'a pas été arrêtée par des moyens convenables.

Très rarement la kératite existe seule : le plus souvent elle se lie à la conjonctivite, à l'inflammation de la membrane de l'humeur aqueuse, ou à l'iritis.

Ces divisions de la kératite ne doivent pas assurément être considérées comme l'expression d'une vérité pathologique absolue; elles ne peuvent être considérées que comme un moyen de classer le mieux possible les diverses formes de cette maladie. Ainsi, pour ne prendre que quelques exemples, la kératite *primitive* se montre assez souvent pendant une iritis ; la kératite *secondaire* commence à la rigueur par être primitive. Quand le mal débute par une phlycténule, la superficielle peut être interstitielle dans quelques points, etc.

ARTICLE PREMIER.

KÉRATITES PRIMITIVES.

Comme nous venons de le dire, les *kératites primitives* débutent sans avoir été précédées par l'inflammation de la conjonctive et sont beaucoup moins communes que les *kératites secondaires*.

Deux variétés principales se présentent ici :

1° La *kératite disséminée ;*

2° La *kératite pointillée ou ponctuée.*

A. — Kératite disséminée.

Symptômes anatomiques. — La cornée présente ordinairement dans son centre un trouble léger, difficile à reconnaître au commencement, mais s'étendant bientôt à toute la membrane qui, considérée dans son ensemble, offre une teinte mate, terne, toute particulière, que M. Wardrop a désignée sous le nom de *pierre à fusil*. L'ensemble de la cornée ressemble parfaitement à un verre dépoli et usé par des frottements ; la surface en est trouble et inégale comme celle d'une glace sur laquelle on aurait soufflé de près pendant quelques instants. Plus tard, il se forme entre les lamelles des épanchements d'un blanc jaunâtre sale, paraissant, dans quelques cas chroniques, contenir des vaisseaux qu'on peut assez bien apercevoir à l'œil nu. Bientôt les taches se confondent les unes dans les autres, et forment alors des épanchements d'un assez grand volume, qui masquent toujours le centre de la membrane.

Quelquefois on reconnaît, entre les épanchements, une multitude de points opaques et jaunâtres qui, en se réunissant, finissent par former des plaques d'un assez grand diamètre. Superficiels d'abord, ces épanchements ne tardent pas à devenir plus profonds : à ce moment on voit souvent dans la cornée, placés entre les lamelles, de nombreuses vascularités et même des épanchements sanguins, qui occupent quelquefois plus de la moitié de la cornée. Dans un cas j'ai vu, sur une jeune femme, une tache rouge, placée entre les lamelles, dans laquelle on pouvait, au moyen d'une loupe, suivre des myriades de vaisseaux. L'autre œil, quelque temps après, se prit de la même manière. Depuis j'ai revu bien des fois cette kératite, mais à un degré moins élevé ; la teinte rouge disparaît peu à peu, et est remplacée par une tache d'un jaune rougeâtre qui va toujours pâlissant, et constitue plus tard une tache souvent indélébile. Il est rare que cette variété de kératite ne porte point un trouble très grave dans la vision.

Souvent cette kératite ne s'accompagne pendant longtemps d'aucune réaction sur les autres membranes oculaires ; la sclérotique cependant présente toujours vers le pourtour de la cornée, dans une étendue assez petite, une teinte bleuâtre bien visible ; le reste de cette membrane est à peine rose. La conjonctive palpébrale est parfaitement saine ; la muqueuse bulbaire est exempte d'injection partout, sauf vers le pourtour de la cornée. Mais l'inflammation ne reste pas toujours aussi bénigne, elle devient plus aiguë dans quelques cas ; l'injection alors se prononce davantage dans toutes les membranes que nous avons nommées, et l'iris, sain jusque-là, se prend d'inflammation et dépose des exsudations sur la capsule. Il est assez souvent difficile de voir ce qui se passe du côté de ces membranes, à moins qu'un endroit demeuré transparent dans la cornée n'en permette l'examen.

C'est alors que cette dernière, ramollie dans une assez grande étendue, sinon dans son ensemble, s'avance en cône plus ou moins saillant. Il est rare que dans cette variété de kératite il se forme des ulcérations ; cependant cet accident fâcheux arrive quelquefois. La matière sécrétée semble s'organiser en même temps qu'elle s'épanche, circonstance qui expliquerait jusqu'à un certain point la rareté des perforations.

Lorsque l'affection est passée à un haut degré de chronicité, ces épanchements se résorbent à leur circonférence et deviennent d'un blanc de craie à leur centre ; la cornée est partout sablée de ces taches un peu saillantes, crétacées et si multipliées à sa surface, que le tissu de la membrane ne peut être reconnu qu'avec peine. La vision s'accomplit encore quelquefois à travers cette multitude de taches indélébiles que M. Bérard a comparées avec beaucoup de bonheur au ciel pommelé (Lhommeau, thèse, 1844, p. 33).

Symptômes physiologiques. — Dans cette variété de kératite, l'aversion pour la lumière est en général très peu prononcée ; la plupart des malades perdent progressivement la vue, presque comme dans la cataracte. Ils se plaignent d'abord d'un brouillard excessivement fin qui va peu à peu s'épaississant, et s'accompagne souvent de si peu de douleur, qu'ils n'en accusent d'aucune sorte. Chez quelques sujets, la lumière est un peu gênante, elle provoque un léger écoulement de larmes accompagné d'une injection plus vive ; le symptôme se prononce davantage pendant les exacerbations de la maladie, et quelquefois on remarque en même temps du côté de la rétine une réaction prononcée qui peut exceptionnellement aller jusqu'à l'amaurose.

Le plus souvent les fonctions digestives sont profondément troublées ; les malades, scrofuleux d'ordinaire, sont pâles, chétifs et maigres ; la peau est sèche, décolorée. Je n'ai point vu comme M. Mackenzie, qui décrit cette variété de kératite sous le nom de *cornéite strumeuse,* que cette ophthalmie s'accompagnât de surdité, mais j'ai noté, comme cet auteur, la raucité de la voix et l'engorgement des glandes lymphatiques sous-maxillaires chez les femmes. Quelquefois j'ai observé cette maladie sur des sujets en apparence de la meilleure constitution ; mais en même temps j'ai noté des écarts de régime et une vie très irrégulière.

Marche. — Durée. — En général, la marche de cette maladie est lente ; ce n'est que dans quelques cas exceptionnels qu'elle devient rapide. La durée en est indéterminée, et ordinairement elle est excessivement longue. Je connais un jardinier dont j'ai suivi l'observation pendant onze années ; il a entièrement perdu un œil ; l'autre est très gravement atteint, et je ne sais s'il ne finira pas par le perdre de la même manière.

Pronostic. — Il est grave dans la plupart des cas, surtout lorsque des infiltrations sanguines très étendues se sont formées dans la cornée, ou lorsque cette membrane a pris un large développement conique. Il est des cas nombreux pourtant où les taches, bien que couvrant presque toute la membrane, se résorbent d'une manière inespérée : tel est celui, par exemple, dont j'ai parlé plus haut (voy. *Symptômes anatomiques*).

Lorsque la cornée s'est recouverte à sa surface de ces plaques crayeuses et disséminées que j'ai signalées au dernier paragraphe des symptômes anatomiques, il est impossible d'obtenir une guérison complète ni même une amélioration. C'est à ces plaques crayeuses que s'appliquent ces paroles de M. Velpeau (*Dict. de méd.* en 30 vol., t. IX, p. 87) : « La kératite chronique est peut-» être la maladie de l'œil qui offre le moins de prise aux moyens » thérapeutiques. Ancienne et générale, elle ne guérit en quelque » sorte que par miracle ; j'ai vu tout échouer contre elle. »

Terminaison. — 1° *Résolution.* — Elle est lente et difficile, et cependant encore assez fréquente, même dans les cas graves.

2° *Taches.* — Elles sont la suite la plus ordinaire de cette kératite ; la matière épanchée s'organise entre les lamelles, et devient, selon l'expression du professeur Ribéri, *un produit froid*.

3° *Staphylôme.* — Il est assez rare à l'état complet.

4° *Amaurose.* — Elle est souvent la conséquence de cette maladie, surtout lorsque l'inflammation s'est propagée à la rétine.

5° *Adhérences entre l'iris et la capsule.* — Elles sont très fréquentes, l'iris participant assez ordinairement à l'inflammation.

Traitement. — 1° *Traitement local.* — *Excitants.* — On ne peut les employer que lorsque l'affection marche avec une extrême lenteur, et ne s'accompagne pas de photophobie.

M. Mackenzie pense que le vin d'opium offre beaucoup d'avantages. M. Lawrence juge au contraire l'efficacité de l'opium assez douteuse ; il conseille de préférence au laudanum la liqueur de Batteley, composée de 2 à 4 grammes d'opium dissous dans 30 grammes d'eau de rose ; préparation qu'on introduirait chaude et par gouttes entre les paupières, deux ou trois fois par jour.

Les pommades excitantes, telles que celle de précipité rouge, les insufflations de calomel, les solutions de nitrate d'argent ou de sulfate de zinc, ont tour à tour été vantées et blâmées. Je n'ai eu que bien rarement à me louer de ces moyens.

Belladone. — On l'emploie, sous forme d'extrait, en frictions autour de l'orbite et sur la paupière supérieure, ou, ce qui est bien préférable, en instillations dans l'œil, pour maintenir la pupille dilatée, et empêcher ainsi des adhérences de s'établir entre l'iris et la capsule. Ce topique ne peut réussir à prévenir l'atrésie pupillaire, qu'autant qu'il aura été conseillé dès le début de la maladie et continué tout le temps de sa durée, dût-elle être de plusieurs mois. Le praticien n'oubliera pas que l'opacité de la cornée est telle, dans la majorité des cas, qu'il ne pourra point s'assurer si la pupille est ou non menacée, et qu'il devra, quand même, employer les préparations mydriatiques, le sulfate neutre d'atropine, en particulier.

Vésicatoires. — *Cautères.* — Ils ne m'ont jamais paru d'un véritable secours dans cette maladie, qu'on les applique aux oreilles ou à la nuque ; les pommades vésicantes, comme celle d'ammoniaque, d'autres plus fortes encore, comme celle de tartre stibié, ne m'ont point semblé plus utiles, du moins tant que dure l'inflammation : prescrits au moment où elle commence à tomber, ces moyens peuvent tout au plus rendre quelques services.

Fomentations chaudes. — Elles sont fortement recommandées par Mackenzie et par Lawrence. Le meilleur topique, selon ce dernier auteur, est une forte décoction de fleurs de camomille et de têtes de pavot, qu'on applique directement sur l'œil au moyen d'un morceau de laine. Mackenzie préfère exposer les yeux à la vapeur de l'eau chaude laudanisée.

2° *Traitement général.* — Il est rare, dans cette maladie, qu'on doive avoir recours aux émissions sanguines générales ; mais il n'en est point de même des émissions locales, lorsque cette affection s'accompagne d'une rougeur assez vive et de photophobie. Au début de la maladie, quand des épanchements encore très limités apparaissent sur la cornée, les dérivatifs sur le canal intestinal sont d'un grand secours, si on les donne d'une manière régulière et autant que possible tous les jours.

Les *purgatifs salins* me semblent devoir être préférés à tous les autres. Les vomitifs seront absolument mis de côté dans cette maladie comme dans beaucoup d'autres affections oculaires, parce qu'ils deviennent la cause d'une congestion cérébrale, qui, bien que passagère, n'en est pas moins dangereuse.

Le *mercure* sera employé avec avantage si on l'administre jusqu'à la salivation et qu'on l'unisse à la belladone. Mackenzie recommande de le mêler à l'opium, et espère, en le prescrivant, empêcher la pupille de contracter des adhérences morbides ; mais il conseille de n'y recourir qu'après que les symptômes aigus auront été dissipés par les sangsues et par le tartre stibié. Lawrence préfère combiner le calomel avec la poudre de James et de Dower.

Le *sulfate de quinine* réussit aussi bien, selon Mackenzie, dans cette première variété de la kératite qui frappe si souvent les scrofuleux, que dans la vasculaire superficielle, qu'il nomme *phlycténulaire*. Les cas graves ne paraissent pas céder sans qu'on ait préalablement prescrit les émissions sanguines et le calomel. J'ai expérimenté ce moyen dans le cas qui nous occupe, et j'en ai obtenu les meilleurs résultats.

Le traitement de cette affection, on le voit par ce qui précède, n'offre rien de régulier. Le praticien ne doit pas perdre de vue qu'il a affaire à une maladie des plus rebelles, des plus longues, et qui se développe presque toujours sur les sujets d'une pauvre constitution. Que l'on applique quelques sangsues quand l'œil sera très rouge et très douloureux, que l'on donne quelques dérivatifs sur le canal intestinal, il n'y a assurément aucun danger; mais on ne doit pas oublier de recourir bien vite à une médication générale convenable, et surtout de ne priver le malade d'air et d'aliments réparateurs que dans des conditions très exceptionnelles.

Résumé du traitement. — I. *Kératite disséminée sans réaction sur les membranes internes et marchant avec une grande lenteur*. Prescrivez :

Eau distillée.	5 gram.
Sulfate neutre d'atropine.	0,02 centigr.

F. s. a. pour tenir la pupille dilatée.

En même temps, instiller matin et soir entre les paupières une goutte du collyre suivant :

Eau distillée.	aā . . .	2 gram.
Laudanum de Sydenham. . .		

M. s. a.

Après deux ou trois jours, si le collyre qui précède est bien supporté, on emploiera le vin d'opium pur de la même manière.

Tout autre excitant peut être conseillé (précipité rouge ou blanc, nitrate d'argent en pommade, etc.) ; mais il est indispensable de surveiller l'effet de ce moyen, dans la crainte que l'excitation n'aille jusqu'à l'inflammation.

Traitement général tonique. — Le quinquina, le sulfate de quinine ; dans quelques cas, un excellent régime, ét l'air de la campagne, s'il se peut, concourront essentiellement à arrêter la maladie dans ses progrès. Ce régime seul est souvent le meilleur moyen de faire disparaître la kératite. Le lactate de fer est encore très utile.

II. *La kératite prend une forme aiguë, la cornée se couvre d'opacités et de vaisseaux très fins ; la sclérotique et la conjonctive sont injectées. — Photophobie.*

Saignée générale très exceptionnelle, saignées locales (sangsues près de l'oreille en nombre proportionné à la force du malade) répétées à quelques jours d'intervalle ; scarification de la pituitaire ; ausculter le cœur, les carotides et les sous-clavières pour reconnaître avant tout s'il n'y aurait point anémie, l'affection oculaire étant très souvent liée à cet état général. Si cette complication d'anémie n'existe pas (sujet de quinze ans), prescrivez :

Prendre matin, midi et soir, un des paquets de poudre ci-après :

Calomel.	30 centigr.
Opium brut en poudre. . .	6 —

F. s. a. trois paquets égaux.

Collyre d'atropine instillé entre les paupières jusqu'à dilatation de la pupille, qui contracterait des adhérences sans cette précaution indispensable.

Aussitôt que possible un traitement tonique, de l'air, du mouvement. Éviter alors de trop couvrir les yeux.

III. *Lorsque cette inflammation commencera à tomber*, prescrire des vésicatoires volants, de la largeur d'un franc, autour de l'orbite. On les appliquera un à un tous les trois jours.

En même temps, conseiller un collyre légèrement astringent (borax, 20 centigrammes ; eau distillée, 100 grammes, tiède au bain-marie).

Scarifier quelques vaisseaux, s'il y en a qui se perdent dans les taches.

A l'intérieur, à partir du déclin de l'inflammation, le fer, s'il y a lieu, et un bon régime. Des purgatifs salins très souvent.

B. — Kératite ponctuée ou pointillée.

Cette maladie est extrêmement difficile à reconnaître ; le plus souvent on la confond avec l'amblyopie congestive commençante, parce qu'elle ne s'accompagne pas de rougeur et que le caractère principal qui la distingue, les petits points opaques siégeant sur la cornée, ne peuvent être aperçus par beaucoup de personnes déjà exercées au diagnostic des maladies des yeux, qu'à l'aide d'une forte loupe ; tandis que d'autres, naturellement plus ou moins presbytes, ne peuvent même point les voir du tout, de quelque façon qu'elles s'y prennent.

Symptômes anatomiques. — Tout au commencement de la maladie, on voit au centre de la cornée, lorsqu'on l'examine avec beaucoup d'attention, quelques petits points ou petites plaques grisâtres ou bleuâtres, de la grandeur d'une pointe d'aiguille, et qui ne présentent ni saillie ni enfoncement.

Ces points ne remontent pas au-dessus de la pupille ; ils descendent au contraire vers la circonférence inférieure de la cornée sous la forme d'un triangle assez régulier. Leur ensemble ressemble assez bien à la peau du visage après qu'on l'a rasée.

La cornée, dans l'endroit où ils se trouvent, semble avoir été piquée ; la transparence de cette membrane est conservée partout, même entre les petits points opaques, dont le siége paraît varier le plus souvent : tantôt on peut croire qu'ils sont placés à la surface externe de la cornée, tantôt on reconnaît qu'ils le sont beaucoup plus profondément. Les observations nombreuses que j'ai faites de cette maladie m'ont amené à penser que ces petits points n'apparaissent jamais qu'à l'une ou à l'autre surface de la cornée, sous les séreuses qui doublent cette membrane. Le plus souvent c'est sous la membrane de l'humeur aqueuse, et l'on reconnaît aisément dans ce cas, en regardant la cornée de côté, que les lamelles externes ont conservé leur transparence normale. Ce serait donc, dans mon opinion, une maladie commençant par les séreuses de la cornée, envahissant peu après le tissu propre de cette membrane, ainsi que nous le verrons bientôt, et se propageant par la membrane de Descemet aux autres séreuses de l'œil.

Les petits points peu nombreux placés au centre de la cornée augmentent lentement et se rapprochent ainsi les uns des autres, ne se colorant d'une teinte grisâtre ou bleuâtre plus foncée qui pourrait les faire prendre, dans quelques circonstances, pour de petits épanchements de sang, opinion qui me paraît bien peu probable. Il est plus facile de reconnaître s'ils sont superficiels ou profonds, lorsqu'ils se sont ainsi multipliés ; et presque toujours alors c'est la face concave de la cornée qu'ils occupent. Cette variété de kératite pourrait donc, d'après ce qui précède, être divisée en superficielle et en profonde.

Kératite pointillée superficielle. — Celle-ci, toutes choses égales d'ailleurs, est toujours moins grave que la seconde ; les points, moins nombreux, moins profonds et placés sous la conjonctive cornéenne, en face de la pupille, comme dans l'autre cas, demeurent plus de temps en nombre limité ; assez souvent ils disparaissent sous l'influence d'un traitement convenable. Abandonnée à elle-même, la maladie fait des progrès : les points deviennent plus larges, plus nombreux, atteignent successivement les lamelles de la cornée, s'étendent vers la circonférence inférieure de cette membrane, et finissent, en se confondant les uns dans les autres, par former de très petits épanchements interstitiels de plus en plus profonds. Dans le principe, ces épanchements n'ont tout au plus que le double du diamètre qu'avaient les points.

Assez souvent, à ce degré de la maladie, les petits points paraissent échelonnés dans l'épaisseur des lamelles cornéennes, de sorte que les profonds servent à faire reconnaître qu'il existe une certaine distance d'avant en arrière entre eux et les superficiels, et réciproquement. Il m'a paru, lorsque cet état de choses a pu être constaté, que la tache, après avoir marché un certain temps vers la chambre antérieure, s'était résorbée du côté externe, qui est lisse dans tous les cas, même quand on regarde la cornée obliquement.

Lorsque la maladie tend à envahir toute l'épaisseur de la cornée, les points se multiplient dans l'épaisseur des lamelles, se confondent les uns dans les autres, et forment alors des épanchements interlamellaires, d'un blanc jaunâtre et de largeur variable, mais toujours assez grands pour compromettre la vision ; c'est là le degré que les auteurs ont décrit sous le nom de kératite profonde. Arrivé à ce point, la kératite superficielle se confond avec le degré le plus élevé de la kératite ponctuée profonde dont nous allons parler.

Kératite pointillée profonde. — Elle offre, à part les points, tous les symptômes attribués à l'*inflammation de la membrane de l'humeur aqueuse* (*aqua capsulitis*). Les points, plus nombreux que dans la variété précédente, et aussi plus bleuâtres, sans doute à cause de l'inflammation du tissu propre de la cornée, ne disparaissent que bien rarement par résolution. La cornée, examinée de côté, est lisse comme dans la kératite ponctuée superficielle, mais ne présente point d'opacité à sa surface externe comme dans celle-ci ; c'est vers la face concave que la transparence a diminué. Les petits points se multiplient souvent et forment par leur agglomération une sorte de nuage gris bleuâtre très léger. A l'aide de la loupe, on reconnaît qu'il y a entre ces points des parties transparentes, cela se voit même facilement à l'œil nu ; le reste de la cornée, bien que transparent, prend, dans le voisinage des points surtout, une légère teinte verdâtre comme dans les inflammations générales de cette membrane ; l'iris paraît un peu décoloré et sale. Les points augmentent, deviennent de plus en plus apparents, semblent s'avancer peu à peu vers les lamelles antérieures, et la matière qui les forme laisse des taches assez larges, difficiles à faire disparaître.

Les points opaques de la kératite profonde apparaissent très souvent dans l'iritis, surtout lorsque cette affection est liée à la présence de la syphilis. J'ai observé les flocons que Wardrop a vus nager dans l'humeur aqueuse.

La maladie, dans chacune de ses variétés, ne se borne point à la cornée et aux séreuses qui la doublent en avant et en arrière ; d'autres membranes oculaires participent plus ou moins à l'affection.

Conjonctive. — Elle ne présente rien d'anormal dans toute sa portion palpébrale ; la portion bulbaire, près de la cornée, offre, lorsque l'affection tend à devenir plus grave, une légère teinte rose pâle qui s'accentue davantage à mesure que l'inflammation fait des progrès. Lorsque ce symptôme se montre, l'iris doit être observé, car il peut commencer à être malade.

Iris. — Pendant la première période de la maladie, il doit être attentivement surveillé. Son tissu prend une teinte rouge pâle, verdâtre sale, en tout point semblable à celle qu'on rencontre dans la variété d'iritis qu'on a nommée iritis séreuse. Les fibres concentriques de cette membrane sont mieux dessinées que de coutume. L'inflammation qui a débuté dans la séreuse recouvrant la face postérieure de la cornée s'est étendue, par continuité de tissu, à la face antérieure de l'iris ; c'est encore à ce point de vue que la maladie qui nous occupe mérite la plus grande attention. On reconnaît facilement cet état particulier du diaphragme de l'œil, en l'examinant par les parties de la cornée demeurées transparentes. Assez rarement la kératite ponctuée commence par l'inflammation de l'iris.

Pupille. — Au début, elle présente souvent et conserve longtemps une mobilité presque exagérée ; mais quand la maladie devient peu à peu plus grave, elle est presque toujours très peu mobile, par ce double motif, que d'abord les rayons lumineux, à cause du commencement d'opacité de la cornée, pénètrent en moindre quantité jusqu'à la rétine, et ensuite que l'iris, offrant un certain degré de turgescence vasculaire, la pupille contracte presque toujours des adhérences avec la capsule. Ces synéchies postérieures, lorsque la maladie dure longtemps et devient grave, se multiplient tellement, que, dans certains cas, toute la marge iridienne devient adhérente en arrière, et qu'il s'ensuit quelquefois une oblitération complète de la pupille, et conséquemment la perte de la vision.

Membrane de l'humeur aqueuse. — Elle est très évidemment frappée d'inflammation, ce qu'on peut reconnaître aisément au trouble particulier qu'on remarque à la fois à la face postérieure de la cornée et à la face antérieure de l'iris, qui est décolorée. Toute la chambre antérieure semble être vaguement trouble ; l'opacité est insaisissable et ressemble assez à une sorte de fumée répandue sur l'iris, sur la cornée et dans les deux chambres de l'œil. Cette complication est loin d'être constante.

Capsule. — Elle reste longtemps étrangère à l'inflammation des autres séreuses ; mais, ainsi qu'on vient de le voir pour l'iris, elle finit par se recouvrir à sa surface antérieure d'exsudations plastiques blanchâtres qui la soudent à l'iris, et proviennent de cette membrane.

Membrane de Jacob. — Cette séreuse, moins fréquemment que les autres, participe à la maladie. J'ai pourtant observé quelques cas de kératite ponctuée où la rétine plissée, jaunâtre, poussée dans le corps vitré et soulevée par une collection liquide siégeant sous la choroïde, tremblotait dans le fond de l'œil (*hydropisie sous-rétinienne*).

Rétine. — Elle présente tous les signes physiologiques de l'inflammation, qui peut produire l'amblyopie et même l'amaurose ; nous venons de voir qu'il arrive quelquefois que cette membrane est éloignée de la choroïde par une collection de liquide.

Les autres membranes ne m'ont offert rien de particulier à noter.

Si nous résumons les symptômes anatomiques de cette maladie, nous trouvons que les séreuses de l'œil sont plus particulièrement atteintes. Le mal commence sous forme de points ; de petits épanchements placés, tantôt sous la séreuse cornéenne antérieure, tantôt et plus souvent sous la postérieure, c'est-à-dire dans la membrane de l'humeur aqueuse. Les opacités, dans le premier cas, progressent, quant à la cornée, d'avant en arrière ; dans le second, en sens inverse, et l'inflammation se propage bientôt à toutes les séreuses de l'œil.

Après les séreuses de la cornée, celle qui recouvre la face antérieure de l'iris s'enflamme aussi, tandis que, dans le même temps, presque toujours la capsule du cristallin présente des désordres ; enfin la membrane de Jacob se prend à son tour, et l'inflammation de cette membrane, de même que celle de la plèvre, s'accompagne d'épanchements liquides considérables. La vision se trouve ainsi compromise par différentes causes (taches de la cornée, dépôts de fibro-albumine sur la capsule, oblitération de la pupille, désorganisation de la rétine, etc.).

Symptômes physiologiques. — Lorsque la maladie débute et que les symptômes anatomiques se bornent à la présence de quelques points légers, peu nombreux, le malade se plaint d'un trouble de la vue qu'il compare le plus ordinairement à un brouillard transparent ; il n'éprouve point de douleur ni la sensation d'aucun corps étranger sous les paupières. Quelquefois il accuse la présence de mouches volantes transparentes, et alors l'affection est souvent prise pour une amblyopie sans complication du côté de la cornée; il n'y a, à ce degré, ni photophobie ni larmoiement. Mais lorsque les petits points opaques se multiplient, le trouble de la vision augmente. Peu à peu le malade devient plus myope, et la vue s'abaisse quelquefois au point qu'il ne lui est plus possible de se conduire.

Lorsque l'iris commence à s'enflammer, la lumière est supportée plus difficilement ; sous l'influence de ce fluide, l'œil rougit dans toutes les parties que nous avons indiquées, et quelques larmes s'échappent des paupières. Le malade recherche alors une demi-obscurité, afin de soustraire l'œil à une cause de douleur légère, et aussi pour que la pupille se trouve à son plus grand degré de développement ; on n'a point oublié que c'est au centre de la cornée que siége principalement l'opacité.

Marche. — Durée. — Cette maladie marche avec une excessive lenteur ; dans la majorité des cas cependant, elle peut disparaître après quelques semaines de durée. Le plus souvent les points ou plaques, malgré leur petit diamètre, ne s'effacent pas complétement. Je connais des malades qui ont la cornée ponctuée depuis dix ans ; les petits points ont pris une teinte grise pour la plupart, quelques-uns sont demeurés complétement noirs.

En général, cette maladie est extrêmement insidieuse ; pendant quelque temps, tous ses symptômes se bornent à ces quelques points opaques, puis viennent tous les désordres que j'ai signalés du côté des membranes internes. Lorsque la conjonctive cornéenne seule est prise, l'affection marche en général avec plus de rapidité vers la résolution ; mais lorsqu'elle débute par la membrane de l'humeur aqueuse ou s'y propage, elle met un temps excessivement long à s'éteindre. Pendant plusieurs années j'ai tenu à jour des observations de kératite ponctuée, que rien n'a pu enrayer dans leur marche. L'œil gauche du malade, dans un cas, s'est complétement perdu par suite de l'obstruction de la pupille. La cornée présente encore aujourd'hui de petits points opaques et conserve partout, sauf dans sa partie inférieure, toute sa transparence normale. De larges adhérences entre l'iris et la capsule existent dans l'œil droit ; la rétine a singulièrement souffert. Si je n'avais maintenu cette pupille dilatée par la belladone, elle serait oblitérée aujourd'hui. Rien n'a pu faire disparaître cette maladie rebelle : saignées, sangsues, purgatifs, mercuriaux à l'intérieur et à l'extérieur, vésicatoires autour des orbites, moxas superficiels, séton à la nuque, etc., tout a échoué.

Étiologie. — Les causes de cette maladie sont nombreuses. Certaines constitutions semblent y être plus exposées que d'autres : on la voit, par exemple, frapper de préférence des individus scrofuleux, ou d'une mauvaise santé habituelle. Il est rare qu'elle ne survienne pas pendant le cours de l'iritis chez les sujets infectés de syphilis. Souvent elle se montre après l'opération de la cataracte par abaissement, lorsque le cristallin, jouant le rôle de corps étranger, devient la cause d'une ophthalmie interne chronique.

Chez un jeune garçon que j'avais opéré de cataracte par discision, la kératite ponctuée s'était développée à un haut degré dans l'espace de huit jours. Jugeant que les débris considérablement gonflés de la lentille occasionnaient tout le mal, je me décidai à les morceler, malgré la rougeur de l'œil, et, en effet, j'obtins une guérison rapide.

Pronostic. — Il est en général assez grave, si l'on en juge par cette tendance singulière des séreuses à l'inflammation ; au début il doit être extrêmement réservé.

Traitement. — 1° *Local.* — Les *excitants* locaux, lorsque la maladie marche avec lenteur, et pendant qu'elle est bornée à la surface externe de la cornée, réussissent quelquefois très bien. Le laudanum, les pommades de précipité parfaitement porphyrisé, et quelques collyres astringents, comme ceux de zinc, de cuivre, d'argent, font assez bon effet, si l'on se borne à les instiller dans l'œil pendant quelques heures seulement, pour les abandonner aussitôt qu'on a obtenu une excitation suffisante.

Les *vésicatoires* volants placés autour de l'orbite rendront les plus grands services, si on les renouvelle tous les deux jours avec persévérance : je n'ai reconnu aucune sorte d'avantage à les placer sur les paupières. Lorsque la maladie envahit la séreuse de l'iris avec lenteur, sans qu'aucune réaction existe, les moxas superficiels, appliqués sur le front tous les deux ou trois jours, seront très utiles.

L'*atropine* sera employée de bonne heure, en instillations dans l'œil, et l'usage en sera continué avec persévérance tout le temps que la liberté de la pupille sera menacée ; on évitera ainsi l'oblitération de cette ouverture. Si l'œil s'injecte, et si la lumière est mal supportée, pendant cette réaction, on prescrira à l'intérieur du calomel à dose altérante.

Le *séton* à la nuque m'a paru utile dans quelques cas graves; les pommades stibiées ou vésicantes ont toujours été suivies d'une amélioration notable, lorsqu'elles ont été employées au moment opportun, c'est-à-dire quand il ne paraissait presque plus aucun signe d'inflammation.

Les *sangsues*, appliquées près de la tempe pendant la période aiguë, sont utiles; mais il ne faut point abuser de ce moyen. L'affection qui nous occupe a une durée si longue, l'injection de l'œil, quoique faible, reparaît si fréquemment, que la constitution souvent mauvaise des malades ne résisterait pas à de semblables remèdes, car il ne faut point oublier que, le plus ordinairement, la kératite primitive attaque des individus étiolés, mal nourris, depuis longtemps en proie à de violents chagrins, des scrofuleux, etc. Et l'on peut rapprocher de ce fait d'observation les belles expériences de M. Magendie, dans lesquelles la cornée de chiens nourris exclusivement avec du sucre purifié ne tarda point à devenir malade et à se perforer.

2° *Traitement général.* — La saignée du bras ne m'a jamais paru d'aucune utilité; je la crois même dangereuse dans cette maladie, qui ne frappe guère, ainsi que je viens de le dire, que des individus chétifs et affaiblis. Aussitôt que, sous l'influence de quelques purgatifs salins, d'applications modérées de sangsues près de l'œil, on a fait tomber la subinflammation des membranes internes, on se hâte, après qu'on a dilaté la pupille, de prescrire un traitement tonique général.

J'ai été conduit à ce résultat par l'observation que voici, et que j'ai répétée bien d'autres fois, particulièrement sur de jeunes enfants. Une ophthalmie aiguë ayant amené chez une petite fille l'apparition d'un hypopyon considérable dans la chambre antérieure, des sangsues avaient été appliquées en aussi grand nombre et aussi souvent que possible, soit à l'anus, soit dans le voisinage de l'œil, pour faire disparaître la collection purulente; des purgatifs, des altérants avaient été prescrits dans le même but, et cependant le pus ne diminuait point, quelquefois même il augmentait. La petite malade pâlissait, le pouls se déprimait d'une manière notable.

Il eût été dangereux de pousser plus loin ces moyens.

C'est dans ces circonstances que, ne voulant point sacrifier la constitution au profit de l'œil, et comptant d'ailleurs beaucoup sur cette médication, je prescrivis des toniques, parmi lesquels le quinquina, le polygala de Virginie, le fer en petite proportion, des jus de viande et un peu de vin généreux, tenaient la première place. Il ne s'était pas passé quatre jours que l'hypopyon commençait déjà à diminuer, et en peu de temps il avait complétement disparu. On ne devra donc pas négliger, dans la variété de kératite qui nous occupe, cette observation, qui est pour nous d'un très grand intérêt. Les toniques seront prescrits avec mesure, et le malade sera mis dans les meilleures conditions hygiéniques possibles. Chez les femmes surtout, l'anémie accompagne la kératite ponctuée; les carotides, les sous-clavières, auscultées, feront connaître cet état général morbide, qui se lie le plus souvent à l'altération des fonctions utérines, et réclame l'administration prompte et entendue des toniques ferrugineux.

ARTICLE II.

KÉRATITES SECONDAIRES.

Elles sont presque toujours la suite d'une ophthalmie externe et se compliquent rarement d'une ophthalmie interne, caractère qui les distingue des kératites primitives. Elles se présentent sous deux formes différentes, mais qui se combinent dans quelques cas l'une avec l'autre. Ainsi, pendant la durée d'une conjonctivite aiguë avec irritation des membranes internes, il arrive, soit que des vaisseaux en plus ou moins grand nombre apparaissent sur la cornée, ce qui constitue les *kératites vasculaires*, soit qu'un ou plusieurs épanchements de lymphe plastique ou de pus se forment entre les lamelles de cette membrane, ce qui constitue les *kératites suppuratives*.

Nous étudierons la première variété sous le nom de *kératite vasculaire* proprement dite, et la seconde sous celui de *kératite suppurative* ou d'*abcès* de la cornée.

On comprendra sans peine que la *kératite vasculaire* puisse se terminer par un épanchement interlamellaire, et qu'un *abcès* qui se serait formé pendant le cours d'une ophthalmie externe peut présenter quelques vaisseaux dont les extrémités se rendraient vers sa circonférence. Il en sera de même pour les *kératites ulcéreuses.*

Nous diviserons les *kératites secondaires* de la manière suivante :

Kératites secondaires.	1° Vasculaires.	Superficielles	partielles et générales	aiguës et chroniques.
		Profondes	partielles et générales	chroniques.
	2° Non vasculaires ou suppuratives et ulcéreuses.	Superficielles Interstitielles Profondes	partielles et générales	aiguës et chroniques.

A. — Kératite vasculaire superficielle.

Elle est quelquefois la suite de la conjonctive pustuleuse, que nous avons étudiée (page 56). Assez fréquemment, la conjonctive cornéenne est si promptement envahie, qu'on pourrait croire que le mal a débuté par là.

Symptômes anatomiques. — *Premier degré, ou kératite partielle. — État aigu.* — Sur l'un des bords de la cornée et se dirigeant de la circonférence vers le centre, apparaît un faisceau de vaisseaux plus ou moins nombreux, dont la base se continue ordinairement avec les vaisseaux de la conjonctive enflammée.

Ce faisceau, isolé dans quelques cas, se confond dans d'autres avec un ou plusieurs faisceaux semblables, se dirigeant de la même manière. Il n'est pas rare qu'un seul vaisseau soit aperçu sur la cornée. A droite et à gauche de ce vaisseau, depuis sa naissance sur la circonférence de la cornée jusqu'à son extrémité, placée au centre de cette membrane, on constate souvent une traînée blanc jaunâtre qui n'est autre chose qu'un épanchement d'une matière fibro-albumineuse entre la conjonctive cornéenne et les lamelles. Au sommet du vaisseau ou des vaisseaux, surtout chez les enfants, on reconnaît souvent une *petite pustule* ou une *phlyctène* d'étendue variable (*kératite pustuleuse ; — kératite scrofuleuse* des Allemands).

Par exception, les vaisseaux traversent obliquement la cornée;

en général, ils s'arrêtent en deçà du centre, souvent sur le centre même de la membrane.

Tel est l'état le plus simple de la maladie, quant à la cornée. La figure 19 donne une idée exacte de la *kératite pustuleuse.*

Fig. 19.

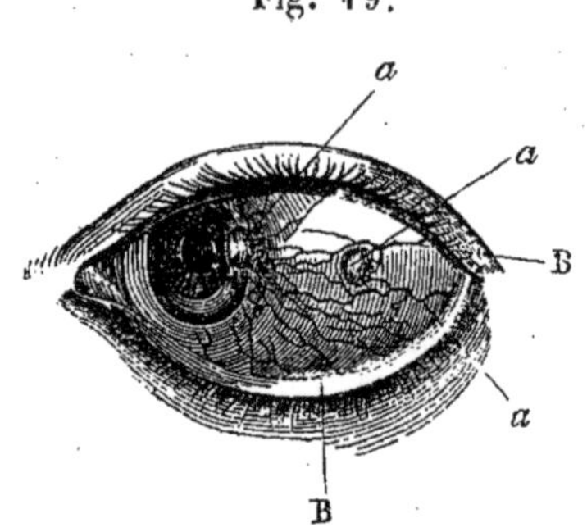

a, a, a, représentent deux pustules; l'une est placée sur la cornée, l'autre sur la conjonctive bulbaire.
B, B, sont des vaisseaux placés dans le tissu de la conjonctive, et se dirigeant les uns vers la pustule sclérotical, les autres vers la pustule cornéenne.

Lorsque la kératite tend à devenir plus grave, de nouveaux faisceaux vasculaires apparaissent à côté du premier, ou souvent même dans un sens diamétralement opposé ; tous les vaisseaux ont le caractère que nous avons décrit. Quelques-uns forment assez souvent sur la surface de la cornée, et dans une étendue variable, un lacis vasculaire, d'un rouge vif, dans lequel les subdivisions des vaisseaux sont si nombreuses, que l'ensemble offre presque l'aspect d'une petite tache de sang. A l'état aigu, ils sont bientôt entourés d'un épanchement de lymphe opaque.

En même temps d'autres symptômes se développent sur la sclérotique. On voit en effet sur cette membrane une rougeur d'autant plus prononcée qu'on se rapproche davantage du côté où les vaisseaux conjonctivaux ont passé sur la membrane transparente. Cette rougeur qui entoure la cornée présente assez souvent une légère teinte violacée. Les vaisseaux qui la composent, placés profondément, fixes, droits, d'une à deux lignes de trajet au plus, présentent une base tournée du côté de la rainure cornéenne, et un sommet en sens inverse. Ils se croisent avec ceux de la conjonctive ; considérés dans leur ensemble, ils forment autour de la cornée une sorte d'anneau qu'on a comparé au disque d'une fleur radiée.

Si l'individu se trouve dans les conditions d'âge et de constitution dont nous avons parlé, les pustules apparaissent d'autant plus nombreuses que les faisceaux sont plus rapprochés et en plus grande quantité. La matière qu'elles contiennent disparaît, ainsi que cela se passe lorsqu'elles siégent sur la conjonctive, de deux manières différentes : en se résorbant, ce qui est le cas le plus avantageux, ou bien en se faisant route au dehors. La pustule se transforme alors en une ulcération superficielle, qui devient la cause d'une photophobie très forte. Nous ne concevons pas qu'on ait pu dire que la kérato-conjonctivite se présente presque toujours à l'état chronique, et ne s'accompagne ni de photophobie ni de douleur. Quoi qu'il en soit, l'ulcération se comporte différemment, selon qu'elle tend à se cicatriser ou à marcher d'avant en arrière en creusant la cornée (voy. *Ulcération de la cornée*). Les épanchements se comportent aussi de deux manières, selon que la matière qu'ils contiennent se résorbe ou se fraie une route au dehors. Il est facile de reconnaître après la rupture que cette matière, qui s'était produite d'abord sous la conjonctive, s'est étendue quelquefois très loin entre les lamelles de la membrane transparente.

Second degré, ou kératite vasculaire générale. — État aigu. — Les vaisseaux, bornés jusque-là à une partie de la cornée, s'étendent à toute cette membrane. En général, ils sont assez éloignés les uns des autres, et laissent entre eux des espaces transparents. Cette kératite superficielle générale est plus rare que la partielle, néanmoins on l'observe encore assez souvent. Les vaisseaux, qui se dirigent tous vers le centre de la cornée, s'y terminent le plus ordinairement par un épanchement interlamellaire ou par une pustule. Ils ne s'anastomosent point ensemble vers le milieu de la cornée, mais on remarque ce phénomène lorsque l'affection devient chronique.

La kératite superficielle générale, aiguë ou chronique, est désignée sous le nom de *panniforme* par quelques auteurs, dénomination qui ne me paraît point devoir être conservée, parce que dans le pannus les vaisseaux sont si rapprochés les uns des autres, qu'ils troublent la transparence de la membrane et forment une sorte de couche qui en augmente l'épaisseur.

Kératite vasculaire partielle ou générale. — État chronique. — Les vaisseaux, plus pâles, plus fins, moins nombreux, sillonnent la cornée de la même manière que dans l'état aigu. Lorsqu'une partie seulement de la cornée est malade, ils s'arrêtent le plus ordinairement dans un épanchement encore non résorbé ou mal organisé. Si la kératite est générale, les vaisseaux s'anastomosent au centre par leurs sommets, en formant de petites arcades, comme dans la figure 20.

La kératite vasculaire est ici très chronique et produite par l'état granuleux avancé des conjonctives palpébrales.

Fig. 20.

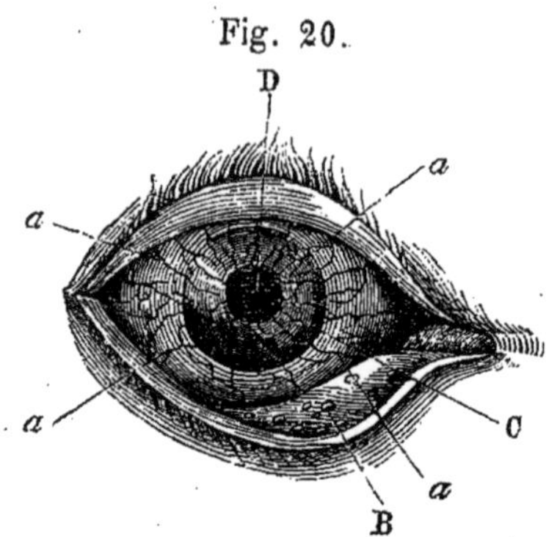

a, a, a, a, sont de gros vaisseaux qui se rendent de la conjonctive bulbaire sur la cornée, et s'anastomosent au centre de cette membrane indiqué par D.
La lettre C montre la bifurcation d'un des principaux vaisseaux; B fait voir d'assez fortes granulations sur la conjonctive de la paupière inférieure, qu'on a renversée.

b. Il est une variété de kératite vasculaire partielle et chronique qui occupe la partie supérieure de la cornée, et toujours est le résultat du frottement de cette membrane par des granulations placées sous la paupière supérieure. Les vaisseaux, peu nombreux au début, se dirigent de haut en bas et s'avancent d'une manière à peu près uniforme et lente vers le centre de cette membrane, où ils se terminent dans un nuage très léger de matière épanchée. Bientôt ils se multiplient, finissent par couvrir la moitié supérieure de la membrane, et s'arrêtent tous sur une ligne transversale partageant la cornée en deux moitiés. Cette ligne de démarcation entre les parties saines et les parties malades est limitée assez ordinairement, lorsque le malade tient l'œil ouvert, par le bord libre de la paupière supérieure, et cette circonstance, mieux que tout raisonnement, prouve que les vascularités cornéennes sont produites par les frottements répétés des granulations sur le globe pendant l'état de veille. Si les vaisseaux apparaissent plus nombreux encore, formant une saillie rouge, opaque, ce n'est plus à la kératite, mais au pannus partiel qu'on a affaire. Nous avons parlé de cette maladie et de son traitement au mot *Pannus* (voyez p. 150), et au mot *Granulations* (p. 138). On comprend que la kératite vasculaire, dans ce cas, n'est que la conséquence d'une des terminaisons de l'ophthalmie granuleuse.

Je ne puis abandonner la description de la kératite vasculaire sans en indiquer une forme chronique très exceptionnelle et qui est symptomatique d'une congestion permanente de la choroïde (voy. *Choroïdite*). La cornée est sillonnée, le plus souvent dans sa circonférence supérieure, de vaisseaux volumineux qui viennent tous de la conjonctive et du tissu cellulaire sous-conjonctival. Il y a quelquefois, à leur extrémité, des épanchements de largeur variable qui peuvent troubler la vision et qui tantôt s'organisent, tantôt se résorbent. La sclérotique demeure généralement blanche, la chambre antérieure est grande comme à l'état normal, l'iris sain, et la pupille parfaitement libre. Il y a seulement quelques gros vaisseaux bruns dans le tissu cellulaire sous-muqueux comme dans les choroïdites chroniques.

Les sangsues souvent appliquées à l'anus, l'aloès à l'intérieur, le régime le plus sévère, le repos des yeux, les révulsifs superficiels et profonds, rapprochés ou éloignés, ne m'ont pas réussi contre ce mal; mais j'ai obtenu une grande amélioration en pratiquant des scarifications sur les vaisseaux de la circonférence de la cornée. En les multipliant à distance, je suis parvenu à oblitérer un grand nombre de ces vaisseaux et à provoquer la résorption d'épanchements assez larges pour troubler la vue. Chez un malade que j'ai fait voir à mon ami M. Græfe, de Berlin, le 28 novembre 1854, les scarifications ont produit une amélioration telle, que la lecture, impossible avant le traitement, est devenue facile à la distance ordinaire. Je crains bien que ces scarifications, aidées de moyens généraux énergiques, ne réussissent pas à amener une guérison durable.

Symptômes physiologiques. — *État aigu.* — La photophobie est ordinairement portée à un haut degré, lorsque des vaisseaux se sont montrés sur la cornée. Les malades se cachent les yeux pour les soustraire à l'action de la lumière; ils se couchent la face tournée contre les oreillers, et, si ce sont des enfants qu'on porte encore, ils s'appuient la face sur l'épaule de leur mère. Lorsqu'on essaie d'examiner leurs yeux, ils cherchent par tous les moyens possibles à s'y opposer. Ils contractent énergiquement les orbiculaires et secouent la tête dans tous les sens. Au moment où l'on parvient par la force à écarter les paupières, un flot de larmes s'en échappe, ruisselle sur la joue, et l'on constate alors les symptômes anatomiques que nous avons décrits. Ce spasme, qui porte à la fois sur les muscles des paupières et de l'œil, dure le plus ordinairement pendant un temps très long. La *douleur* est d'autant plus vive que la photophobie est plus grande. Le malade ne souffre point lorsqu'il se tient dans une obscurité complète. Il n'éprouve qu'une sensation de chaleur incommode. (Voy. *Examen des enfants*, vol. I, p. 59.)

État chronique. — La photophobie n'existe qu'à un degré très faible, quelquefois même elle a complétement disparu. Le malade, lorsque l'état chronique est franc, ne paraît éprouver d'autre gêne que le trouble apporté dans la vision par la présence des vaisseaux et des épanchements. L'état chronique passe fréquemment à l'état subaigu et se termine assez souvent par le pannus.

Marche. — Durée. — La kératite vasculaire n'a rien de fixe dans sa marche ; pendant quelque temps à l'état aigu, elle passe très fréquemment ensuite à l'état chronique. Alors la photophobie tombe plus ou moins, et l'on ne voit plus sur la cornée que des taches vers lesquelles se rendent des vaisseaux. Lorsque ceux-ci sont très nombreux, il en résulte une sorte de pannus qui trouble la vision et l'empêche même dans quelques cas. Le plus ordinairement, ces vascularités de la cornée ramènent l'état aigu, et en même temps l'aversion de la lumière et toutes les conséquences de la kératite.

La durée de cette maladie ne peut donc être limitée ; elle disparaît complétement parfois, dans l'espace de peu de jours, pour se montrer de nouveau plus intense quelque temps après. Chez quelques individus, elle ne cède complétement que lorsque la constitution s'est modifiée sous l'influence d'un traitement tonique convenable et d'une bonne hygiène.

On sait que, chez quelques enfants scrofuleux, lorsque la photophobie dure pendant des années, on a constaté une déviation permanente de la tête du côté de l'œil malade (Scarpa). Cependant nous devons nous hâter de dire que si le traitement est bien dirigé, on parvient toujours à combattre la photophobie. Je n'ai jamais vu de déviations reconnaissant une semblable cause.

Pronostic. — Il est en général favorable ; cependant il devient grave dans quelques cas, surtout lorsqu'il se forme de larges ulcérations sur la cornée ou que la maladie existe depuis longtemps.

Terminaisons. — La kératite vasculaire compte plusieurs terminaisons différentes :

1° *La résolution.* — On l'obtient assez fréquemment par un traitement bien dirigé.

2° *L'état chronique.* — La cornée se vascularise et demeure plus ou moins couverte de vaisseaux qui, par leur réunion, forment un pannus, comme nous l'avons dit aux symptômes de l'état chronique.

3° *Les ulcérations de la cornée* avec leurs conséquences. (Voyez plus bas *Ulcères.*)

TRAITEMENT. — 1° *De la kératite aiguë.* — Deux moyens se présentent comme dans presque toutes les ophthalmies externes : les *antiphlogistiques* et les *abortifs.*

A. *Antiphlogistiques.* — On applique à la tempe un nombre de sangsues proportionné à l'âge et à la force du malade. Après l'administration d'un purgatif, on prescrit à faible dose le calomel uni à la belladone sous forme pilulaire. On peut recommander de faire sur le front et autour de l'orbite des frictions avec une pommade contenant parties égales d'onguent napolitain et d'extrait de belladone; mais cela n'offre pas toujours un grand avantage. Le malade est tenu à la diète, on lui prescrit l'usage de boissons aqueuses. La chambre qu'il doit garder est médiocrement éclairée. Après deux ou trois jours, si l'inflammation est aussi forte, on répétera les émissions sanguines locales, et l'on prescrira à l'intérieur les préparations dont nous venons de parler, en observant de se tenir toujours dans des limites convenables.

Assez ordinairement la photophobie tombe après quelque temps; mais, lorsqu'il n'en est point ainsi, on a recours aux instillations de nitrate d'argent très faible, répétées un grand nombre de fois par jour, et plus tard, ce que les malades supportent très bien, à l'introduction matin et soir, entre les paupières, d'un peu de pommade de précipité rouge parfaitement bien porphyrisé.

Depuis huit ou neuf ans que j'emploie cette pommade dans un grand nombre de maladies de cette nature, j'en ai obtenu les meilleurs résultats. Des enfants de dix à douze ans, photophobes depuis un temps très long, qui ne s'élevait pas à moins de cinq ou six mois, ont été guéris par ce moyen dans l'espace de quelques jours. Il est indispensable, je le répète, que cette pommade soit parfaitement porphyrisée et faite avec de la graisse ou du beurre très frais et bien lavé, auxquels dans les temps chauds il est bon d'ajouterun peu de cire.

B. *Abortifs.* — Aussitôt que la kératite se déclare, on peut faire immédiatement avorter l'inflammation sous l'emploi du nitrate d'argent en collyre; mais comme ce moyen offre de notables inconvénients, on n'y doit recourir qu'après avoir fait d'autres essais plus doux. On ne réussira toutefois à obtenir ce résultat qu'à plusieurs conditions.

Le collyre contiendra au moins un vingtième de sel.

Les instillations seront répétées toutes les demi-heures pendant au moins un jour.

Lorsque les instillations auront été commencées, elles ne seront plus interrompues avant que la photophobie ait disparu.

Ces conditions essentielles, la fréquence des instillations surtout, sont difficiles à obtenir de certains malades excitables. Le collyre instillé dans l'œil est comparé par ces malades, quant à la douleur qu'il y occasionne, à l'introduction du feu. Cette douleur, très vive aux premières instillations, devient insupportable pour eux après quelque temps. Quelques-uns luttent avec énergie contre leur propre excitabilité, mais sont alors pris d'accès convulsifs qui les obligent dès les six ou huit premières instillations à abandonner complétement ce moyen. On doit donc se garder de recourir au collyre de nitrate d'argent lorsqu'on a affaire à des individus aussi nerveux. Mais lorsqu'on l'aura prescrit, et que le malade l'aura supporté, on en éloignera les instillations après le premier jour, et elles ne seront plus faites qu'une seule fois par heure ou environ, puis réduites encore à quatre ou cinq fois dans les vingt-quatre heures. On remarque qu'après quelque temps de l'emploi du nitrate la conjonctive présente une sorte de relâchement tout particulier et très difficile à faire disparaître par des excitants.

2° *Traitement de la kératite chronique.* — Les excitants doivent être prescrits dans une sage mesure pour donner à la cornée un degré d'inflammation convenable. Le précipité rouge me semble devoir être choisi de préférence. On l'emploie matin et soir ou toutes les vingt-quatre heures en l'introduisant entre les paupières (5 à 10 centigrammes de sel pour 2 grammes de beurre). Après deux, trois ou quatre jours, plus ou moins, ce moyen sera mis de côté si l'œil est modérément rouge. Alors on conseillera un collyre très légèrement astringent, comme celui de tannin ou de ratanhia; on donnera quelques purgatifs, et le malade sera tenu autant que possible à la chambre, qui sera peu éclairée pour éviter que la lumière ne provoque une injection de l'œil trop forte. Lorsque les vaisseaux commenceront à pâlir, ma pommade de borax (15 à 30 centigrammes pour 2 grammes d'axonge), employée comme la précédente, sera d'un grand secours pour les faire disparaître complétement.

Si la vascularisation de la cornée est très ancienne et les vaisseaux très nombreux, la maladie résistera à ces moyens : c'est alors qu'un collyre de nitrate d'argent contenant une partie de ce sel pour 14 ou 19 parties d'eau pourra donner à l'œil une excitation suffisante. Il est superflu de dire qu'on ne continuera pas les instillations lorsque le degré d'inflammation nécessaire aura été obtenu. On reviendra alors au collyre astringent faible dont nous avons parlé.

Lorsque la vascularisation de la cornée se liera à la présence des *granulations* ou à celle de la *choroïdite*, c'est à ces maladies que le traitement devra s'adresser.

RÉSUMÉ DU TRAITEMENT. — I. *Un sujet de quinze ans est atteint d'une kératite vasculaire à l'état aigu, partielle, avec ou sans épanchement superficiel très petit, ulcéré ou non. Une ou plusieurs pustules existent sur la cornée; la sclérotique et la conjonctive sont injectées. Photophobie. Le sujet est excitable ; il ne pourra pas supporter le collyre de nitrate d'argent. Prescrivez :*

a. 10 sangsues près de la tempe.

b. Le lendemain, 60 grammes de manne.

c. Matin et soir, à partir du lendemain du purgatif, prendre une pilule :

Calomel.	20 centigr.
Extrait de belladone. . .	8 —
Sirop simple.	q. s.

F. s. a. 8 pilules.

d. 5 ou 6 fois le jour faire une friction sur le front et sur les tempes avec gros comme une noisette de la pommade suivante :

Onguent napolitain.	10 gram.
Extrait de belladone sans fécule . .	20 —
Eau distillée.	q. s.

F. s. a. une pommade molle et homogène.

e. Lotions d'eau fraîche sur l'œil malade.

f. Garder la chambre ; repos de l'œil malade ; des potages pour toute nourriture.

Même diagnostic. — Sujet peu excitable.

Instiller dans l'œil malade toutes les demi-heures pendant quelques heures, puis d'heure en heure seulement, une goutte du collyre suivant :

Eau distillée.	10 gram.
Nitrate d'argent cristallisé. .	de 40 à 60 centigr.

F. s. a. un collyre.

On débute par 40 centigrammes, et le lendemain, si le malade ne peut pas encore ouvrir les yeux en tournant le dos à la fenêtre, on porte la dose du collyre à 60 centigrammes, plus ou moins, *selon le degré de tolérance*. Les instillations sont éloignées d'heure en heure. On ne cesse l'usage du moyen que lorsque la photophobie a disparu, et elle disparaîtra certainement si l'on n'a point fait une erreur de diagnostic. On n'oubliera pas que, le lendemain des premières instillations, les paupières seront rouges et gonflées et que l'œil sera douloureux ; mais la lumière sera mieux supportée, c'est le signe le plus certain qu'au lieu de s'arrêter, on doit continuer avec persévérance.

II. *La photophobie diminue ; on cesse l'usage du collyre de nitrate d'argent ; la rougeur n'est cependant pas encore assez tombée pour que les excitants puissent être conseillés sans danger de réveiller l'inflammation. Prescrivez :*

1° Bassiner l'œil malade sept ou huit fois par jour avec le collyre :

Eau distillée.	120 gram.
Eau de laurier-cerise filtrée	5 —
Borate de soude . . . . . . 10 centigr. à	50 centigr. progressivement.

F. s. a.

2° Appliquer un vésicatoire volant derrière l'oreille.

3° 60 grammes de manne ou 10 à 20 grammes d'huile de ricin.

4° Une pilule de 5 centigrammes d'aloès matin et soir, pour obtenir une dérivation légère sur le canal digestif.

III. *La kératite est chronique ; il n'y a pas de photophobie. Prescrivez :*

Introduire entre les paupières, matin et soir (ou une seule fois par jour, si le sujet est excitable), gros comme un grain de blé de la pommade suivante :

Beurre lavé et très frais. . . . . 2 gram.
Camphre . . . . 5 centigr.
Précipité rouge parfaitement porphyrisé 10 à 20 centigr.

F. s. a. une pommade un peu molle.

Cesser l'usage de cette pommade aussitôt que l'excitation sera suffisante, pour passer au collyre de borax faible dont la formule est plus haut.

IV. *La kératite est très chronique.* Prescrire tout de suite le nitrate d'argent en collyre (1 partie sur 20 d'eau) pour obtenir l'excitation convenable.

Si la kératite vasculaire occupe la moitié supérieure de la cornée, renverser la paupière supérieure qui sera couverte de granulations ; traiter celles-ci comme il a été recommandé (voy. *Granulations*, t. II, p. 139), sans s'occuper d'abord de la maladie de la cornée.

Chez les personnes lymphatiques ou scrofuleuses, traitement général approprié après la disparition des accidents aigus.

B. — Kératite vasculaire profonde.

Cette variété de kératite est toujours la suite d'une ophthalmie chronique et n'attaque que des individus d'un certain âge.

Symptômes anatomiques. — Les vaisseaux, dilatés, tortueux, d'ordinaire de couleur rouge brun ou violacé, rampent dans les lamelles profondes de la cornée, convergent par leurs sommets vers le centre de cette membrane, et forment souvent à cet endroit des épanchements de lymphe plastique plus ou moins larges et opaques. Si l'on se place de côté, il est facile de voir que ces vaisseaux occupent un plan postérieur par rapport aux lames antérieures de la cornée qui ont conservé leur transparence. On reconnaît encore qu'il en est ainsi à ce que leur base vers la circonférence de la cornée disparaît pour se montrer plus loin dans le tissu cellulaire sous-conjonctival même, ou dans la sclérotique, tandis que les vaisseaux des kératites superficielles se continuent sans interruption de la conjonctive sur la cornée. Rarement cette kératite est partielle, presque toujours elle est générale.

Dans toutes les kératites profondes, des désordres graves sont constatés ordinairement dans la plupart des membranes. Les vaisseaux de la cornée ne constituent point seuls les symptômes.

L'ensemble de la membrane offre une couleur verdâtre plus ou moins foncée; elle paraît être ramollie, du moins à un certain degré. Souvent, dans les cas graves et anciens, elle forme une saillie plus prononcée que de coutume; quelquefois même elle présente un commencement de staphylôme sphérique au sommet duquel on peut reconnaître des épanchements interlamellaires ou des ulcérations.

Au pourtour de la cornée, il y a un anneau vasculaire rouge brun caractéristique de la chronicité de la maladie. De gros vaisseaux variqueux de couleur rouge violacé foncé, et dont la base est tournée vers le pourtour du globe, rampent sur la *sclérotique* et dans le *tissu cellulaire sous-conjonctival*, et viennent se perdre au milieu de l'injection diffuse dont nous avons parlé pour reparaître un peu plus loin dans la cornée.

La *conjonctive* est également parcourue de vaisseaux bruns plus ou moins nombreux.

Souvent la kératite vasculaire profonde accompagne les staphylômes de la sclérotique, consécutifs de l'inflammation chronique de la *choroïde*.

La *chambre antérieure*, lorsqu'on peut encore l'apercevoir, est plus grande qu'à l'état normal, par suite du ramollissement de la cornée; l'*humeur aqueuse* paraît trouble, mais cela peut tenir à la coloration morbide de la cornée. L'*iris*, probablement pour la même cause, paraît aussi décoloré et de couleur verdâtre; la *pupille*, irrégulière, immobile, est ouverte plus largement que de coutume; le *fond de l'œil* paraît trouble comme tout le reste.

Symptômes physiologiques. — La kératite profonde étant le résultat d'une sorte de désorganisation de la plupart des membranes de l'œil, doit s'accompagner nécessairement des symptômes physiologiques applicables à la maladie de chacune considérée à l'état chronique. Quelquefois le malade n'accuse qu'une sensation de gêne, de plénitude dans les mouvements du globe; d'autres fois il est tourmenté de névralgies intermittentes comme dans la choroïdite. La vision est diminuée ou abolie comme dans l'amaurose commençante ou incomplète.

Marche. — Durée. — Cette maladie ne se montrant qu'à la suite d'affections graves de quelques-unes des membranes du globe et ne débutant que très rarement par la cornée elle-même, marche avec une excessive lenteur.

PRONOSTIC. — Il est très grave ; la cécité, complète dans un temps plus ou moins éloigné, est toujours la suite de la kératite vasculaire profonde.

CAUSES. — Toutes celles de la choroïdite. Les ophthalmies répétées, les fréquentes congestions cérébro-oculaires, etc., etc., précèdent ordinairement la kératite vasculaire profonde.

TERMINAISONS. — Ulcération de la cornée, perforation ; staphylôme d'abord sans adhérence avec l'iris, puis avec synéchie antérieure ; amaurose, dégénérescence du globe, atrophie.

TRAITEMENT. — Il ne peut être que général ; les collyres sont absolument contre-indiqués. Le crayon de nitrate d'argent devra surtout être éloigné par ce double motif, qu'il n'atteindrait point les vaisseaux à travers les tissus interposés, et que la réaction qu'il produirait pourrait être très fâcheuse en réveillant l'inflammation des autres membranes de l'œil. L'excision plus ou moins étendue de la muqueuse ne réussira pas mieux, parce que les vaisseaux principaux sont situés plus loin que le tissu cellulaire sous-conjonctival. C'est à une médication antiphlogistique sage, appropriée à la constitution du sujet, aux applications de sangsues, aux purgatifs et plus tard aux révulsifs cutanés plus ou moins énergiques (vésicatoires, sétons, moxas), qu'on devra avoir recours.

C. — Kératite suppurative (1), ou abcès de la cornée (2).

Les abcès de la cornée sont un des résultats les plus fréquents de la kératite ; ils constituent seuls très souvent le symptôme prin-

(1) La dénomination de *kératite suppurative* donnant une idée exacte de ce que nous avons voulu décrire, nous conserverons ce mot, faute d'une meilleure expression.

(2) M. Broca (*Mémoire sur les affections désignées sous les noms vicieux de capsulite et de kératite*, dans *Archives d'ophthalmologie*, t. II, p. 237), ayant paru nier la présence du pus dans les abcès de la cornée, j'ai dû rechercher la vérité. La note suivante éclaircit suffisamment cette question :

Note sur la présence des globules de pus dans les abcès de la cornée, par MM. Desmarres et Ch. Robin.

L'absence de vaisseaux dans la cornée a fait mettre en doute la production de pus dans son épaisseur. La couleur blanchâtre du liquide pourrait, en effet, être due simplement à des granulations de nature azotée, ou à des granulations

cipal de cette maladie. Ils varient de siége, non-seulement quant au point qu'ils occupent dans la surface de la membrane, mais encore quant à la profondeur à laquelle ils parviennent vers la chambre antérieure.

De là, les épanchements ou abcès *superficiels*, *moyens* ou *profonds*; trois divisions principales qui correspondent parfaitement aux kératites superficielles, interstitielles ou profondes que nous avons conservées.

Les abcès ont encore été divisés en *primitifs* et en *secondaires*, selon qu'ils se sont montrés dans la cornée à la suite d'une inflammation propre de cette membrane, ou, au contraire, après une ophthalmie qui aurait débuté par la conjonctive ou par toute autre partie de l'œil. On reconnaît aussi des abcès *aigus* ou *chroniques*, *chauds* ou *froids*.

Les abcès de la cornée ont une couleur et des formes toutes particulières; vers leur circonférence, ils sont en général d'un blanc tirant légèrement sur le bleu, et deviennent d'autant plus opaques qu'on se rapproche davantage de leur centre. Leur pourtour est nuageux et se fond en quelque sorte d'une manière insensible avec

graisseuses en suspension dans un liquide quelconque; on rencontre quelquefois dans des kystes, au centre de caillots fibrineux anciens, etc., des liquides puriformes, qui doivent leur couleur à des particules en suspension autres que les globules de pus.

Voici ce que l'observation apprend en ce qui touche les abcès de la cornée :

Première observation, n° 8935. — Madame Rosemaki, soixante-deux ans, cuisinière, rue de Fleurus, 23, est atteinte depuis bien des années d'une tumeur lacrymale double.

7 septembre 1854. — Il y a trois semaines, elle ressent des douleurs périorbitaires très vives, et bientôt une violente kératite se déclare dans son œil droit. Pendant deux semaines le mal augmente, mais depuis huit jours il devient moins vif.

La cornée présente à sa partie inférieure externe un large abcès dont le centre, perforé depuis hier, laisse voir une petite hernie de l'iris. Les lames kératiques sont infiltrées au loin d'une matière jaunâtre.

Le même jour, M. Desmarres ouvrit quelques-unes de ces lames, et en retira, à l'aide d'une petite aiguille à cataracte, deux petites gouttes. Le liquide est visqueux, plutôt de consistance muqueuse et tenace que diffluent comme le pus phlegmoneux. L'une des portions est examinée sans addition d'eau, l'autre après addition d'eau. L'une et l'autre présentent de nombreux globules sphériques, finement granuleux, un peu plus transparents et un peu plus réguliers dans la préparation faite avec addition d'eau que dans l'autre. Ces globules ont un diamètre qui varie de 11 à 13 millièmes de millimètre. Quelques-uns d'entre eux la coloration normale de la cornée. Quelques-uns, surtout ceux qui contiennent beaucoup de pus, prennent une couleur jaune, en tout point semblable à celle du pus dans les autres parties du corps, et sont plus nettement limités que les autres.

D'autres, et ce ne sont pas les moins dangereux, contiennent une matière pultacée, caséeuse, et sont généralement assez larges. Accompagnés d'une réaction assez faible, ils n'en perforent pas moins presque toujours la cornée.

Les abcès présentent en général très peu de variété dans leur forme, qui se rapproche presque toujours de la circulaire. Les uns, en effet, ont la forme d'un cercle entier; les autres, celle d'un demi-cercle ou d'un quart de cercle. Les premiers, ceux qui sont complétement circulaires, sont d'ordinaire très petits en surface, et toujours entourés d'une portion transparente. Les seconds sont assis sur la circonférence de la cornée, de telle sorte que si l'on

sont de la variété pyoïde, c'est-à-dire sans noyaux; mais les trois quarts environ présentent de un à trois noyaux, larges de 3 à 4 millièmes de millimètre. Sphériques ou un peu ovoïdes, à contours assez foncés, un peu irréguliers dans quelques-uns. En général, ces globules renferment moins de granulations, ou des granulations plus fines que dans le pus de la plupart des autres régions du corps, ce qui permet d'apercevoir facilement les noyaux. L'action de l'acide acétique est la même que sur les globules de pus phlegmoneux, il rend la masse du globule très pâle et met en évidence le ou les noyaux.

Deuxième observation, n° 9324. — M. Bontemps, cinquante-trois ans, cultivateur à Saint-Leu-Taverny.

Le 10 octobre dernier il a reçu de la terre dans l'œil gauche.

Le 13, il s'est présenté à la Clinique avec cette ulcération centrale de la cornée gauche; cette ulcération, large de 1 millimètre et demi, s'est ouverte en arrière, dans la chambre antérieure. Il y a un hypopyon faux et une légère iritis.

Le 20 octobre, M. Desmarres a recueilli la matière épanchée entre les lames de la cornée, au moyen d'une aiguille à cataracte, et l'a remise à M. Robin, qui l'a examinée séance tenante.

Le pus a été examiné dans ce cas-ci comme dans le premier. Il offre aussi la consistance demi-liquide, avec cette sorte de viscosité déjà notée dans le cas précédent. Les globules sont semblables en tous points à ceux qui viennent d'être décrits, si ce n'est que ceux de la variété pyoïde entrent dans la masse pour un tiers environ. Les globules de pus sont nombreux, réunis en amas plutôt que flottants, et comme emprisonnés en groupes de dimensions variables dans le sérum floconneux, visqueux, qui les tient en suspension. Ce sérum tient aussi en suspension de fines granulations moléculaires, grisâtres, solubles dans l'acide acétique, un peu plus abondantes ici que dans la première observation. A part ces particularités insignifiantes, décrire les globules observés dans ce cas serait vouloir répéter mot à mot la description qu'on vient de lire plus haut.

Remarques. — La viscosité, l'espèce de ténacité que nous a offerte le pus de essayait de compléter par la pensée le cercle dont ils ne représentent qu'un segment, le centre en serait placé presque toujours assez loin sur la conjonctive scléroticale.

Quelques-uns prennent, comme dans l'ophthalmie purulente, la forme d'un grand anneau opaque, dont le diamètre serait dans tous les sens de 2 à 3 millimètres moins grand que celui de la membrane. En dehors et en dedans de cet anneau opaque, la cornée demeure transparente et saine pendant un temps en général fort court, après lequel elle tombe mortifiée dans une très grande étendue, et quelquefois même dans toute la surface comprise entre l'épanchement annulaire. Il n'est pas très rare qu'à la suite d'un épanchement de cette nature la cornée éclate, et, au moment où le médecin entr'ouvre les paupières pour examiner l'œil, soit lancée à quelque distance avec un certain bruit. Cette forme d'abcès n'est point, au reste, la seule qu'on observe dans l'ophthalmie purulente.

la cornée, s'observe dans le pus de toutes les parties de l'œil : dans celui de l'hypopyon, dans celui de l'abcès de l'iris, dans celui du corps vitré, même à la suite de choroïdite. Dans les deux premières de ces régions, les globules de pus ne sont pas en suspension, à proprement parler, dans un sérum, mais dans une matière demi-solide, homogène, finement striée ou plissée, comme le mucus concret de l'intestin dans certains cas de constipation. Dans le pus de l'iris en particulier, il est assez commun de trouver cette matière amorphe très granuleuse, et assez consistante pour avoir été considérée à l'œil nu, par quelques chirurgiens, comme de nature différente de celle du pus.

La cornée se nourrit en empruntant les matériaux de sa nutrition aux tissus vasculaires qui l'entourent; or, comme le pus de ses abcès ne se produit qu'autant que ces tissus vasculaires qui entourent la cornée sont enflammés, on ne saurait dire, dans ce cas, que le pus se produit sans inflammation. C'est en effet à ces tissus vasculaires que la cornée emprunte aussi de proche en proche les matériaux à l'aide desquels naissent les productions morbides dont elle est le siége, matériaux nutritifs qui ne sont évidemment pas identiques avec l'état normal et lorsque ces tissus vasculaires sont eux-mêmes enflammés ou atteints d'autre lésion.

On sait, du reste, qu'il n'y a pas de globules de pus normalement à la surface des muqueuses, bronchique, buccale, nasale; c'est ce qu'on peut observer chez les jeunes enfants, chez les animaux domestiques bien portants; mais la moindre irritation physique ou chimique en amène la production, sans qu'on puisse dire qu'il y ait à proprement parler l'inflammation que l'on a considérée à tort comme absolument nécessaire à la production du pus. Toutefois, bien qu'il n'y ait pas inflammation, il y a certainement, dans ces cas-là, une modification dans la circulation des capillaires de ces muqueuses et dans la nature des matériaux qu'ils versent.

La division des abcès en *superficiels*, en *moyens* et en *profonds*, satisfaisant, quoique arbitraire, à certaines exigences importantes sous le point de vue du pronostic et du traitement, nous croyons devoir la conserver.

Abcès superficiels. — Ils se présentent comme les autres pendant la durée d'une ophthalmie aiguë ou chronique, et s'accompagnent d'une photophobie plus ou moins vive. Ils sont d'un blanc bleuâtre qui devient nuageux vers leur pourtour. Ils succèdent le plus ordinairement à une conjonctivite granuleuse, à une kératite vasculaire ou aux pustules qu'on voit apparaître si souvent sur la cornée, pendant la durée de certaines ophthalmies. L'abcès superficiel consécutif de l'ophthalmie granuleuse se montre vers la circonférence de la cornée; l'épanchement est placé d'ordinaire au centre, dans la kératite vasculaire qui atteint si souvent les sujets scrofuleux. Celui qui succède aux pustules apparaît le plus souvent vers la circonférence, mais il se distingue de l'abcès de l'ophthalmie granuleuse par son étendue, qui est infiniment moins grande.

Dans tout abcès superficiel, lorsqu'on examine la cornée obliquement, on reconnaît que les lamelles profondes et les médianes de cette membrane ont conservé toute leur transparence. On constate en même temps que la cornée présente une saillie externe légère, dans l'endroit correspondant à l'opacité.

Nous reviendrons plus loin sur l'état des autres membranes de l'œil, et sur celui de la vision.

Abcès moyens. — Ceux-ci apparaissent le plus souvent d'emblée pendant la durée de la kératite primitive; cependant il n'est pas rare de les observer dans la kératite secondaire.

Le plus communément les abcès moyens sont multiples, assez larges, franchement dessinés à leur circonférence, et d'un grisâtre tirant sur le jaune; pendant quelque temps isolés, ils ne tardent point à se réunir deux à deux ou en plus grand nombre.

Si les lamelles de la cornée, en avant et en arrière de l'épanchement, ont conservé une résistance suffisante, le tissu cellulaire qui les unit s'infiltre de pus, et la matière épanchée, comprimée, s'étend largement en surface, le plus ordinairement de haut en bas. Dans ce cas le centre de l'abcès descend peu à peu, jusqu'au moment où celui-ci, réuni à la partie inférieure de la cornée, ne présente plus qu'un segment de cercle. C'est là la variété d'abcès qui constitue l'*onyx*, bien que plusieurs chirurgiens donnent ce nom à tout abcès placé sur la circonférence de la cornée, quel qu'en soit le siége, pourvu qu'il ait la forme que nous venons d'indiquer. Lorsque l'abcès descend ainsi et se fixe à la partie inférieure de la cornée, cette membrane s'éclaircit de plus en plus dans l'endroit correspondant au centre de l'opacité primitive. Lorsqu'on regarde la cornée obliquement, on reconnaît que sa surface externe et sa surface interne ont conservé leur forme normale.

Il serait presque inutile d'ajouter ici que, si la cornée présentait une résistance moins grande en avant ou en arrière de l'abcès, la matière épanchée se ferait jour au dehors ou dans la chambre antérieure, après avoir peu à peu détruit les deux lamelles cornéennes dans l'une ou l'autre de ces deux directions.

Abcès profonds. — Ils se distinguent très bien des deux variétés qui précèdent, et la plus légère attention suffit pour les faire reconnaître immédiatement. Beaucoup plus volumineux que les autres, ils occupent presque constamment la partie centrale inférieure de la cornée, qui, examinée obliquement, présente une saillie plus ou moins marquée dans sa surface concave. La matière contenue semble être d'une densité très grande; elle a au centre de la tache une couleur jaune très prononcée.

Ces abcès, de même que les moyens, se terminent assez rarement par un épanchement dans la chambre antérieure, et se font le plus ordinairement route au dehors; cela tient sans doute à cette circonstance, que la cornée présente d'arrière en avant une résistance beaucoup moins grande qu'en sens contraire, probablement parce qu'elle est soutenue en arrière par les milieux de l'œil et l'action des muscles, et surtout par sa disposition en forme de voûte.

Complications. — Dans ces trois variétés d'abcès, il peut exister, comme symptôme concomitant, une photophobie très aiguë. La maladie ne se borne pas le plus souvent à l'apparition du pus dans les lamelles; dans la majorité des cas, on voit en même temps des vaisseaux se rendre vers l'opacité : la conjonctive est vivement injectée, la sclérotique offre près de la cornée un anneau vasculaire rouge vif; l'iris a conservé sa couleur, mais il s'enflamme souvent, et l'on ne doit pas perdre de vue que des adhérences s'établissent souvent entre l'iris et la capsule dans la plupart des kératites aiguës. La pupille est contractée, des larmes brûlantes s'échappent des paupières, qui sont gonflées ; le malade accuse souvent une vive douleur. Tel est ordinairement le cortége de symptômes qui accompagne l'abcès, même superficiel, dans toutes les kératites.

La photophobie est moins vive dans les ophthalmies granuleuses, mais la collection purulente est beaucoup plus considérable. Cette observation s'applique encore bien mieux aux abcès qui se montrent pendant la conjonctivite purulente et aux abcès pultacés caséeux dont nous avons parlé. L'étendue de l'abcès n'est donc que bien rarement en rapport avec la difficulté de supporter la lumière.

Lorsque, surtout chez les scrofuleux, la kératite affecte la forme primitive, l'abcès, presque toujours moyen, ne s'accompagne d'aucune réaction, du moins pendant longtemps. C'est une sorte d'abcès froid, dont les matériaux ne sont sécrétés qu'avec lenteur et ne se résorbent presque jamais complétement. Le contraire a souvent lieu dans les abcès aigus.

Terminaisons. — Les abcès se terminent de différentes manières :

La matière qu'ils contiennent disparaît par voie de résolution.

Elle se fait route en dehors ou en dedans.

Elle s'organise dans le lieu même où elle s'est formée.

Dans le premier cas, il ne reste aucune trace d'abcès; la maladie est guérie.

Dans le second, il y a un ulcère ou un hypopyon.

Dans le troisième, une opacité.

La tache de la cornée et l'ulcère devant être étudiés à part, nous ne nous en occuperons point ici; nous nous bornerons seulement à quelques mots sur la terminaison des abcès profonds.

Ainsi que nous l'avons dit plus haut, ces abcès le plus ordinairement se font route au dehors, au travers des lamelles médianes et des superficielles; cependant on constate quelquefois que la rupture s'est faite en dedans. Alors, la matière purulente passe peu à peu de l'abcès dans la chambre antérieure et vient y former hypopyon (*hypopyon faux*). L'abcès pourtant ne disparaît point en entier, surtout lorsque la rupture s'est faite à sa partie supérieure ou au moins à son milieu; ce n'est que peu à peu, et d'ordinaire très lentement, que le pus est entraîné par la résorption, à moins qu'on ne l'oblige à sortir en faisant coucher le malade de manière à donner à la tête une position déclive.

Comment se fait-il que la rupture en dedans des lamelles internes et médianes ne soit jamais suivie d'une cicatrisation avec opacité, tandis que le contraire a lieu lorsque le pus se fait route au dehors?

Serait-ce par suite de l'action incessante de l'humeur aqueuse sur la matière épanchée et sur l'ulcération même?

La réunion se ferait-elle donc sans opacité, comme dans certaines plaies ou dans certains ulcères superficiels de la cornée? En soumettant les épanchements ulcérés en dehors à l'action souvent répétée du jet très fin d'une seringue d'Anel, au moment où une matière très opaque et très abondante baigne toute leur surface, ne pourrait-on pas obtenir une cicatrisation plus transparente?

C'est un point de thérapeutique oculaire très intéressant et encore mal étudié. Dans plusieurs cas de cette espèce où nous avons employé les injections au moment même de la formation de la cicatrice, ce moyen a été suivi de très heureux résultats, et un des malades traités ainsi voit aujourd'hui assez bien pour distinguer les aiguilles d'une montre à la distance d'environ dix centimètres. Ce moyen a été conseillé, il y a quelques années, par feu le professeur Récamier.

Traitement. — Il est en général le même que celui des ophthalmies qui ont produit les abcès, du moins tant qu'ils ne sont point encore ulcérés. Arrêter l'inflammation à son début par une médication antiphlogistique énergique; combattre la photophobie par des frictions belladonées, répétées autour de l'orbite plusieurs fois par jour; prescrire quelques révulsifs sur le canal intestinal, tels sont les moyens auxquels on doit songer d'abord; tel est aussi le traitement que nous avons toujours mis en pratique avec succès.

Une autre voie est encore ouverte au médecin dans le début d'abcès superficiels aigus; nous voulons parler de la méthode abortive ou ectrotique au moyen de l'azotate d'argent. Sans aucun doute, ce moyen peut rendre des services signalés, surtout si on l'emploie hardiment et dans les cas qui le réclament. Il faut pourtant ne pas oublier que les instillations d'une forte solution du caustique lunaire dans l'œil enflammé produisent, chez certains sujets nerveux, des douleurs véritablement intolérables et des accidents sérieux du côté de l'organe malade. Dans ces cas, il n'est pas rare que le moyen, bon en principe, ne devienne en réalité mauvais par suite de circonstances entièrement individuelles.

Que de fois ne voit-on pas des patients revenir avec une inflammation beaucoup plus forte qu'avant l'instillation du collyre, et se refuser absolument à y recourir de nouveau! Hâtons-nous donc de le redire, l'azotate d'argent n'est point, chez tous les individus indistinctement, un topique applicable au traitement de la même maladie; nous pourrions en citer de très nombreux exemples, et entre autres celui d'une jeune femme chez laquelle, indépendamment d'accidents nerveux assez graves, l'azotate d'argent, au bout de trois instillations, a produit un commencement de chémosis, bien qu'il n'existât d'abord qu'une simple kératite partielle datant de deux à trois jours, avec un petit épanchement large tout au plus de 2 millimètres. Le chémosis aurait cédé sans nul doute à des instillations régulières et longtemps continuées, ce qui ne put avoir lieu à cause de la vive douleur et des accidents nerveux que le médicament occasionnait; ce collyre était au 24°.

Ces deux méthodes, applicables seulement aux épanchements accompagnés d'un état aigu, doivent faire place à une médication révulsive dans le cas d'abcès à l'état chronique. Les saignées locales et générales ne sont plus nécessaires ici, du moins dans beaucoup de cas; les purgatifs, les préparations mercurielles à dose altérante, les vésicatoires volants derrière les oreilles et autour des orbites, forment alors la base du traitement. Quelques collyres ou quelques pommades excitantes peuvent être conseillés aussi.

En pratiquant autour de l'orbite des frictions mercurielles, soit pendant l'état aigu, soit pendant l'état chronique, pourra-t-on diminuer la plasticité du sang et empêcher ainsi l'organisation de la matière épanchée? C'est un point encore fort obscur, du moins à notre avis; il n'est, au reste, pas toujours sans danger d'employer l'onguent napolitain chez certains sujets, et en particulier chez les enfants lymphatiques. Nous en avons vu un assez grand nombre, à la suite d'un traitement long et dans lequel ce moyen figurait en première ligne, pâlir, devenir languissants, tomber dans un état cachectique, et ne se relever souvent qu'après bien du temps sous l'influence d'une médication tonique persévérante et bien dirigée.

Lorsque les épanchements, au lieu de s'arrêter et de disparaître, acquièrent un volume de plus en plus grand, et proéminent soit dans la chambre antérieure, soit au dehors, convient-il, malgré le traitement employé, de les ouvrir avec la lancette? Pour notre compte, nous n'avons jamais vu ce moyen réussir ni à nos malades, ni à ceux d'autres praticiens. Dans un cas, nous avons ouvert la cornée chez une vieille femme atteinte d'un abcès profond, et le pus ne s'est point écoulé au dehors, parce que la densité de ce liquide était devenue trop grande. L'inflammation n'en a suivi une marche que plus rapide et plus fâcheuse, la plaie est restée béante, et la lamelle profonde a été détruite plus tard par une ulcération.

D. — Kératite ulcéreuse, ou ulcères de la cornée.

Les ulcères de la cornée, terminaison la plus ordinaire des abcès ou des phlyctènes de cette membrane, méritent d'être étudiés avec le plus grand soin. De même que les abcès, on les divise en *superficiels*, en *moyens* et en *profonds;* comme ces premiers, selon la cause qui les a produits, ils varient quant à la place qu'ils occupent, quant à leur forme et à leur disposition. Ainsi dans certaines ophthalmies ils sont très superficiels au début, et deviennent lentement de plus en plus profonds; dans d'autres, aussitôt qu'ils se montrent, ils ont presque envahi toutes les lamelles de la cornée; ils sont de forme régulière et d'étendue très bornée; là ils n'ont pas de forme bien arrêtée, et ils sont très grands.

Ulcères superficiels aigus. — *Première espèce.* — Très souvent de la grandeur d'un grain de millet, ils sont circulaires, complétement isolés, et plus larges d'ouverture que de fond. Ces ulcères occupent presque constamment le centre de la cornée; ils sont entourés conséquemment de parties saines en apparence; au fur et à mesure qu'ils marchent d'avant en arrière, ils deviennent infundibuliformes. Au fond de l'ulcération, on voit une lamelle transparente, saine, brillante et sans aucune sorte d'opacité. *Pendant tout le temps que cette lamelle demeure brillante*, on remarque que le malade est atteint d'une violente photophobie, et que l'ulcération gagne en profondeur. Au contraire, lorsque le centre de l'ulcération se couvre d'un léger nuage blanchâtre, la difficulté de supporter le jour diminue, et les autres membranes tendent à reprendre leur coloration normale. L'ulcération marche alors vers la cicatrisation.

Ces ulcères se montrent presque toujours chez des sujets scrofuleux.

Seconde espèce. — Toujours la conséquence de la rupture au dehors d'un abcès superficiel de la cornée, les ulcères de cette seconde classe sont placés sur la circonférence de la cornée, et ils ont la forme d'un quart de cercle ou d'un demi-cercle dont le diamètre varierait de 2 à 8 millimètres. Très superficiels, et aussi larges à leur fond qu'à leur surface externe, ils laissent voir à leur partie la plus profonde des parties irrégulières de lamelles détruites. Ces ulcérations sont ordinairement plus larges que les précédentes ; elles sont plus transparentes à leur centre qu'à leur circonférence, et s'accompagnent d'une photophobie en rapport avec cette transparence.

C'est surtout pendant l'ophthalmie granuleuse qu'on observe cette variété.

Ulcères moyens aigus. — Ils intéressent, non-seulement les lamelles externes, mais encore les lamelles moyennes de la cornée ; le plus ordinairement ils sont la conséquence de la rupture au dehors des abcès moyens, ou la suite d'un ulcère superficiel qui tend à devenir plus profond. Il est assez commun d'observer que l'œil atteint d'un abcès dont la rupture est imminente demeure dans un état de calme plus ou moins grand jusqu'au moment où la matière contenue se fait route au dehors ; alors les lamelles placées en arrière de celles qui ont été détruites se trouvant en contact direct avec les larmes et avec l'air atmosphérique, une photophobie, qui n'est que la conséquence de l'irritation causée par cet état de choses, se déclare et persiste jusqu'à ce que la lamelle qui forme le fond de l'ulcère se recouvre d'une exsudation plastique. Malheureusement, l'ulcère moyen de la cornée n'en demeure pas toujours à cette terminaison ; il gagne peu à peu la partie profonde qui se ramollit, puis se transforme enfin en ulcération profonde.

Ulcères profonds aigus. — Ils sont le résultat le plus ordinaire de la destruction des lamelles superficielles et moyennes à la suite d'un abcès, ou la conséquence d'un ulcère moyen qui aurait gagné en profondeur. Ils varient de largeur de même que les précédents ;

les uns n'ont que 3 ou 4 millimètres à leur ouverture externe, tandis que d'autres peuvent comprendre dans leur base une très grande partie de la cornée. Cette base, bien qu'arrivant à une égale profondeur dans les deux cas, présente cependant de notables différences, comme elle offre plus de résistance dans les ulcères étroits que dans les ulcères étendus. Les lamelles profondes se comportent autrement. En effet, s'il est assez rare qu'au fond de l'ulcère étroit on remarque une saillie convexe plus ou moins opaque, il est au contraire très commun d'en constater bientôt l'existence dans les ulcérations fort larges. Cette saillie, convexe en avant, peut être formée par une hernie de la membrane de l'humeur aqueuse, ou par les lamelles profondes de la cornée; elle a reçu le nom de *kératocèle*.

La hernie de la membrane de l'humeur aqueuse se présente sous la forme d'une petite vésicule transparente, au fond de laquelle on reconnaît souvent une fistule de la cornée communiquant avec la chambre antérieure; la hernie des lamelles profondes de la cornée, au contraire, est une tumeur plus large que la précédente, d'un blanc jaunâtre, plus saillante au centre de l'ulcération qu'ailleurs, et présentant un volume en rapport, quant au diamètre, avec le fond de l'ulcération. Cette tumeur, formée, ainsi que nous l'avons dit, aux dépens des lamelles profondes de la cornée et remplie d'humeur aqueuse, demeure quelquefois cachée dans l'ulcération ; mais assez fréquemment elle s'élève au delà du niveau normal de la cornée, phénomène qui est le résultat tout à la fois du ramollissement inflammatoire de la membrane, et de l'action simultanée des muscles sur l'ensemble de l'organe. C'est ainsi que se forment si souvent les *kératocèles* après l'abrasion de la cornée, dans les taches opaques de cette membrane.

Nous ne pensons pas, malgré l'opinion contraire de M. Malgaigne, que l'amincissement de la cornée, soit au moyen de l'instrument tranchant, soit à la suite d'une ulcération, ne puisse aucunement prédisposer au kératocèle. Comparant cette tumeur à l'anévrysme des artères, il avance qu'en amincissant un de ces vaisseaux par dehors, on ne produira pas d'anévrysme. Rien n'est plus vrai que ce fait, si l'on se rapproche du moment de l'opération; mais il n'en est plus de même lorsqu'on s'en éloigne, parce que le fond de la plaie, formé d'abord par des parties saines, ne tarde point à offrir des conditions toutes différentes, celle-ci étant soumise bientôt, du moins en ce qui touche la cornée, à une inflammation produite à la fois par les larmes et par l'air atmosphérique.

Quoi qu'il en soit, il est du plus haut intérêt pratique de constater la présence d'un kératocèle au fond d'un ulcère central, parce que, la perforation étant imminente, le praticien doit songer avant tout à protéger l'iris contre une procidence. Il arrive assez souvent que, pendant la durée d'un kératocèle, une abondante exsudation plastique paraît à la surface de la lamelle profonde, et qu'en marchant, la cicatrisation réduit la tumeur. C'est une terminaison qu'on constate assez souvent dans les ulcérations étroites. Hâtons-nous de le dire cependant, la perforation complète est de beaucoup plus fréquente, lorsque le kératocèle s'est une fois montré.

L'ulcération en dedans des lamelles profondes de la cornée provoque rarement une autre variété de kératocèle, signalée par M. Jüngken, qui se forme aux dépens de la lamelle externe de cette membrane (Stœber, page 266). Nous y reviendrons lorsque nous parlerons du kératocèle proprement dit.

Ulcères par abrasion. — On les observe le plus souvent dans l'ophthalmie purulente. Ils marchent avec une rapidité telle que souvent, en quelques heures, la cornée est dépouillée de ses lamelles superficielles dans une grande étendue. Bientôt les lamelles médianes sont atteintes par la suppuration et disparaissent immédiatement comme les premières. La cornée, ainsi amincie successivement, demeure claire pendant quelque temps; ce n'est que lorsque la dernière lamelle commence à s'enflammer qu'elle revêt une teinte opale un peu rougeâtre, en prenant la forme conique. Elle diminue alors dans tous ses diamètres, puis se perfore. On conçoit que, si de tels ulcères sont d'abord superficiels, ils deviennent bientôt moyens et profonds. Ware, qui a parfaitement bien décrit cette variété d'ulcération, lui a donné le nom d'*ulcère par abrasion*, que nous lui conservons.

Ulcères annulaires. — Ils se présentent sous la forme d'une excavation annulaire, circonscrivant le plus ordinairement toute la cornée. Placés à 2 millimètres au plus de la circonférence de la membrane, ils succèdent toujours à un abcès de même forme. Ils se présentent, de même que l'épanchement qui les précède, à la suite des ophthalmies purulentes ou du chémosis phlegmoneux qui accompagne si souvent les ophthalmies suraiguës. On les voit aussi survenir tout à coup sans inflammation préalable. Lorsque de superficiels ils deviennent profonds, ils marchent de telle sorte que, ainsi que nous l'avons dit à propos des abcès, la cornée, détachée circulairement par les progrès du mal, peut être largement ouverte ou même lancée à quelque distance, au moment où l'on examine l'œil. Cette membrane est ainsi détruite par une sorte de gangrène par étranglement.

Cette variété d'ulcères s'accompagne d'une très grande photophobie.

Les *ulcères en coup d'ongle* de M. Velpeau ne sont autre chose que l'ulcère annulaire partiel. Rarement ils existent vers le centre de la cornée. Les adultes, surtout les hommes, y sont plus exposés que les enfants. Cet ulcère, taillé à pic aux dépens des lamelles externes, est cinq ou six fois plus long que large ; son diamètre, dans ce dernier sens, ne dépasse point 2 millimètres. Une fois développé, c'est d'avant en arrière qu'il avance, dans le sens de sa longueur ; il ne varie pas de largeur, et l'on voit se rendre vers ses bords quelques vaisseaux isolés les uns des autres et très déliés. Il marche avec une grande rapidité et laisse à sa suite un large kératocèle, lorsqu'il ne perfore pas tout de suite la cornée. La photophobie et le larmoiement sont extrêmes tant que le fond de l'ulcère demeure transparent.

Ulcères chroniques. — Tous les ulcères que nous venons de passer en revue, après avoir avancé avec une certaine activité, s'arrêtent quelquefois tout à coup dans leur marche ; la photophobie qui les accompagne tombe, l'injection des membranes voisines disparaît ; mais, si l'on examine la cornée, on reconnaît que l'ulcération existe toujours et qu'elle se présente sous la forme d'une facette taillée aux dépens de l'épaisseur de la cornée, et par cela même plus ou moins profonde, ou même d'une excavation.

Le calme qui résulte du passage de l'ulcère à l'état chronique dure jusqu'au moment où l'ulcération se réveille et passe de nouveau à l'état aigu, c'est-à-dire pendant un temps toujours indéterminé et qui peut être fort long. Parfois ces ulcérations servent de point de départ à des ophthalmies qui se répètent avec une fréquence désespérante, jusqu'à ce que l'excavation soit remplie d'une matière opaque qui rétablit complétement le niveau de la cornée. Il est assez commun, surtout chez les scrofuleux, de voir sur la même cornée plusieurs facettes ulcéreuses. Ces facettes sont quelquefois assez difficiles à trouver, surtout si l'on est presbyte. On peut alors promener devant l'œil la flamme d'une bougie, comme le recommande M. Laugier, et l'on reconnaîtra l'ulcère à la déformation de l'image, ou mieux encore se servir d'un ophthalmoscope.

MARCHE DES ULCÈRES EN GÉNÉRAL. — Les ulcères se comportent de différentes manières, selon qu'ils sont à l'état aigu ou chronique, et selon les autres caractères particuliers qui les distinguent. En général, dans le premier cas, la réaction est beaucoup plus vive que dans le second, toutes choses égales d'ailleurs, et elle est caractérisée par la photophobie produite par cette circonstance, qu'en marchant d'avant en arrière l'ulcère met successivement à nu, dans une étendue variable, les lamelles de la cornée : les uns emploient un temps très court à parcourir leurs périodes ; d'autres, au contraire, marchent avec une extrême lenteur.

TERMINAISONS. — Les ulcères se terminent de deux manières : par *cicatrisation* et par *perforation* de la cornée.

La *cicatrisation* doit être considérée sous deux aspects différents, selon qu'elle se forme avec ou sans opacité, ce qui dépend le plus souvent de la profondeur à laquelle l'ulcération est parvenue.

Nous avons dit plus haut que les ulcères de la cornée s'accompagnent d'une photophobie d'autant plus grande qu'ils ont un fond plus transparent ; nous avons ajouté que cette photophobie tombe au fur et à mesure de la formation d'une tache dans leur partie profonde. Cette observation mérite d'être notée, parce qu'elle est utile au point de vue du traitement.

Il n'est pas sans intérêt, en effet, de reconnaître par les signes objectifs si l'ulcération tend ou non à faire des progrès. Aussitôt qu'un ulcère est près de s'arrêter dans sa marche, on voit sur la lamelle profonde et sur les bords déchirés des lamelles antérieures les phénomènes suivants : de petits points opaques presque microscopiques et d'abord très écartés les uns des autres, entre lesquels se présente un léger nuage uniforme d'un blanc bleuâtre, parsèment le fond de la cavité. Ces petits points augmentent progressivement en volume et en nombre, l'opacité intermédiaire devient plus apparente et d'une teinte blanchâtre plus prononcée.

Les bords de l'ulcération, ou, ce qui est plus exact, les bords des lamelles détruites sécrètent une matière un peu jaunâtre qui couvre le fond de l'ulcère, comme la suppuration masque dans les plaies cutanées le travail d'organisation des cicatrices. Peu à peu, les petits points coniques se multiplient encore et finissent bientôt par se toucher à leur base, de même que les bourgeons charnus qu'on observe ailleurs ; l'opacité augmente par le fait même de cette multiplication, et le fond de la plaie s'élève graduellement jusqu'au niveau de la circonférence de la cornée, et même plus loin dans quelques cas, lorsque les matériaux de cicatrisation trop abondants s'organisent à la surface de la plaie, et que le médecin peu attentif ne sait point les éloigner à temps, ce dont on vient pourtant assurément à bout en suivant le conseil du professeur Récamier, qui consiste à diriger sur la cicatrisation récente un jet d'eau tiède.

En même temps que les ulcères de la cornée se cicatrisent, que le fond s'en élève, que la cavité disparaît, un autre phénomène mérite d'être remarqué : c'est la diminution de leur surface dans tous les sens. Cette dernière partie du travail de cicatrisation est ordinairement très lente et exige le plus souvent des mois entiers. On concevra sans peine, d'après ce fait, comment il se peut que des taches de la cornée disparaissent sous l'influence de quelques médicaments ou, ce qui est plus vrai peut-être, sous l'influence du temps et de la résorption, tandis que d'autres taches, plus anciennes sans doute, résistent à toute sorte de moyens.

Notons enfin que la cornée a une singulière puissance de reproduction de son tissu propre, et que très souvent une tache, très large d'abord, fait place, avec le temps, à une surface entièrement transparente : ainsi on voit les pertes de substance superficielles de la cornée se réparer presque toujours sans opacité consécutive ; dans la kératoplastie, on voit la cornée se reproduire de la circonférence au centre, à mesure que la cornée greffée se contracte et se transforme en tissu inodulaire, etc.

La *perforation* est la terminaison la plus funeste. Elle est assez fréquente et voit sa gravité s'accroître quand l'ulcère qui l'amène à sa suite est très large, et qu'il est placé dans le centre de la cornée. Les accidents consécutifs de la perforation seraient au contraire fort simples dans beaucoup de cas, si l'ulcération était petite et placée vers la circonférence.

Cette distinction est très importante au point de vue thérapeutique.

En effet, la pupille tout entière peut traverser une perforation centrale, circonstance qui amène une cécité immédiate; tandis que la perforation vers la circonférence n'a entraîné qu'une hernie partielle du corps de l'iris, avec une déformation variable de la pupille. Toute adhérence entre l'iris et la cornée gênera d'autant plus la vision, que la synéchie aura lieu dans un point plus rapproché du bord inférieur de la pupille. (Voy. *Perforation de la cornée*, pag. 286 et suiv.)

Traitement. — *Ulcères aigus.* — Le traitement est presque toujours le même que celui de la kératite aiguë; cependant il y a quelques distinctions à établir. La médication antiphlogistique est très fréquemment insuffisante pour arrêter dans sa marche une ulcération active, et des moyens locaux deviennent presque toujours indispensables.

Parmi ces moyens, les scarifications doivent assurément prendre le premier rang. On applique les scarifications aussi bien dans la kératite vasculaire ulcéreuse que dans les ulcères ou les abcès aigus sans vaisseaux. On se borne, dans cette petite opération, à diviser les vaisseaux sur plusieurs points de leur parcours, tout près de la cornée ou même sur cette membrane, ou simplement la conjonctive quand l'abcès ou l'ulcère se sont montrés d'emblée. (Voy. *Scarification et saignée de l'œil*, p. 18.)

L'*ulcération superficielle* d'un petit diamètre se guérira au moyen d'un traitement antiphlogistique, de saignées au voisinage de l'orbite, de purgatifs, de bains de pieds, de frictions belladonées répétées sept ou huit fois par jour sur le front et sur les tempes, et surtout par l'occlusion de l'œil avec compression modérée, etc. ; et, quand la période suraiguë sera tombée, quelques collyres légèrement astringents, tels que ceux de ratanhia, de tannin, de sulfate d'alumine, etc., pourront être prescrits avec grand avantage.

On évitera avec soin les préparations de plomb et l'addition du laudanum à différents collyres qui produisent quelquefois des opacités blanches, nacrées, d'un mat tout particulier et indélébiles. Le collyre d'azotate d'argent, s'il est prescrit à temps, rend dans beaucoup de cas de très bons services. Souvent il suffira de toucher l'ulcère avec un crayon de sulfate de cuivre pour faire disparaître tous les accidents : c'est un moyen que je ne saurais trop recommander, surtout si l'on pratique l'occlusion immédiate de l'œil après que l'on aura fait tomber la douleur au moyen de quelques lotions d'eau fraîche.

Les *ulcères moyens* étroits seront traités de la même manière que les précédents.

Il arrivera dans quelques cas que, malgré le traitement employé, l'ulcère gagnera en largeur et en profondeur; alors il faudra se hâter de modifier l'inflammation par les moyens suivants : Si la sensibilité de l'œil le permet, et que le malade ait suffisamment de volonté, on essaiera de toucher le pourtour de l'ulcère avec un crayon de nitrate d'argent convenablement taillé; mais on se gardera bien de toucher trop fortement le fond de l'excavation, lequel, dans beaucoup de cas, commence à être plus ou moins ramolli. Si, au contraire, la sensibilité de l'œil est telle qu'il se cache avec rapidité sous la paupière supérieure au moment où l'on veut l'examiner, et qu'au même instant s'échappe une grande quantité de larmes, on ne devra plus songer au crayon. Il vaut mieux alors revenir aux antiphlogistiques, à l'eau froide, à la compression légère, etc. ; puis, quand l'irritabilité diminue, toucher la surface ulcérée au moyen d'un pinceau chargé d'une solution à poids égal d'azotate d'argent cristallisé et d'eau distillée, après avoir préalablement placé le patient dans un lieu un peu obscur. La douleur, très vive d'ordinaire, qu'occasionne cette application, s'exaspère souvent pendant une heure, puis tombe peu à peu pour faire place à un état de calme assez satisfaisant.

Hâtons-nous de le dire cependant, chez certains sujets nerveux ce moyen même peut provoquer des accidents qu'il faut combattre par quelques antiphlogistiques. Il n'est pas rare que, le lendemain de la cautérisation par le pinceau, la photophobie reparaisse, et que l'ulcération reprenne une nouvelle activité. On devra alors, sans plus tarder, avec le crayon de sulfate de cuivre, ou avec le pinceau chargé d'une solution concentrée de ce sel, pratiquer une seconde cautérisation qui ne tardera pas à amener des modifications convenables dans la vitalité de l'ulcère. Très souvent, ainsi que je l'ai déjà dit, le crayon de sulfate de cuivre seul, appliqué sur les ulcérations de la cornée, m'a réussi à obtenir une très prompte cicatrisation sans qu'il ait été nécessaire de recourir à aucun autre moyen.

J'ajouterai cependant que j'ai pris pour règle de conduite à l'égard des ulcères de la cornée, de ne les toucher avec le crayon de nitrate d'argent ou avec la solution de ce sel, que le plus rarement possible, et cela pour les raisons exposées plus haut (voy. p. 12). Rien n'est moins sûr, en définitive, que l'emploi de ce moyen : si l'on réussit quelquefois à modifier l'inflammation, on la précipite aussi et bien plus souvent vers un résultat des plus fâcheux, la perforation de la cornée.

Dans les *ulcères profonds* étroits, on peut se borner encore à toucher le pourtour de l'excavation avec un pinceau chargé de nitrate d'argent. Il faudra bien éviter de former une eschare à leur fond, dans la crainte de hâter l'apparition du kératocèle. Si cette tumeur existe, ou qu'il y ait lieu d'ailleurs de craindre une perforation, on devra aussitôt s'assurer de l'état des parties malades, car la pupille pourrait disparaître en traversant la perforation, si l'on ne dilatait immédiatement cette ouverture au moyen d'instillations d'atropine aidées de fomentations de belladone. L'iris sera ainsi maintenu retiré vers le corps ciliaire, jusqu'au moment où une cicatrisation solidement organisée le préservera d'une procidence. On devrait, au contraire, le laisser faire hernie, si l'ulcération était placée vers la circonférence de la cornée : la cicatrisation marcherait beaucoup plus vite, et il n'en résulterait en définitive qu'une déformation de la pupille, gênante autant seulement qu'elle serait placée en bas et en dedans ou se trouverait être très considérable.

Les *ulcères par abrasion* résistent presque toujours aux moyens les plus énergiques ; il faut avoir vu un grand nombre de malades atteints de cette affection, les avoir traités par tous les moyens recommandés et en avoir reconnu l'insuffisance, pour bien comprendre toute la ténacité et tous les dangers de cette variété de la maladie qui nous occupe. Lorsque l'ulcère est superficiel, une faible solution de nitrate d'argent, dont on touchera toute la surface dénudée, pourra, dans quelques cas rares, enrayer le mal.

En même temps, on combattra par des moyens appropriés l'ophthalmie purulente (voy. ce mot), si l'affection de la cornée en est la conséquence. On ne négligera point non plus d'employer un traitement antiphlogistique énergique et proportionné à la constitution du malade. Toutes choses égales d'ailleurs, la cautérisation superficielle de l'ulcère par abrasion sera suivie de meilleurs résultats si la maladie n'est pas la suite de l'ophthalmie purulente.

Les *ulcères annulaires* aigus, comme ceux de l'ophthalmie purulente, doivent être attaqués aussi par un traitement antiphlogistique très énergique. S'ils sont le résultat d'un chémosis, c'est cette affection qui devra être traitée d'abord. On devra surtout avoir confiance dans les scarifications de la conjonctive dans le point le plus rapproché de l'ulcère.

Les *ulcères en coup d'ongle*, selon M. Velpeau, résistent à la cautérisation avec le nitrate d'argent et sont améliorés par les frictions mercurielles autour de l'orbite. Nous ne partageons pas cet avis. La cautérisation n'est pas possible avec le crayon, toujours trop gros pour pénétrer dans une excavation si étroite ; mais elle est très avantageuse lorsqu'on la pratique au moyen du pinceau. Le professeur de la Charité se loue beaucoup de l'application des vésicatoires sur les paupières, pour enrayer la suppuration de la cornée qui survient à la suite de l'ulcère en coup d'ongle. Je n'ai point employé ce moyen dans ce cas. Là encore les scarifications sont très utiles.

Lorsque la *cicatrisation* de l'ulcère de la cornée commence, il est d'un haut intérêt de ne la point troubler dans sa marche par des cautérisations intempestives, ou par d'inutiles applications de topiques ; c'est par l'occlusion de l'œil que l'on en favorisera surtout les progrès.

Nous avons dit plus haut à quels signes on reconnaît le travail d'organisation. Lorsqu'il n'est point assez actif, que les petites plaques opaques ne se multiplient pas avec assez de rapidité, et que le fond de l'ulcération ne s'élève pas vers la surface de la cornée, une cautérisation très légère sera d'un fort grand secours ; mais, nous devons le dire aussi, la répétition trop fréquente de ce moyen pourrait, comme nous l'avons vu plusieurs fois, réveiller l'ulcère et devenir ainsi une cause de perforation (voy. p. 286). On n'oubliera pas que la cautérisation sur le fond de l'ulcération, lorsqu'il est constitué par les lamelles postérieures, est absolument contre-indiquée et qu'elle déterminerait les accidents mêmes qu'on aurait en vue de prévenir.

ARTICLE III.

PERFORATIONS DE LA CORNÉE.

Les ouvrages d'ophthalmologie parlent beaucoup de l'emploi des mydriatiques dans certaines affections oculaires; mais il nous semble, malgré les détails qu'ils renferment, que les indications qu'ils donnent sont insuffisantes en ce qui touche, et les perforations imminentes ou accomplies de la cornée, et les procidences de l'iris accompagnant ces dernières : nous ne parlons pas des plaies qu'on peut assimiler à ces affections, sous le rapport de la hernie de l'iris. Il y a bien çà et là, il est vrai, quelques règles générales; mais on ne descend pas assez dans les détails, qui pourtant sont toujours de la dernière et de la plus urgente nécessité pour le praticien. C'est pour obvier à ces inconvénients que nous allons essayer, aussi brièvement que possible, d'esquisser les plus importantes de ces indications.

Tout le monde connaît les excellents résultats qu'on retire tous les jours de la belladone, et surtout de l'atropine, dans la photophobie qui accompagne la plupart des affections aiguës de l'œil; il n'est pas un praticien qui ignore quel est l'effet de ce remède sur l'iris, et chacun sait qu'on l'emploie pour dilater la pupille avant de pratiquer les opérations de cataracte par abaissement. Mais si dans ce cas l'utilité de la belladone est réelle, elle le devient bien plus encore lorsqu'à la suite d'une ophthalmie, des ulcérations menacent de détruire la cornée dans une étendue plus ou moins grande.

Ces ulcérations perforantes doivent, sous le point de vue de l'emploi de l'agent mydriatique, être divisées en deux groupes principaux :

1° Ulcérations perforantes du centre de la cornée;

2° Ulcérations perforantes de la circonférence de cette membrane.

Il suit de là que les hernies iridiennes qui suivront ces ulcérations devront être divisées de la même manière, en :

1° Hernies du centre de la cornée;

2° Hernies de la circonférence.

Nous allons examiner chacune de ces diverses conditions de l'œil.

Ulcérations perforantes du centre de la cornée. — Nous nommons ainsi les ulcérations qui, le plus souvent, chez les scrofuleux, succèdent à l'opththalmie, ou qui frappent la cornée dès le début de cette affection. On n'ignore pas que ces ulcérations choisissent malheureusement le centre de la membrane; elles se présentent tantôt sous la forme de cupules rondes, transparentes, d'un diamètre assez petit; tantôt, au contraire, sous celle de petites excavations plus ou moins ovalaires, et d'autant plus larges qu'on se rapproche davantage de la surface externe de la cornée, de sorte qu'à leur fond elles ne présenteraient quelquefois qu'à grand'peine une place suffisante pour loger l'extrémité d'un stylet fin. Ces dernières marchent avec une rapidité telle, le plus souvent, que du jour au lendemain la cornée est perforée, l'iris hernié, et la pupille détruite.

On recommande, pour les enrayer dans leur marche, ou des applications de nitrate d'argent, ce qui est fort dangereux, ou un traitement antiphlogistique très énergique, en même temps qu'on conseille des instillations dans l'œil de quelques gouttes de belladone pour dilater la pupille. Mais si l'on réfléchit sur ce fait, que ces ulcérations s'accompagnent d'une vive hypérémie oculaire, que l'iris est fortement injecté et la pupille presque immobile, on comprendra que ces instillations de belladone, abandonnées à des mains sans expérience, c'est-à-dire au hasard, devront être d'un effet nul, et que, la perforation survenant, l'œil sera gravement compromis. On conçoit que lorsque l'œil est dans des conditions normales, l'iris puisse être facilement narcotisé par une instillation de belladone, répétée de temps en temps ou même à d'assez longs intervalles; mais lorsqu'une des membranes, la cornée surtout, est enflammée, il n'en est plus ainsi, parce que la vitalité de l'iris est singulièrement augmentée. C'est pour vaincre cet excès anormal d'activité que nous avons coutume d'employer la belladone sous une forme particulière (1), et que nous aidons à son action par celle de la glace appliquée sur l'œil en permanence, pendant

(1) J'ai renoncé depuis longtemps déjà à l'emploi de la belladone pour agir sur l'iris menacé de hernie, et je l'ai remplacée avec avantage par des instillations d'une solution de sulfate neutre d'atropine, sel que l'on trouve encore assez difficilement à Paris. J'ai donné plus haut ma formule : 10 grammes d'eau, 5 centigrammes de sel, trois ou quatre instillations par heure. J'aide l'effet du moyen par des applications de compresses d'eau froide et en recommandant au malade de demeurer immobile et couché sur le dos.

tout le temps que la pupille reste contractée. Dans les cas de perforation imminente de la cornée, nous recommandons les précautions suivantes, qui peuvent s'appliquer également à d'autres cas particuliers, sur lesquels nous reviendrons.

Faire coucher le malade sur le dos, autant que possible dans l'immobilité, et la tête basse. Appliquer sur l'œil malade des compresses légères, trempées dans le liquide suivant, et avoir soin de les changer de cinq en cinq minutes, en profitant de ce moment pour instiller une goutte du même liquide entre les paupières, avec les plus grandes précautions pour n'exercer aucune pression sur le globe :

Eau distillée.	1 litr.
Herbe de belladone.	50 gram.
— de jusquiame	50 —

Faites infuser ; délayez :

Extrait de belladone.	20 gram.

Filtrez, puis entourez de glace.

Ces moyens employés, si la perforation de la cornée survient, l'humeur aqueuse s'écoule au dehors; mais l'iris, retiré vers le corps ciliaire, ne suit pas le mouvement d'expulsion imprimé par les contractions musculaires; la cornée s'affaisse pour quelques instants, et il en résulte pour l'ensemble du globe une détente salutaire; les lèvres de l'ulcération se rapprochent, et la lymphe plastique dont elles sont chargées commence à s'organiser sur la surface externe de la membrane de l'humeur aqueuse, qui, immédiatement après la sortie des liquides, a glissé au-devant de l'ouverture de la cornée. C'est ainsi que cette membrane vient servir de base à la cicatrice qui se forme bientôt.

Pendant ces applications et ces instillations de belladone à haute dose, je n'ai point *vu* de phénomène de narcotisme.

Ulcérations perforantes de la circonférence de la cornée. — A la suite des ophthalmies catarrhales, purulentes et blennorrhagiques, etc., on voit survenir vers le pourtour de la cornée des épanchements interlamellaires, très larges le plus souvent, et qui s'ulcèrent en dehors dans un grand nombre de cas. Souvent aussi l'ulcération fait des progrès d'avant en arrière, et dévore peu à peu les lames profondes de la cornée, de telle sorte que, là aussi, on a à craindre la hernie iridienne.

La question qu'il faut d'abord que le praticien se pose est celle-ci :

La pupille doit-elle ou non être dilatée?

Oui, si l'ulcère est si large qu'on puisse redouter la procidence de toute la marge iridienne ; non, dans tous les cas où l'ulcération, limitée sur la cornée à un millimètre environ du bord correspondant de la pupille, ne menace que la partie sous-jacente de l'iris.

Dans le premier cas, si l'on parvient à dilater la pupille, il est évident qu'on sauvera toute la portion de cette ouverture située dans l'extrémité opposée à l'ulcération ; tandis qu'au contraire, dans le second, la portion herniée même de l'iris servira à oblitérer l'ouverture, sans risque aucun pour la vision.

Bien souvent, dans les cas de larges ulcérations de la moitié de la cornée à la suite d'ophthalmies blennorrhagiques, j'ai pu sauver l'iris d'une hernie inévitable ; mais j'ai été forcé, pour obtenir ce résultat, de maintenir la pupille dilatée pendant longtemps : l'ulcération était si large chez un jeune homme de dix-neuf ans que j'ai soigné en 1841, que, trois fois en un mois, l'humeur aqueuse s'est écoulée au dehors, par suite de la rupture d'un large kératocèle, et trois fois l'iris a été préservé par la précaution que j'avais prise.

Perforation du centre de la cornée avec hernie récente de l'iris. — Il arrive très fréquemment qu'à la suite d'une ulcération perforante de la cornée, une procidence de la marge de l'iris, partielle ou générale, vient tout à coup compromettre ou détruire la vision.

Nous avons vu dans le paragraphe précédent qu'on peut, quand on est appelé assez à temps, prévenir ce funeste état de choses ; mais lorsque la hernie est produite, faut-il désespérer de la réduire? Non, car au contraire l'observation m'a démontré qu'on peut, dans beaucoup de cas, opérer non-seulement la réduction d'une partie de l'iris, mais encore le rétablissement complet de la pupille, sans aucun dommage ultérieur pour la vision.

Il suffit pour cela d'avoir recours assez à temps, c'est-à-dire avant que l'iris soit gangrené par la compression, à l'emploi du moyen que nous avons indiqué plus haut, et surtout d'insister longtemps, deux ou trois jours, quelquefois même huit ou dix jours s'il le faut, sur son usage. C'est ainsi que j'ai réduit l'iris, complétement hernié, chez un jeune homme dont j'ai publié l'histoire dans la *Gazette médicale* du 5 mars 1842, nº 10.

L'explication de ce qui se passe est alors facile : le froid appliqué sur l'œil répercute le sang des capillaires dans l'ensemble de l'organe et s'oppose à la gangrène de la partie herniée en en empêchant le gonflement inflammatoire ; tandis que, d'un autre côté, la belladone, ou mieux le sulfate neutre d'atropine instillé dans l'œil, en même temps qu'il diminue l'hypérémie iridienne, tend incessamment, par son action particulière sur l'iris, à le dégager de la voie étroite que lui a offerte l'ulcération pendant l'écoulement de l'humeur aqueuse.

C'est ainsi que j'ai pu rétablir complétement la pupille d'une jeune enfant lymphatique, qui s'est présentée à ma clinique atteinte d'une kératite, avec un large épanchement et un hypopyon s'élevant jusqu'à la hauteur du milieu du diamètre vertical de la chambre antérieure : je prescrivis, indépendamment d'un traitement antiphlogistique énergique, l'emploi de la belladone ; mais les parents ayant mal compris mes instructions, une procidence partielle eut lieu par la rupture des lamelles antérieures de la cornée et par l'évacuation de l'humeur aqueuse. J'ordonnai alors l'emploi de la belladone en instillations et en fomentations glacées pendant trois jours entiers, après quoi je fus assez heureux pour constater, avec les médecins qui suivent ma clinique, le rétablissement complet de la pupille, qui a repris aujourd'hui toute sa mobilité normale. Je pourrais encore donner, entre nombreux exemples, une jeune fille de Passy qui m'a été envoyée avec une procidence de l'iris telle, que les cinq sixièmes internes de la pupille avaient disparu, et que la vision était nulle. La belladone, aidée du froid, est parvenue à réduire en grande partie la hernie, et une petite portion de l'iris seulement est restée adhérente à la cornée. La vision, dans ce cas, est parfaite.

Si les seules instillations et les fomentations glacées de belladone ou les instillations d'atropine ne réussissent pas à réduire l'iris engagé dans une ulcération, il conviendra alors de recourir à la *cautérisation de la conjonctive bulbaire*, selon le procédé indiqué à l'article *Hernies de l'iris*. (Voy. ce mot.)

Il est presque inutile de dire que, dans les hernies anciennes de l'iris, affection qui constitue la *synéchie* antérieure, l'usage de la belladone ou de l'atropine ne pourrait être suivi d'aucun résultat avantageux, parce que, d'une part, la portion herniée tombe en gangrène, et que, d'une autre part, des adhérences sont établies entre la portion gangrenée et la cornée. Nous pourrions ajouter que, dans les cas de procidence récente, toutes les tentatives que nous avons faites pour refouler l'iris avec des stylets ou d'autres instruments analogues ont été de nul effet, et que l'inflammation de l'œil, malgré les ménagements que nous y avions mis, a semblé toujours en devenir plus grande (1).

Pour compléter, autant que faire se peut, ce que nous avons à dire sur l'emploi de la belladone dans les cas, soit d'ulcération menaçant de devenir perforante, soit de hernie récente de l'iris, il nous suffira d'ajouter que, lorsque la pupille est dilatée ou l'iris réduit par suite des fomentations et des instillations de belladone, les premières deviennent inutiles, et qu'une goutte du mélange, instillée huit ou dix fois par jour entre les paupières, maintient le diaphragme de l'œil sous l'influence du narcotisme nécessaire jusqu'à la cicatrisation complète de l'ulcération. Si l'on a à sa disposition le sulfate neutre d'atropine, une goutte tous les quatre ou cinq jours suffit.

Perforation de la circonférence de la cornée avec hernie récente de l'iris. — Lorsque l'ulcération de la circonférence de la cornée est très large, elle rentre entièrement dans les ulcérations du centre en ce qui touche l'emploi de la belladone, parce que toute la marge pupillaire peut traverser la perforation ; il est donc du plus haut intérêt de tenter dans ce cas la réduction, comme nous l'avons fait plusieurs fois, par le moyen indiqué plus haut, et d'employer la compression de l'œil.

Mais lorsque l'ulcération de la circonférence est placée de telle sorte qu'on n'a à craindre que la procidence d'une portion très limitée de l'iris vers ses attaches ciliaires, il faut bien se garder de dilater la pupille ; car, en agissant ainsi, on courrait au-devant du danger à éviter : je veux dire qu'on porterait dans l'ulcération même une partie de la marge pupillaire. Dans ces cas, on doit donc se borner à un traitement antiphlogistique, et mettre de côté les instillations de belladone. Cependant, lorsque la procidence

(1) Si l'adhérence est partielle, définitive et ancienne, on peut rétablir la vision en ponctionnant la cornée près de sa circonférence et en saisissant la partie adhérente de l'iris avec une pince courbe, comme dans l'opération de la pupille artificielle par déchirement. J'ai réussi plusieurs fois à rétablir ainsi la vue simultanée des deux yeux ; la synéchie, dans ce cas, était placée en bas et au dedans.

est accomplie, si l'on voit qu'une portion de plus en plus grande de l'iris s'engage dans l'ulcération et menace la pupille, on doit s'empresser de dilater celle-ci et d'exercer une compression méthodique sur la tumeur. Nous remplissons cette dernière indication en appliquant une assez forte boulette de charpie sur la paupière supérieure fermée, et en plaçant une petite pièce de monnaie sur la portion de charpie qui recouvre la partie la plus saillante de la tumeur. L'appareil est maintenu par un bandage convenable, et on le lève matin et soir, pour faire en quantité suffisante les instillations de belladone nécessaires, instillations dont l'effet est encore aidé par l'application de la même substance, en extrait, sur le bord libre des paupières.

ARTICLE IV.

KÉRATITES COMBINÉES.

Nous venons d'étudier les diverses formes que présente l'inflammation de la cornée; cependant ce travail demeurerait incomplet si nous n'indiquions pas maintenant au praticien les principales combinaisons ou complications de la kératite. Il ne s'agira plus ici des abcès, des ulcères, des perforations, des fistules, des ramollissements, des staphylômes, etc., maladies propres à la cornée; mais de l'inflammation qui pourra précéder, accompagner ou suivre la cornéite dans une ou plusieurs autres membranes voisines, ou même dans les paupières.

Nous passerons rapidement en revue ces combinaisons dans ce court article, mais nous aurons soin, en décrivant la sclérotite, l'iritis, la choroïdite, d'entrer dans de nouveaux détails, comme nous l'avons fait pour les maladies que nous avons étudiées déjà.

La kératite peut être liée à la blépharite, à la conjonctivite, à la sclérotite, à l'iritis, à la choroïdite. Elle précède ou suit l'apparition de ces diverses maladies et présente, dans chacune de ces combinaisons, une forme toute particulière que nous aurons soin d'indiquer.

Nous nommerons *kérato-blépharite* l'affection qui, débutant par la cornée, aura gagné les paupières, et *blépharo-kératite* l'affection qui, ayant eu son point de départ dans les paupières, aura gagné le miroir de l'œil.

A. — Kérato-blépharite et blépharo-kératite.

Kérato-blépharite. — Il n'y a pas de kératite un peu aiguë qui n'ait un certain retentissement du côté des paupières. Au contraire, il peut exister une blépharite aiguë sans aucune complication vers la cornée. Cependant une inflammation peut débuter dans les paupières ou s'y propager du voisinage, puis gagner rapidement la conjonctive et envahir la membrane transparente. Cette marche différente de l'inflammation doit être préalablement connue.

Dans les kératites suppuratives ou ulcéreuses, la conjonctive est injectée, le tissu cellulaire est infiltré plus ou moins, et les paupières, la supérieure surtout, présentent un gonflement notable, accompagné de rougeur assez vive. L'œil s'ouvre mal, ou même ne s'ouvre pas, quel que soit l'effort du malade ; les cils sont collés entre eux par des mucosités desséchées. Le toucher de la paupière n'est pas douloureux, le malade n'a de plaintes que pour son œil. Ici le mal a évidemment débuté par la cornée, et ne s'est propagé aux paupières que consécutivement (*kérato-blépharite*).

Dans la plupart des cas de kératites traumatiques, les paupières s'infiltrent et leurs mouvements sont empêchés ; mais le gonflement n'est pas toujours en rapport avec la gravité de la blessure. Dans les opérations de cataracte par extraction, l'infiltration et la rougeur des paupières indiquent au praticien le danger qui menace l'œil ; quelquefois, dans ces cas, les paupières sont frappées d'érysipèle, en partie dû à leur occlusion par le taffetas d'Angleterre, et le succès de l'opération se trouve compromis. Une vieille dame d'Amiens, que j'avais opérée de cataracte, perdit l'œil de cette manière.

Blépharo-kératite. — Dans d'autres cas, c'est par les paupières que le mal se transmet à la cornée. Un follicule enflammé, un orgelet, le phlegmon, l'érysipèle, la pustule maligne, d'autres maladies encore, débutant dans les paupières, la conjonctive rougit rapidement, et l'on voit tout à coup survenir du côté de la cornée un abcès limité ou étendu, le premier toujours vers le centre de la membrane et de forme ronde ; le second toujours large, s'appuyant à la circonférence de la cornée et présentant la forme semi-lunaire. Le malade qui, au début du mal, se plaignait de chaleurs et d'élancements dans les paupières, ne laisse pas un instant douter le praticien sur l'existence d'une complication plus grave; il accuse des douleurs vives dans le globe de l'œil, et des larmes brûlantes s'échappent des paupières, surtout si l'on veut examiner la cornée.

Dans toute kératite, on doit donc s'inquiéter de l'état des paupières, et réciproquement, dans les blépharites, surtout dans les blépharites de quelque gravité, il est indispensable de surveiller attentivement l'état de la cornée. Voici un exemple :

« Un de mes meilleurs amis, médecin des plus instruits et des plus occupés de Paris, avait à donner ses soins à une charmante petite fille de onze ans dont la paupière supérieure avait été frappée d'une inflammation phlegmoneuse. Après avoir eu à combattre la douleur, localisée d'abord dans la paupière, le médecin, inquiet d'entendre l'enfant se plaindre de douleurs vives dans l'œil, et n'osant pas faire d'efforts pour écarter les paupières, me pria de l'examiner. J'ouvris l'œil au moyen d'élévateurs, et nous eûmes le regret de reconnaître que le mal s'était propagé à la cornée. Cette membrane était largement infiltrée, ramollie en grande partie; il n'y avait aucun espoir de la sauver, et, en effet, l'iris fit hernie quelques jours plus tard, et l'œil fut entièrement détruit. »

B. — Conjonctivo-kératite.

Il y a des conjonctivites sous l'influence desquelles la cornée devient malade. Cette double affection présente alors des variétés que nous allons brièvement passer en revue.

La moins grave de toutes est celle que nous désignons sous le nom de *kérato-conjonctivite pustuleuse*. On se rappelle que, dans l'ophthalmie qui se rencontre le plus fréquemment chez les enfants et chez des individus scrofuleux, on voit souvent des pustules en plus ou moins grand nombre se développer sur la conjonctive bulbaire. Quelquefois une de ces pustules se trouve par moitié sur l'une et l'autre de ces membranes, empiétant sur la cornée par une portion de sa circonférence, tandis que l'autre a son siége sur la conjonctive.

Dans certains cas, on voit une pustule semblable aux premières s'élever sur un des points de la cornée parfaitement sains auparavant.

Une complication beaucoup plus grave s'observe dans la conjonctivite purulente, où la cornée peut être en totalité détruite à la suite de l'inflammation qui a commencé par la muqueuse.

Dans la conjonctivite catarrhale, on voit survenir aussi une série d'accidents qui méritent de fixer d'une manière toute particulière l'attention du praticien. Lorsqu'elle passe au troisième degré, par exemple, nous avons vu qu'il se forme parfois un chémosis séreux et même un chémosis phlegmoneux. Sous l'influence de cette violente inflammation, la cornée peut être sérieusement menacée. Ainsi on voit sur un point de sa surface, mais toujours appuyé à sa circonférence, se manifester un épanchement blanchâtre ou d'un blanc tirant un peu sur le jaune. Dans le premier cas, la teinte blanche indique un épanchement de lymphe; dans le second, c'est à du pus que l'on a plutôt affaire; c'est là ce qui constitue les abcès de la cornée. Une disposition qui mérite d'être signalée est celle-ci, que la tache est toujours semi-lunaire, de telle sorte que si l'on continuait le cercle dont la tache décrit un arc, le centre de la circonférence tomberait toujours sur un point plus ou moins éloigné, mais appartenant à la sclérotique. Dans quelques cas, si l'épanchement est très considérable, presque général, l'achèvement idéal du cercle donnerait une surface circulaire beaucoup plus étendue, toujours dans les mêmes conditions.

Les conjonctivites purulentes et catarrhales chroniques, compliquées de granulations, déterminent l'apparition de vaisseaux sur la cornée, et provoquent ainsi les affections que nous avons décrites sous le nom de kératites panniformes et de pannus. Nous les signalons seulement ici pour mémoire en renvoyant aux articles *Granulations*, *Pannus* et *Kératites vasculaires*.

On voit en général peu de kératites se développer à la suite et pendant la durée de la conjonctivite traumatique; mais on en rencontre assez fréquemment dans les cas de brûlures de la conjonctive par divers acides et par la chaux vive ou éteinte. Les cautérisations profondes de la conjonctive dans le voisinage de la cornée avec le nitrate d'argent provoquent très bien, entre autres conséquences graves, des épanchements ou des abcès de la cornée dont les terminaisons sont souvent très fâcheuses.

C. — Scléro-kératite.

L'inflammation de la cornée accompagne souvent cette affection encore peu connue que je décrirai plus loin sous le nom de *sclérotite*.

Autrefois on désignait sous le nom de *sclérotite* une injection périkératique qui n'était pas l'expression pathologique de l'inflammation de l'enveloppe fibreuse du globe de l'œil ; ce n'est donc pas de cette affection qu'il s'agit ici. Dans la véritable sclérotite, affection décrite par d'Ammon sous le nom d'*ophthalmie sous-conjonctivale*, et par Mackenzie sous celui de *sclérotico-choroïdite*, la sclérotique s'enflamme sur un point donné, très rapproché de la cornée ; à 3, 4 ou 5 millimètres au plus de cette dernière, on voit se former une petite tumeur blanchâtre, unique ou multiple, de la grosseur d'un grain de millet, quelquefois d'un grain de chènevis et placée sous la muqueuse. (M. Robin l'a analysée à ma demande et n'y a rencontré que le produit ordinaire de l'inflammation dans une membrane fibreuse.) La rougeur est partielle, peu étendue; quelques faisceaux vasculaires s'en échappent et vont se perdre dans le cul-de-sac de la conjonctive oculaire, si bien que l'on pourrait facilement, si l'on n'avait pas une grande habitude du diagnostic des maladies des yeux, commettre une erreur grave et confondre la maladie avec une conjonctivite pustuleuse. Or, le pronostic des deux affections est loin d'être le même, et la méprise ne serait pas sans danger.

La *sclérotite* se complique presque toujours d'un épanchement semi-lunaire dans l'épaisseur de la cornée. Cet épanchement, d'un blanc bleuâtre, peut ou s'organiser, ou, dans quelques cas plus rares, être entièrement résorbé. Lorsqu'il s'organise, il reste sur le bord de la cornée une tache opaline en forme d'arc de cercle. Si la sclérotite s'est développée successivement sur plusieurs points de la circonférence de la cornée, les épanchements se trouvent juxtaposés de telle sorte que la cornée paraît comme dentelée. La forme et l'aspect de ces épanchements sont tellement caractéristiques, que, dans la plupart des cas, il suffit d'en voir un en même temps que la tumeur et la rougeur que nous avons décrites, pour porter immédiatement, d'après cette seule donnée, un diagnostic certain, et prévoir, chose non moins importante, toutes les chances fâcheuses que la maladie peut offrir dans l'avenir.

Dans quelques circonstances exceptionnelles, heureusement fort rares, cette variété de kératite récidive tant de fois, et le nombre des taches augmente dans une si forte proportion, que le centre de la cornée se trouve envahi. J'ai eu plusieurs fois occasion d'être consulté par des malades qui ont offert cette multiplicité d'attaques, et chez lesquels l'accumulation des épanchements a fini par compromettre temporairement la vue. (Voy. *Sclérotite.*)

Toutes les fois que cette forme aiguë et très grave de la sclérotite existe, il survient des complications, très graves aussi, du côté des membranes internes de l'œil, de la choroïde, comme l'a fait remarquer Mackenzie, de l'iris et de la choroïde, simultanément, ainsi que je l'ai le plus ordinairement observé. Dans ces cas, on ne constate au début qu'une scléro-kératite, à laquelle viennent s'ajouter successivement la choroïdite ou la choroïdo-iritis.

D. — Irido-kératite et kérato-iritis.

Irido-kératite. — Une iritis existe ; comme conséquence de cette inflammation peuvent survenir d'abord des exsudations, puis une atrésie de la pupille, quelquefois un hypopyon. Assez fréquemment aussi prend naissance une forme toute particulière de kératite que nous avons décrite sous le nom de *kératite ponctuée* (voy. p. 245). Presque toujours, ainsi que nous l'avons dit, cette kératite est primitive. Cependant, dans l'iritis elle se montre quelquefois comme complication et est consécutive, ce qui s'explique par les rapports de la membrane de Descemet avec l'iris et la cornée. Il nous a semblé remarquer que c'est dans l'iritis syphilitique que se montre surtout la kératite ponctuée ; c'est là, dans tous les cas, un phénomène dont il faut tenir compte et qui constitue une complication des plus sérieuses de l'iritis.

Dans l'*irido-kératite*, je n'ai jamais vu d'épanchement très considérable se faire du côté de la cornée. Pour que l'épanchement soit très étendu, il faut qu'il y ait un phlegmon de l'œil tout entier débutant par les membranes internes, et dès lors rien de surprenant à ce que la cornée prenne aussi part à la suppuration.

Kérato-iritis. — La kératite aiguë, celle surtout qui se complique d'abcès et d'ulcérations, s'accompagne le plus ordinairement d'une iritis à la suite de laquelle la pupille peut être compromise. Dans les kératites à marche chronique le même résultat est encore à craindre ; aussi le praticien doit-il ne pas perdre de vue la fréquence de ces complications.

E. — Choroïdo-kératite.

La dernière des complications de la kératite qui nous reste à examiner est l'inflammation de la choroïde, qui constitue la *choroïdo-kératite* ou la *kérato-choroïdite*, suivant que la maladie a commencé par l'une ou par l'autre des deux membranes.

Choroïdo-kératite. — Première variété. — Une choroïdite à l'état de simple congestion étant donnée, le globe de l'œil devient dur; il perd de sa souplesse ordinaire; si l'on appuie doucement sur lui, on parvient bien à le repousser dans l'orbite, mais il offre, quant à lui, une résistance morbide qui devient de plus en plus considérable à mesure que la phlegmasie fait des progrès; cette dureté augmente encore lorsque la choroïdite, ce qui arrive souvent, passe à plusieurs reprises de l'état chronique à l'état aigu, qu'il y a, en un mot, des exacerbations réitérées.

Dans ces circonstances, des phénomènes tout particuliers surviennent du côté de la cornée. Les médecins qui n'ont pas une très grande habitude des maladies des yeux ne s'en aperçoivent que fort tard; mais il n'en est pas de même de ceux qui savent observer le mal. En examinant la cornée de côté, on découvre qu'elle présente à son centre comme de toutes petites facettes, de petites bulles analogues à celles qui se produisent lorsque l'on souffle sur une lame de verre; elle a un aspect comme gaufré, qui plus tard se généralise et s'étend; ces facettes se transforment en petites ulcérations que l'on ne peut distinguer que de très près. Peu à peu la membrane se dépolit davantage; les ulcérations prennent une teinte plus ou moins foncée, quelquefois même restent à peu près transparentes; la cornée prend dès lors l'aspect qu'elle offre dans le glaucome confirmé lorsque la choroïdite devient plus aiguë. Arrivée à cet état, la cornée peut s'ulcérer et le globe s'atrophier à la suite d'un phlegmon.

J'ai vu dans un cas, chez la mère d'un de nos confrères, atteinte d'un glaucome et de choroïdite aiguë, la cornée s'ulcérer profondément; l'iris fit hernie et en même temps survint une hémorrhagie que je n'ai pu faire cesser que par l'excision de la portion de l'iris qui avait passé par l'ouverture cornéenne. L'œil s'atrophia complétement après avoir été frappé de l'inflammation phlegmoneuse la plus violente.

Deuxième variété. — J'ai rencontré plusieurs fois dans ma pratique un état particulier de la cornée qui se rattache à l'histoire de la choroïdo-kératite. Voici trois observations :

Premier fait. — Le premier est relatif à M. Julien, âgé de quatre-vingts ans, beau-père d'un de nos confrères les plus distingués de Paris, et qui m'avait été adressé par M. le docteur Duperthuis. Je l'avais opéré de la cataracte sur l'œil gauche par abaissement. Deux mois environ après l'opération, il vint me voir et me dit qu'il se passait dans son œil quelque chose de fort singulier. Il lui arrivait souvent dans la journée, me dit-il, de se trouver complétement aveugle pendant quelque temps ; avant et après, sa vue redevenait nette et très claire. Je fus d'abord assez embarrassé : était-ce une amaurose intermittente? Enfin, je pus examiner à loisir l'œil pendant que le phénomène se produisait, et voici ce que j'observai : la cornée se troublait complétement, prenait l'aspect d'un verre dépoli ; l'œil devenait dur, les vaisseaux du tissu cellulaire sous-conjonctival étaient plus volumineux et plus gonflés qu'ils ne l'étaient un instant auparavant. La chambre antérieure semblait être remplie de fumée ; la pupille était mobile.

Pendant deux mois et demi le même état persista, le malade perdant et recouvrant la vue alternativement tous les jours. Je lui fis prendre du sulfate de quinine ; je lui fis appliquer des sangsues, des ventouses sèches et scarifiées ; chaque émission sanguine paraissait apporter du soulagement. Je pratiquai plusieurs fois la paracentèse ; chaque fois la cécité cessait immédiatement, et la cornée reprenait à l'instant même toute sa transparence. L'humeur aqueuse n'était nullement chargée de flocons albumineux ; au contraire, elle avait toute sa limpidité normale. Tenant à m'assurer que le trouble de la cornée venait uniquement d'un dérangement moléculaire par simple compression consécutive à une congestion choroïdienne, je divisai plusieurs fois les plus gros vaisseaux rampant dans le tissu cellulaire sous-conjonctival, et, à ma grande satisfaction, je vis la cornée reprendre chaque fois sa transparence pendant que le sang s'écoulait au dehors. J'ai fait, je le répète, plusieurs fois cette expérience, et le résultat immédiat a toujours été le même. Enfin, peu après, ce phénomène curieux disparut complétement, et depuis près de trois ans l'œil est guéri.

La seule explication que j'aie pu donner de ce fait est celle-ci, à savoir que, sous l'influence de causes que l'on ne pouvait apprécier, survenait un gonflement particulier de tous les vaisseaux de l'œil, et que la cornée devenait opaque d'une façon toute mécanique ; il s'y produisait un dérangement moléculaire analogue à celui que l'on détermine sur un œil que l'on tient dans la main et sur lequel on exerce une certaine compression.

Deuxième fait. — J'ai opéré cette année de la cataracte une dame qu'a bien voulu m'adresser M. le docteur Burdin, membre de l'Académie de médecine. J'ai dû, chez elle, employer la méthode par abaissement; l'opération réussit parfaitement. Trois mois après l'opération, cette dame a été prise des mêmes phénomènes que ceux que je viens de signaler, et aujourd'hui (28 octobre 1854), bien que les accès aient diminué d'intensité, ils sont encore à peu près aussi fréquents. Dans les commencements, ils se produisaient vers neuf ou dix heures du matin et se prolongeaient jusqu'à une heure après midi, époque à laquelle ils cessaient pour revenir dans la soirée; leur durée est maintenant beaucoup moindre. J'ai vainement employé chez cette dame les moyens les plus variés sans obtenir rien de bien satisfaisant, et, comme chez le vieillard dont l'histoire précède, le mal, je l'espère, disparaîtra de lui-même avec le temps, aidé d'une hygiène convenable. Doit-on rapporter la cause de ces singuliers accidents à quelques débris de cristallin flottant dans la chambre postérieure? Je n'ose le croire, car on voit cela tous les jours, et le phénomène que je décris n'en est pas la conséquence ordinaire. Je constate seulement aujourd'hui que ces débris s'amoindrissent, se résorbent, et en même temps que les désordres diminuent également, ainsi que les troubles de la vision. Ici, comme dans le cas précédent, la congestion vasculaire produit la compression mécanique de la cornée (1).

Troisième fait. — Enfin, j'ai constaté le même phénomène chez la fille d'un médecin de Reims, qui a perdu un œil par suite d'une choroïdite. Chez cette jeune personne, il existe une congestion choroïdienne de l'autre œil, à laquelle a succédé une véritable inflammation, aujourd'hui éteinte et suivie de la production de synéchies postérieures. Chez elle, la cécité ne devient jamais complète; la vue s'obscurcit seulement, et à la lumière du jour elle voit du brouillard. Au bout d'une heure, l'accès passe et la malade peut lire aussi bien qu'auparavant.

Dans ces trois cas, je le répète, il n'y a qu'un changement

(1) Cette dame est aujourd'hui complétement guérie (11 décembre 1854). Depuis trois semaines les accidents n'ont plus reparu.

moléculaire de la cornée par compression déterminée sous l'influence d'une congestion passagère, et non pas un état inflammatoire particulier.

Kérato-choroïdite. — L'inflammation chronique de la cornée se propage le plus ordinairement à la choroïde en même temps qu'à toutes les autres membranes de l'œil. On en voit un exemple frappant dans les kératites profondes, datant déjà de nombreuses années, et le plus souvent compliquées d'amaurose complète ; dans les staphylômes opaques, les hydrophthalmies qui ont débuté par l'ulcère de la cornée, les staphylômes de l'iris, etc., et dans les kératites anciennes chez des individus scrofuleux. On voit aussi la choroïde s'enflammer sous l'influence de la kératite aiguë.

Kératites. — Remarques additionnelles.

Nous avons vu dans les chapitres précédents que la kératite présente des différences notables dans ses formes, dans sa marche, dans son pronostic et dans son traitement.

Existe-t-il un rapport entre ces différences et certains états pathologiques généraux?

En d'autres termes, la cornée offre-t-elle des lésions qu'on pourra à coup sûr rapporter à une dyscrasie particulière?

Telle est la question que nous croyons devoir poser ici.

Et d'abord, hâtons-nous de le dire, on est allé trop loin d'un côté, en admettant qu'il existe des signes certains, auxquels on peut reconnaître que la maladie oculaire est l'expression d'une cause constitutionnelle ; d'une autre part, quelques auteurs voulant réformer cette erreur, sont tombés dans une exagération aussi sérieuse, en rejetant d'une manière absolue ces idées, et en ne voyant dans la cornée qu'une inflammation, qu'un abcès, un ulcère, etc.

Nous n'insisterons pas davantage sur les dangers de ces différentes opinions.

Dans la première, on verrait un scrofuleux, un rhumatisant, par ce seul motif que tels symptômes, sur lesquels nous reviendrons, se seraient montrés dans la cornée pendant la durée d'une ophthalmie ; dans la seconde, on ne verra jamais que ces symptômes mêmes, sans tenir compte de la constitution, ou sans admettre qu'ils se lient à une constitution particulière.

Cependant, si l'on étudie avec soin les formes, la marche, les terminaisons de ces lésions, on reconnaîtra sans peine qu'elles affectent, en général, une même classe d'individus. Les limites de cet ouvrage ne nous permettant pas malheureusement d'aller au fond de cette question tant débattue, nous nous bornerons à mettre en relief les principales différences de la forme de la kératite, dans chacune des variétés de cette inflammation que nous avons étudiées. Nous profiterons de cette circonstance pour signaler quelques erreurs dans lesquelles sont tombés plusieurs auteurs, dont les idées nous paraissent peut-être un peu trop exclusives.

Kératite dans l'inflammation granuleuse. — Quoique nous ne considérions pas cette ophthalmie comme l'expression d'une maladie générale, mais bien comme une affection purement locale, nous devons nous en occuper ici.

Nous n'ignorons pas que quelquefois l'inflammation granuleuse ou catarrhale de l'œil s'accompagne d'une inflammation de même nature des autres muqueuses, mais cela est exceptionnel.

Quoi qu'il en soit, la cornée offre dans cette maladie de l'œil des caractères particuliers.

Lorsque l'inflammation de la conjonctive est portée à un haut degré, la cornée ne tarde pas à s'enflammer vers son pourtour; des vaisseaux très courts l'enveloppent comme un anneau, sans s'étendre au delà de 1 à 2 millimètres au plus. En même temps il y a un commencement de chémosis séreux, et même de chémosis phlegmoneux. Aussitôt un épanchement interlamellaire, semi-circulaire, se montre sur le pourtour de la membrane, et forme une tache élevée toujours très large, d'un blanc jaunâtre, et dont la marche est en rapport avec l'intensité du mal; le reste de la cornée demeure transparent.

Cet abcès se distingue de celui qu'on retrouve chez les sujets scrofuleux, par sa forme très large et par ses terminaisons. Il se montre le plus souvent dès que la conjonctivite granuleuse devient aiguë.

A cet abcès succèdent des ulcères ordinairement très larges et peu actifs, qui s'accompagnent de peu de photophobie.

Si la cornée est perforée, la procidence de l'iris est large, mais occupe la circonférence de la membrane.

Telle est la maladie à l'état aigu.

Lorsqu'elle est devenue chronique, la moitié supérieure de la cornée se vascularise, et il se forme là un véritable *pannus*, par suite du frottement des *granulations* qui existent sur la paupière.

Kératite dans l'inflammation pustuleuse (*ophthalmie scrofuleuse des auteurs*). — Il est impossible de nier que chez des sujets jeunes et lymphatiques, l'inflammation de la cornée ne se montre sous une forme particulière, bien que très souvent ces individus puissent être atteints d'autres inflammations des yeux, sans présenter pendant longtemps aucun des caractères de l'affection qui nous occupe.

La forme la plus ordinaire de l'inflammation de la cornée chez ces individus est la *kératite vasculaire partielle* que nous avons décrite. Les vaisseaux sont réunis en un pinceau triangulaire, s'avançant presque au centre de la cornée, et se terminant là par une ou plusieurs petites pustules, qui ne tardent pas à être remplacées par autant de petits épanchements circulaires, lesquels se résorbent ou s'ulcèrent. L'excavation ulcéreuse, très petite quant au diamètre, et isolée au milieu de parties saines, marche d'avant en arrière, en s'accompagnant d'une excessive photophobie, et elle se transforme assez souvent en un kératocèle ou en une perforation étroite. D'autres petites ulcérations se montrent quelquefois à sa suite et sont toujours rapprochées de la première. Si la perforation survient, la procidence de l'iris est petite et très souvent centrale ; que ces accidents arrivent ou non, la maladie récidive un grand nombre de fois, et finit par passer à l'état chronique. Alors la cornée se vascularise d'une manière générale : les vaisseaux sont distants les uns des autres et laissent voir facilement l'iris ; ils n'existent pas en plus grand nombre dans la partie supérieure de la cornée qu'ailleurs. (Voy. *Pannus* et *Kératite chronique*.)

Une autre forme de *kératite*, que nous avons décrite sous le nom de *primitive*, a été donnée comme le type de l'ophthalmie scrofuleuse par plusieurs auteurs, et entre autres par M. Mackenzie.

On en rencontre, en effet, des exemples assez nombreux chez les individus scrofuleux ; d'après notre expérience, cependant, on la voit plus souvent chez des sujets non scrofuleux, mais dont la santé est délabrée et la constitution mauvaise. Nous avons dit, à propos de cette affection, qu'elle est assez rare, surtout si on la compare à la forme vasculaire dont nous venons de nous occuper.

Dans la kératite primitive, la cornée devient malade dans son ensemble; elle prend une couleur verdâtre, et est parsemée à son centre de petits points, de plaques opaques, qui s'étendent de là à sa circonférence et se réunissent pour former ensemble des opacités très limitées. On n'aperçoit de vaisseaux sur la membrane que lorsque la maladie est arrivée à la chronicité; les ulcérations sont excessivement rares; les épanchements de sang entre les lamelles se remarquent quelquefois. La marche de la maladie est très lente. Des opacités, des taches crétacées dans la cornée, des dépôts fibro-albumineux dans la pupille et une conicité plus ou moins grande en sont presque toujours le résultat.

Kératite dans l'ophthalmie franche. — La cornée, surtout lorsque l'inflammation est intense, est bientôt entourée par la conjonctive enflammée (*chémosis phlegmoneux*); des épanchements nombreux et très larges se forment dans son tissu; quelquefois elle est étranglée par la compression et tombe mortifiée; des douleurs excessives, limitées d'abord à l'œil, puis s'étendant bientôt à la tête, tourmentent incessamment le malade et s'accompagnent de réaction générale. La résolution ne peut être espérée que lorsque la maladie demeure dans des limites restreintes; mais il n'en est point ainsi lorsque surviennent les accidents dont nous venons de parler, et la suppuration partielle ou totale du globe est alors la conséquence de cette inflammation phlegmoneuse, qui a débuté par la destruction de la cornée.

Kératite dans l'ophthalmie purulente. — L'inflammation se comporte ici d'une manière toute particulière. A la partie inférieure de la cornée, on voit d'abord une tache peu étendue, faisant des progrès extrêmement rapides; vingt-quatre heures après qu'elle s'est montrée, il n'est pas rare qu'elle ait envahi toute la cornée, qui devient bientôt un peu saillante, particulièrement à son centre, et dont toute la surface est opaque, d'un blanc jaunâtre. Bientôt la lamelle externe se ramollit, s'ulcère et donne issue à une partie du pus contenu entre les lames; l'excavation, toujours très large, demeure quelquefois superficielle, mais d'ordinaire s'étend en profondeur.

Assez souvent, ainsi que nous l'avons vu en parlant des ulcères par abrasion, les lames de la cornée sont détruites couche par couche, au point que la plus profonde fait seule équilibre, pendant quelque temps, à l'action musculaire. La cornée s'allonge alors sous la forme d'une tumeur blanchâtre, quelque peu rosée, et elle finit par se perforer. On remarque aisément, avant que cet accident arrive, que la membrane a perdu en étendue dans tous ses diamètres.

D'autres fois le ramollissement cornéen est précédé par l'apparition d'un anneau opaque, placé tout près de la circonférence de la membrane. Cet anneau s'ulcère dans une grande étendue, et la cornée mortifiée ne tarde pas à être détruite. D'autres fois la cornée demeure exempte d'inflammation.

Kératite dans l'ophthalmie rhumatismale. — On admettait autrefois assez généralement, en Allemagne, que dans l'ophthalmie rhumatismale (voy. *Sclérotite*), la cornée se recouvre de phlyctènes ou vésicules, et perd alors sa transparence. Ces vésicules font place, selon Weller, à des ulcères ressemblant à de petits lambeaux arrachés de la surface de la cornée, et ne laissant après eux aucune trace, bien qu'ils s'accompagnent d'une grande photophobie et de douleurs qui s'étendent à la tête et à la mâchoire. On retrouve, selon Mauchart, des ulcères semblables à la face interne de la cornée, et alors l'humeur aqueuse paraît trouble. D'autres auteurs, allant encore plus loin, admettent des caractères anatomiques encore plus tranchés, tels que des inégalités ressemblant à des grains de sable, de petits points très fins qui se transforment en exsudations fibro-albumineuses interlamellaires, ayant l'apparence de plaques opaques, blanches ou bleuâtres.

Il n'est pas difficile de démontrer le peu de valeur de toutes ces distinctions. Les phlyctènes s'observent le plus souvent chez des individus jeunes et lymphatiques; on les retrouve exceptionnellement sur des adultes, en apparence de bonne constitution. Ni les uns ni les autres n'ont jamais été atteints de rhumatisme. Weller (1) avait fait la remarque que les jeunes sujets y sont plus exposés, quand il a dit que l'ophthalmie rhumatique est assez souvent compliquée de scrofules. Quant aux petits points, aux petites taches, aux petits épanchements, ce ne sont là que les symptômes d'une variété de *kératite primitive* ou *non vasculaire*.

Au reste, nous verrons que le rhumatisme ne se dessine dans l'œil par aucun caractère anatomique appréciable, et que, s'il joue un rôle, soit dans la production des kératites, soit dans celle d'au-

(1) *Loc. cit.*, t. II, p. 139.

tres affections oculaires, il ne se trahit au dehors par aucun signe objectif. Une ophthalmie, selon nous, peut être produite ou entretenue par le rhumatisme; mais la marche de la maladie et le commémoratif peuvent mettre seuls sur la voie de cette complication.

Kératite dans les ophthalmies abdominales, veineuses, scorbutiques, varioleuses, érysipélateuses, etc. — Toutes ces prétendues ophthalmies spécifiques n'étant plus admises par personne aujourd'hui, nous nous garderons bien de décrire les lésions que la cornée peut offrir dans chacune de ces variétés, qui ne sont en réalité que des maladies de la choroïde, se rattachant le plus souvent à des causes générales, ou des affections externes de l'œil survenues pour la plupart à la suite des maladies de la peau.

Les prétendus caractères distinctifs de ces affections se retrouvant en dehors de toute complication générale et sur des individus de tout âge, cela ne suffit-il pas pour faire comprendre l'inutilité de toutes ces divisions?

ARTICLE V.

COUPURES DE LA CORNÉE.

De même que les piqûres, les coupures de la cornée ne présentent pas toujours une gravité très grande. Bien des fois, j'ai vu de larges coupures de la cornée se réunir sans accidents. Guérin, Tulpius, F. de Hilden, MM. Mackenzie et Guépin, rapportent des faits semblables. Mais très souvent les accidents les plus sérieux en sont la conséquence. L'évacuation de l'humeur aqueuse et l'aplatissement immédiat de l'œil ne présentent rien de grave par eux-mêmes; c'est la hernie de l'iris, la division de cette membrane, celle de la capsule, la blessure ou l'expulsion du cristallin, celle du corps vitré, la suppuration de la cornée, qui constituent la gravité du genre de lésions dont nous nous occupons. Les trois faits suivants serviront d'exemple.

Un bombeur de verres reçoit sur l'œil ouvert un fragment de cristal lancé avec force; la cornée est divisée par son centre à peu près transversalement, et dans l'étendue de la moitié de son diamètre. L'humeur aqueuse s'échappe aussitôt; mais bientôt les lèvres de la plaie se réunissent, et le repos, l'application sur l'œil de compresses glacées, l'occlusion des paupières au moyen de bandelettes de taffetas d'Angleterre, amènent une guérison complète: la vision n'en est en aucune façon altérée.

Le fils de M. de la H..., âgé d'environ douze ans, que j'ai soigné concurremment avec un habile praticien de Paris, M. le docteur Duchenne, de Boulogne, était au collége d'Amiens, placé derrière une fenêtre donnant sur un escalier, lorsqu'il reçut dans l'œil droit l'éclat d'une vitre contre laquelle il s'était appuyé. Un de ses camarades, dans l'intention de l'effrayer, avait maladroitement frappé la vitre d'un coup de pied. La cornée avait été divisée transversalement dans sa moitié externe ; l'humeur aqueuse s'était échappée, l'iris était venu s'engager dans la plaie, et la pupille avait presque entièrement disparu. Des applications d'eau glacée dans laquelle j'avais fait délayer de l'extrait de belladone, et des instillations dans l'œil avec cette solution mydriatique, réduisirent en très grande partie la hernie, mais elles durent être continuées pendant plusieurs semaines. La saignée générale fut pratiquée plusieurs fois, pour faire tomber l'inflammation qui était assez forte, et la vision demeura intacte, malgré la déformation de la pupille.

Le garçon de laboratoire de M. Cure, pharmacien, en bouchant des bouteilles d'eau de Seltz, reçut dans l'œil gauche un large éclat de verre qui fendit la moitié externe de la cornée et trois à quatre lignes au moins de la sclérotique. Le cristallin et une assez grande partie du corps vitré s'étaient échappés, et le malade les avait reçus dans sa main. L'œil conserva son volume normal, mais la procidence de l'iris fut si grande, que la pupille demeura oblitérée. Les lèvres de la plaie de la cornée se ramollirent dans une grande étendue, après avoir présenté un épaississement considérable. La membrane devint opaque ; elle finit par recouvrer peu à peu sa transparence dans toute sa moitié interne, mais l'externe demeura recouverte d'une large tache leucomateuse. Le traitement énergique que j'employai, les instillations de belladone qui furent faites, ne purent empêcher ce triste résultat ; j'ai même craint un instant que cette suppuration de la plaie n'amenât la fonte purulente de l'œil.

Traitement. — Le traitement des coupures de la cornée varie selon l'étendue de la plaie et les complications qu'elle présente. Lorsque la coupure est simple, de quelque étendue qu'elle soit d'ailleurs, on doit d'abord faire coucher le malade sur le dos, la tête basse, comme après l'opération de la cataracte par extraction. Après s'être assuré que la réunion de la plaie est bien faite, on applique sur les paupières fermées des bandelettes de taffetas d'Angleterre, puis on soumet l'œil à une température basse, au moyen de compresses glacées qu'on renouvelle à chaque instant.

Si l'iris a été blessé et que du sang se soit épanché dans la chambre antérieure, on devra, la position occupée par la blessure le permettant, donner issue à ce liquide, et si cette manœuvre n'est pas possible, l'abandonner à la résorption, mais saigner convenablement le malade pour empêcher la réaction de survenir. Lorsque l'iris s'est pris dans la plaie, on essaiera de le dégager en appuyant doucement avec le dos d'une curette sur l'une des lèvres de l'incision. Quelques auteurs, Mackenzie entre autres, recommandent de le repousser avec cet instrument. C'est une pratique pour le moins hasardeuse et qui ne m'a jamais été utile, à moins que je n'aie préalablement employé la belladone. Presque toujours, quelque précaution qu'on prenne, la curette déchire la membrane herniée et ne la réduit point. C'est encore aux instillations d'atropine et aux fomentations de belladone, aussi bien qu'à la cautérisation de la conjonctive bulbaire, qu'il faudra de bonne heure avoir recours (voy. *Perforations de la cornée* et *Hernies de l'iris*). Dans un cas où la coupure de la cornée était large, l'instillation de belladone avait été faite pendant deux heures sans résultats; la chambre antérieure s'était remplie. Au moment où l'iris devait être narcotisé, je pensai que la procidence pourrait être réduite si l'on ouvrait de nouveau la plaie; j'en écartai les lèvres avec la curette, et un léger attouchement sur l'iris avec cet instrument le fit rentrer aussitôt dans la chambre antérieure. C'est là un résultat exceptionnel, que jamais je n'ai pu obtenir depuis.

La réduction de l'iris peut encore être essayée, selon Mackenzie, au moyen de frictions répétées sur la tumeur, par l'intermédiaire de la paupière. C'est un moyen qui ne réussit que rarement.

Si l'iris ne peut être réduit, il sera avantageux, malgré l'opinion contraire de Scarpa, d'enlever d'un coup de ciseaux courbes sur le plat la tumeur qu'il forme, comme on le fait après l'opération de la pupille artificielle par décollement. On évite ainsi une inflammation fort longue, déterminée par une sorte de corps étranger, qui ne peut plus disparaître que par suppuration.

Si une fistule était la conséquence d'une plaie de la cornée, on se comporterait comme nous l'avons recommandé ailleurs (voy. *Fistules de la cornée*).

ARTICLE VI.

CORPS ÉTRANGERS DE LA CORNÉE.

La cornée est exposée à l'action de corps étrangers de toute sorte. Quelques-uns s'implantent dans son tissu, d'autres roulent à sa surface. Nous avons décrit ces derniers en parlant des corps étrangers de la conjonctive.

J'ai trouvé dans la cornée des fragments d'insectes et d'écorces, des graines, des pointes de marrons d'Inde, des parcelles de caillou et de charbon, des grains de poudre à canon, et surtout de petits morceaux de fer, d'acier, de verre et d'autres substances dures.

Quelques-uns de ces corps agissent chimiquement, et nous nous en occuperons au chapitre *Brûlures.*

Tout corps étranger implanté dans la cornée détermine une vive irritation, qui va croissant pendant quelque temps dans certains cas, et tombe promptement dans quelques autres. La recherche de ces corps est loin d'être toujours facile, surtout pour le médecin qui serait presbyte. Ils se présentent le plus communément sous la forme d'un point placé à la surface de la cornée, et de couleur noirâtre quand le corps est de métal, de charbon, etc. Quelquefois cette petite tache est entourée d'un cercle blanc ; nous indiquerons tout à l'heure ce que signifie ce symptôme.

S'il arrive que l'observateur rencontre le point noir en face de la pupille, il lui sera impossible de l'apercevoir : aussi est-il indispensable d'examiner la cornée un peu obliquement, et de telle sorte que toujours le point examiné tombe sur la surface de l'iris. Si cette membrane est malheureusement de couleur foncée, la recherche se trouve plus difficile.

Quand le corps étranger est entouré de ce cercle blanchâtre dont nous venons de parler, on peut être assuré qu'il est là depuis quelque temps, et qu'un commencement de suppuration des parties qui l'entourent ne tardera point à l'éliminer. L'extraction en est dans ce cas beaucoup plus facile, à cause du ramollissement des tissus dans lesquels il est implanté. C'est là une circonstance qu'il est bon de connaître, lorsqu'on doit procéder à cette opération. La tache noire peut persister longtemps après que le corps métallique est tombé de lui-même ; cela tient à ce que de l'oxyde s'est infiltré dans les lamelles cornéennes où se trouvait la parcelle métallique. Cet oxyde se détache à son tour sous la forme d'un petit anneau noir.

L'effet des corps étrangers sur l'œil varie selon une foule de circonstances se rapportant à leur nature, à leur volume, à la profondeur à laquelle ils sont enfoncés dans le tissu de la cornée, ou à la saillie qu'ils forment à sa surface. Dans ce dernier cas, à chaque mouvement de la paupière supérieure, le malade éprouve une douleur excessive, qui jette certains individus dans un état de telle surexcitation, qu'ils se condamnent à tenir l'œil fermé. J'ai vu des hommes courageux, surpris par cette douleur presque toujours inattendue, pousser un cri au moment où la paupière venait à passer sur le corps étranger. Dans le cas où le corps est enfoncé dans les lamelles, les mouvements des paupières sont libres et n'occasionnent point de douleur. Il y a seulement de la gêne et une sensation de gravier sous la paupière, sensation qui, subitement apparue, n'a point cessé depuis qu'elle s'est montrée. Dans d'autres cas, au contraire, il s'établit une tolérance presque inconcevable pour le corps étranger. J'en ai extrait qui étaient implantés dans la cornée depuis plusieurs mois, et qui n'occasionnaient pas la moindre gêne.

Au moment où un corps étranger frappe l'œil, la conjonctive et la sclérotique s'injectent vivement dans toute leur étendue, le globe devient brillant, des larmes s'en échappent en grande abondance, la lumière est insupportable, et le malade cherche à se cacher l'œil. Si le corps étranger n'est pas bientôt extrait, ou qu'il ait pénétré un peu profondément dans les lamelles, après un temps plus ou moins court, il ne tarde pas à s'environner d'une zone saillante, grisâtre ou jaunâtre, qui n'est autre chose que le commencement d'un travail d'élimination.

Les autres membranes oculaires s'enflamment fortement alors; la conjonctive présente une injection très vive, surtout dans sa portion bulbaire, et la sclérotique offre, dans le voisinage de la cornée, cette injection semblable à une fleur radiée, dont les auteurs allemands ont fait le signe distinctif de l'ophthalmie rhumatismale.

On voit en même temps se déclarer des symptômes de réaction du côté de l'iris. Cette membrane se décolore et prend une teinte d'un rouge verdâtre; la pupille se resserre, il apparaît du pus dans la chambre antérieure, et des douleurs se font sentir dans le trajet du frontal.

Ces symptômes n'accompagnent pas toujours nécessairement la

présence d'un corps étranger : des parcelles métalliques, des débris d'insectes ont traversé la conjonctive bulbaire dans sa partie supérieure, sont venus peu à peu s'implanter dans la cornée jusqu'au centre de la pupille (Demours), et ont pu séjourner là pendant deux années, sans occasionner d'autre gêne que celle du trouble de la vision. J'ai rapporté, en parlant des corps étrangers de la conjonctive, le fait d'un jeune homme qui avait reçu dans l'œil la moitié d'une coque de millet, laquelle était venue peu à peu adhérer à la cornée, à 4 millimètres de la circonférence de la sclérotique. Des vaisseaux, en assez grand nombre, se montrent dans ces cas sur la cornée, et se dirigent sous forme triangulaire vers le corps étranger.

TRAITEMENT. — 1° *Chirurgical.* — L'extraction du corps étranger, cause de tous les désordres, doit d'abord être faite.

Le malade est placé debout ou assis dans l'angle d'une fenêtre, la tête appuyée contre le mur ou soutenue par un aide; on maintient les paupières écartées au moyen de deux doigts de la main gauche (l'index pour la supérieure, le pouce pour l'inférieure). De la main droite le chirurgien fait l'extraction du corps étranger, en se servant d'une petite aiguille solide, bien tranchante de l'un de ses bords, et légèrement recourbée comme celle à cataracte.

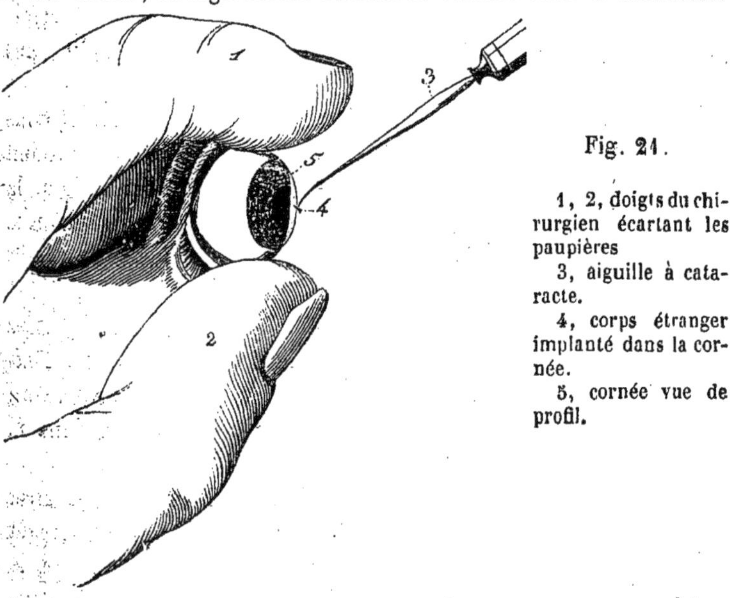

Fig. 21.

1, 2, doigts du chirurgien écartant les paupières
3, aiguille à cataracte.
4, corps étranger implanté dans la cornée.
5, cornée vue de profil.

La figure 21 représente exactement la manœuvre pour enlever les corps étrangers superficiels.

L'œil est représenté de profil.

Pour pratiquer convenablement cette petite opération, il faut approcher l'aiguille à cataracte aussi près que possible de la cornée, et, par un mouvement d'abaissement de la pointe ou du tranchant de l'instrument, emporter le corps étranger. En s'y prenant ainsi, il est rare que l'on soit obligé de toucher deux fois la cornée.

Lorsque la direction du corps étranger est oblique et profonde et que l'implantation date de quelques heures seulement, on doit s'attendre à une certaine difficulté, qui consiste surtout dans l'extrême mobilité de l'œil, occasionnée par la peur, par l'action de la lumière et par le contact de l'instrument. Une légère pression des doigts sur le globe m'a toujours suffi pour le tenir suffisamment immobile, et je ne me sers jamais des ophthalmostats qu'on a imaginés dans ce but. Par des mouvements de va-et-vient on ébranle le corps étranger, et l'on finit bientôt par l'entraîner. Lorsque les lamelles le compriment trop énergiquement, on est quelquefois forcé de les inciser dans le sens même de son implantation. Quelques instants suffisent pour débarrasser le malade. La petite plaie faite à la cornée se cicatrise rapidement et n'est que très rarement suivie d'opacité.

Lorsque le corps étranger, métallique ou non, fait saillie à la surface de la cornée, on l'extrait au moyen de petites pinces. Quelquefois on peut se servir de mon scarificateur, qui remplit dans ce cas l'office de grattoir.

Nous avons vu que s'il est métallique, il laisse souvent dans la cavité qu'il occupait une petite tache noire, qui est le produit de l'oxyde. On essaie, au moyen de l'aiguille, de l'enlever de la même manière que le corps, ce qui est toujours facile lorsqu'on le charge hardiment, mais pourtant en prenant toutes les précautions convenables.

Lorsque le corps étranger est enfoncé dans la cornée assez profondément pour que l'on ait à craindre, en cherchant à l'extraire avec l'aiguille, de le pousser dans la chambre antérieure, le procédé suivant que j'ai imaginé m'a très bien réussi dans un assez grand nombre de cas.

Le chirurgien, armé d'une aiguille à paracentèse, fait pénétrer la lance de cet instrument derrière le corps étranger en traversant obliquement la cornée et de manière à le maintenir et même à le repousser d'arrière en avant en abaissant le manche de l'instrument en forme de levier. On a soin de tenir la petite plaie exactement fermée par la lance pour retenir l'humeur aqueuse et éviter le contact de l'iris et de la cornée qui gênerait la manœuvre.

Ce premier temps exécuté, on saisit de l'autre main un couteau à cataracte ou tout autre instrument très affilé et bien tranchant, et l'on dégage le corps étranger par une petite incision convenable pratiquée sur la cornée.

Le malade doit être couché, l'œil fixé par une pince appliquée sur la sclérotique et les paupières écartées par des élévateurs.

La pince et les élévateurs sont tenus par des aides.

Fig. 22.

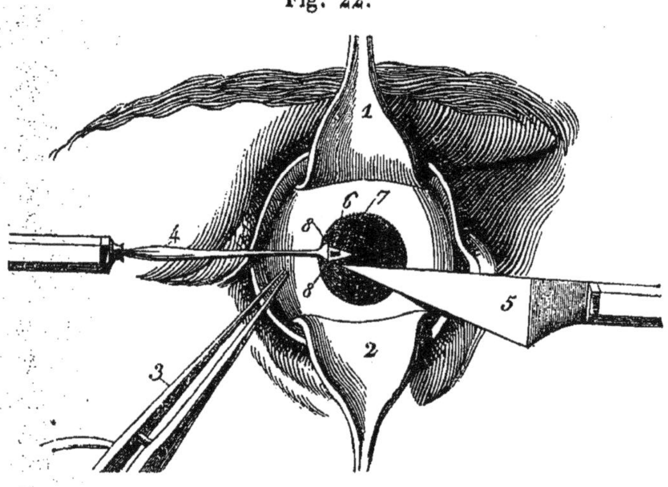

1, 2, élévateurs écartant les paupières.

3, pince fixant l'œil.

4, aiguille à paracentèse implantée derrière le corps étranger et pénétrant dans la chambre antérieure.

5, couteau à cataracte pour dégager le corps étranger.

6, lance de l'aiguille vue dans la chambre antérieure et repoussant le corps étranger en avant.

7, corps étranger.

8, arêtes de l'aiguille à paracentèse.

Si, après avoir incisé la cornée, la pointe du couteau à cataracte ne suffit pas pour extraire le corps étranger, il faut, après l'avoir ébranlé par des mouvements de va-et-vient, le saisir avec une pince armée de mors fins et solides, comme celle représentée dans la figure 23.

Fig. 23.

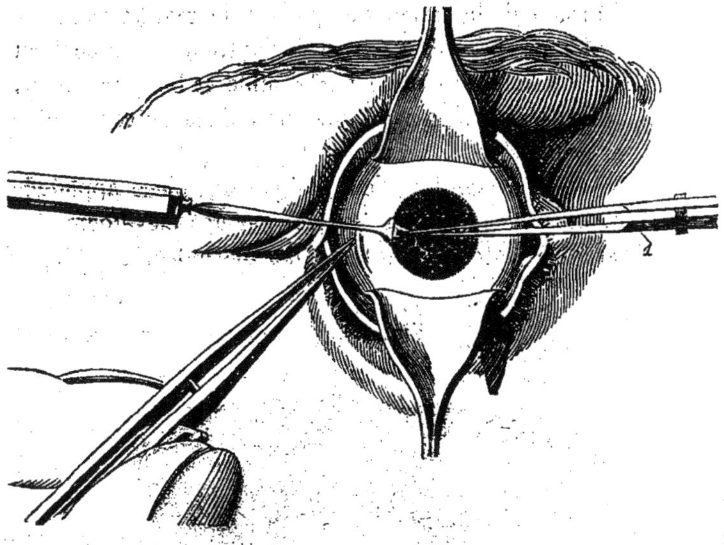

1. Pince saisissant le corps étranger.

S'il arrive, malgré toutes les précautions que l'on aura prises, que le corps étranger, une paillette de fer, par exemple, ou une parcelle de pierre, tombe dans la chambre antérieure, on devra s'occuper aussitôt d'en faire la recherche pour l'enlever.

Avant tout on devra se rappeler la disposition anatomique des parties et ne pas oublier que la cornée est enchâssée sur la sclérotique en avant de l'iris, et qu'il y a entre ces membranes un espace libre, un sillon, dans lequel le petit corps étranger ira souvent se loger.

Si l'on omettait cette circonstance, il arriverait, ce que j'ai vu maintes fois, aussi bien pour les corps étrangers dont nous nous occupons, que pour des cataractes réduites à un très petit noyau, tombées longtemps après l'opération dans la chambre antérieure; il arriverait, dis-je, que la ponction faite à la circonférence de la cornée passerait toujours au-dessus du corps étranger, et que l'extraction en deviendrait ou excessivement laborieuse, ou même impossible.

Pour éviter un aussi fâcheux résultat, il est indispensable de ponctionner en biseau la sclérotique avec le couteau lancéolaire dans l'étendue d'environ 1 centimètre, et de manière à faire pénétrer l'instrument immédiatement en avant de l'iris. Le corps étranger, libre dès lors, s'échappe souvent seul ou est facilement entraîné avec une curette.

2° *Traitement médical.* — Il est en rapport avec l'intensité des symptômes. Si le corps étranger est implanté dans la cornée depuis peu de temps, s'il n'y a ni suppuration commençante de cette membrane, ni iritis, si enfin la conjonctive et la sclérotique seules sont injectées, il suffit, après l'action du corps étranger, de recommander au patient le repos, et l'application sur l'œil, pendant plusieurs heures, de compresses imbibées d'eau froide. Rarement il est nécessaire de recourir aux purgatifs, et si je le fais quelquefois, c'est dans le but de contraindre des malades indociles à garder quelques heures la chambre.

Mais si l'accident est arrivé depuis plusieurs jours déjà, si la cornée est enflammée et l'iris malade, si surtout il y a un hypopyon dans la chambre antérieure, on doit, dès que la cause du mal aura été enlevée, chercher à en faire disparaître les effets. La saignée générale, si la constitution du sujet le permet, les applications de sangsues près de la tempe, les purgatifs, le calomel à dose altérante, les frictions autour de l'orbite avec la belladone, les bains de pieds, le repos dans un lieu obscur, devront être immédiatement recommandés. On se conduira enfin comme dans un cas d'iritis ordinaire (voy. ce mot), et l'on ne négligera pas, si la pupille est menacée dans la période de déclin de l'inflammation, d'employer aussitôt et avec persévérance la belladone ou l'atropine en instillations, pour éviter qu'il se forme des adhérences entre l'iris et la capsule du cristallin.

ARTICLE VII.

PIQURES DE LA CORNÉE.

Ces blessures ne sont pas toutes également dangereuses ; tous les jours on voit des enfants se piquer la cornée avec la pointe d'un canif, d'une fourchette, d'une aiguille, d'un couteau, sans qu'il en arrive le moindre résultat fâcheux.

Mais il n'en est pas toujours ainsi.

Lorsque l'instrument blesse l'œil perpendiculairement, il traverse la chambre antérieure, l'iris, le cristallin et la capsule ; de là du sang dans la chambre antérieure, et bientôt après une cataracte. Quelquefois l'instrument pénètre si loin, que le globe tout entier est compromis. Un enfant de six ans m'en a fourni un exemple. L'accident arriva au moment où il essayait de couper une ficelle avec un couteau-poignard, oublié sur une table. Bien des fois cet enfant s'était amusé à couper des cordes avec des couteaux assez mauvais, sans qu'il en fût résulté aucun accident. L'effort qu'il fit cette fois pour diviser la corde, n'étant plus en proportion avec la faible résistance qu'elle pouvait opposer à une lame tranchante, le couteau alla s'implanter dans l'œil en traversant la cornée. L'instrument était de forme triangulaire, circonstance qui me permit de juger par la largeur de la piqûre reportée sur le couteau, qu'elle était très profonde et que le globe avait été traversé de part en part. Un instant même je craignis pour le cerveau, car l'enfant fut pris d'accidents assez graves, que je fis tomber par de nombreuses sangsues et par des applications de glace sur la tête et sur l'œil blessé. La réunion de la plaie fut immédiate; mais le cristallin avait été divisé, quelques débris opaques s'étaient échappés de la capsule, l'iris même avait été atteint près du bord inférieur de la pupille, et du sang s'était épanché en petite quantité dans la chambre antérieure. Après huit jours, l'œil redevint blanc dans toute son étendue; seulement il larmoyait et était un peu plus mou que de coutume; je soupçonnai un instant une fistule de la cornée, mais après un examen attentif, je dus abandonner cette idée : c'était un commencement d'atrophie qui fit des progrès tels, qu'après trois mois l'œil était réduit à la moitié de son volume.

J'ai vu bien souvent la piqûre de la cornée faite par une aiguille, chez les petites filles qui apprennent à coudre, et même chez des femmes adultes. Dans quelques cas, ainsi que je l'ai dit plus haut, cette piqûre n'a été suivi d'aucun accident; mais d'autres fois, en atteignant le cristallin, elle a produit une cataracte qui, le plus ordinairement, est demeurée très limitée. Quelquefois la cataracte devient complète, puis disparaît après quelque temps, par suite de la résorption du cristallin.

Dans d'autres cas, c'est la variété de cataracte capsulaire désignée sous le nom d'*aride siliqueuse*, qui succède à la cataracte lenticulaire traumatique. Lorsque ce dernier résultat est la conséquence de la piqûre, on doit admettre, ainsi que Wardrop, Travers, Demours, l'ont fait remarquer, que l'ouverture de la capsule est restée béante, et que le cristallin s'est résorbé en partie ou en totalité.

Dans quelques cas, la pointe qui a blessé l'œil reste fixée dans la cornée; cela arrive surtout pour les piquants du marron d'Inde: Guérin en cite deux cas; pour ma part, j'ai enlevé cinq ou six de ces piquants sur les yeux d'un paysan; j'ai extrait aussi très aisément la pointe d'une aiguille, qui avait pénétré obliquement dans la chambre antérieure, et dont une extrémité faisait saillie au dehors.

Un accident qui complique souvent les piqûres, de même que les autres plaies pénétrantes de la cornée, c'est la procidence de l'iris. Heureusement elle n'a lieu d'ordinaire que dans les blessures qui occupent la circonférence de la membrane, de sorte que la pupille est déformée et non pas détruite, surtout si l'on sait avec persévérance la maintenir dilatée par l'atropine.

Traitement. — Il varie nécessairement selon la gravité de la blessure. Dans tel cas où la piqûre ne s'étendrait pas au delà de la cornée, le repos et les applications d'eau froide sur l'œil suffiront pour faire disparaître le mal. Dans tel autre, où l'instrument, au contraire, aura pénétré très loin, on devra recourir à un énergique traitement antiphlogistique : la saignée générale, les sangsues, le calomel à l'intérieur, etc., seront recommandés; on n'omettra pas de maintenir l'œil sous l'influence d'une température très basse. Si des vomissements survenaient, circonstance qui indiquerait une blessure des nerfs ciliaires, la potion de Rivière pourrait être utile. Des instillations mydriatiques seront prescrites, si l'iris s'est engagé dans la plaie de la cornée.

ARTICLE VIII.

CONTUSIONS ET RUPTURES DE LA CORNÉE.

Les contusions simples de la cornée, du moins les contusions immédiates, sont assez rares; des corps étrangers de petit volume produisent quelquefois cette lésion et occasionnent des inflammations traumatiques qui se terminent souvent par des suppurations plus ou moins graves.

Dans d'autres cas, un corps lancé avec force sur la cornée produit sur cette membrane une très petite plaie superficielle, mais devient la cause d'une cécité immédiate : je connais un tailleur qui a perdu la vue d'un œil, après avoir reçu sur la cornée la tête d'un clou assez gros, qu'il enfonçait dans le mur à grands coups de marteau. On comprend aisément que la blessure de la cornée n'est point l'affection principale, et que la rétine surtout présente de graves désordres, consécutifs à sa commotion.

Le plus fréquemment les contusions de la cornée ont lieu à la suite de coups de poing portés directement sur les yeux ; souvent alors la cornée se rompt, et c'est à une plaie contuse qu'on a affaire. Guérin rapporte un cas de ce genre ; j'en ai traité plusieurs, et j'ai été moins heureux que lui ; car chez un malade l'amaurose est devenue complète, et une tache leucomateuse a presque détruit la vision chez un autre. Un troisième avait reçu une fusée enflammée sur l'œil, et la vue s'était complétement perdue.

Quelquefois la contusion de la cornée produit un *mydriasis*. Un jeune homme, que j'ai soigné en 1845, s'est trouvé dans ces conditions ; il avait reçu un marron sur l'œil, en jouant avec des camarades.

J'ai vu bien souvent la contusion de la cornée, et plus souvent encore la perforation de cette membrane, à la suite d'explosions de capsules dans ces mauvais petits fusils qu'on donne aux enfants ; souvent dans ce cas les débris de la capsule, après avoir pénétré dans la chambre postérieure, déterminaient par leur présence une violente ophthalmie, et bientôt la fonte purulente du globe. Cette dernière observation s'applique plus exactement aux blessures de la cornée qu'aux contusions de cette membrane.

Après la contusion de la cornée, l'œil rougit immédiatement, la conjonctive et la sclérotique s'injectent, la pupille se contracte, la photophobie survient, et si l'on ne fait promptement tomber ces symptômes, la vision peut être gravement compromise.

Traitement. — La saignée générale est le moyen par excellence à employer d'abord si le malade est pléthorique ; les sangsues dans le voisinage de l'orbite seront appliquées ensuite, autant de fois et en aussi grande quantité que la réaction le nécessitera. Une potion fortement laudanisée, qu'on administrera au moment le plus rapproché de l'accident, agira d'une manière puissante en modérant la circulation. Les granules de digitaline m'ont été particulièrement utiles dans le même but. En même temps, des compresses d'eau glacée seront appliquées sur l'œil, et assez fréquemment renouvelées pour maintenir l'organe sous l'influence d'une température égale et très basse. Des purgatifs concourront à éloigner l'inflammation. On veillera avec soin à extraire le corps étranger qui aura produit la contusion, s'il est engagé dans la cornée ou sous les paupières. Si la chambre antérieure est ouverte, on réunira la plaie, et l'on se comportera pour le reste comme dans les blessures de la cornée.

ARTICLE IX.

BRULURES DE LA CORNÉE.

Les corps incandescents ou en ignition, comme la poudre à canon, des parcelles de métal, diverses substances chimiques, l'eau bouillante, etc., peuvent désorganiser à divers degrés la cornée; mais ces accidents sont assez rares, à cause de la protection exercée par les paupières.

J'en ai cependant observé plusieurs cas.

Un homme occupé à préparer de la poudre pour faire sauter une mine l'enflamme maladroitement. Des grains de poudre, lancés entre les paupières, s'attachent à la cornée, qui en est toute parsemée, et une eschare assez large est immédiatement produite dans la partie inférieure de cette membrane; heureusement la brûlure était superficielle, et la tache qui en fut la suite n'apporta aucun obstacle à la vision.

Une jeune fille nerveuse tombe en syncope; sa femme de chambre lui jette au visage une grande quantité de vinaigre, qui pénètre entre les paupières de l'œil gauche; la cornée devient opaque au moment même; une violente ophthalmie se déclare; la tache diminue un peu, mais la vision n'en reste pas moins très confuse. La jeune fille est sujette depuis cette époque à de fréquentes rechutes d'ophthalmies.

Deux hommes reçoivent, dans un feu d'artifice, une fusée en ignition; la cornée et la sclérotique sont ouvertes et brûlées: chez l'un, le cristallin est déchatonné; chez l'autre, il y a seulement des traces de contusion aux paupières et de brûlure sur la cornée; chez tous les deux la vue est perdue.

Je ne parle point ici des étincelles, des petites parcelles métalliques en ignition qui pénètrent entre les paupières, et qui, à part une brûlure de la cornée toujours légère, se comportent comme des corps étrangers.

Quoique la brûlure soit rare, les auteurs en citent d'assez nombreux exemples. Mackenzie en a observé plusieurs; Guthrie a vu la cornée transformée en eschare par de l'essence de térébenthine enflammée; M. Carron du Villards cite le cas d'une femme dont la cornée fut détruite par l'application inattentive de beurre d'antimoine sur la paupière. J'ai vu la même chose (août 1846) sur un malade qui m'a été présenté par M. le docteur Ferrand, de la Villette, près de Paris: la cornée avait été complétement détruite par une goutte de fonte en fusion, et la paupière supérieure était sérieusement atteinte.

J'ai vu plusieurs cas de brûlure de la cornée par l'acide sulfurique, et là, comme dans les brûlures par la chaux vive ou éteinte déjà depuis longtemps, j'ai reconnu qu'il était très prudent de réserver le pronostic, les désordres les plus graves survenant dans l'œil blessé à des distances vraiment très éloignées de l'accident.

Le fait suivant en est une preuve.

Une belle jeune femme habitant Poitiers avait dû se séparer de son mari et se réfugier à Paris. Un jour qu'elle passait avec sa mère et sa tante sur le pont Royal, son mari, qui s'était déguisé, s'approcha d'elle et lui lança au visage un vase rempli d'acide sulfurique auquel, dans son ignorante méchanceté, il avait mêlé du noir de fumée, s'imaginant obtenir ainsi une sorte de tatouage indélébile. Les brûlures furent terribles : les deux yeux, la face, le cou, la poitrine, furent atteints.

Appelé auprès de la malade par M. le docteur Coqueret une heure après l'accident, je trouvai les cornées presque claires, la gauche présentant en bas seulement une légère teinte grisâtre qui n'empêchait pas la malade de voir. La conjonctive bulbaire paraissait profondément atteinte dans sa moitié inférieure, ainsi que la sclérotique.

En face d'un accident pareil nous dûmes réserver notre pronostic et prescrire un traitement énergique.

Pendant douze jours, les choses parurent offrir les mêmes conditions ou à peu près. La malade voyait de ses deux yeux; mais, à partir de ce moment, le nuage que nous avions constaté sur la cornée s'étendit, un abcès se forma, et la sclérotique, en même temps que la cornée, présenta bientôt une perte de substance qui laissa s'échapper le cristallin et une partie des humeurs de l'œil. Ces tissus avaient été transformés en une eschare profonde qui maintenant se détachait par suppuration.

Après quelque temps la conjonctive, transformée en tissu cicatriciel, disparut entièrement, et les bords ciliaires, rapprochés l'un de l'autre, finirent par s'unir et produire un ankyloblépharon complet. Je fis en vain des efforts pour séparer les paupières dans le but de cacher la difformité par l'œil artificiel.

L'œil droit, menacé aussi, fut heureusement sauvé, un ulcère placé en bas et en dedans s'étant cicatrisé. La malade est seulement un peu gênée de larmoiement par suite du dérangement des paupières occasionné par la brûlure du grand angle ; mais sa vue est bonne, elle peint une grande partie du jour sans fatigue et oublie ainsi la perte de sa beauté. Son mari est mort en prison.

Voici maintenant un fait de brûlure par la chaux éteinte :

Observation. — Un maçon, monté sur les premières marches d'une échelle, perd l'équilibre et tombe la tête la première dans un bassin de chaux éteinte déjà depuis plusieurs jours. Il se relève aveuglé par la douleur et se fait conduire à ma clinique. Je trouve les deux cornées nuageuses, la droite plus que la gauche, et les conjonctives bulbaires très profondément brûlées.

Je fais tout de suite un pronostic grave pour l'œil droit, parce que les lésions y paraissent beaucoup plus sérieuses, et bien que le malade puisse voir tous les objets qu'on lui présente.

Vingt jours se passent et rien n'est encore décidé pour l'œil droit ; mais, à partir de ce moment, la conjonctive bulbaire disparaît, la cornée se détruit sans s'ouvrir ; elle se résorbe, s'atrophie et se recouvre d'une végétation sarcomateuse très vivace que je suis obligé d'exciser et de cautériser à diverses reprises. Il y a un symblépharon considérable.

L'œil gauche éprouve aussi de graves accidents ; heureusement la cornée, tachée dans sa moitié interne, ne s'ouvre pas, et le pauvre malade finit par voir assez pour se conduire, mais non pas assez pour son travail.

N'est-il pas remarquable de voir de pareils accidents survenir à une aussi grande distance de la brûlure ?

Les brûlures de la cornée se présentent sous la forme de taches blanchâtres de teintes plus ou moins mates ; une vive réaction les accompagne. Le malade éprouve dans l'œil une sensation de cuisson insupportable, qui l'oblige à tenir les paupières fermées. L'aversion pour la lumière est très prononcée, des larmes ruissellent sur la joue lorsqu'on veut examiner le mal ; mais après quelques jours tout se calme, et cependant, ainsi qu'on vient de le voir par les deux observations qui précèdent, les accidents les plus graves peuvent encore survenir, surtout si la conjonctive et la sclérotique sont atteintes profondément.

TRAITEMENT. — C'est le même que celui des brûlures en général; la saignée, si la réaction est très forte, fera tomber les symptômes inflammatoires; l'opium uni au calomel, à petites doses répétées de deux en deux heures, diminuera la sensibilité de l'organe lésé.

En même temps, et après s'être assuré qu'aucun corps étranger n'est demeuré ni dans l'épaisseur de la cornée ni entre les paupières, on recommande au malade d'appliquer sur l'œil des linges glacés jusqu'à disparition complète de la douleur.

Au bout de quelque temps l'eschare se détache, la cornée suppure plus ou moins, et la tache disparaît lorsque la brûlure est superficielle et ne s'étend qu'à une très petite partie de la membrane. On se comporte alors comme si l'on avait affaire à une ulcération de la cornée (voy. *Ulcères*, p. 282); mais si la brûlure est très large et très profonde, quoi qu'on fasse, la hernie complète de l'iris suit de près le plus souvent la fonte purulente de la membrane, et l'œil est perdu.

La cornée peut disparaître aussi par résorption sans s'ouvrir, en même temps qu'il y a un ankyloblépharon ou un symblépharon incurable. Dans les moins graves, il y a une tache sur la cornée.

ARTICLE X.

FISTULES DE LA CORNÉE.

A la suite d'ulcérations de la cornée ou de plaies obliques faites à cette membrane avec des instruments piquants, elle présente quelquefois une perforation très petite, qui tarde longtemps à se cicatriser. L'humeur aqueuse traverse cette ouverture en quantité excessivement faible, au fur et à mesure de sa production. L'œil est mou dans son ensemble; il n'y a pas de chambre antérieure; les quatre muscles droits forment de légers sillons sur la sclérotique; la cornée est plissée, comme chagrinée, et l'iris exactement appliqué contre sa face postérieure. De temps en temps, et surtout lorsqu'une pression a vidé la chambre antérieure, il arrive que les bords de l'ulcération se trouvent en contact et adhèrent momentanément ensemble. Alors la chambre antérieure reparaît en partie, et la cornée présente une convexité presque normale. Mais si la cicatrice n'est point assez résistante, ce qui arrive très souvent, la fistule se reproduit et laisse de nouveau échapper l'humeur aqueuse.

Je soupçonne fortement que le malade de M. Mirault et ceux de M. Rosas (Stœber, p. 267), chez lesquels l'œil était si mou que la forme en était à chaque instant changée par les contractions musculaires, n'étaient atteints d'autre chose que d'une fistule de la cornée méconnue. Cette supposition présente d'autant plus de probabilités que cette membrane était plus ou moins conique, en grande partie opaque et transparente au centre ; que les malades avaient été primitivement atteints d'ophthalmie purulente, qu'ils avaient fait abus de cataplasmes sur les yeux, et enfin que la maladie s'était présentée après des efforts musculaires violents.

La fistule peut durer plusieurs jours, plusieurs mois et même davantage. L'observation suivante en est une preuve.

Observation. — Le jeune X..., âgé de onze ans et demi, se blesse l'œil droit d'un coup de canif et m'est amené quelques semaines après l'accident. L'œil est partout dans l'état normal, la vision est aussi bonne que de l'autre côté ; il n'y a nulle part de rougeur morbide. A la partie inférieure et un peu externe, je reconnais une petite ouverture, placée au centre d'une plaie mal réunie, de 4 millimètres d'étendue, qui repose par moitié sur la sclérotique et sur la cornée. Une petite partie de l'iris s'est engagée dans l'extrémité scléroticale de la plaie et y a contracté des adhérences qu'on n'aperçoit qu'en recommandant au jeune malade de diriger l'œil en bas et en dehors. La chambre antérieure existe ; mais elle est moins grande que de l'autre côté. Si l'on tient l'œil quelque temps en observation, il s'injecte, et l'on voit alors manifestement suinter de l'ouverture capillaire un liquide incolore qui vient se joindre aux larmes, et n'est autre chose que l'humeur aqueuse. Au même moment, la chambre antérieure diminue progressivement ; l'iris se rapproche de la cornée ; l'œil alors devient mou, et la cornée se plisse bientôt dans tous les sens, sous la seule influence de la contraction d'un des muscles droits. Si l'on fait coucher le petit malade pendant un quart d'heure environ, la chambre antérieure se rétablit, et la vision reprend la netteté qu'elle avait perdue après la sortie de ce liquide.

L'examen de la plaie fait reconnaître un phénomène assez singulier, que j'ai eu l'occasion de constater quelquefois dans des cas analogues. Autour des bords de la solution de continuité, mais seulement dans sa portion scléroticale, on voit sous la muqueuse bulbaire une exsudation fibro-albumineuse d'une forme aplatie, dont l'étendue dans tous les sens peut être évaluée à 4 millimètres, et l'épaisseur à 2. Très évidemment ce dépôt, sécrété par les lèvres de la plaie pour leur réunion, a été entraîné en bas par l'humeur aqueuse sortant incessamment de l'ouverture cornéenne, et s'est ainsi organisé sous la conjonctive, où il forme la tumeur dont je viens de parler. J'ai excisé plusieurs fois cette tumeur au moyen d'une pince et d'un couteau à cataracte, mais elle s'est toujours reproduite, du moins tant que la fistule est demeurée ouverte. Pour m'assurer qu'elle n'était constituée que par de l'albumine, je l'ai remise, en juin 1845, à M. le docteur Pappenheim, qui a bien voulu l'examiner sous le microscope et n'y a trouvé aucun autre caractère particulier.

Dès que je vis le jeune X..., et que j'eus reconnu la fistule de la cornée, je songeai à le débarrasser de cette maladie en cautérisant la petite ouverture avec le nitrate d'argent; mais, ainsi que je l'avais prévu, j'éprouvai la plus grande difficulté à obtenir la réunion. Je ne m'occupai point alors de la collection fibro-albumineuse qui existait déjà, bien que le malade n'eût suivi aucun traitement. La cautérisation fut répétée de temps en temps; les lèvres de la plaie semblaient quelquefois réunies; pourtant il n'en était rien, car l'enfant venait après quelques jours me dire de lui-même que *son œil s'était encore crevé*, et l'examen me faisait reconnaître en effet que la fistule s'était rétablie. Il y avait ici quelque chose de comparable à ce qu'on observe dans les kératocèles, affection dans laquelle la partie amincie de la cornée s'ouvre, donne issue à l'humeur aqueuse et se transforme quelquefois en fistule cornéenne. Après avoir répété sans résultat les cautérisations pendant un temps fort long, j'enlevai le dépôt fibro-albumineux, placé loin de la plaie sous la conjonctive bulbaire, en recommençant l'excision chaque fois qu'il se reproduisait, et cela sans jamais pouvoir obtenir qu'il s'organisât dans la fistule. Depuis longtemps je songeais à agrandir l'ouverture, lorsque le petit malade cessa de venir à ma clinique, et d'ailleurs j'avais à craindre non-seulement que cette opération ne fût inutile, mais encore qu'elle ne fût nuisible, en ce sens qu'il y avait grand danger de léser la capsule du cristallin et la lentille même. J'avais perdu de vue cet enfant depuis trois mois environ, époque à laquelle j'avais pratiqué une dernière excision du tissu fibro-albumineux et quelques scarifications dans le voisinage de la plaie fistuleuse, lorsqu'il y a quelques jours il est revenu me voir, guéri en apparence. La plaie semble cicatrisée, et la collection albumineuse n'est pas plus élevée qu'au moment où je l'ai enlevée pour la dernière fois. Cette guérison est-elle définitive? C'est ce que le temps seul pourra nous dire. Il paraîtrait, au reste, si l'on peut en croire le petit malade, qui est fort intelligent, que, depuis ces trois derniers mois, l'œil ne s'est plus ouvert.

Le traitement de la fistule de la cornée n'est pas toujours facile, ainsi que le prouve l'observation qui précède ; en général, il est le même que celui du kératocèle produit par la procidence de la membrane de l'humeur aqueuse. Le repos dans la position horizontale, les collyres astringents, l'occlusion des paupières par des bandelettes de taffetas d'Angleterre pendant plusieurs jours et plusieurs nuits, lorsque les premiers moyens échouent, suffisent d'ordinaire pour guérir complétement la maladie ; cependant tout cela a été inutile pour le cas dont l'histoire précède, et pour plusieurs autres que j'ai observés depuis. Quand les lèvres de la fistule, ne sécrétant point, n'adhèrent pas bientôt ensemble, la cautérisation superficielle de la perforation au moyen d'un crayon de nitrate d'argent peut être utile, si l'on prend soin de ne pas laisser pénétrer la moindre parcelle de caustique dans la chambre antérieure.

Lorsque la fistule est rapprochée du centre de la cornée, il n'y a aucun danger de léser la capsule et le cristallin ; on peut alors transformer le trajet fistuleux en une plaie simple, en l'ouvrant à droite et à gauche au moyen d'un couteau à cataracte ou du couteau lancéolaire de Beer. J'ai guéri de cette manière quelques kératocèles. On fomente ensuite l'œil blessé avec de l'eau froide, et on le maintient fermé sous des bandelettes de taffetas d'Angleterre pendant tout le temps nécessaire à la réunion.

ARTICLE XI.

RAMOLLISSEMENT DE LA CORNÉE (KÉRATOMALACIE).

Lorsque nous avons observé cette maladie, nous avons toujours remarqué qu'elle frappe des individus dont la constitution est depuis longtemps délabrée. Les sujets que nous en avons vus atteints étaient, ou des scrofuleux, ou des individus soumis depuis longtemps à un traitement mercuriel, pour des infections syphilitiques constitutionnelles.

Le ramollissement peut être partiel ou général; c'est sous cette dernière forme qu'on l'observe le plus souvent. La cornée s'allonge peu à peu, la chambre antérieure s'agrandit, de petites taches troublent la transparence de la membrane, ou bien une sorte de fumée verdâtre se répand à sa surface. J'ai vu quelquefois la cornée diminuer d'étendue dans tous les diamètres, en s'allongeant en avant, et cela sans cause véritablement appréciable; ce qui constitue le cachet particulier de cette maladie. Le ganglion cervical supérieur ou le trijumeau est-il malade? C'est ce que l'on ne peut dire. Quelquefois on observe le ramollissement chez des femmes affaiblies à la suite de leurs couches; M. Velpeau en cite plusieurs exemples.

Il est une espèce de ramollissement de la cornée qui a été signalée par M. Mirault et le professeur Rosas, et à laquelle on a donné le nom de *kératomalacie*, qui appartient à l'affection que nous décrivons. La cornée est saillante, opaque, blanchâtre, et se rompt avec facilité. Dans d'autres cas, l'œil est si mou, que la forme du globe varie sous l'influence des contractions musculaires, qui la changent à chaque instant. Nous avons dit, en parlant des fistules de la cornée, quelle est notre opinion au sujet de ce ramollissement, qui n'est pour nous que la suite de l'évacuation méconnue de l'humeur aqueuse au dehors. (Voy. *Fistules de la cornée.*)

Le traitement du ramollissement de la cornée consiste à employer des moyens généraux toniques et à appliquer la compression avec persévérance (voy. *Compression*, t. II, p. 15) sur la cornée. Il faut ensuite se conduire pour les détails comme il a été recommandé aux articles *Ophthalmies purulentes*, *Kératites primitives*, *Épanchements*, *Brûlures*, *Fistules*, *Abcès de la cornée*, etc.

ARTICLE XII.

GANGRÈNE DE LA CORNÉE.

Cette affection n'est peut-être pas aussi rare qu'on pourrait le croire. Elle semble produite par trois causes essentiellement différentes. Nous les nommerons par ordre de fréquence.

Gangrène par étranglement ou par arrêt de circulation. — A la suite de violentes inflammations de la conjonctive, un chémosis phlegmoneux environne très souvent de toutes parts la cornée, et s'élève sous la forme d'un anneau rouge-brun autour de cette membrane. Bientôt la compression arrête la circulation dans la cornée, un cercle opaque se forme à sa circonférence, et peu après elle est détruite par une sorte de suppuration. Quelquefois, avant que le ramollissement survienne, la membrane, circulairement détachée, tombe d'une pièce entre les paupières ; terminaison rare, mais qui depuis longtemps a été signalée. Certains ulcères qu'on voit apparaître pendant quelques ophthalmies purulentes (ulcères annulaires) contournent la circonférence de la cornée, et produisent de la même manière la mortification de cette membrane. J'en ai parlé à l'article *Ulcérations de la cornée*, je ne puis y revenir ici.

Gangrène par dissolution organique. — Après des affections générales très graves, comme le choléra ou la fièvre typhoïde, on a vu la cornée se dessécher, se flétrir, puis tomber entraînée par une suppuration lente, appréciable seulement vers le pourtour de l'eschare. Une vieille femme qui est venue me trouver portait à l'œil gauche une affection de cette espèce, survenue à la suite d'une grave maladie générale dont je n'ai pu apprendre la nature, mais qui n'avait pas duré moins de deux mois. La cornée était gercée et comme chagrinée dans toute sa moitié inférieure ; la moitié supérieure était saine et parfaitement transparente. Une ligne de franche démarcation semblait établie transversalement au milieu de l'œil ; l'iris était mobile comme à l'état normal ; la conjonctive et la sclérotique ne présentaient aucune injection ; il n'y avait point de photophobie, et la vision pouvait s'accomplir de bas en haut. Peu à peu la cornée se flétrit davantage, elle devint opaque, toujours dans sa moitié inférieure, qui finit par se détacher et par donner issue à l'iris. La vision fut complétement perdue, mais la moitié supérieure de la cornée resta transparente.

Middlemore a observé des faits semblables chez les vieillards, à la suite d'une légère inflammation. Le même auteur note des gangrènes spontanées de la cornée.

J'ai vu la cornée tomber en gangrène complète, et dans le court espace de douze à quatorze heures, après une opération de cataracte par extraction très heureuse, ou après une blessure qui n'intéressait pas les membranes internes. Dans d'autres cas, même accident m'est arrivé à la suite d'une paracentèse de la cornée sur deux vieillards, et dans une opération de kératonyxie. Chez un opéré par extraction que j'ai vu avec M. le docteur Morel, de Strasbourg, la gangrène de la cornée a été aussitôt accompagnée d'accidents typhoïques, qui ont bientôt après été suivis de la mort du malade. Cependant rien ne pouvait faire prévoir un pareil résultat, car la santé ne laissait rien à désirer avant l'opération. Doit-on ranger ces divers cas parmi ceux de *dissolution organique* ou parmi ceux *par excès d'inflammation?* Le parti est assez difficile à prendre. Quoi qu'il en soit, la cornée, dans ces blessures, est immédiatement réduite à l'état de corps étranger et rapidement éliminée sans qu'un phlegmon s'empare du globe.

Gangrène par excès d'inflammation. — Saunders, Travers, Mirault, M. Velpeau, en citent plusieurs exemples. Sanson rapporte le cas suivant (*Dictionnaire* en 15 volumes, tome X, page 610) : « Dans le cas que j'ai observé, dit ce professeur, onze » heures ont suffi pour amener ce résultat chez une vieille femme » affectée d'érisypèle à la face, et dont les yeux étaient sains la » veille au soir. Le lendemain, à la visite du matin, les paupières » étaient rouges, gonflées ; la conjonctive formait un chémosis des » plus marqués; la cornée des deux yeux était opaque, d'un gris » sale, noirâtre, mollasse et fétide : la malade succomba dans la » journée. A l'autopsie, nous la trouvâmes sans consistance et se » laissant déchirer avec la plus grande facilité. »

Traitement. — Il varie nécessairement selon la cause qui a amené la maladie. Dans la variété de gangrène produite par étranglement chémosique, le bourrelet phlegmoneux, aussitôt qu'il commencera à se montrer, sera divisé selon la méthode que nous avons indiquée (voy. *Chémosis*, page 224). On prescrira en même temps le traitement de la conjonctivite aiguë. Dès que l'inflammation de la muqueuse sera tombée, on se hâtera d'appliquer quelques excitants sur la cornée.

Lorsque la gangrène de la cornée sera produite par une sorte de dissolution organique, avant que la suppuration éliminatrice se montre, les toniques seraient employés à l'intérieur et à l'extérieur avec quelque succès, ainsi que Middlemore, Wardrop et Travers le recommandent, si la maladie marchait avec moins de rapidité.

S'il arrivait que l'eschare ne fût que superficielle, et qu'il fût reconnu avantageux d'en retarder la chute, on la toucherait avec de l'eau chlorurée, selon le conseil qu'en a donné Dupuytren; elle deviendrait plus dure, et une cicatrisation des lamelles profondes, s'organisant en arrière, s'opposerait à la procidence de l'iris. Je n'ai jamais expérimenté ce moyen.

ARTICLE XIII.

TACHES DE LA CORNÉE.

« Il n'existe point de taches de la cornée sans kératite » : telle est l'opinion de M. de Walther; elles sont toujours, en effet, un des résultats des épanchements, des abcès et des ulcères de la membrane qui les porte. Dans l'abcès (*kératite suppurative*), la matière épanchée s'organise quelquefois et prend une densité considérable, par suite de la résorption de ses parties liquides. Dans l'ulcère (*kératite ulcéreuse*), une partie de cette matière même se combine avec une exsudation fibro-albumineuse, qui vient remplir l'excavation. La tache de la cornée, dans les deux cas, intercepte un nombre de rayons lumineux en rapport avec sa surface et avec son épaisseur.

Les taches, de même que les abcès et les ulcères, sont divisées en *superficielles*, en *moyennes* et en *profondes*.

Au point de vue de leur marche, on reconnaît deux variétés principales d'abcès et d'ulcères : ceux qui sont à l'état aigu, et ceux qui sont chroniques. Dans les taches, cette division n'est pas rigoureusement admissible, puisqu'elles sont toujours le résultat d'une inflammation plus ou moins aiguë, et une sorte de cicatrice.

Cependant il est impossible de ne point accepter une classification qui se rapproche jusqu'à un certain point de celle-ci.

Quelques mots pour nous faire comprendre. Toutes les taches sont loin de se ressembler : les unes, anciennes, datant de très loin, ne sont parcourues d'aucun vaisseau sanguin, et constituent, comme le dit le professeur Riberi, *un produit froid;* les autres, de formation plus ou moins récente, sont quelquefois vascularisées, et présentent un travail à la fois de sécrétion et de résorption, ou bien elles ne laissent voir aucun vaisseau dans leur tissu, et l'on reconnaît qu'elles offrent, à n'en pas douter, un diamètre de moins en moins grand dans tous les sens, et qu'elles tendent incessamment à une résorption complète.

Il est donc indispensable d'admettre deux grandes divisions en dehors de celles de l'épaisseur, savoir : l'une qui comprendra les taches dans lesquelles un travail de résorption très actif se fait encore, qu'il s'accompagne ou non de la formation d'une matière opaque toujours nouvelle; l'autre qui renfermera cette classe de taches constituées par des matières définitivement organisées, qui ne sont plus susceptibles d'être résorbées.

C'est cette dernière variété de taches que M. le professeur Ph. Fr. de Walther, de Munich, considère comme une sorte d'*induration* de la cornée (1).

Revenons à la division selon l'épaisseur.

A. — Taches superficielles (néphélion, nubécule, nuage).

Il est fort important de ne pas confondre les taches superficielles de la cornée avec des épanchements encore récents, susceptibles de résorption. Les taches sont le résultat d'une kératite datant d'une ou plusieurs années et complétement guérie.

Elles se présentent en général sous la forme d'une opacité d'un blanc bleuâtre ou grisâtre, ordinairement uniforme, sauf vers la circonférence, où la teinte morbide se fond insensiblement avec la couleur normale de la cornée; quelquefois le centre de ces taches est un peu plus opaque que le reste de leur étendue.

Elles sont d'un diamètre assez petit, et qui n'excède pas ordinairement 3 à 4 millimètres. Il en est pourtant, et le fait est loin d'être rare, qui recouvrent une grande partie de la cornée.

Lorsqu'elles sont situées dans le champ pupillaire, elles gênent la vision, particulièrement pour les objets éloignés. Le malade voit

(1) Ph. Fr. de Walther, *Mémoire sur les taches de la cornée* (*Ann. d'oculistique* de M. Fl. Cunier, t. XV, p. 69 et suiv.).

à travers une sorte de gaze d'une épaisseur variable ; toujours il est plus ou moins myope, et peut se servir quelquefois avec avantage de verres concaves faibles.

Lorsque la tache s'est montrée de manière à ne recouvrir qu'une partie de la pupille, il n'est pas rare, surtout chez les enfants, que l'œil se dévie du côté même où elle est située : cette dernière observation s'applique surtout aux taches plus larges et plus profondes.

Les taches de la cornée ne sont pas toujours facilement reconnues à l'œil nu ; mais avec l'ophthalmoscope elles ne peuvent absolument pas échapper à l'observateur. Elles se dessinent alors en noir sur la pupille, et, en examinant l'œil dans diverses directions, on s'assure qu'elles sont placées sur la cornée, et non dans le cristallin. L'instrument de Helmoltz, celui de Coccius ou le mien (pourvu qu'avec les deux derniers on ne se serve pas du verre convexe libre) sont parfaitement bons pour cet objet.

B. — Taches moyennes (albugo).

Elles peuvent occuper simplement les couches moyennes de la cornée ou occuper à la fois les couches moyennes et les couches superficielles.

Dans le premier cas, qui est le plus rare, la lamelle externe de la cornée conserve toute sa transparence et demeure lisse et polie : c'est le résultat ordinaire des abcès dont la matière s'est organisée.

Au contraire, dans le second, qui est le plus fréquent, l'opacité siége à la place d'une excavation ulcéreuse ; elle est ordinairement crayeuse, inégale à sa surface, et fait quelquefois saillie au delà de la surface normale de la cornée.

C'est cette variété que Beer et Schmidt considèrent comme une cicatrice.

A moins que l'albugo ne soit très petit, il est à peu près impossible de reconnaître si les lamelles profondes ont été ou non intéressées.

L'albugo ne peut être traversé par les rayons lumineux : s'il est large et placé au-devant de la pupille, il produit la cécité ; si, de même que le nuage et le leucome, il ne masque qu'une partie de cette ouverture, il s'accompagne souvent de strabisme.

C. — Taches profondes (leucome).

De toutes les taches de la cornée, ce sont les plus épaisses. L'opacité, dans le leucome, a envahi à une étendue variable toute l'épaisseur de la membrane, dont la surface, à l'endroit de la tache, est rugueuse, dure au toucher, et élevée au-dessus de son niveau ordinaire. Il n'est pas toujours facile de reconnaître, sur le vivant, si l'on a affaire à l'albugo ou au leucome, surtout quand la tache est de peu d'étendue et qu'il n'y a point d'adhérence entre l'iris et la cornée : la dissection seule peut souvent éclairer le médecin sur ce fait ; mais on comprend combien peu d'intérêt mérite ici cette recherche.

Les anciens oculistes admettaient plusieurs variétés de leucomes, pour différencier le degré d'opacité : la première variété était nommée *obscuratio leucomatosa ;* la seconde, *leucoma cretaceum ;* la troisième, *macula margaritacea.* Ces divisions, peu intéressantes au point de vue pratique, n'ont point été conservées.

Le *leucome* est le plus souvent la suite d'abcès de la cornée ou d'ulcérations profondes de cette membrane ; il est simple ou compliqué de synéchie antérieure. Dans le premier cas, si la tache est peu étendue, on reconnaît par la portion de cornée encore transparente que la pupille est restée libre ; dans le second, au contraire, cette ouverture s'est déformée ou a complétement disparu. Il n'est pas rare de voir alors le leucome présenter çà et là quelques éminences plus ou moins élevées : c'est la trace évidente d'une perforation multiple recouverte par de fausses membranes plus ou moins épaisses, qui permettent le plus souvent de reconnaître à sa couleur noire l'iris, qu'elles masquent et qu'elles retiennent.

La cornée offre encore d'autres taches que celles dont nous venons de parler : ce sont les taches métalliques, les taches osseuses, et l'opacité particulière qui a reçu le nom de *cercle sénile.*

D. — Taches métalliques.

Elles sont formées, le plus souvent, par l'application intempestive de collyres contenant un sel métallique avec du laudanum. Cette combinaison, efficace dans certaines inflammations de la conjonctive, devient dangereuse dans les ulcérations de la cornée, en ce sens qu'un sel insoluble vient se fixer dans l'excavation, où il se recouvre bientôt d'une fausse membrane qui en empêche l'expulsion.

Les collyres de sous-acétate de plomb seul, sans addition de préparations opiacées, produisent souvent aussi ce fâcheux résultat : c'est un fait signalé depuis longtemps par Weller et par M. Stœber. M. Cunier a enlevé de nombreuses taches de plomb, de zinc, etc.; il a imaginé à cet effet un instrument fort simple et très commode. Nous-même nous en avons extrait un assez grand nombre, dont M. Bouchardat a bien voulu faire l'analyse.

Les taches métalliques anciennes se présentent ordinairement sous la forme d'une opacité irrégulière, anguleuse, d'une teinte jaunâtre quand les corps étrangers ont déterminé une suppuration abondante, et qu'ils se sont recouverts d'une fausse membrane épaisse; et d'un blanc brillant tout particulier, quand les taches sont récentes et que l'inflammation a été modérée. Les premières font saillie au-dessus du niveau de la cornée; les secondes tapissent une excavation de profondeur variable, et s'élèvent peu à peu, à mesure que le malade fait usage du collyre qui a produit l'opacité, jusqu'à ce qu'elles soient complétement enveloppées d'une exsudation plastique.

Les taches métalliques nouvelles s'accompagnent d'ophthalmies photophobiques qui apparaissent à des intervalles rapprochés. En général, les taches anciennes laissent l'œil en repos ; pourtant elles sont parfois encore le point de départ de kératites que, d'ordinaire, on prend pour des abcès cornéens sans complication de corps étrangers. Ces ophthalmies aiguës amènent assez fréquemment une inflammation active des parties sur lesquelles s'est formé le corps métallique qui, alors entraîné par une suppuration abondante, est remplacé par une cicatrice solide.

Voici, en peu de mots, le résumé d'un des derniers faits de ce genre que j'aie observés, et que je fais suivre d'une courte note de M. Ch. Robin.

Observation. — Un homme d'une cinquantaine d'années portait depuis longtemps déjà une tumeur enkystée placée dans l'épaisseur de la paupière supérieure gauche; fatigué de la difformité qu'elle occasionnait, il s'adressa à un médecin qui l'enleva en partie et cautérisa le reste avec le crayon d'azotate d'argent. Des lotions d'eau froide furent prescrites ; mais l'inflammation n'en devint pas moins intense, et la conjonctive rougit beaucoup dans toute son étendue. Des purgatifs, des onctions mercurielles belladonées, la diète, ne produisirent aucun résultat. On ordonna alors au malade d'appliquer sur son œil des compresses trempées dans l'eau blanche. Mais il ne s'en tint pas à cette recommandation et baigna souvent l'œil ouvert dans un vase rempli de ce liquide.

Dès ce moment une tache d'un blanc mat, brillante, de couleur argentée, à bords inégaux, apparut sur le tiers interne de la cornée, masquant à peu près la moitié de la pupille.

Le 8 août 1853, ce malade se présente à la clinique; l'inflammation étant très intense, une ventouse scarifiée est appliquée entre l'œil et l'oreille.

Le surlendemain, 10 août, j'enlevai la tache avec mon scarificateur, manœuvré comme un grattoir, et parvins à rendre presque entièrement à la cornée sa transparence. Les accidents ne se reproduisirent plus et le malade guérit complétement.

Voici la note que m'a remise M. Robin, que j'avais prié de faire l'analyse des matières ainsi enlevées :

Le produit examiné est formé entièrement d'une épaisse couche d'épithélium pavimenteux de la conjonctive, qui, ainsi que cela s'observe souvent pour les substances organisées combinées avec les matières métalliques, offre une coloration différente suivant qu'on l'examine par lumière réfléchie ou transmise. Blanc dans le premier cas, il est noir brun sous le microscope. Cette coloration est celle que donnent à ces substances organiques les sels de plomb et d'argent, qui s'unissent ou mieux se combinent molécule à molécule à ces substances, mais ne cristallisent pas en leur présence. La coloration brun noirâtre est uniforme, homogène, sans trace de cristaux nulle part dans le produit.

E. — Taches osseuses.

Elles sont très rares, aussi n'en parlons-nous ici que pour les mentionner. Wardrop, de Walther et M. Bowman (voy. *Annal. d'oculist.*, t. XXX, p. 32) en ont cité des exemples authentiques. On rencontre le plus souvent cette variété de taches après les atrophies complètes de l'œil. Dans le musée de M. de Walther, à Berlin, on conserve une cornée ossifiée qui a 7 millimètres de long sur 5 de large, et qui pèse 10 centigrammes (2 grains).

F. — Arc ou cercle sénile (gérontoxon).

De même que les taches métalliques et osseuses, cette tache ne présente aucun rapport avec les opacités proprement dites de la cornée. L'arc sénile n'est point une maladie, car il ne trouble en rien les fonctions de l'organe de la vision. C'est une espèce d'atrophie, de marasme sénile, qui amène à la fois l'opacité et l'adhérence des lamelles de la cornée. M. de Walther, qui a exposé cette opinion pour différencier du gérontoxon les taches de la cornée, résultat ordinaire de la kératite, ajoute : « La disparition de la séparation interlamellaire et la cessation de toute sécrétion en cet endroit sont les causes de cette altération. On ne doit pas la considérer comme un produit morbide, mais comme une métamorphose nécessaire et ultime que la circonférence de la cornée éprouve naturellement ; c'est un état ordinaire, régulier, partant uniforme, et qui s'annonce toujours de la même manière. » (Mémoire cité, p. 72 du tome XV des *Annales d'oculistique*.)

L'arc se présente sous la forme d'un anneau opaque placé à 2 millimètres environ de la circonférence de la cornée, qui reste parfaitement transparente en deçà et au delà de la portion de cercle qu'il mesure ; il commence d'ordinaire à la partie supérieure ou inférieure de la cornée, assez souvent à ces deux endroits à la fois. Ces deux demi-cercles finissent ainsi par se réunir et former un anneau entier. Il ne faut pas confondre l'arc sénile avec l'hypertrophie de la conjonctive kératique (voy. p. 184), affection dans laquelle la circonférence de la cornée devient opaque dans une petite étendue, ni avec l'anneau conjonctival, états de la cornée qui n'ont de commun avec le gérontoxon que le lieu qu'ils occupent.

On attribue en général la formation de l'arc sénile, d'après MM. Schon et d'Ammon, à l'altération des vaisseaux sanguins, aussi l'arc sénile s'observe-t-il le plus communément sur les vieillards ; cependant on l'a vu sur des jeunes gens, et même, au dire de Mohrenheim, sur un nouveau-né. Lorsque l'arc sénile existe sur la cornée, on le retrouve le plus ordinairement sur la capsule postérieure, toujours selon MM. Schon, d'Ammon et Hœring ; mais M. Walther n'admet pas ce fait. (Mémoire cité, p. 72.)

TRAITEMENT. — Lorsque l'opacité est *superficielle* et encore récente, on est en droit d'espérer qu'on en obtiendra la disparition par les résolutifs.

Aussitôt que l'ophthalmie qui aura produit la tache sera éteinte, on pourra, avec précaution, employer les pommades de Régent, de Desault (de Lyon), ou celle qui est connue à Paris sous le nom de pommade de madame la duchesse de Montebello, etc. Les pommades composées avec le borax, le sous-acétate de plomb, le zinc, réussiront souvent dans cette circonstance.

On emploiera encore certains collyres, outre celui de laudanum dont l'usage est devenu si commun. On pourra prescrire les sulfates de zinc, de cuivre, ou mieux encore celui de cadmium, beaucoup vanté par Rosenbaum et par Graefe; une pommade composée avec ce même sulfate rendra peut-être aussi quelques services.

On a beaucoup préconisé dans ces derniers temps, et pour ces mêmes cas, l'iodure de potassium; nous l'avons employé à la dose de 1/20e à 1/10e, et nous en avons obtenu d'assez bons résultats; cependant ce sel ne nous a point paru l'emporter sur les autres moyens analogues.

Nous devons citer encore l'huile de foie de morue, qui peut être très utile.

Nous n'avons point reconnu plus d'avantage à employer contre ces opacités l'acide cyanhydrique affaibli, que conseille le docteur Turnbull, de Londres; et, moins heureux que Cunier, ceci soit dit en passant, nous n'avons pas réussi même contre la photophobie avec cette préparation.

Les collyres secs, tels que le calomel vanté par Boerhaave et par Dupuytren, la tuthie préparée et d'autres corps insolubles analogues, nous ont toujours paru d'une utilité au moins contestable, en ce sens qu'ils agissent plutôt mécaniquement que de toute autre façon.

Les corps insufflés dans l'œil et la plupart des autres moyens donnent plus de vitalité à l'organe, jusqu'à leur expulsion complète de la surface de la membrane muqueuse, et ce n'est qu'en augmentant l'action des vaisseaux résorbants qu'ils sont utiles dans les taches de la cornée. Il est à peu près prouvé pour nous que toute cette quantité de prétendus spécifiques, y compris même les pommades et les collyres dont nous avons parlé plus haut, n'agissent pas d'une autre manière, et que l'excitation journalière de l'œil au moyen des barbes d'une plume promenées sur la conjonctive peut produire de tout aussi bons effets. Nous avons d'ailleurs fait préparer une pommade d'axonge et de pierre ponce porphyrisée, et les résultats en ont été exactement ceux de tous les autres topiques.

Le *traitement des taches moyennes* étroites est absolument le même que celui des taches superficielles ; on pourra seulement y ajouter, à quelques jours de distance, selon la tolérance de l'œil, la cautérisation avec le nitrate d'argent même, quoi qu'en ait dit Weller, dans le cas où il existerait un dépôt opaque sous les lamelles externes demeurées saines dans la cornée. Si l'on reconnaît que l'épanchement est entretenu autour de l'albugo par un faisceau vasculaire, on pourra, au moyen de ciseaux, couper ces vaisseaux ou les oblitérer par la cautérisation superficielle avec le nitrate d'argent en crayon.

Lorsque l'albugo est très étendu, le traitement médical seul est insuffisant, surtout si la tache recouvre complétement la cornée, circonstance qui empêche de pratiquer l'opération de la pupille artificielle. Il est rare alors que l'albugo ne se complique pas de leucome ; aussi allons-nous étudier en même temps le traitement employé contre ces deux espèces d'opacités. Il comprend une multitude de moyens ; de ce nombre sont :

1° Les *scarifications*. Elles ont été recommandées par Weller et par Demours, et dernièrement encore M. Holscher publiait en Hollande l'observation de plusieurs cas dans lesquels il avait obtenu ainsi une transparence de la cornée assez large vers sa circonférence pour pratiquer plus tard une pupille artificielle. Nous avons vu bon nombre d'opacités dans lesquelles des ponctions et des incisions que nous avons faites au centre de la tache ont amené une transparence notable du pourtour de la cornée. C'est un moyen à plus forte raison applicable aux taches leucomateuses centrales entourées d'épanchements interlamellaires de formation récente, et l'on devra compter plus encore sur son efficacité, si chaque ponction ou incision est suivie d'un écoulement de sang, phénomène qui indique de la manière la plus certaine que la tache n'est point un produit inerte, et qu'ainsi elle est jusqu'à un certain point susceptible de résorption.

2° Le *séton*, que recommandent Pellier et Delarue, et qu'on passe au travers de la tache au moyen de petites aiguilles à suture, paraît avoir produit de bons résultats entre les mains de ces médecins. On l'a abandonné complétement aujourd'hui, parce que l'application en est assez difficile pour le chirurgien, douloureuse pour le malade, et surtout qu'elle peut entraîner la fonte purulente de la cornée.

3° *L'excision de la partie opaque et ensuite la réunion par suture*, est un moyen conseillé par Dieffenbach, qui a osé le mettre en pratique sur un enfant de deux ans. Le succès qui a suivi cette opération, que le cas ne nécessitait aucunement, parce qu'on pouvait pratiquer une pupille artificielle, n'a engagé jusqu'ici aucun praticien à imiter la conduite un peu plus que hardie peut-être du célèbre chirurgien de Berlin. Nous n'en parlons donc ici que pour mémoire.

4° *L'abrasion*, opération autrefois très répandue, a été de nouveau tentée, il y a quelques années à peine, en Allemagne, et essayée en 1846 par M. Malgaigne, en France. Blâmée par Saint-Yves, par Scarpa, par Demours, et par bien d'autres encore, elle paraît avoir réussi dans quelques cas très rares. M. Gulz, ancien chef de clinique du professeur Rosas, et aujourd'hui médecin très répandu à Vienne, l'a pratiquée avec succès sur un homme complétement aveugle, et M. Malgaigne sur une jeune fille dont l'autre œil était sain. L'œil opéré par le chirurgien de l'hôpital Saint-Louis présentait autour de la tache une très large portion de cornée parfaitement transparente, circonstance qui eût suffi pour nous empêcher de risquer une opération aussi périlleuse.

L'abrasion ne doit être tentée, après que tous les autres moyens ont échoué, que sur des yeux complétement aveugles, pour lesquels on ne peut recourir à la pupille artificielle. C'est là, du moins, le résultat auquel nous sommes arrivé, à la suite de nombreuses expériences que nous avons publiées. (*Mémoire sur la kératectomie, ou abrasion de la cornée*, dans *Annales d'oculistique*, t. X, p. 5.)

5° Enfin, la *kératoplastie* a été conseillée et pratiquée sur l'homme.

Cette opération, qui consiste à remplacer la cornée opaque par une cornée saine prise sur un animal, n'a point encore réussi, du moins d'une manière certaine. Seul, le professeur Wutzer, de Bonn, est parvenu à souder sur l'homme la cornée d'une brebis vivante; mais cette cornée malheureusement est devenue opaque.

Si donc l'opération est intéressante au point de vue physiologique, en ce sens qu'elle montre un exemple très curieux de greffe animale, elle est loin jusqu'ici d'offrir le même intérêt au point de vue pratique, non-seulement parce que le lambeau devient opaque, mais encore parce qu'en perdant sa transparence, il se résorbe le plus ordinairement dans toute son étendue.

Les expériences que j'ai faites à ce sujet m'ont prouvé que la kératoplastie ne peut être en réalité qu'une opération exceptionnelle, applicable seulement aux cas désespérés. Elles m'ont conduit à reconnaître un fait très curieux, qu'on observe assez souvent aussi après l'amputation du staphylôme opaque de la cornée, je veux dire l'allongement du lambeau épargné vers la circonférence de la cornée, ou peut-être même la reproduction partielle de cette membrane. (Voyez ma lettre à l'Académie des sciences, insérée dans la *Gazette des hôpitaux* du 19 octobre 1843, et dans les *Annales d'oculistique*, t. X, p. 183.)

De tous ces moyens, l'*abrasion* seule est applicable aux taches métalliques. Lorsque l'œil a été convenablement fixé par des pinces ou par des érignes implantées dans la sclérotique, on se sert d'une sorte de grattoir assez semblable au grattoir de bureau, mais plus petit et beaucoup plus tranchant. Au moyen de cet instrument, et par des mouvements prudents, on dégage peu à peu le corps étranger de la fausse membrane qui l'enveloppe, puis on recommande au malade de faire des fomentations froides sur l'œil, jusqu'à ce que la rougeur et la douleur aient disparu. (Voy. plus haut *Taches métalliques*, p. 334.)

Quant aux taches osseuses et à l'arc sénile, ils sont au-dessus de toutes les ressources de l'art.

A part les taches métalliques ou osseuses et l'arc sénile, le chirurgien prudent ne se hâtera pas, pour les cas les plus désespérés de taches survenues à la suite d'abcès et d'ulcères, de recourir aux moyens extrêmes dont nous venons de parler, spécialement à l'abrasion et à la kératoplastie. Il n'oubliera pas que la résorption des taches de la cornée se fait avec une excessive lenteur, et qu'il ne suffit pas de jours, ni même de mois, pour obtenir un résultat favorable ; il se rappellera toujours ce que Fabini a dit avec tant de raison : « *Notandum tamen, in optatissimo quoque casu, pelluciditatem corneæ lente et fere insensibiliter tantum restitui, ita ut quandoque non per menses, sed per annos, curatio duret.* »

ARTICLE XIV.

OSSIFICATION DE LA CORNÉE.

Cette maladie est fort peu commune, et rarement la dégénérescence s'étend à toute la membrane. Cependant, ainsi que nous l'avons vu plus haut (voy. p. 334), on conserve dans le musée de Walther, à Berlin, une cornée ossifiée qui a 7 millimètres de long sur 5 de large, et qui pèse 10 centigrammes.

Quelques auteurs pensent que la transformation osseuse est ici une *simple lithiase;* mais rien ne justifie cette manière de voir.

Lorsque la maladie siége dans les lames superficielles, l'opacité le plus souvent est due à des dépôts formés par des collyres et recouverts de fausses membranes.

Quelquefois la cornée et la sclérotique sont ossifiées ensemble: tel est le cas rapporté par Anderson, dans lequel une tache semblable à un corps étranger faisait saillie dans la chambre antérieure, et s'étendait de la partie supérieure de la cornée à la face postérieure et interne de la sclérotique. Cette plaque osseuse fut extraite au moyen d'une pince, après qu'un lambeau eut été taillé sur la cornée.

M. Mackenzie rapporte ce fait dans son ouvrage. Il pense avec raison qu'il s'agissait plutôt d'une luxation du cristallin et de la capsule, qui se serait partiellement ossifiée. Une double circonstance justifie cette opinion : l'œil malade était moins gros que l'autre, et la maladie datait d'une chute faite quinze ans auparavant, et dans laquelle une lésion directe de l'organe avait eu lieu.

Middlemore (*Thèse médico-chirurgicale*, *Revue*, octobre 1837) rapporte le fait, qui ne semble laisser aucun doute, d'une plaque osseuse siégeant entre les lamelles de la cornée. Elle en fut extraite au moyen de l'incision, et l'œil, qui était enflammé depuis longtemps par ce corps étranger, guérit complétement.

M. Darcet a publié aussi un cas d'ossification de la cornée (*Journal hebdomadaire*, t. IV, première série); il décrit la pièce pathologique dans les termes suivants : « La cornée, dans le centre, présentait une ossification d'un blanc de lait, très dure, cassante, du volume d'une lentille, occupant la totalité de l'épaisseur de la cornée, et faisant une légère saillie sur le cristallin. Cette ossification était placée au centre du cercle entièrement opaque et correspondant tout à fait à la pupille ; le reste de la cornée présentait aussi de l'opacité, mais elle était beaucoup moins prononcée ; les autres parties de l'œil paraissaient très saines. »

ARTICLE XV.

STAPHYLÔME OPAQUE DE LA CORNÉE.

On appelle de ce nom l'adhérence avec saillie de la cornée et de l'iris. L'adhérence est partielle ou générale, et la saillie opaque, conique ou sphérique, et d'une étendue plus ou moins considérable, s'accompagne souvent d'une cécité absolue ou d'un abaissement plus ou moins notable de la vision.

Symptômes. — Le *staphylôme général* de la cornée se présente sous la forme d'une tumeur blanchâtre, parsemée quelquefois de plaques plus ou moins noires, tantôt saillantes, tantôt concaves. Il offre le plus souvent à sa surface des inégalités d'un blanc crayeux et qui sont comme superposées ; quelquefois cependant elle est lisse et d'un blanc mat rosé, à peu près uniforme.

Lorsque la tumeur est de forme *conique*, ce qui est le cas le plus ordinaire, elle se termine assez souvent à son sommet par une petite plaque transparente, quelquefois concave, plus souvent convexe, qui n'est autre chose qu'un kératocèle (voy. ce mot, page 367).

La saillie formée par le staphylôme est parfois si considérable, que les paupières sont singulièrement gênées dans leur jeu, et que dans quelques cas même elles ne peuvent plus se rapprocher. Il est très commun alors de reconnaître à la surface du staphylôme l'existence de vaisseaux plus ou moins nombreux, anastomosés ensemble de plusieurs manières, et qui viennent de divers côtés de la conjonctive bulbaire.

Irritée sans cesse par le mouvement de la paupière supérieure, la tumeur s'enflamme quelquefois brusquement, et plus tard s'ulcère dans sa partie la plus saillante. Le ramollissement qui survient dans la partie ulcérée amène une perforation bientôt suivie de l'évacuation de l'humeur aqueuse et de l'affaissement de la tumeur, accident d'où résultent les conditions les plus propres à une cicatrisation de l'ulcération. Les lèvres de celle-ci, mises en contact par l'effet même de l'affaissement, et bientôt soudées par une matière plastique sécrétée par leurs bords, ne tardent pas à se réunir. La membrane de l'humeur aqueuse joue un rôle important dans cette cicatrisation : par une sorte de déplacement, elle glisse en arrière de la perforation et fournit ainsi un point d'appui à l'exsudation plastique. La cicatrisation marche alors de plus en plus, et ne tarde pas dans beaucoup de cas à devenir complète; mais comme elle remet la tumeur dans les conditions où celle-ci était avant la perforation, le staphylôme se retrouve soumis aux mêmes causes d'inflammation, parmi lesquelles les frottements répétés de la paupière jouent le principal rôle. C'est alors que cette tumeur peut se terminer par la fonte purulente du globe ou, ce que je n'ai jamais observé, par la dégénérescence cancéreuse.

Quelquefois le *staphylôme général* est *sphérique ;* il est volumineux, d'une couleur rosée remarquable et parcouru de vaisseaux nombreux ; souvent alors il se complique d'entropion inférieur.

Le *staphylôme partiel*, moins considérable que le staphylôme général, consiste dans la soudure d'une plus ou moins grande partie de l'iris avec la cornée, accompagnée d'une saillie plus ou moins étendue de cette dernière membrane et d'une disparition partielle de la pupille, qui se trouve tiraillée vers la partie opaque de la cornée. Ce qui le distingue surtout du staphylôme général, c'est, à part l'élévation souvent moins grande de la tumeur, la conservation d'une partie de la cornée, au-dessous de laquelle on aperçoit une portion de l'iris demeurée également saine.

Le staphylôme partiel devient le plus souvent général, si l'on n'y porte remède ; il est indispensable, pour pouvoir employer les moyens les plus convenables, de comprendre ce qui se passe à la base de la tumeur.

L'iris, longtemps encore après qu'une cicatrice semble être définitivement formée, joue le rôle d'un corps étranger dans l'ulcération qu'il a traversée. Les bords de cette ulcération, enflammés, ramollis, cèdent peu à peu ; de proche en proche une plus grande portion de l'iris s'engage, et une plus grande partie de la cornée devient saillante. C'est ainsi que de jour en jour le staphylôme partiel prend un accroissement plus considérable, et que la cornée et l'iris se soudent enfin définitivement ensemble par de fausses membranes solides. Il est facile de comprendre que, si l'on pouvait protéger la cicatrice contre l'action musculaire qui comprime incessamment les milieux de l'œil, elle finirait par devenir résistante, et s'opposerait à la saillie toujours croissante de la cornée et à l'oblitération de la pupille. Nous reviendrons là-dessus lorsque nous nous occuperons du traitement.

ÉTIOLOGIE. — Dans les causes formatrices du staphylôme, les ulcérations de la cornée tiennent en général la première place, particulièrement celles qui frappent des sujets scrofuleux ou qui accompagnent si souvent l'ophthalmie purulente des nouveaux-nés.

Dans ces deux cas et dans les ophthalmies blennorrhagiques, la cornée, ramollie dans une étendue plus ou moins large, proémine plus ou moins en avant. L'inflammation traumatique de l'iris, la hernie de cette membrane, l'inflammation et par suite le ramollissement de la cornée, doivent aussi être notés en première ligne. Si la lymphe plastique épanchée s'est fait jour au dehors en détruisant la lamelle superficielle, c'est la lamelle profonde, doublée de la membrane de l'humeur aqueuse, qui fait saillie; tandis que c'est le contraire lorsque l'épanchement s'est fait jour en dedans.

Dans le premier cas, bientôt la lamelle profonde de la cornée, amincie, incapable de résister à la pression exercée sur l'œil par l'action des muscles, se perfore, et l'humeur aqueuse, en s'écoulant au dehors, entraîne avec elle une portion de l'iris, qui vient ainsi contracter bientôt des adhérences solides avec les lèvres de l'ulcération cornéenne.

Si l'ulcération n'est pas très large et que la cornée ne soit pas enflammée dans une grande étendue, tout se borne à une adhérence partielle de l'iris avec la cornée (*synéchie antérieure incomplète*), tandis que si le contraire arrive, l'iris tout entier vient faire procidence par son bord pupillaire. C'est alors que, la phlegmasie devenant de plus en plus intense par suite de la mortification de l'iris, des exsudations fibro-albumineuses filtrent entre les deux membranes et les soudent à jamais. Par degrés, le pourtour de la procidence de l'iris s'enflamme dans une étendue plus ou moins grande, et ces parties enflammées et ramollies, ne pouvant plus opposer une résistance suffisante à la pression musculaire, finissent par céder peu à peu en faisant saillie en avant. Toute la cornée, ainsi enflammée de proche en proche, se recouvre des exsudations blanchâtres dont nous avons parlé et de kératocèles qui se crèvent, puis se cicatrisent, pour se perforer de nouveau.

Le staphylôme est beaucoup moins souvent consécutif d'une

ophthalmie interne. Il est vrai de dire pourtant que des désordres existent fréquemment dans les yeux staphylomateux, du côté du cristallin et de la capsule ; mais il ne faut pas s'y tromper, ce n'est pas par là que la maladie a débuté.

Il est encore assez commun que le cristallin soit résorbé ; on ne le rencontre plus alors, ou l'on n'en rencontre que des débris, circonstance qui est due sans doute à la pression des muscles de l'œil. Nous ferons ici abstraction des cas dans lesquels ce corps a traversé l'ulcération de la cornée.

Pourquoi le plus souvent le staphylôme est-il *conique ?* Pourquoi dans quelques cas est-il, au contraire, *sphérique?* C'est là une circonstance encore assez mal expliquée par les auteurs, et dont je crois avoir trouvé la raison. Commençons par citer l'opinion de Sanson sur ce sujet.

« Quand l'adhérence est totale, dit-il, l'humeur aqueuse continuant de s'accumuler dans la chambre postérieure seulement, c'est-à-dire dans un lieu où l'on pense que l'absorption est très peu active, pousse en avant l'iris et la cornée, en pesant également sur tous les points, et il se forme un staphylôme général sphérique. C'est cette espèce de staphylôme qui se forme ordinairement lorsque l'affection a débuté par la cornée.

» Quand, au contraire, le staphylôme est la suite d'une ophthalmie interne, d'une iritis, par exemple, à l'adhérence de la totalité de la face antérieure de l'iris à la cornée se joint celle de la face postérieure de cette membrane ou de l'uvée à la capsule du cristallin ; alors les deux chambres sont effacées, et la sécrétion de l'humeur aqueuse détruite ; le cristallin, poussé par l'action simultanée des muscles de l'œil, se porte en avant ; la pression qu'il exerce se fait surtout sentir au niveau du centre de la cornée, et le staphylôme prend une *forme conique*. »

Il est inutile de relever ici l'erreur dans laquelle est tombé Sanson. Je me contenterai, pour toute réponse, de donner l'explication rationnelle à laquelle m'ont conduit de nombreuses et très minutieuses observations.

Rien, dans l'appareil locomoteur de l'œil, dans la disposition convexe de la cornée, n'est susceptible de rendre compte de cette différence de forme ; il faut donc qu'elle tienne à l'état pathologique lui-même, et c'est ce qui, selon moi, est facile à démontrer.

Le staphylôme conique commence toujours par une ulcération très étroite, que cette ulcération soit centrale ou excentrique ; de la différence de position de l'ulcération résulte seulement que le staphylôme est général ou partiel. Celui qui est la suite d'une ulcération centrale est toujours général. Lorsqu'il est partiel, il est toujours appuyé à la circonférence de la cornée ; il est rare que le staphylôme qui a débuté par une ulcération excentrique devienne général. Ceci établi, reprenons notre explication, en l'appliquant, pour plus de clarté dans la démonstration, au staphylôme central.

Au centre de la cornée s'est faite une ouverture ulcéreuse étroite, dans laquelle l'iris s'engage et vient faire hernie. Du moment que cette membrane est herniée, elle joue le rôle d'un corps étranger, et voici ce qui arrive : supposons par la pensée la cornée divisée en plusieurs zones circulaires concentriques, au centre desquelles serait située l'ulcération, la portion herniée de l'iris détermine par sa présence une vive irritation de la zone de la cornée la plus voisine ; celle-ci se ramollit, devient le siége d'épanchements, ne peut plus faire équilibre à la pression musculaire qui vient de l'arrière, se laisse distendre et vient faire saillie en avant ; des exsudations se forment. Pendant ce temps, le corps étranger ne cesse pas d'agir de la même façon ; le travail inflammatoire continue et se propage à la zone la plus voisine qui, à son tour, se ramollit, se laisse distendre, fait saillie. La portion la première envahie avance d'autant ; mais, d'un diamètre plus petit, elle forme le sommet du cône dont la base va s'élargissant de plus en plus à mesure que l'inflammation altère les zones de la cornée les plus éloignées du centre, et présentant par conséquent le diamètre le plus étendu.

Il n'est pas possible que les choses se passent autrement que nous venons de le dire ; et si l'on examine un staphylôme en voie de progrès, on reste facilement convaincu que, là où la cornée est malade depuis peu de temps, les exsudations sont encore très récentes, sans consistance, molles ; tandis qu'au centre elles sont de plus en plus résistantes, solides, ce qui tient à leur date plus ancienne. Chaque zone de la cornée a son âge : les zones centrales sont les plus anciennes ; les plus excentriques sont les plus récentes. Je ne sache pas que personne ait encore donné cette explication bien simple, et qui se trouve écrite dans l'histoire pathologique des pièces.

Dans le staphylôme sphérique, les choses se passent d'une manière analogue. Cette forme est toujours consécutive à une large ulcération de la cornée.

Supposons une ulcération circulaire qui occupe les trois quarts de la cornée. L'iris vient s'appliquer sur cette large ouverture, poussé en arrière par le cristallin, sur lequel il se moule exactement. L'inflammation se propage aux zones les plus excentriques qui se ramollissent et se laissent distendre. La largeur de l'ulcération permet au cristallin, poussant toujours devant lui l'iris, de passer tout entier au travers de l'ouverture, sans se déchatonner le plus souvent, sous l'influence de la pression qui continue à s'exercer d'arrière en avant. Bientôt l'iris, qui coiffe la lentille, se recouvre d'exsudations qui subissent la transformation inodulaire, et peu à peu se manifeste la forme sphérique que nous avons décrite plus haut, et pour laquelle le cristallin a servi de moule. Que le cristallin se résorbe ou non, maintenant la chose est indifférente. Les exsudations sont organisées et il n'est plus possible que la forme du staphylôme se modifie. Il suffit d'étudier les effets de l'ophthalmie purulente sur la cornée, ou ceux de maladies capables de provoquer la hernie totale de l'iris, pour être persuadé que le mécanisme de la formation du staphylôme sphérique ne peut être autre que celui-ci, car c'est toujours à la suite des larges ulcérations de cette membrane que se manifeste le staphylôme sphérique.

Marche. — Durée. — Terminaisons. — La marche du staphylôme opaque est d'autant plus rapide d'ordinaire que l'ulcération est plus large. Nous venons de voir, à propos de l'étiologie, que l'inflammation des bords de la perforation joue un rôle important dans son degré de gravité et dans son volume progressif; nous n'y reviendrons point ici.

Le staphylôme, quand il est partiel et peu volumineux, peut, nous l'avons dit, rester stationnaire pendant un temps quelquefois très long, à moins qu'une inflammation de la cornée ne vienne lui donner un nouveau degré d'activité. Lorsqu'au contraire il est général, il ne tarde pas à prendre un volume énorme, et à gêner ou même à empêcher le mouvement des paupières. Le staphylôme général est le plus souvent compliqué d'hydrophthalmie considérable et de choroïdite chronique. Les frottements de celles-ci l'entretiennent dans un état continuel de plus ou moins vive inflammation qui finit à la longue par se propager aux membranes internes et quelquefois à tout le globe ; c'est alors que survient la fonte purulente, rarement la dégénérescence cancéreuse.

Traitement. — Le traitement du staphylôme opaque doit nécessairement varier selon son degré de gravité; il peut être simplement *prophylactique* ou *radical.*

C'est donc sous ces deux points de vue différents qu'il doit être étudié.

Traitement prophylactique. — Il est hors de doute que c'est à l'inflammation souvent très lente de la cornée, soit avant, soit après son ulcération, qu'on doit surtout rattacher la formation du staphylôme; il ne faut donc pas, à l'exemple de Beer (*loc. cit.*, p. 43) et de Chélius (*Traité d'ophthalmologie*, t. II, p. 362), qui se fondent pour cela sur des idées purement spéculatives, chercher à augmenter cette inflammation, mais au contraire s'efforcer de la faire disparaître.

S'il ne s'agit que d'une kératite primitive, on devra donc appliquer le traitement que nous avons indiqué ailleurs, c'est-à-dire recourir surtout à une sage médication antiphlogistique pendant la période inflammatoire, à une alimentation convenable, à des collyres légèrement astringents, et, dans quelques cas particuliers dans lesquels la cornée semble devenir plus proéminente qu'à l'état normal, à une compression ménagée, méthodiquement pratiquée et capable de faire équilibre à l'action musculaire et à l'hypersécrétion de l'humeur aqueuse, s'il est vrai toutefois, ce qui n'est pas prouvé, que cette hypersécrétion existe à l'état actif. Il est évident qu'on ne doit pas prendre pour telle une plus grande quantité de liquide dans la chambre antérieure, agrandie par le staphylôme.

S'il s'agit, au contraire, d'une ulcération de la cornée qui menace de devenir perforante, on devra, pour préserver l'iris d'une procidence, prescrire l'emploi des mydriatiques, en même temps qu'on aura recours à des topiques astringents pour enrayer le ramollissement de la cornée. On ne devra pas oublier qu'il est important, aussitôt que la mydriase aura été obtenue, d'éloigner ou de cesser tout à fait les instillations qui auraient pour effet d'augmenter le ramollissement cornéen, si elles étaient poussées trop loin.

De cette manière, en préservant l'iris d'une hernie, on se mettra dans les meilleures conditions pour éviter la formation du staphylôme partiel, qui conduit trop souvent au staphylôme général.

Si, malgré tous les efforts qu'on aura faits pour la prévenir, la hernie de l'iris survient, après avoir inutilement essayé de la réduire (voy. *Hernies de l'iris*), on se hâtera de l'aplatir sur la cornée, au moyen de cautérisations avec le nitrate d'argent et de la compression. On dilatera en outre la pupille, si l'on s'aperçoit qu'une saillie commence à se montrer, et l'on comprimera l'œil pour empêcher une hernie plus grande, la diminution ou même l'oblitération de la pupille, et la formation d'un staphylôme.

Traitement radical. — Il s'agit d'abord d'aplatir la tumeur dans le but de faire disparaître en même temps la difformité et les douleurs qu'elle occasionne ; ceci est applicable tout aussi bien au staphylôme partiel qu'au staphylôme général.

On a proposé pour cela une foule de moyens sur lesquels nous passerons rapidement pour ne nous arrêter qu'aux principaux.

Celse et Aétius proposent de faire la ligature du staphylôme en le traversant d'abord à sa base avec des aiguilles. Le dernier de ces auteurs coupait la tumeur au-devant du fil. Celse le premier, et plus tard Scarpa, conseillaient d'enlever une petite partie lenticulaire du sommet du staphylôme, et plusieurs auteurs, parmi lesquels nous nous bornerons à citer Richerand et Langenbeck, les ont imités. Cette méthode a, plus tard, été régularisée par d'autres praticiens, et c'est celle que nous aurons soin de décrire.

On a encore recommandé la cautérisation, la compression méthodique, le séton, les astringents, seuls ou combinés avec la compression, et enfin une ponction répétée (Richter, Wardrop, M. Baudens), ou de nombreuses petites incisions.

De tous ces moyens, quelques-uns peuvent réussir dans certaines circonstances données. Lorsque le staphylôme partiel est peu élevé, et qu'une portion de la pupille étant conservée, la vision a peu ou point perdu, il y a lieu de recourir à la cautérisation répétée de la tumeur ; on se servira d'un crayon aplati de nitrate d'argent, et l'on prendra soin de laver l'œil immédiatement pour éviter un excès d'inflammation.

Lorsque la douleur sera éteinte, on pratiquera une compression convenablement ménagée, mais continue. On se gardera bien d'employer à cet usage des corps durs, dont l'effet serait analogue à celui du godet de corne ou de métal que recommandait Woolhouse dans ces sortes de maladies, et qu'il maintenait au moyen d'emplâtres et de bandages. Cette compression et la cautérisation devront être longtemps et patiemment continuées. On aura soin, si l'on s'aperçoit que la pupille diminue peu à peu, d'enduire tous les jours les paupières d'extrait de belladone, ou d'instiller de l'atropine, pour prévenir la disparition progressive de cette ouverture.

Si ce moyen échoue, et que surtout la vision soit perdue, l'excision seule doit être pratiquée. Dans ce but, plusieurs moyens ont été imaginés, parmi lesquels le couteau à guillotine de Demours mérite d'être cité, ainsi que celui de Siebold (Chiron, B. D., III), dont le tranchant double coupe circulairement la cornée, sans qu'il soit besoin de ciseaux.

Scarpa conseillait d'opérer le malade assis ; la tête étant fixée par un aide, l'opérateur, avec un couteau à cataracte, transperçait la tumeur de dehors en dedans, à 3 ou 4 millimètres de son sommet, et taillait, aux dépens de la tumeur, un lambeau demi-circulaire inférieur, analogue à celui qu'on pratique sur la cornée dans l'opération de la cataracte, puis tournant en haut le tranchant du couteau et soulevant le lambeau avec une pince, il l'excisait au niveau de la base. Le diamètre du segment qu'on enlève à l'aide de cette double section, toujours relatif aux dimensions de la tumeur, peut varier depuis 5 jusqu'à 10 millimètres. « Le plus souvent, ajoute Scarpa, on enlève avec le sommet de la tumeur une petite portion de l'iris qui, dès le principe du mal, contracte avec la cornée des adhérences plus ou moins étendues; mais la lésion de cette membrane est moins un inconvénient qu'un avantage, *puisqu'elle facilite la sortie du cristallin et celle d'une partie de l'humeur vitrée.* Après cette évacuation partielle, le bulbe de l'œil s'affaisse et se cache derrière les paupières, sur lesquelles on applique un plumasseau de charpie sèche, maintenu par une simple bande. »

Mais par ce procédé on risque singulièrement de vider l'œil, lorsque l'on doit désirer, au contraire, en conserver une certaine partie pour pouvoir appliquer l'œil d'émail; et, d'autre part, on s'expose très souvent à la complication d'une hémorrhagie que l'on ne peut arrêter, et qui entraîne à sa suite le phlegmon.

Dans les premières années de ma pratique chirurgicale, je me servais d'une érigne que j'implantais dans le centre du staphylôme (voy. fig. 29, p. 354), et, à l'aide d'une aiguille à cataracte ordinaire, je pratiquais, à la partie la plus déclive du staphylôme, une petite ponction par laquelle s'écoulait bientôt l'humeur aqueuse. La tumeur, affaissée, se plisse alors dans tous les sens ; je la saisissais entre les branches d'une forte pince à mors, dont les branches se touchent dans une grande étendue par la pression, et tenant verticalement cette pince de la main gauche, les mors en haut, j'enlevais la tumeur d'un seul coup des ciseaux dont les pointes étaient dirigées en bas. J'avais soin de ne faire exercer aucun tiraillement sur le globe pour ne point provoquer de contractions musculaires : ce procédé était moins douloureux que les autres, et les accidents auxquels la douleur peut donner lieu, comme les lipothymies et les convulsions, étaient moins à craindre.

De cette manière aussi, j'évitais de pratiquer une plaie très large et prévenais l'hémorrhagie dont je viens de parler ; mais j'avais le désavantage de ne pas toujours tenir l'œil avec solidité au moyen de l'érigne, et d'avoir une plaie frangée, les ciseaux ne pouvant exécuter une perte de substance régulière sur une partie plissée.

Voici le procédé auquel je me suis définitivement arrêté et que j'emploie depuis plusieurs années ; il a le très grand avantage de prévenir le chirurgien s'il doit survenir une hémorrhagie et de le mettre en conditions convenables pour l'éviter.

Procédé de l'auteur. — Le malade est couché sur le dos, la tête appuyée sur un oreiller résistant. Un aide fixe la tête et maintient les paupières écartées, avec les doigts seulement si l'œil est saillant, avec les élévateurs pleins dont j'ai parlé s'il est enfoncé dans l'orbite. Une aiguille courbe à lance assez large, munie d'un fil, est indispensable pour cette opération.

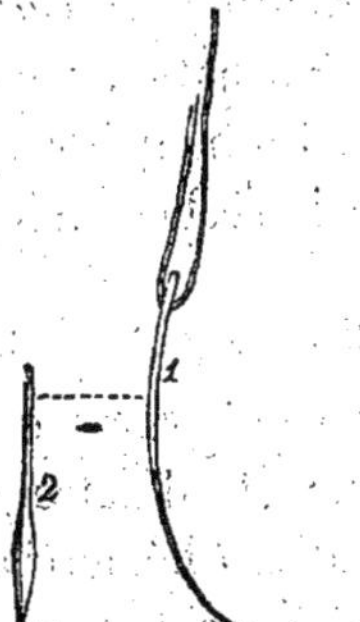

Fig. 24.

1, aiguille vue de profil et munie d'un fil.
2, lance de l'aiguille vue de face. (Elle doit être plus ou moins large, suivant le volume de la tumeur.)

Je m'en sers pour traverser la tumeur à sa base, en ayant soin de pratiquer la ponction dans un endroit qui me paraisse assez résistant. Lorsque le fil a traversé de part en part, je le noue ou me contente simplement de le maintenir avec les doigts de la main gauche, comme cela est représenté dans la fig. 27, p. 353, puis j'attends quelques instants avant de pratiquer la manœuvre nécessaire à l'ablation de la tumeur, et je profite de ce temps d'arrêt pour faire bâiller les lèvres de la petite plaie qu'a déterminée le passage de l'aiguille, afin de permettre à l'humeur aqueuse de s'écouler avec lenteur. Au bout de deux ou trois minutes (je dirai tout à l'heure pourquoi ce temps est indispensable), et s'il n'est rien survenu de particulier, je me sers de l'instrument que j'ai fait figurer ici, et auquel j'ai donné le nom de *staphylotome*, de la même manière que l'on se sert du couteau à cataracte ordinaire.

En voici la figure exacte : c'est une sorte de couteau à cataracte tranchant des deux côtés comme l'instrument de Siebold. Il offre l'avantage d'une exécution en un seul temps, et permet de ne pas se servir de ciseaux.

Fig. 25.

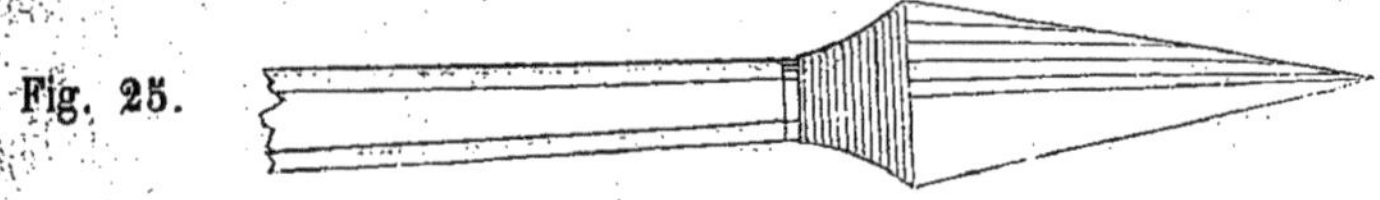

La pointe de l'instrument est placée au centre de la base de la tumeur. Il ne reste plus qu'à pratiquer la contre-ponction dans le point diamétralement opposé et à faire marcher la lame droit devant elle, jusqu'à ce que l'on soit arrivé à ne plus avoir, en haut et en bas, qu'un tout petit pont à diviser.

Parvenu à ce moment de l'opération, le chirurgien s'arrête, attend encore un instant, et achève la division de ce double petit pont, soit avec le kératotome toujours engagé dans la plaie, soit, s'il y a eu des contractions qui aient nécessité l'occlusion de l'œil par les paupières, à l'aide de ciseaux ordinaires.

Depuis longtemps j'ai complétement abandonné tout autre procédé que celui dans lequel on fait usage de l'aiguille, parce qu'il m'est arrivé, dans des cas où elle ne pouvait être aucunement prévue, de voir survenir une hémorrhagie qui compromettait le résultat de l'opération, surtout lorsque je désirais appliquer l'œil artificiel ; en effet, à l'hémorrhagie succédait un phlegmon de l'œil, et consécutivement l'atrophie totale du bulbe. Je reviendrai plus loin sur cette hémorrhagie dans l'étude des accidents qui accompagnent ou suivent l'opération.

Un autre avantage du procédé qui consiste à traverser la tumeur avec une aiguille munie d'un fil, c'est qu'à aucun moment l'œil ne peut échapper, et que le chirurgien est toujours maître de la tumeur, même dans les cas où, par suite d'un accident prévu ou non, on est forcé de laisser les paupières se fermer pour un instant.

Une question très importante pour l'avenir du malade ne doit point ici être négligée. Il est des positions qui réclament impérieusement que la difformité résultant du fait même de l'opération soit masquée sous un œil artificiel, et le chirurgien, avant de pratiquer l'opération du staphylôme complet, doit s'informer si le malade désire ou non jouir du bénéfice de la prothèse oculaire. Dans le premier cas, l'opération subira à cet effet une modification toute particulière : on enlèvera une plus grande partie de la base de la tumeur, et l'on pratiquera l'extraction du cristallin, s'il n'est pas détruit. Il faut bien se garder, dans tous les cas, de donner issue à une trop grande portion des milieux de l'œil, et ne pas se laisser aller trop tôt à la conviction qu'il est nécessaire de recourir à une seconde opération (voy. *Récidives du staphylôme*, p. 359), erreur dans laquelle semble être tombé Scarpa (*loc. cit.*, tome II, page 150), en conseillant d'introduire dans l'œil une tente de linge, pour en provoquer la suppuration. Il est probable que l'illustre chirurgien de Pavie n'avait pas assez compté, lorsqu'il donna ce conseil, sur la contraction de la cicatrice de la cornée, et sur un certain degré d'atrophie de l'ensemble de l'organe.

Dans un seul cas, je crus devoir recourir à l'emploi de ce moyen, et j'eus le regret de voir l'œil s'atrophier au delà des limites nécessaires, circonstance qui enleva tout mouvement à l'œil d'émail, qui dut être infiniment plus grand qu'il n'eût été sans l'introduction de la mèche. (Voy. paragraphe *Hydrophthalmie et œil artificiel.*)

Nous ne terminerons pas ce que nous avons à dire sur l'opération du staphylôme, sans ajouter qu'il faut avant tout s'abstenir de comprendre dans l'incision aucune portion (de forme circulaire ou autre) de la sclérotique, la portion fût-elle même très petite. Woolhouse avait conseillé ce moyen autant pour avoir un moignon régulier dans la forme, que pour éviter les accidents, tels que les vomissements et l'hémorrhagie. Le staphylôme opaque partiel peut être aussi emporté très aisément, soit par le procédé que nous avons décrit tout à l'heure, soit tout simplement au moyen du couteau à cataracte. La tumeur est remplacée par une cicatrice opaque, résistante, qui ne fait point saillie, et qui permet de rendre la vue au malade par une pupille artificielle. Mais on ne doit recourir à ce moyen extrême qu'autant qu'on n'aura pas réussi à aplatir la tumeur par la cautérisation, et l'on ne songera point à pratiquer la pupille artificielle, si l'autre œil n'est pas perdu sans ressource.

Voici maintenant quelques figures qui feront mieux comprendre le manuel opératoire :

A. — Opération du staphylôme opaque et partiel.

Œil gauche atteint de staphylôme partiel et représenté de profil. La tumeur occupe la moitié inférieure de la cornée et la partie correspondante de l'iris. La pupille est déformée, rétrécie et ne reçoit plus que les rayons lumineux venant de haut en bas.

Les paupières sont écartées par deux élévateurs pleins (fig. 26).

Fig. 26.

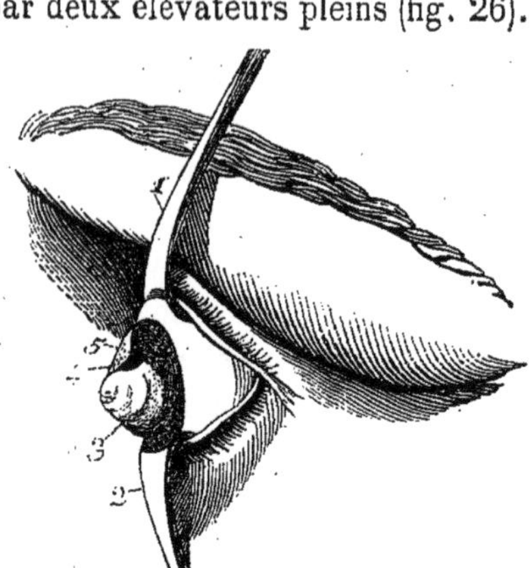

1, 2, élévateurs engagés sous les paupières et les relevant.
3, cornée dans sa partie staphylomateuse et opaque.
4, endroit où la cornée redevient transparente et derrière lequel la chambre antérieure existe.
5, pupille déformée et dirigée en haut.

Le même œil a été traversé dans sa partie staphylomateuse par une aiguille (fig. 27) et un fil que le chirurgien a noué à quelque

Fig. 27.

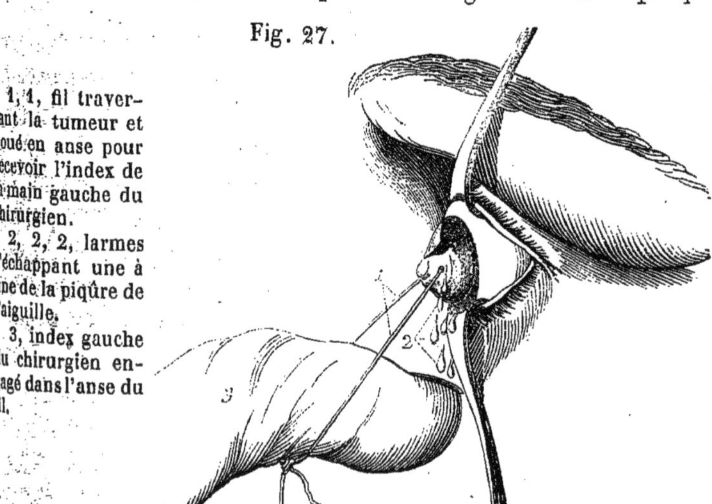

1, 1, fil traversant la tumeur et noué en anse pour recevoir l'index de la main gauche du chirurgien.
2, 2, 2, larmes s'échappant une à une de la piqûre de l'aiguille.
3, index gauche du chirurgien engagé dans l'anse du fil.

distance de l'œil pour y engager l'index de sa main gauche. On tient ainsi l'œil immobile, et la tumeur ne peut échapper que lorsqu'elle est entièrement détachée. On trouve surtout, dans l'usage du fil, le grand avantage de laisser l'humeur aqueuse s'écouler lentement par les piqûres de l'aiguille, et d'empêcher l'appareil musculaire de se contracter brusquement.

Le même œil est vu de face (fig. 28). La tumeur, maintenue par le fil, comme il a été dit, a été traversée à sa base par le staphylotome ; elle est déjà détachée à sa circonférence inférieure, et le

Fig. 28.

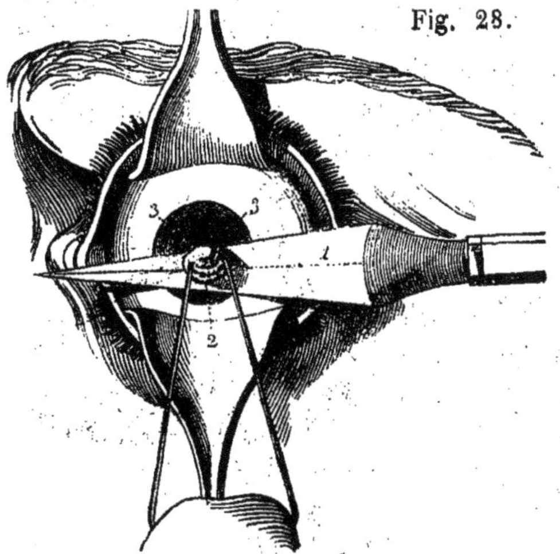

1, staphylotome à double tranchant.
2, staphylôme presque détaché de l'œil.
3, 3, petite bride restant à diviser.

chirurgien, veillant à n'exercer aucune pression, pour éviter une blessure de l'appareil cristallinien, est sur le point de l'enlever en totalité en divisant la dernière petite bride qui la retient encore.

B. — Opération du staphylôme opaque complet.

Œil gauche atteint d'un staphylôme opaque volumineux. Le chirurgien, après avoir engagé des élévateurs pleins sous les paupières, harponne la tumeur avec une érigne montée sur un manche. L'aiguille enfilée est toujours préférable, parce que la tumeur, se déchirant souvent, échappe, et surtout parce que l'humeur aqueuse s'écoulant seulement quand le couteau pénètre dans l'œil, on a moins de chances pour s'opposer aux contractions musculaires qui peuvent chasser le corps vitré et pour voir survenir une hémorrhagie profonde (fig. 29).

Fig. 29.

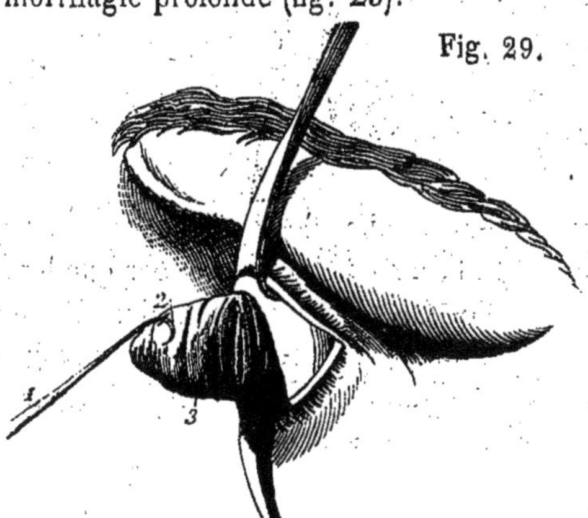

1, érigne harponnant le staphylôme.
2, pointe de l'érigne vue à travers la tumeur que l'on suppose transparente.
3, staphylôme conique, opaque, vu de profil.

Le même œil vu de face. Le chirurgien a traversé la tumeur de part en part à sa base, l'a divisée entièrement en bas, et se dispose à la détacher tout à fait en ramenant à lui l'instrument. Les aides doivent, en cet instant, desserrer les élévateurs le plus possible pour éviter toute pression sur l'œil, qui pourrait se vider (fig. 30).

Fig. 30.

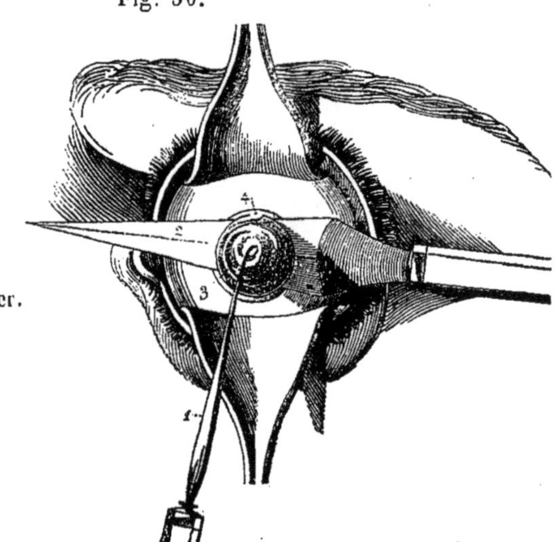

1, érigne.
2, staphylotome.
3, tumeur.
4, bride restnat à diviser.

Si, par une circonstance fortuite, le chirurgien n'a pas terminé l'opération (par exemple lorsque des contractions violentes de l'appareil musculaire tendent à expulser le corps vitré), et que la tumeur tienne encore à l'œil par une petite bride, on engage sous la tumeur les branches de ciseaux convexes ordinaires (fig. 31), et cette bride est divisée.

Fig. 31.

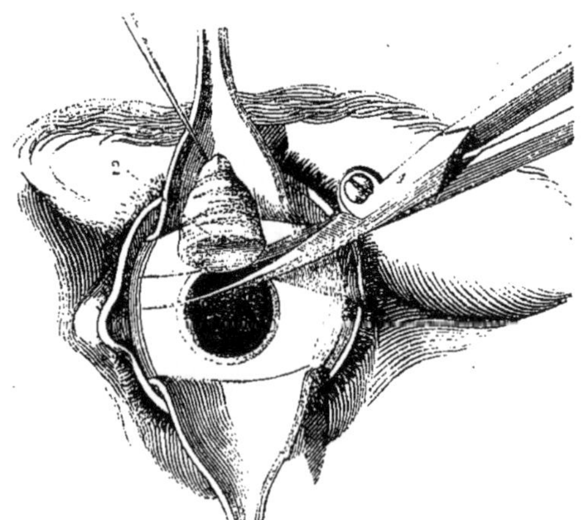

1, ciseaux convexes dont l'une des branches est engagée sous la tumeur.
2, tumeur soulevée par l'érigne.

ACCIDENTS QUI ACCOMPAGNENT OU SUIVENT L'OPÉRATION. — *Agitation de l'œil.* — De même que dans toutes les opérations à faire sur l'œil, on a d'abord à craindre une mobilité excessive de cet organe. Si l'on opère par le procédé de Scarpa, il n'est pas rare, après la première incision faite au moyen du couteau, de voir le cristallin s'échapper de la plaie en entraînant avec lui une portion quelquefois très grande du corps vitré, et même d'autres fois ce corps tout entier. Le malade ne peut plus jouir alors que très incomplétement du bénéfice de l'œil d'émail. Si le corps vitré fait procidence, on se hâte de renverser en arrière la tête du malade pour placer le fond de l'œil dans la position la plus déclive, position qui serait bien préférable pour pratiquer l'opération ; on essaie aussitôt, en relevant la paupière supérieure avec ménagement, de réduire une partie de l'hyaloïde ; ou l'on excise, au moyen de ciseaux, tout ce qui ne peut pas rentrer. On procède ensuite au pansement.

Les mouvements de l'œil sont souvent la cause de l'irrégularité du lambeau emporté ; mais ce n'est là qu'un inconvénient bien peu grave, en ce sens que la cicatrisation fournit des matériaux suffisants pour combler les angularités.

Hémorrhagie. — Elle peut être immédiate ou n'apparaître que quelque temps après l'opération. Dans le premier cas, le sang provient des lèvres mêmes de la plaie, dont les vaisseaux se sont dilatés. Cet accident cède aisément d'ordinaire à des fomentations froides, et souvent il disparaît spontanément.

Dans le second cas, le sang provient des vaisseaux du fond de l'œil et peut continuer à couler pendant deux ou trois jours, malgré les moyens employés ; un caillot se forme enfin dans la coque oculaire, et quelquefois encore entre la choroïde et la sclérotique, qui se trouvent ainsi décollées.

Le sang s'accumule peu à peu sous la paupière supérieure et forme un caillot volumineux, qui la soulève jusqu'aux limites de son extensibilité, de sorte que l'œil, vu d'un peu loin, semble être frappé d'un phlegmon.

La paupière supérieure est quelquefois tellement distendue que, menacée de tomber en gangrène, elle prend une couleur livide, et se recouvre de nombreuses phlyctènes.

Avant que l'extension soit poussée aussi loin, on peut, au moyen d'un bistouri et d'une paire de pinces, enlever la surface externe du caillot, mais il faudra se bien garder de l'enlever tout entier, dans la crainte de faire reparaître l'hémorrhagie. Cette précaution d'extraire le caillot doit, dans quelques cas, être plusieurs fois répétée.

Si, malgré toutes les précautions qu'on aura pu prendre, il reste un caillot volumineux sous la paupière, il est éliminé peu à peu par la suppuration, qu'on favorise au moyen de cataplasmes émollients. Quelquefois, dans ces circonstances, l'œil est frappé de phlegmon et plus tard d'atrophie. C'est une observation que nous avons faite plusieurs fois, et entre autres sur un ancien soldat, dont l'œil gauche avait été atteint en 1812 d'une balle qui avait produit une amaurose et une cataracte que nous trouvâmes pierreuse. (Voy. *Cataracte pierreuse*.)

L'hémorrhagie survient assez souvent pendant l'opération même, lorsque l'on se sert tout d'abord d'un couteau, et que l'on attaque la tumeur sans avoir pris la précaution de donner issue à l'humeur aqueuse au moyen d'une petite ouverture pratiquée au préalable au moyen de l'aiguille et du fil. C'est cette hémorrhagie que les auteurs ont désignée sous le nom de *hemorrhagia ex vacuo*. Le sang s'échappe hors de ses vaisseaux par le même mécanisme que dans la paracentèse abdominale, que dans les épanchements intra-crâniens survenus à la suite de saignées abondantes qui ont déterminé une syncope; ou encore, et ceci se rapproche plus de notre sujet, d'une manière analogue à ce qui se passe quelquefois lorsque l'on pratique la paracentèse de la chambre antérieure par la cornée.

C'est précisément dans le but d'éviter cet accident que je ne consens plus, *dans aucun cas*, à opérer un staphylôme partiel ou général, sans me servir de l'aiguille munie d'un fil, de la manière que je viens d'indiquer dans le procédé décrit plus haut (voy. p. 350). Un exemple fera mieux comprendre toute l'importance du procédé.

Observation. — Une jeune personne de Montmartre, fille d'un artiste de l'Opéra-Comique, âgée de dix-huit ans, d'une figure régulière, était atteinte du côté gauche d'un staphylôme conique considérable, compliqué d'hydrophthalmie. Aucune profession ne lui était ouverte. Ses parents, très pauvres, ne pouvaient la placer nulle part. L'œil, d'ailleurs, s'enflammait de temps en temps et réclamait les secours de l'art.

Je songeai tout d'abord à enlever la cornée en entier. L'opération ayant été acceptée, je traversai la tumeur d'un fil, et donnai lentement issue à l'humeur aqueuse, craignant que l'hémorrhagie dont il vient d'être question ne se produisît brusquement. Cette précaution ne fut pas inutile, car aussitôt que l'œil fut affaissé, la jeune fille se plaignit d'une douleur excessive dans le fond de l'orbite, les sourcils, les ramifications de la cinquième paire, et tout aussitôt, au lieu de continuer à s'affaisser, l'œil ne tarda pas à reprendre le volume qu'il avait perdu pour un instant. Une hémorrhagie venait de se faire à la surface de la choroïde, et quelques gouttes de sang qui s'échappèrent par la double petite ouverture faite par l'aiguille ne laissèrent aucun doute à ce sujet. Je retirai rapidement le fil de la plaie, fermai les paupières, recommandai des applications d'eau glacée sur l'œil, et l'hémorrhagie fut ainsi à coup sûr arrêtée.

Le lendemain, l'œil était dans de très bonnes conditions, et, vers le cinquième jour, comme il était évident pour moi que le sang commençait à se résorber et que l'hydrophthalmie tendait à se reproduire, je pratiquai une ponction dans la sclérotique, à la partie inférieure externe de l'œil, donnai issue à un peu de sang noirâtre, et introduisis une mèche dans le globe oculaire, dans le but de l'enflammer. Une seconde hémorrhagie n'était plus à craindre à ce moment, car la présence du sang dans l'intérieur de l'œil avait produit une irritation suffisante pour s'opposer à la récidive de cet accident.

Les choses marchèrent régulièrement. Tous les deux jours j'ouvris la plaie avec un stylet, et peu à peu l'œil s'affaissa complétement.

Aujourd'hui, depuis sept ou huit mois déjà, la jeune fille porte un œil artificiel qui cache entièrement sa difformité.

Que serait-il advenu si, au lieu de me servir de l'aiguille et du fil, j'avais du premier coup attaqué la tumeur à sa base? Assurément une hémorrhagie considérable et difficile à arrêter eût été la conséquence d'une pareille opération, et le résultat eût été beaucoup moins satisfaisant.

Douleurs violentes. — On évitera facilement ces douleurs pendant l'opération, en ayant soin d'affaisser l'œil par une sorte de paracentèse semblable à celle que nous avons indiquée dans le second procédé, et de choisir pour opérer le moment où l'œil n'est point enflammé. C'est certainement à la négligence de cette dernière précaution que sont dus les violentes douleurs, les convulsions, les lipothymies, les vomissements notés par les auteurs. On a d'ailleurs la ressource du chloroforme.

Récidives. — La récidive du staphylôme est assez fréquente. Lorsque l'on a enlevé la cornée, que l'on ait extrait ou non le cristallin, il peut arriver que la cicatrisation marche de telle sorte que le volume de l'œil soit encore très considérable, et constitue, sinon une récidive à proprement parler du staphylôme, au moins une très choquante difformité. Dans ces cas, l'application de l'œil artificiel, unique but le plus souvent de l'opération, demeure impossible. Il faut, ou que le chirurgien consente à un échec, ou que le malade subisse une nouvelle opération à peu près semblable à la première.

Éviter une alternative aussi fâcheuse est assurément très facile. Il suffit d'avoir soin, dès le lendemain ou le surlendemain de l'opération, ou dès que l'on reconnaît que le volume de l'œil est encore trop considérable, de faire pénétrer un stylet par le centre de la plaie déjà en voie de cicatrisation. Une partie du liquide contenu dans l'organe s'échappe sans que le malade ressente aucune douleur de cette manœuvre, que l'on doit exactement répéter toutes les vingt-quatre ou quarante-huit heures pendant au moins douze ou quinze jours; peu à peu la sclérotique et les autres membranes reviennent sur elles-mêmes en se contractant, et finissent par constituer dans leur ensemble un moignon convenable pour supporter l'œil artificiel.

Pansement. — Il est des plus simples, et consiste en une application de bandelettes semblables à celles qu'on met d'ordinaire après l'extraction de la cataracte. L'œil sain est également tenu fermé pendant au moins deux jours, pour éviter les mouvements des paupières ; des compresses glacées, renouvelées de minute en minute, sont appliquées pendant les premières heures sur l'œil opéré, qu'on a soin de refermer chaque fois qu'on l'examine.

Il est rare que des soins généraux deviennent nécessaires ; cependant s'il survenait des vomissements, de la fièvre, de la céphalalgie, on prescrirait la potion antiémétique de Rivière, une potion laudanisée, des sangsues, la saignée même, etc., etc.

Une remarque qui ne manque pas d'intérêt est la suivante : Dans les premiers jours du pansement, et lorsque l'on a enlevé les bandelettes ou le bandeau pour les remplacer, le malade voit quelquefois très nettement de l'œil opéré tous les objets qui l'entourent. Mais la joie qu'il ressent n'est pas de longue durée. La cicatrice, en s'organisant, fait disparaître peu à peu la vision pour toujours. J'ai vu des malades qui ne pouvaient que bien difficilement arriver à croire que la vue, après avoir été ainsi rétablie, devait se perdre de nouveau et sans qu'il restât aucun espoir.

Résultats de l'opération. — Dès le troisième jour, lorsqu'aucun accident ne s'est montré et que la cicatrisation marche régulièrement, on aperçoit sur le corps vitré, entre les lèvres de la plaie, de petits points blanchâtres, isolés les uns des autres et plus nombreux au centre qu'ailleurs. Ils augmentent peu à peu en nombre et en largeur, et finissent bientôt par se confondre, en s'étendant progressivement sur toute la surface qui sépare les lèvres de l'incision. Celles-ci, qui d'abord s'étaient gonflées et redressées, diminuent peu à peu, s'affaissent, puis bientôt se rapprochent d'une manière insensible, attirées l'une vers l'autre par la contraction du tissu inodulaire, qui apparaît sous la forme des points blanchâtres et circulaires dont nous venons de parler.

Le moignon oculaire diminue de volume, au fur et à mesure des progrès de la cicatrisation, et prend une forme sphérique parfaitement bien disposée pour recevoir la coque artificielle, qui, au reste, ne doit être appliquée qu'après la complète cicatrisation, c'est-à-dire tout au plus vers la fin du second mois. Ajoutons qu'une application prématurée de l'œil artificiel aurait pour effet certain d'amener l'atrophie du moignon, en entretenant l'inflammation traumatique encore mal éteinte.

Si, au contraire, la cicatrisation marche irrégulièrement ou que l'œil opéré ne soit pas tenu dans une immobilité convenable, le staphylôme opaque se reproduit, et l'opération doit être recommencée. (Voy. *Récidives*, p. 359.)

ARTICLE XVI.

STAPHYLÔME CONIQUE TRANSPARENT, OU CONICITÉ PELLUCIDE DE LA CORNÉE.

Cette affection singulière de la cornée est assez rare pour que Himly (1), qui la nomme *hyperkératosis*, n'en ait jamais observé un seul cas. Elle se caractérise par une saillie conique et transparente de la membrane, en tout point semblable, quant à la forme, à ces clous dorés dont se servent les tapissiers pour certains meubles. Le staphylôme transparent se distingue du staphylôme opaque que nous venons de décrire, par la transparence parfaite de toute la cornée, et même par sa conicité, qui est toujours moins allongée que dans l'opaque.

Étiologie. — Cette maladie a été surtout très bien étudiée en Angleterre, où elle paraît assez fréquente : Wardrop, Travers, Adams, Mackenzie, Brewster, en ont publié de nombreuses observations. En Allemagne, elle a été aussi très souvent décrite : Jæger, Schmidt, d'Ammon, Bénédict, Chélius, etc., se remarquent parmi les auteurs qui l'ont le mieux observée. Je ne sais si elle est rare en France, mais assurément j'en ai vu de nombreux exemples.

Le staphylôme conique est quelquefois congénital; dans ces cas l'iris peut être concave en avant, et l'œil regardé de côté présente ordinairement un reflet opalin. Les complications de cette affection sont nombreuses : à l'état congénital on a noté l'amaurose complète, la cataracte, et, dans des cas moins graves, le nystagmus.

Un phénomène remarquable, suivant d'Ammon, c'est que, dans le cas de staphylôme conique congénital, le crâne prendrait la forme pointue (Spitzkopf), ce qui serait dû à ce que les pariétaux et l'occipital s'avanceraient en arrière et en haut, tandis que le coronal serait aplati. (Voy. Cornaz, *loc. cit.*)

Voici, selon M. Mackenzie, les causes les plus probables de la conicité cornéenne pellucide, causes qu'il n'admet d'ailleurs qu'avec une sage réserve. Nous citons textuellement : « Il n'est pas vrai» semblable, dit-il, que cette maladie dépende d'une pression

(1) Himly's Augenheilkunde, Band II, p. 74.

» exercée par l'humeur aqueuse. Il est plus probable qu'elle est un » effet de quelque action anormale des vaisseaux nourriciers de la » cornée. Je soupçonne qu'elle a quelquefois son point de départ » dans *l'amincissement que produit une cicatrice transparente ou » facette de la cornée*. Chez une jeune dame pour laquelle j'ai été » consulté, elle succéda à un état trouble de la cornée et à une ou » deux petites dépressions, comme celles qui restent après l'ab- » sorption des phlycténules (1). »

C'est en adoptant exclusivement cette opinion de M. Mackenzie, et en la produisant comme sienne, qu'un praticien a avancé que toujours la distension cornéenne est due à un amincissement produit par une ulcération dont le centre correspond au sommet de la tumeur diaphane, et que ce sommet présente *toujours, et sans exception aucune*, une petite tache qui indiquerait une perte de substance en cet endroit.

Je ne puis partager cette opinion.

Quelquefois j'ai constaté la présence de la tache, mais d'autres fois aussi j'ai reconnu manifestement que la tumeur n'en portait pas trace.

D'ailleurs, j'ai vu la tache *suivre* et jamais *précéder* l'apparition du staphylôme pellucide, sauf les cas d'ulcération préalable, et, certes, rien n'est plus facile à expliquer. La cornée est saillante, elle se termine en pointe conique ; la paupière supérieure, dont les mouvements sont continuels, enflamme peu à peu par ses frottements la pointe du staphylôme, et détermine la formation d'une tache, dont la surface augmente ensuite dans la plupart des cas. Ces mêmes frottements de la paupière sur les staphylômes opaques n'en déterminent-ils pas l'inflammation, et cette inflammation ne va-t-elle pas souvent jusqu'au phlegmon de l'œil?

Qu'importe, au reste, la présence de cette opacité? La cornée est saillante, cela ne prouve-t-il pas, comme un instant de réflexion le fait reconnaître, qu'elle n'a plus sa force de résistance normale, et ne peut plus, dans les conditions de nutrition où elle se trouve, faire équilibre à l'action des muscles qui compriment le globe en arrière? Je sais bien que Radius, Adam et Gescheidt ont trouvé la cornée épaissie, les deux premiers au sommet du cône, le second dans la totalité ; mais c'est là assurément la suite d'un

(1) Mackenzie, *loc. cit.*, p. 472.

travail de réparation, une sorte de reproduction. D'ailleurs Jæger a trouvé le sommet aminci et un épaississement de la circonférence.

Sans doute, une ulcération profonde de la cornée, qu'elle soit ou non accompagnée de kératocèle, peut dans quelques circonstances encore mal connues, ainsi que je l'ai observé, produire le staphylôme pellucide ; mais toutes les ulcérations, tous les kératocèles ne sont pas suivis de cette maladie, et j'ai vu un cas, entre autres, dans lequel il n'y avait jamais eu d'affection oculaire. Si la cornée s'était ulcérée, une ophthalmie aurait appelé sur ce point l'attention du malade, qui appartient à une classe élevée de la société ; mais il n'en fut rien, et la conicité se développa d'une manière progressive, sans aucune douleur.

Que la cornée soit ramollie, cela ne fait aucun doute ; mais pourquoi ? Beaucoup de médecins, croyant trouver cette cause dans un symptôme, se sont perdus dans des hypothèses, ont échafaudé des théories qui s'écroulent devant le premier fait qu'on rencontre, et qui ne concorde pas avec celui sur lequel elles reposent.

On prétend avoir vu aussi le staphylôme conique se montrer à la suite de violentes contractions musculaires, déterminées par la présence d'un corps très éclairé ; cela me paraît difficile à admettre. Les efforts de vomissements, de toux, des accès convulsifs paraissent encore l'avoir porté rapidement à un développement considérable ; mais ceci est plus simple et l'on peut y croire. Bergmann (Haller, *Disput. chir.*, t. I.) assure que chez un criminel exécuté par la corde, les cornées s'étaient tellement allongées, qu'elles pendaient sur la joue en forme de longues cornes. Dira-t-on de ce fait qu'il peut trouver son explication dans l'existence antérieure d'une cicatrice peu ferme ou d'un kératocèle ?

Voudra-t-on établir un rapport entre la conicité de la cornée et une maladie inconnue du système nerveux ciliaire ? C'est l'opinion de Pickford (*On the conical cornea*, Dublin, 1844) ; mais sur quoi repose-t-elle ? Puis admettra-t-on toutes ces causes banales que ne manquent pas de citer tous les auteurs, la chlorose, les scrofules, les tubercules, les rhumatismes, etc., etc., et cela dans la description de toutes les maladies ?

En résumé, l'étiologie du staphylôme pellucide est inconnue. Cela est plus simple à dire et plus vrai ; sur ce point tout reste donc à faire.

SYMPTÔMES ANATOMIQUES. — La cornée a perdu sa convexité normale; elle prend une forme exactement conique. La base du cône est mesurée quelquefois par la circonférence de la membrane, mais je l'ai observée plus souvent dans des dimensions moindres; le sommet en est aigu et transparent comme le reste; il réfléchit la lumière avec une grande intensité, à la manière de ces boutons dorés dont je parlais plus haut.

Le soir, dans un appartement bien éclairé, la saillie conique renvoie la lumière comme un diamant brillant, et j'ai pu reconnaître ainsi de loin cette maladie dans de grandes réunions et sur des personnes que je n'avais jamais vues.

Rarement la saillie est considérable; quelquefois pourtant, d'après le rapport de Lawrence, elle peut traverser le point de réunion des paupières, et la cornée se trouve alors dans les conditions les plus fâcheuses.

Le sommet du staphylôme offre parfois, comme nous l'avons déjà vu, un petit nuage qu'il est assez difficile de reconnaître à l'œil nu, et dont on ne peut constater l'existence qu'au moyen de la loupe.

Cette opacité, toujours très petite, est produite moins souvent par une inflammation antérieure à la formation du staphylôme, que par la distension progressive de la cornée, et surtout par les frottements répétés de la paupière supérieure sur le sommet aigu de la tumeur, qui s'enflamme un peu. C'est là une explication fort simple de la présence de la tache accidentelle placée au sommet du cône, tache qui dépend en partie de la forme plus ou moins saillante et plus ou moins aiguë de l'extrémité antérieure de la tumeur. Cette tache s'épaissit quelquefois au point de former un albugo ou même un leucome.

Quand, ce que j'ai vu, le staphylôme succède à un abcès ou à une ulcération, la tache est généralement très étendue.

Dans le staphylôme qui ne succède pas à ces abcès et à ces ulcérations, c'est-à-dire dans le staphylôme conique ordinaire, la cornée est lisse dans toute son étendue; on ne voit nulle part, sur le cône qu'elle forme, aucune facette ni aucune saillie; pourtant, d'après Brewster, il paraîtrait qu'examinée au microscope, elle offre des inégalités nombreuses; sa structure semble être normale.

Toutes les autres membranes sont parfaitement saines; il arrive quelquefois que l'iris présente des oscillations comme dans l'hydrophthalmie; mais c'est là une exception. La chambre antérieure a pris la forme de la cornée, celle d'un entonnoir dont le bec serait tourné en avant (1).

Symptômes physiologiques. — Le malade, lorsque l'affection est encore peu développée, est très myope, et souvent strabique. Il est aveugle lorsque la conicité est fort considérable; mais lors même que ce cas ne se présente pas, la vision ne peut jamais s'accomplir que par un des côtés de la cornée, et non par le centre. Des objets assez gros sont quelquefois vus doubles ou triples (*polyopie*).

Marche. — Il est rare que la saillie formée par la cornée soit égale dans les deux yeux.

Il est plus rare encore, bien que je l'aie observé, de la trouver bornée à un seul œil.

Cette dernière circonstance vient encore détruire l'opinion qui consiste à admettre pour cause unique du staphylôme pellucide une ulcération de la cornée suivie d'une petite cicatrice opaque; car il est difficile de concevoir comment deux ulcères ou deux kératocèles absolument exempts d'inflammation, siégeant l'un à droite, l'autre à gauche, pourraient se comporter assez exactement de la même manière pour donner sur le même individu deux exemples d'une affection aussi rare que le staphylôme transparent.

La maladie marche avec une grande lenteur; le plus souvent, une fois qu'elle s'est développée, elle demeure stationnaire pour tout le reste de la vie. Il est des cas dans lesquels pourtant la tumeur s'est avancée assez rapidement pour empêcher l'occlusion des paupières, puis s'est ulcérée et a déterminé des accidents graves du côté de l'œil (Lawrence). Je n'ai jamais rencontré cette terminaison fâcheuse dans le pellucide, mais je l'ai souvent observée dans le staphylôme opaque; elle ne peut être rapportée qu'aux frottements répétés de la paupière supérieure sur le sommet du cône formé par la tumeur.

Pronostic. — Il est d'autant plus grave que la saillie cor-

(1) Il est une variété de staphylôme transparent dans lequel la cornée s'allonge sous forme sphérique. On lui a donné le nom de *staphylôme sphérique pellucide*. Il est plus rare que le conique; je n'en ai observé qu'un seul cas. Cette maladie ressemble, sous beaucoup de rapports, à une légère hydrophthalmie; le malade est myope, et la cornée offre toujours de nombreuses taches, du moins d'après mes propres observations.

néenne est plus prononcée. Si la maladie a frappé les deux yeux à la fois, la vision est singulièrement gênée, et elle peut être bientôt compromise si, ce qui est fort rare, le développement de la tumeur est rapide.

TRAITEMENT. — On a employé successivement tous les moyens généraux ou locaux imaginables pour arrêter cette maladie dans sa marche.

Les *astringents*, le sulfate de zinc, de cuivre, le nitrate d'argent, l'alun (Gibson), dissous dans une décoction d'écorce de chêne, ont tour à tour été vantés sans aucun résultat.

Les *irritants*, l'infusion concentrée de feuilles de tabac, le laudanum de Sydenham (Ware), les pommades de précipité rouge (Bénédict), n'ont pas obtenu plus de succès.

On a essayé la *paracentèse de la cornée* pour évacuer l'humeur aqueuse (Chélius, Rau). Si l'on y avait joint une compression méthodique immédiate et longtemps continuée, comme nous le faisons journellement dans le staphylôme opaque, et comme nous l'avons pratiqué avec grand avantage dans plusieurs cas de staphylôme transparent, ce moyen eût été peut-être suivi de meilleurs résultats.

La *compression* (voy. p. 15), que quelques médecins pensent être un moyen inefficace et dangereux, depuis longtemps jugé, nous a été, de même qu'à Demours, de la plus grande utilité dans des cas nombreux. J'ai lieu de supposer que ceux qui la blâment ne l'ont jamais essayée, ou que s'ils y ont eu recours quelquefois, elle n'a été faite alors ni avec persévérance ni avec méthode. Je traite depuis dix-huit mois une petite fille de huit ans, dont l'œil droit s'est perdu à la suite d'une opththalmie purulente, et dont l'œil gauche offre dans la moitié interne de la cornée un staphylôme opaque. La cicatrice se consolide tous les jours, et la pupille, maintenue ouverte par la belladone, est conservée dans sa moitié externe (voy. cette observation dans la *Clinique des hôpitaux des enfants*). La petite malade voit aujourd'hui très bien, même pour lire.

La ponction de la cornée, suivie d'une compression immédiate, nous semble être le meilleur des moyens actuellement connus contre le développement de cette maladie. Mais cette compression doit être légère, exactement faite, et, je le répète, longtemps continuée.

Ce ne sera que par exception et dans des cas désespérés, qu'à l'exemple de Vetch, de M. Lawrence et de M. Textor, on devra broyer le cristallin; quant à la pupille artificielle proposée par M. Walker, on y peut recourir sans trop de danger en employant le procédé par excision ; mais il faut dans ces cas que le malade soit presque aveugle avant de l'entreprendre.

Quant au procédé de M. Fario, qui consiste à enlever une portion de la base de la cornée, il me semble trop hasardeux pour devoir être mis en pratique.

Si la maladie est peu développée, des lunettes concaves seront très utiles pour diminuer la réfraction des rayons lumineux sur la cornée ; l'usage n'en sera donc point négligé.

Un traitement général en harmonie avec les besoins de la constitution devra toujours être prescrit. Les toniques m'ont toujours le mieux réussi avec la compression de l'œil, sinon tout le jour, au moins la nuit.

ARTICLE XVII.

KÉRATOCÈLE.

On appelle ainsi une tumeur qui se forme au fond d'une ulcération de la cornée.

On reconnaît des kératocèles de trois sortes :

Le *premier*, qui est aussi le plus fréquent, est formé aux dépens de la lamelle profonde de la cornée.

Le *deuxième*, qui succède le plus souvent à celui-ci, l'est par la membrane de l'humeur aqueuse ou de Descemet, ou peut-être par une simple exsudation de matière transparente ou opaque.

Le *troisième*, enfin, par la lamelle antérieure de la cornée, à la suite d'une ulcération profonde qui se serait ouverte en dedans.

CARACTÈRES. — *Kératocèle postérieur* (*première variété*). — Au fond d'une ulcération plus ou moins large, on aperçoit une petite saillie convexe dont le diamètre, près de sa base, est en rapport avec le fond de l'ulcère.

Cette tumeur est tantôt de la grosseur d'une tête d'épingle, tantôt d'un volume beaucoup plus considérable ; elle est d'une couleur verdâtre sale et se recouvre quelquefois d'une sécrétion puriforme. D'autres fois elle est d'une transparence parfaite et ressemble exactement à un verre de montre microscopique enchâssé dans un petit cercle opaque.

Le kératocèle est *simple* ou *multiple*. Ce dernier cas arrive lorsque les lamelles superficielles et moyennes, détruites dans une grande étendue, ont laissé les lamelles profondes à nu dans un large espace. La plus superficielle de ces dernières, trouée en plusieurs endroits par l'ulcération, laisse passer en avant la lamelle postérieure, qui vient faire autant de petites saillies convexes qu'il y a d'ouvertures.

On remarque le kératocèle multiple, surtout chez les enfants scrofuleux. Le *simple* est beaucoup plus fréquent.

Le mécanisme par lequel se forme ce kératocèle est facile à comprendre. La cornée, affaiblie dans un endroit où une ulcération a détruit les lamelles superficielles, n'offre plus là une résistance suffisante à la pression qu'exercent dans leurs contractions les muscles sur le globe. La partie amincie de cette membrane résiste pendant quelque temps; mais, exposée sans cesse à l'air, à l'action des larmes, elle ne tarde pas à s'enflammer, à se ramollir, et cédant bientôt à l'effort qui la pousse d'arrière en avant, elle se distend et ne tarde pas à prendre alors la forme que nous venons de décrire.

La tumeur résiste pendant un temps plus ou moins long, selon le degré de ramollissement des lames herniées, leur épaisseur, l'activité de l'ulcération, la largeur du fond de la plaie, etc., etc.; lorsque l'amincissement augmente, le saillie de la tumeur devient plus forte, et il se fait alors ou une large rupture, ou un kératocèle formé aux dépens de la membrane de l'humeur aqueuse, c'est-à-dire un kératocèle de la deuxième variété. Il y a des kératocèles qui persistent pendant des années en conservant leur même aspect; ils sont dans ce cas la terminaison exceptionnelle, et en apparence définitive, d'une ulcération de la cornée.

Kératocèle de la membrane de Descemet (*deuxième variété*). — Ce kératocèle est très probablement formé par une exsudation transparente plutôt que par la membrane de l'humeur aqueuse dont l'existence est encore contestée aujourd'hui. — Il ne succède pas toujours au kératocèle de la première variété, et se montre aussi d'emblée. On en voit de fréquents exemples dans les staphylômes opaques de la cornée.

Ce kératocèle est toujours d'un volume beaucoup plus petit que le précédent; on ne le voit guère qu'à la suite d'ulcérations perforantes étroites et chroniques, ou sur des staphylômes opaques ; il a la forme d'une petite vésicule transparente, contenant un liquide incolore qui n'est autre que de l'humeur aqueuse, et présentant un collet dont la largeur est mesurée par celle du fond de l'ulcération. La transparence de la tumeur est quelquefois si grande, qu'on peut apercevoir à son fond un petit point circulaire parfaitement noir : c'est l'ouverture à travers laquelle la membrane de Descemet a fait hernie. Ce point fistuleux communique avec la chambre antérieure; c'est surtout au sommet des staphylômes opaques qu'on rencontre ce phénomène. Après les ulcérations encore actives, le fond du kératocèle dont nous nous occupons est presque égal au plus grand diamètre de la tumeur, dont la durée, dans ce cas, est ordinairement fort courte, une perforation ne tardant pas à survenir.

Kératocèle antérieur (*troisième variété*). — C'est le plus rare; cependant il ne l'est pas au point de ne se montrer pour ainsi dire qu'exceptionnellement. M. Jungken en a donné le premier une excellente description, et je m'étonne qu'un observateur comme M. Velpeau n'en ait rencontré aucun exemple. (Jeanselme, n° 249.)

C'est à la suite des larges collections purulentes de la cornée qu'apparaît le kératocèle antérieur. Après avoir déchiré les lamelles profondes à une grande étendue, le pus s'échappe dans la chambre antérieure et est bientôt remplacé par l'humeur aqueuse, dont la densité est moins grande. La lamelle externe de la cornée se trouve ainsi dans des conditions analogues à celles de la lamelle profonde dans la première variété de kératocèle; je veux dire que seule elle doit contre-balancer l'action musculaire, et faire équilibre à cette sorte de compression. Mais bientôt ramollie elle-même par l'inflammation, qu'atteste sa teinte semi-opaque ou quelquefois verdâtre, elle commence, dans une étendue variable, à faire saillie au dehors, et finit le plus ordinairement par se rompre. Si elle oppose quelque résistance, ce qui a lieu surtout lorsque l'abcès était peu large, il peut arriver que le staphylôme pellucide conique succède au kératocèle antérieur. Hâtons-nous de le dire cependant, la perforation est une terminaison beaucoup plus commune.

Marche. — Terminaisons. — Ces trois variétés de kératocèle, considérées en général, sont sous l'influence de la même cause :

l'ulcération de la cornée. Toutes trois suivent la même marche. La tumeur s'avance jusqu'à ce que le tissu qui la forme soit à son maximum d'extensibilité; alors survient la perforation avec ses conséquences, c'est-à-dire l'évacuation de l'humeur aqueuse avec rétablissement de la chambre antérieure ou la hernie de l'iris en même temps que l'évacuation de l'humeur aqueuse, la synéchie antérieure plus ou moins grande, le staphylôme opaque, la fistule de la cornée, etc.

Dans la deuxième variété, la tumeur peut s'ouvrir indéfiniment et reparaître toujours avec le même aspect. Cela ne tend-il pas à prouver que c'est une exsudation et non la membrane de l'humeur aqueuse qui la forme? Car comment admettre que cette membrane se perforerait constamment sur le même point sans jamais se détruire complétement?

Nous avons dit que si la rupture n'a point immédiatement lieu dans la troisième variété, il pouvait survenir un staphylôme pellucide.

Traitement. — Le traitement des deux premières variétés est absolument le même que celui des ulcérations profondes de la cornée, auquel nous devons renvoyer. On n'oubliera pas que le danger le plus grand, l'unique même qui accompagne cette maladie, c'est celui de la perforation, circonstance qui exige, lorsque le kératocèle est central, qu'on tienne constamment la pupille dilatée. Une médication générale ou indirecte serait, selon M. Velpeau, la seule applicable à la troisième variété, qu'il n'a pas observée, et qu'il considère comme une maladie plus grave que les deux premières, dont il a donné une seule et même description (1). Nous ne pensons pas qu'il en soit toujours ainsi.

La dilatation de la pupille étant préalablement obtenue, l'œil sera fermé par deux bandelettes de taffetas d'Angleterre placées en croix, et une compression légère, faite comme nous l'avons recommandé (voy. *Compression*, p. 15), sera suffisante pour empêcher la perforation et pour favoriser la formation d'une cicatrice passablement solide. On lèvera l'appareil tous les jours, pour examiner l'état des parties et pour continuer les instillations mydriatiques; en même temps le malade sera soumis à une médication convenable.

Lorsque le kératocèle se forme au fond d'une ulcération étroite

(1) Velpeau, *Dictionnaire* en 30 vol., t. IX, p. 105.

et qu'il est de la seconde variété, on pourra, s'il existe depuis longtemps ou s'il s'est déjà produit plusieurs fois, l'attaquer directement par la cautérisation avec le nitrate d'argent, ou, ce qui est préférable, par la ponction pratiquée au moyen d'une aiguille à cataracte. On transforme ainsi une ouverture fistuleuse en une plaie simple, qui ne tarde pas à se cicatriser, si l'on prend la précaution de tenir l'œil fermé et sous l'influence d'une compression méthodique et légère. Dans tous les cas de kératocèle central, qu'on cautérise ou qu'on ponctionne, la pupille doit être préalablement dilatée, sans quoi on risquerait de voir se former immédiatement une synéchie antérieure.

Lorsque le kératocèle est chronique, étroit et placé à la circonférence de la cornée, il faut l'enlever en entier pour le guérir. (Voy. *Fistules de la cornée*, page 322.)

ARTICLE XVIII.

PLAQUES ÉCAILLEUSES (VÉGÉTATIONS CORNÉES, PLAQUES CORNÉES).

J'ai assez souvent observé une affection fort singulière de la cornée, sur des sujets qui ne présentent que bien rarement quelques signes d'inflammation de cette membrane. La cornée, dans ces cas, est couverte en partie, le plus souvent, de taches multiples très superficielles, ressemblant assez à de petites écailles blanc sale qui se détachent quelquefois spontanément en s'accompagnant d'une irritation plus ou moins grande, et que l'on peut facilement enlever avec un instrument mousse, un grattoir, par exemple, ou un scarificateur. La cornée reprend immédiatement après l'opération sa transparence première, sauf à la circonférence de ces plaques.

Après l'opération, le malade est généralement atteint d'un peu de photophobie qui cesse assez rapidement sous l'influence de compresses d'eau froide, de l'occlusion des paupières et de l'immobilité de l'organe opéré ; la vue est immédiatement améliorée, mais le mal est loin de céder ; au contraire, il se reproduit avec une rare facilité, et bien des fois, sur le même individu, j'ai répété cette petite opération à huit ou dix reprises sans être plus heureux ; dans tous les cas, le mal a récidivé.

A quoi peut tenir cette singulière lésion? Quelle peut en être la cause directe? Je l'ignore absolument.

Les plaques écailleuses que M. Velpeau paraît avoir observées dans des cas d'ichthyose, celles que l'on voit dans la xérophthalmie, le cas décrit par M. Mirault d'Angers (*Lettres*, p. 20) sous le nom de *végétation cornée*, ressemblent beaucoup à celles que j'ai vues et dont je viens de parler. Ces plaques sont-elles de même nature? Je ne sais; assurément on les voit dans la xérophthalmie, mais je les ai observées bien des fois sur des malades qui n'étaient nullement atteints de cette affection.

ARTICLE XIX.

TUMEURS DIVERSES CONGÉNITALES OU ACQUISES DE LA CORNÉE.

Nous ne nous occuperons dans cet article ni du staphylôme congénital ou acquis dont nous avons fait plus haut le sujet d'un article spécial, ni de l'hydrophthalmie congénitale, ni d'autres affections que nous avons déjà étudiées ou que nous décrirons plus loin. Nous croyons devoir réunir ici sous un titre commun plusieurs affections qui ont, ou trop de rapports entre elles pour être séparées, ou trop peu d'importance pour faire l'objet d'articles particuliers.

A. — Lipomes.

Les lipomes de la cornée sont presque toujours observés à l'état congénital. Ils ne sont pas sans présenter de nombreux points de contact avec les *tumeurs graisseuses* de la conjonctive que nous avons décrites plus haut (voy. p. 234). Bornés exclusivement à la cornée, ils sont excessivement rares; le plus souvent, ils occupent simultanément un point de la conjonctive scléroticale, sur laquelle ils ont pris naissance, et une portion voisine de la cornée transparente.

J'en ai observé plusieurs exemples : Une jeune fille de la campagne, âgée de dix-huit ans, portait à la partie externe de l'œil droit une tumeur de ce genre qui constituait une grande difformité. Cette affection était congénitale; la tumeur couvrait la cornée depuis sa circonférence jusqu'en face de la marge externe de la pupille; elle était ronde, s'étendait à peu près aussi loin sur la sclérotique que sur la cornée, et était parcourue de quelques vaisseaux qui rampaient évidemment dans la conjonctive. La tumeur était d'un blanc jaunâtre, un peu rosé, comme une cerise à moitié mûre à laquelle elle ressemblait singulièrement, et çà et là, à la surface, il y avait quelques petits mamelons très peu élevés, de couleur légèrement brune, qui faisaient tache. L'épaisseur de la tumeur était assez grande, et je n'exagère rien en disant qu'elle était d'un demi-centimètre vers le centre du mal. Lorsque les paupières étaient fermées, on voyait une saillie mobile à la place où se trouvait la tumeur.

La jeune malade, raillée sans cesse par ses camarades à cause de sa difformité, qui prenait un développement de plus en plus grand, m'ayant prié de l'en débarrasser, j'en fis l'ablation.

La dissection fut assez complète et j'eus la satisfaction, après de nombreuses cautérisations avec la pierre de nitrate d'argent, de renvoyer la malade avec une tache superficielle fort peu apparente.

La tumeur fut dessinée avec soin avant l'opération. L'examen après l'ablation n'y fit trouver que les éléments ordinaires du lipome.

Weller, qui a observé aussi quelques cas de tumeurs semblables, les croit plus fréquentes chez les sujets scrofuleux et chez les individus atteints de syphilis constitutionnelle. Mais rien n'appuie sérieusement cette opinion; je ne vois pas non plus ce qui peut autoriser quelques auteurs, et Wardrop est du nombre (p. 32, pl. IV), à comparer quelques-unes de ces excroissances aux *nævi*. Quoi qu'il en soit, ce dernier, entre autres cas, en cite un assez singulier qui lui avait été communiqué par Monro; la tumeur était rougeâtre, placée, comme celles que j'ai vues, par moitié sur la cornée et sur la sclérotique, et trois longs poils, y prenant naissance, sortaient entre les paupières: c'est à ce fait que nous avons fait allusion dans notre article sur les tumeurs érectiles (page 220). Gazelles (*Journal de médecine*, t. XXIV) a vu aussi ce phénomène. Un des plus remarquables, en raison de l'étendue du lipome, appartient à Voigtel; dans ce dernier cas, comme dans le premier de ceux que j'ai rapportés plus haut, la tumeur, parsemée de vaisseaux, recouvrait la moitié de la cornée.

Enfin, Cornaz (1) cite un fait dû à Græfe d'une excroissance située à l'angle externe et inférieur de la cornée et recouvrant une partie de la sclérotique; cette tumeur portait un simple poil bifurqué, et tout porte à croire, d'après sa description, que c'était un vrai lipome scléro-kératique.

(1) *Abnormités congéniales des yeux*. Lausanne, 1848.

M. Bouley, professeur de clinique à Alfort, a observé un fait du même genre sur un chien ; nous en avons déjà parlé. Les deux cornées présentaient à leur centre un pinceau de poils très vigoureux et très longs qui sortaient entre l'ouverture palpébrale; l'animal voyait assez pour se conduire. M. Bouley m'avait offert d'examiner anatomiquement les yeux de ce chien, mais il a été malheureusement abattu contre son ordre.

Il me paraît probable que, dans certains cas, on aura pu prendre des fongus commençants ou des nævi pour des lipomes, et c'est là certainement ce qui explique la confusion qui existe partout dans ces descriptions.

B. — Sarcomes.

La cornée présente assez rarement ces excroissances. Il y en a de plusieurs sortes ; les unes ressemblent à des granulations d'une épaisseur variable, les autres à des polypes.

Lorsque des granulations épaisses siégent sur la conjonctive palpébrale, la conjonctive bulbaire dégénère et prend l'aspect sarcomateux ; en même temps la cornée se vascularise et se recouvre d'un pannus dont l'épaisseur va toujours croissant. Plus tard encore, des modifications surviennent dans ces tissus de nouvelle formation. Ils se lobulent, envahissent la cornée dans toute son étendue, et la recouvrent à ce point, qu'il est impossible de l'apercevoir en aucun endroit. Tel était le cas d'une femme âgée, dont j'ai parlé à l'article *Granulations*.

Dans d'autres cas beaucoup plus rares, la cornée présente sur un point de sa surface un tubercule charnu plus ou moins large, pédiculé et de couleur rosée. Guérin en rapporte un exemple (1) : « Un jeune homme de Mâcon, dit cet auteur, avait au centre de » la cornée un tubercule charnu gros comme un pois ; cette tumeur » l'incommodait beaucoup, elle l'empêchait de fermer les paupières ; avec un coup de ciseau j'enlevai cette excroissance, qui » était à pied droit ; je détruisis le peu qui restait à la cornée par » l'application d'un mélange d'écailles d'huîtres calcinées et d'alun » de roche. »

Wardrop a observé des tumeurs arrondies, brunâtres, augmentant avec l'âge, et qui étaient fixées à la cornée et à la sclérotique; ces tumeurs étaient probablement des sarcomes, ainsi que celle figurée par d'Ammon (pl. VI, fig. 12), qui offrait le volume

(1) Guérin, *Traité des maladies des yeux*, p. 210.

et l'aspect d'une framboise, d'un rouge rosé, et sur laquelle il observa un certain nombre de poils rudes et noirs; l'extirpation de cette production anormale n'ayant pas été faite, l'auteur n'ose se prononcer sur sa nature. Était-ce là un lipome semblable à celui que j'ai décrit plus haut? cela, à part les poils, me semble bien probable. Le même observateur a vu chez un garçon de seize ans une double tumeur ayant la forme d'une langue, d'un rouge rosé, située au milieu de la portion inférieure de la sclérotique, et qui s'étendait jusqu'à la cornée; une base solide la fixait à la surface de l'œil, et, comme complication, on trouvait un coloboma de la paupière supérieure.

J'ai vu des tumeurs analogues : chez une petite fille de deux ans, le mal occupait, comme presque toujours, la partie inférieure externe de la cornée et le voisinage de la sclérotique. La tumeur était allongée et ressemblait à une petite langue de couleur rosée. Elle s'étendait à 3 ou 4 millimètres sur la cornée par son sommet, tandis que sa base se perdait à 2 centimètres sur la sclérotique. Je n'entrepris rien et ne revis plus cette petite malade. Dans un autre cas, la tumeur était plus élevée et moins étendue; je ne crus pas devoir l'enlever parce que je ne fus pas suffisamment appuyé par le confrère qui m'avait présenté la malade, âgée d'environ huit ans.

Citons encore deux faits rapportés par Cornaz (*ibid.*). L'un, dû au docteur Szokalski, d'une excroissance occupant la partie inférieure et interne de la sclérotique et recouvrant en partie la cornée. Cette excroissance, rouge, du volume d'un haricot, ayant été enlevée, se reproduisit après la première opération, et finit par disparaître en grande partie sous l'action de la cautérisation. Le second exemple, du docteur Fronmüller, consistait en une excroissance verruqueuse de la grosseur d'un petit pois, arrondie, de consistance fongueuse et couverte de poils. Était-ce un lipome ou un sarcome?

De tous ces faits semble résulter ceci, que la présence ou l'absence de poils ne constitue pas un caractère différentiel entre les lipomes et les sarcomes, puisqu'on en a rencontré sur l'une comme sur l'autre espèce des tumeurs kérato-scléroticales.

Beer, Maître-Jan (1), mentionnent des exemples que l'on a considérés comme analogues aux précédents. Le fongus, dont parle

(1) Maître-Jan, *loc. cit.*, p. 411 et 412.

ce dernier auteur, sortait d'un ancien ulcère de la cornée et paraissait venir de la chambre antérieure. C'était probablement une procidence de l'iris, devenue sarcomateuse comme celle que nous avons vue un jour dans le service de Bérard, et que ce professeur avait prise d'abord pour une dégénérescence cancéreuse; peut-être était-ce aussi un cancer de la cornée semblable à ceux que je décrirai plus bas. (Voy. page 379.)

C. — Tumeurs fibro-cartilagineuses et fibro-plastiques.

Une forme non moins intéressante est celle que les auteurs ont décrite sous le nom de *tumeurs fibro-cartilagineuses*, et dont j'ai rencontré aussi plusieurs exemples. Cornaz en cite quelques faits d'après Ryba et Fr. Robert. Celui de ce dernier auteur a été observé chez une jeune fille qui présentait, en outre, un *nævus* de la joue gauche et une difformité de l'oreille droite; la tumeur était surmontée de poils et ne renfermait pas de vaisseaux sanguins: aussi n'y eut-il pas d'écoulement de sang lorsqu'on l'enleva.

Il est remarquable, et Fronmüller avait déjà noté cette particularité, que ces tumeurs fibro-cartilagineuses (de même que la plupart des autres tumeurs, même celles qui sont de nature cancéreuse) occupent constamment l'angle externe inférieur au point de jonction de la cornée et de la sclérotique. Quelle est la cause de cette singulière circonstance? Je l'ignore complétement.

Chez les animaux, ces tumeurs kérato-scléroticales sont moins rares que dans l'espèce humaine. Leblanc, Lecoq, Wardrop, Otto, en ont constaté chez le chien, le bœuf, le mouton, et Ryba en rapporte un fait curieux en ce sens que, se dérobant à la loi générale, la tumeur était placée au bord supérieur de la sclérotique et de la cornée, et de plus qu'elle était mi-partie noire et blanche, suivant qu'elle était sur l'une ou l'autre des deux membranes.

C'est à cette catégorie que je rapporte une tumeur fibro-plastique que j'ai opérée dans des conditions semblables à celles que je viens d'énumérer. Développée à la surface scléro-kératique en bas et en dehors, elle avait fini par envahir complétement la chambre antérieure et détruit l'œil chez un enfant que m'avait recommandé M. le professeur Lechevallier, de Caen. Voici la note que m'a remise M. Robin sur la pièce que je l'avais prié d'examiner :

« Tumeur fibro-plastique composée :

» 1° D'éléments fibro-plastiques des trois variétés (noyaux libres, fibres fusiformes et cellules);

» 2° De fibres du tissu cellulaire peu nombreuses;

» 3° De granules moléculaires.

» Pas de cancer.

» La dissection pourra seule montrer le point de départ.

» La disposition des éléments est celle qu'ils ont dans les tumeurs fibro-plastiques du périoste. »

Le point de départ était dans la sclérotique, à sa surface externe.

D. — Kystes.

On a observé à la surface de la cornée des kystes de différentes espèces.

J'ai opéré en 1841 un homme qui portait au côté externe de la cornée de l'œil gauche une tumeur du volume environ de trois grains de chènevis. Cette tumeur était blanche, contenait un liquide transparent, s'avançait à peu près jusqu'au bord externe de la pupille, et s'étendait sur la sclérotique dans l'espace de 3 ou 4 millimètres environ. La dissection que j'en fis à l'aide d'un couteau à cataracte démontra que le liquide incolore qu'elle contenait était renfermé dans un kyste. L'opération n'offrit aucune difficulté, et le malade guérit avec une légère opacité de la cornée.

Les auteurs font mention de divers kystes qu'ils ont rencontrés à la surface de la cornée et qui paraîtraient être d'une autre nature. Mais il y a tout lieu de croire que ces affections se confondent avec les lipomes que nous avons étudiés au commencement de cet article.

E. — Tumeurs séreuses dans la lame élastique antérieure.

Bowman (1), auquel on doit de précieuses recherches sur l'anatomie de l'œil, a décrit dans la couche externe ou tégumentaire de la cornée deux parties distinctes, l'épithélium et une membrane à laquelle il donne le nom de *lame élastique antérieure*, et qui est, suivant lui, la continuation directe du derme de la conjonctive (2). Transparente comme le cristal, sans apparence de

(1) *Annales d'oculistique*, 15e année, t. XXIX.

(2) Voy. les *Recherches* de M. Warlomont sur le même sujet (Brochure sur le pannus, p. 12 et suiv., in-8; 1854, 98 pages.)

structure, c'est à elle qu'est dû l'aspect lisse et brillant de la cornée, après qu'on l'a dépouillée de l'épithélium conjonctival; elle forme dans l'homme une enveloppe continue à tout le tissu lamellé, auquel elle adhère par de nombreux filaments, de même nature qu'elle.

C'est sous cette lame élastique que, dans certaines conditions pathologiques, on voit se développer de très petites tumeurs fluctuantes; elles se présentent sous forme de petites bulles faciles à déplacer à l'aide d'une légère pression exercée au moyen de la paupière inférieure tenue sous le doigt. Le liquide que contiennent ces bulles parcourt alors un espace qui mesure exactement les limites dans lesquelles la lame élastique se trouve décollée. Je n'ai vu que bien rarement ce phénomène; mais au moins j'ai eu l'avantage de le rencontrer dans les conditions les plus favorables.

C'était chez un nommé Bara, que j'avais opéré de la cataracte plusieurs années auparavant. L'œil était depuis longtemps perdu par suite d'une choroïdite qui s'y était développée. Le centre de la cornée, quand on le regardait obliquement, semblait être mamelonné; on y voyait un nombre assez considérable de petites bulles, soulevant la lame élastique, et contenant toutes un liquide parfaitement incolore. La pression déplaçait ces bulles sans les détruire; quelques-unes se confondaient avec les bulles voisines; il était, dans tous les cas, impossible de rompre aucune de ces petites tumeurs par la simple pression. Dans le but de constater, autant qu'on pouvait le faire à l'œil nu, l'état du liquide contenu dans ces bulles, plusieurs d'entre elles furent ponctionnées avec une aiguille à paracentèse. Le liquide qui en sortit était incolore et ne présentait aucune espèce de caractère appréciable. Plusieurs fois, et à la distance de quelques semaines, les bulles disparurent complétement pour reparaître par la suite. Aujourd'hui encore (décembre 1854), la cornée de cet homme présente le même phénomène.

F. — Opacités verruqueuses.

Les opacités verruqueuses de la cornée ne sont pas extrêmement communes. Nous résumons le fait suivant cité par M. Bowman dans une de ses leçons faites à l'hôpital ophthalmique de Moorfields, à Londres.

Une dame de vingt-huit ans vint trouver ce chirurgien et le

consulta pour une ancienne opacité proéminente située transversalement au-dessous de la partie centrale de la cornée, dans l'intervalle situé entre les paupières. L'iris y était adhérent; c'était la suite d'une violente ophthalmie qu'elle avait eue quatre ans auparavant. La surface de la tumeur était raboteuse comme celle d'un cor mou, et la saillie qu'elle formait semblait entretenir une inflammation chronique. Après avoir fait usage sans succès pendant plus d'un an de collyres astringents, la malade se décida à se laisser enlever une couche mince de la tumeur qui, examinée au microscope, ne présenta qu'un épaississement de l'épithélium.

Six mois après, elle revint trouver M. Bowman, qui résolut d'enlever toute l'opacité tranche par tranche, jusqu'à la cornée saine. La surface de la section laissa suinter du sang; examinées au microscope, les tranches contiennent un grand nombre de papilles qui ont été coupées en travers, et dont plusieurs contiennent encore du sang dans leurs vaisseaux. L'épithélium qui les recouvre est très épais, et l'on n'était pas arrivé à elles dans la première opération. L'intérieur des papilles était formé de vaisseaux sanguins et d'un tissu mal caractérisé contenant de nombreux noyaux. Pas de traces de nerfs; trois mois après l'opération, les parties étaient beaucoup aplaties et la vision améliorée.

Cette maladie ressemble entièrement, à notre avis, à celle que nous avons décrite plus haut sous le nom de *plaques écailleuses*. (Voy. p. 371.)

ARTICLE XX.

CANCER DE LA CORNÉE.

Cette affection est fort rare; cependant il s'en est présenté trois cas dans ces trois dernières années de ma pratique. Je vais en rapporter l'histoire abrégée.

Dans ces trois faits, le mal, de même que pour les tumeurs lipomateuses garnies ou non de poils, a frappé le côté externe et un peu inférieur de la cornée. Il a débuté de la façon la plus insidieuse; on a vu apparaître dans les trois cas une petite élévation noirâtre à la jonction de la cornée avec la sclérotique; peu à peu et avec le temps, elle a pris un développement progressif et s'est étendue à la surface de la cornée et de la sclérotique sans occasionner la moindre douleur. La vision a été compromise, détruite même par les progrès du mal, mais seulement par l'obstacle mécanique apporté par la tumeur à l'entrée des rayons lumineux dans la pupille. Assurément le mal aurait par la suite envahi le globe oculaire s'il n'avait pas été enlevé en même temps que des parties saines.

Dans les deux premiers faits, le cancer ne s'est pas reproduit après deux ans et demi. Voici ces trois faits :

Première observation. — Dans le mois de février 1852 se présenta à ma clinique le nommé Dumas, tailleur, âgé d'environ quarante ans. Cet homme, d'une assez faible constitution, a la peau d'une teinte jaunâtre générale en tout point semblable à celle que présentent les individus atteints depuis longtemps d'affections cancéreuses. Il digère bien cependant et ne se sent pas malade.

Il a recours à moi parce qu'il porte depuis plus d'une année sur l'œil droit une tumeur qui, depuis quelque temps, fait des progrès assez rapides. Cette tumeur, placée à la partie inférieure externe de l'œil, couvre le tiers de la cornée et s'étend d'un demi-centimètre sur la sclérotique, au-dessous de la conjonctive. Elle est d'une couleur noirâtre lisse, non vasculaire, et prend une teinte légèrement rosée vers son extrémité scléroticale ; sa forme et son étendue sont représentées de face dans la figure 32, et de profil dans la figure 33.

Fig. 32.

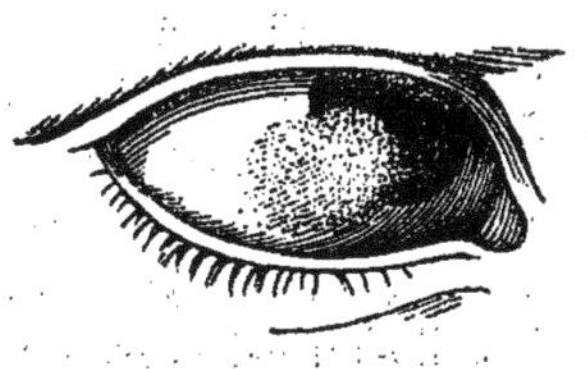

Fig. 33.

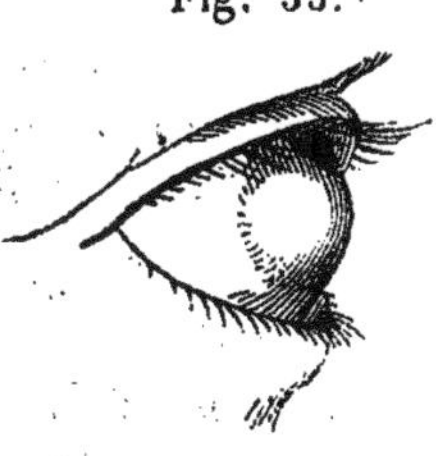

Je ne cache pas au malade la gravité de cette affection, et je lui fais comprendre qu'il serait avantageux pour lui de faire le sacrifice de son œil. Sur son refus, j'enlève seulement la tumeur par la dissection au ras de la cornée et de la sclérotique, et je la remets à M. Ch. Robin, qui reconnaît, à l'aide du microscope, qu'elle est de nature cancéreuse.

L'opération n'est suivie d'aucun accident sérieux, et la plaie se cicatrise rapidement.

Le 28 février 1853, le malade se représente à ma clinique.

La tumeur s'est reproduite et a acquis un volume quatre fois plus considérable, ainsi que le représentent les figures 34 et 35. La sclérotique est envahie dans une assez grande étendue. La tumeur est d'une couleur rosée, tachetée en haut, en bas et dans quelques points de sa surface, par une matière noirâtre.

La moitié interne de la cornée est saine; derrière elle, on voit la moitié correspondante de la pupille qui conserve son aspect accoutumé. La vision est également conservée; le malade voit l'heure à une montre et lit même avec assez de facilité. La conjonctive bulbaire offre en dehors plusieurs gros vaisseaux variqueux qu'on voit dans les figures 34 et 35. Lorsque l'œil est ouvert, la paupière inférieure est assez fortement déprimée par la tumeur; lorsqu'il est fermé, celle-ci fait une saillie prononcée sous les paupières. L'œil est quelquefois larmoyant et embarrassé de mucosités.

La figure 34 représente le mal vu de face, et la figure 35 le montre de profil.

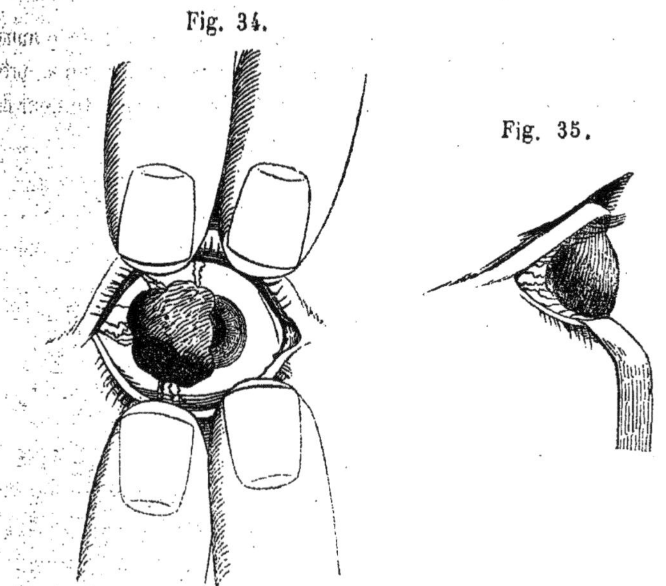

Fig. 34. Fig. 35.

Malgré la constitution peu robuste du malade, la santé générale est bonne.

Je propose de nouveau au malade le sacrifice de l'œil qui, cette fois, est accepté. Je pratique l'opération le surlendemain, 2 mars, en suivant le procédé que j'ai décrit plus haut pour l'ablation du staphylôme (voy. p. 350 et 353). La manœuvre a été différente sur quelques points. Ainsi l'aiguille a été enfoncée sur la partie saine de la cornée, et a pénétré obliquement dans l'œil en dehors, de manière à passer en arrière des limites de la tumeur au côté externe de la sclérotique. Le staphylotome (voy. fig. 25, p. 351) a suivi la même route, et, à l'aide du fil porté dans l'œil par l'aiguille, la tumeur a pu être maintenue solidement et enlevée en totalité. L'hémorrhagie fut insignifiante, et la guérison s'obtint presque aussi rapidement que la première fois.

La tumeur fut examinée aussitôt par M. Robin et reconnue, comme la première fois, comme une production encéphaloïde. Le 1er juillet, deux mois environ après l'opération, le moignon était en état de porter un œil artificiel; mais je ne le permis pas, dans la crainte d'une reproduction plus rapide de la maladie.

J'ai revu Dumas en décembre 1854; il allait toujours bien, et je l'envoyai chez M. Boissonneau fils, qui lui appliqua l'œil d'émail qu'il désirait porter depuis si longtemps.

Deuxième observation. — Le second malade était un nommé Robert, âgé de cinquante ans, cultivateur à Saint-Gevains, près du Parc-Grand (Ardennes), qui portait également une tumeur de la cornée et de la sclérotique du côté droit.

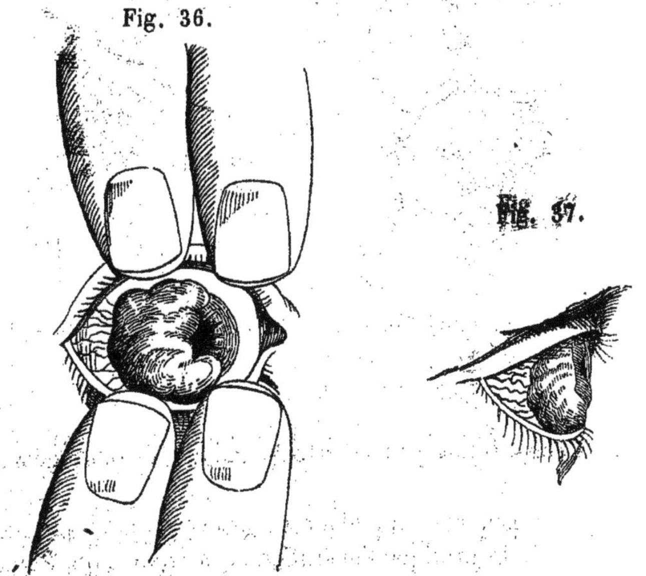
Fig. 36. Fig. 37.

Cette tumeur présentait une forme bilobée et le volume d'une petite fève ; le diagnostic sur le vivant et le microscope s'accordèrent à la considérer comme cancéreuse (j'en avais enlevé une petite partie pour l'examen). Elle s'étendait du côté interne jusqu'au milieu de la pupille (fig. 36), et avait environ son milieu sur la jonction de la cornée à la sclérotique, qui se trouvait ainsi recouverte par la moitié externe de la tumeur. Elle était framboisée et entourée de vaisseaux variqueux sur la conjonctive bulbaire, comme on le voit dans les deux figures ci-dessus.

Le mal s'étendant trop loin pour que je songeasse à conserver un moignon, l'extirpation de l'œil fut proposée et acceptée, et je la pratiquai le 19 avril 1852 par le procédé ordinaire.

La dissection de l'œil extirpé montre que les membranes internes sont parfaitement saines. Le tissu cancéreux occupe environ un tiers de l'épaisseur de la sclérotique et gagne plus profondément à mesure qu'on s'éloigne de la jonction sclérotico-cornéenne. A 1 millimètre environ de cette ligne, les fibres de la cornée sont détruites et remplacées par du tissu squirrheux qui pénètre jusqu'à la membrane de Descemet. En avançant vers le centre de la cornée, on reconnaît encore les fibres malades et comme parcheminées ou tannées qui sont en contact avec du tissu cancéreux. Un bon tiers de la cornée est ainsi occupé par la dégénérescence. La tumeur maligne est bien limitée, pas une cellule dans la muqueuse conjonctivale, là où elle a été tranchée par le bistouri ; rien dans l'insertion du muscle droit externe ni dans le tissu cellulo-graisseux voisin ; en un mot, l'extirpation du mal est aussi radicale que possible.

Le malade guérit rapidement et quitte Paris pour retourner dans son pays. Il me donne de ses nouvelles de temps en temps, et jusqu'ici il n'y a pas eu de récidive.

Troisième observation. — Le 22 novembre 1853, j'ai extrait une tumeur de même nature que les précédentes sur l'œil droit de M. X..., âgé d'environ cinquante ans, et avec le bienveillant concours de M. le docteur Laborie.

Cette tumeur était d'un très petit volume, grosse tout au plus, avant l'extraction, comme trois petites têtes d'épingle réunies. Elle occupait le bord externe (toujours le côté externe !) de la cornée droite et reposait par moitié sur cette membrane et sur la sclérotique. Quelques vaisseaux rampaient dans le voisinage et venaient se perdre dans la tumeur.

Remise aussitôt à M. Ch. Robin (1), elle fut reconnue comme de nature cancéreuse, et mon diagnostic ne fut que trop malheureusement justifié.

A quelques mois de là j'appris par M. le docteur Laborie que la tumeur avait récidivé, et qu'elle avait considérablement augmenté de volume.

(1) *Principales formes des cellules d'un cancer de l'œil remis par M. le docteur Desmarres à M. Ch. Robin.*

Tumeur du volume d'une grosse tête d'épingle, aplatie, d'un brun noirâtre, dure, comme friable, mais ne se réduisant pas en pulpe. Elle se dilacère pourtant avec facilité, et, portée sous le microscope, elle s'est montrée constituée :

1° Par des cellules cancéreuses très abondantes et par un certain nombre de noyaux cancéreux libres A. Ces éléments sont contigus les uns aux autres, entassés comme à l'ordinaire, sans ordre ni enchevêtrement particulier. Les cellules sont, les unes sphériques ou ovoïdes, les autres polyédriques, à angles arrondis et alors généralement allongées, terminées quelquefois en pointe ou en queue B.

Les cellules les plus petites ont de 30 à 40 millièmes de millimètre; c'est aussi la largeur de celles qui sont polyédriques allongées, tandis que leur lon-

Fig. 38.

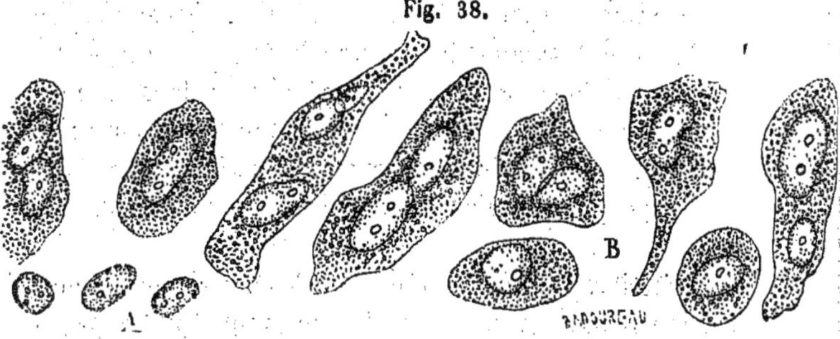

gueur s'étend de 50 à 75 millièmes de millimètre. Toutes sont à bords tranchés, assez foncés; traitées par l'acide acétique, elles pâlissent beaucoup sans se dissoudre entièrement, avec cette particularité très ordinaire et presque uniquement propre aux cellules du cancer, que le noyau ou les noyaux qu'elles renferment pâlissent autant que la masse de la cellule qui les entoure.

Ces cellules renferment toutes de un à trois et même quatre noyaux. Ceux-ci, ainsi que les noyaux libres, sont ovoïdes, assez allongés; quelques-uns pourtant sont presque sphériques. Ils sont remarquables par leurs grandes dimensions: la plupart offrent une longueur de 12, 15 et 20 millièmes de millimètre (et même 22 millièmes); leur largeur est de 8 à 11 millièmes (et même 12 pour les plus grands). Ils ont de un à deux nucléoles, peu volumineux (1 à 2 millièmes), mais nets et brillants; on trouve peu de granulations autour des nucléoles. Dans la masse de la cellule, autour du noyau, les granulations sont assez abondantes, mais fines, et n'ôtent pas la transparence de la plupart des cellules. Il en est malade, découragé et effrayé de la proposition qui lui était de se soumettre à l'extraction de l'œil, s'était livré à des riques qui exploitaient sa pusillanimité.

ARTICLE XXI.

ATROPHIE ET PHTHISIE DE LA CORNÉE.

tte maladie est toujours la conséquence d'une affection ana- du globe oculaire tout entier. Elle se distingue par des ca- res fort tranchés; ses diamètres sont tous diminués, et, dans nsemble, on constate qu'elle est complétement déformée. En , sa surface est ridée, et l'on déplace sous le doigt, par l'in- édiaire de la paupière, les plis que l'on y voit.

rrière la cornée atrophiée, on voit l'iris et la pupille, le plus nt avec de graves modifications organiques, quelquefois leur apparence normale, sauf qu'ils ont aussi perdu en e comme le globe, et que l'on peut les déformer comme la e par la plus légère pression. Là, comme dans toutes les ranes oculaires, il y a une atrophie avancée.

trophie s'accompagne donc toujours de cécité incurable.

e se distingue de la *phthisie* de la cornée en ce que, dans cette ère maladie, la membrane est devenue généralement opaque, e l'on y trouve les traces d'une suppuration étendue avec iction de l'iris. Dans la phthisie de la cornée, qui peut être lle, le globe oculaire a le plus souvent conservé son volume, lans les cas où, de même que la cornée, il a été détruit par phthalmite; dans l'atrophie de la cornée, il n'y a pas eu de ration, mais arrêt de nutrition portant sur l'organe tout en-

nt qui renferment beaucoup de granulations pigmentaires noires et brunes. là sont peu transparentes et leur noyau est quelquefois partiellement é.

In assez grand nombre de granulations pigmentaires libres et d'autres es, ou jaunes graisseuses, flottent librement autour des cellules can- s.

Des capillaires peu nombreux peuvent être isolés par dilacération du tissu umeur.

iste du tissu cellulaire et quelques rares éléments fibro-plastiques (noyaux t fibreux-fusiformes) dans le tissu qui entoure la tumeur (tissu très vas-), mais on n'en trouve pas dans la tumeur même.

tier. (Voy. *Atrophie de l'œil.*) Dans beaucoup de cas de phthisie de la cornée, la pupille artificielle est praticable ; elle ne l'est jamais dans l'atrophie.

CHAPITRE III.

MALADIES DE LA SCLÉROTIQUE.

Nous avons étudié (t. I, p. 71) les différences que présente la sclérotique à l'état normal (1). Nous avons aussi fait l'énumération succincte des affections dont elle peut être frappée. Il ne nous reste plus maintenant qu'à décrire ces maladies.

ARTICLE PREMIER.

SCLÉROTITE.

(*Ophthalmie sous-conjonctivale de d'Ammon, syndesmite variqueuse de Rau, inflammation du corps ciliaire de Wilde, ciclyte de von Artha et de van Roosbroeck*).

La nomenclature de cette maladie, que nous rappelons ici, donne la preuve que les auteurs ne sont pas d'accord sur le siége qu'elle occupe.

Est-ce, comme je le crois, dans la sclérotique qu'existe l'inflammation, ou bien serait-ce, comme le pense d'Ammon, « la phlogose du tissu que l'on rencontre entre la surface antérieure de la sclérotique et la surface postérieure de la conjonctive ? » Serait-ce dans le muscle ciliaire, comme le pense Wilde, Von Artha et Van Roosbroeck ? La question ne peut être résolue d'une manière absolue en dehors de recherches d'anatomie pathologique.

Cependant, si l'on analyse un à un tous les symptômes de la maladie, sa durée considérable, ses récidives si fréquentes, sa marche qui prouve que l'inflammation peut s'étendre de proche en proche jusqu'à l'intérieur de l'œil, si l'on note surtout l'amincissement constant de la sclérotique, quel qu'ait été le degré de l'inflammation, l'apparition de taches noirâtres à la surface de cette

(1) Voir aussi la note du bas de la page 408.

mbrane par suite de cet amincissement, l'ulcération dont je rai plus loin un remarquable exemple, on demeure convaincu le mal a dû débuter sur une membrane bien autrement importe que la membrane sous-conjonctivale, c'est-à-dire par la rotique.

e crois moins fondée encore l'opinion qui place le siége de ce dans le corps ciliaire, parce qu'il est difficile d'admettre qu'un ane qui n'est qu'un muscle de la vie organique (Bowman) se produire en s'enflammant des désordres aussi considérables une aussi longue durée.

a sclérotite que nous étudions ici n'est pas non plus cette prédue inflammation qui a été décrite depuis Beer, comme le é de l'ophthalmie rhumatismale, et qui n'est qu'une injection ptomatique (nous en parlerons après cet article); c'est, nous épétons à dessein, l'inflammation du tissu propre de la scléque, maladie qui s'étend en avant et en arrière aux tissus du inage, qui s'accompagne sur le point attaqué de tuméfaction, sudations plastiques, et, comme nous l'avons déjà dit, d'ultions fort graves.

ette maladie attaque assez souvent des personnes d'une contion faible et dont les fonctions digestives laissent à désirer; endant je l'ai vue aussi sur des sujets exempts de semblables ditions, et, en apparence, dans le meilleur état de santé. En éral elle est rare avant quinze ans et après quarante ou quae-cinq ans; elle m'a paru plus fréquente chez les femmes (1).

YMPTÔMES. — L'inflammation demeure le plus souvent limitée surface de la sclérotique. Dans un grand nombre de cas, cedant, elle marche d'avant en arrière et se complique d'ophmie interne.

e là deux formes particulières de la maladie, forme *externe superficielle* et forme *interne* ou *profonde;* de là aussi une érence considérable dans le pronostic et le traitement.

orme superficielle. — L'affection, lorsqu'elle débute, prend ours cette forme; elle est alors partielle le plus ordinairement mitée à une étendue fort peu considérable de la surface externe a sclérotique. Elle se présente sous l'aspect d'une ou de plurs petites élévations d'un blanc jaunâtre, d'apparence grais-

) Il y a aussi une *sclérotite traumatique;* nous en dirons quelques mots loin. (Voy. *Blessures de la sclérotique*, p. 402.)

seuse, placées très près de la cornée dans la région qu'occupe le muscle ciliaire (corps ciliaire)....

La conjonctive dans le point malade est soulevée, et une rougeur que nous décrirons tout à l'heure couvre la tumeur dans son ensemble et s'étend vers ses limites. Dans les cas légers, et surtout au début du mal, on pourrait croire tout d'abord à une conjonctivite pustuleuse, en voyant une injection fasciculaire se terminant du côté de la cornée par une ou plusieurs élévations de couleur blanche; mais avec plus d'attention et en groupant les symptômes que nous décrirons, l'erreur devient impossible. Ajoutons cependant que si la maladie est en voie de résolution, le diagnostic anatomique devient assez difficile; cependant la durée du mal, toujours longue, ne laisse aucune incertitude.

Au-dessous de ces élévations la sclérotique fait une saillie manifeste en dehors, dans l'étendue de la largeur d'un grain de chènevis, quelquefois sur une surface de 1 centimètre et davantage, et cela sur un ou plusieurs points à la fois. Lorsqu'elle est très large et très saillante, on pourrait croire qu'elle va s'ouvrir et donner passage à la choroïde, mais on n'a fort heureusement rien à craindre de semblable.

Cette tumeur siége le plus souvent à la partie externe du globe, généralement un peu au-dessous de l'extrémité du muscle droit. Ensuite, sous le rapport de la fréquence, je l'ai vue au-dessus de ce muscle, entre lui et le droit supérieur; mais lorsqu'elle s'est montrée une fois sur un point, il peut arriver qu'elle apparaisse tout à coup dans un point quelconque de la circonférence de la cornée, et spécialement dans l'un des intervalles musculaires indistinctement. Je l'ai vue quelquefois aussi placée vers le bas de l'œil à 1 centimètre au moins du corps ciliaire.

Tant que l'affection est limitée à une seule tumeur, le malade n'éprouve aucune gêne; mais il n'en est plus ainsi quand la partie antérieure de l'œil devient successivement ou simultanément dans divers points le siége de tumeurs semblables.

Alors l'injection se généralise et toute la surface du blanc de l'œil est d'un rouge plus ou moins vif.

A ce moment il n'est pas rare de voir survenir des accidents du côté de la cornée, très probablement par suite de la compression des nerfs ciliaires plutôt encore que par la propagation de l'inflammation à son tissu.

Tant que la maladie demeure limitée à une tumeur très petite, que le globe demeure exempt d'injection dans son ensemble, la vision n'éprouve aucune modification; le malade peut reconnaître, en se plaçant dans une lumière convenable, les objets les plus fins et lire avec facilité. L'iris a conservé sa couleur, la pupille sa mobilité, et l'on ne voit, en dehors de tout ce que nous avons décrit, qu'un seul symptôme commun à toutes les ophthalmies, un état brillant général de la cornée et de la surface du bulbe. Mais si les tumeurs s'élèvent, se multiplient, que l'œil se couvre de bosselures assez semblables par leur aspect à des abcès, en même temps que la rougeur se généralise, il survient de la photophobie, de la douleur oculo-frontale, et tous les accidents d'une ophthalmie aiguë.

Forme profonde. — Pour que les membranes internes participent à l'inflammation, il n'est pas indispensable que la sclérotique soit frappée à plusieurs endroits à la fois. Cependant cette complication est le plus ordinairement nécessaire.

Lorsque la maladie a atteint la face postérieure de la sclérotique sur un point seulement, il n'est pas rare, en même temps que l'on constate une injection, une photophobie plus vives, de remarquer des désordres du côté de la pupille.

Le premier et le plus visible de tous, c'est l'adhérence à la capsule sur un ou plusieurs points de cette ouverture. L'iris ne se décolore pas, ou du moins ce symptôme n'est pas toujours sensible. Des exsudations se développent aussi dans la pupille, surtout à la circonférence de cette ouverture, et l'on ne doit pas perdre de vue que c'est là l'un des dangers les plus sérieux que le malade ait à courir. En même temps, ainsi que je l'ai vu sur une femme que j'ai eu l'occasion d'observer plusieurs années de suite, et qui fut atteinte, à distance, de cette affection sur les deux yeux, l'amincissement de la sclérotique peut être poussé si loin pendant le travail inflammatoire, que le globe oculaire, entièrement noir à sa surface antérieure, devienne complétement mou, comme dans l'atrophie générale ou la fistule de la cornée, ou, si je voulais trouver une comparaison plus exacte, comme un œuf privé de sa coquille; de telle sorte qu'en touchant l'œil à travers les paupières, il est facile de déformer la pupille et de donner à cette ouverture l'apparence d'un cœur de carte à jouer. Mais cela est très exceptionnel.

Lorsque la sclérotique a subi un ramollissement partiel ou général, on n'a pas toujours à craindre de graves accidents ; peu à peu, et à mesure que l'inflammation diminue, des exsudations s'organisent sous la conjonctive, font corps avec cette muqueuse et avec ce qui reste encore de tissu sclérotical, et dès lors le globe reprend peu à peu sa consistance normale.

Rougeur. — Les petites tumeurs que nous avons indiquées s'accompagnent, quand elles sont isolées comme dans la forme externe au début, d'une rougeur partielle. Les vaisseaux qui la constituent sont de couleur rosée à la surface et prennent une teinte livide violacée vers les couches profondes. Cette dernière couleur est pathognomonique, et nous verrons tout à l'heure, surtout lorsque l'affection a profondément atteint la fibreuse, qu'elle deviendra de plus en plus prononcée, jusqu'à prendre une teinte noirâtre provenant de l'amincissement de l'enveloppe de l'œil. Si l'on appuie sur le globe par l'intermédiaire de la paupière, les vaisseaux pâlissent sous la pression et s'injectent avec rapidité dès qu'on les laisse libres. Ils viennent de plusieurs sources ; ceux qui sont à la surface de la sclérotique sont généralement courts, droits ; ceux qui rampent au-dessous de la conjonctive forment en s'unissant de petites masses rougeâtres dans lesquelles, même à la loupe, il est impossible de les suivre.

Évidemment la plupart de ces vaisseaux sont là de nouvelle formation, et contiennent entre eux un exsudat graisseux demi-transparent qui donne à l'ensemble un aspect particulier caractéristique.

Douleur. — Les malades, tant que l'affection est limitée, n'éprouvent aucune douleur, sinon quand on exerce une pression sur le globe de l'œil. Quelques-uns cependant se plaignent d'une tension douloureuse dans l'œil et dans l'orbite, principalement pendant la nuit, surtout s'ils ont fait quelques écarts de régime. J'ai observé bon nombre de sujets qui n'ont consenti à s'occuper de leur affection que sur les instances de leur famille, convaincus que leur maladie n'offrait absolument rien de sérieux, puisqu'ils n'éprouvaient pas la moindre gêne. Mais lorsque l'affection se répète sur plusieurs points de l'œil simultanément, que la cornée s'infiltre à sa circonférence, alors les malades éprouvent des douleurs très vives qui s'accompagnent d'une photophobie des plus gênantes.

MARCHE. — DURÉE. — La marche de la sclérotite est des plus lentes et des plus insidieuses. Il n'est pas rare qu'elle soit limitée sur un seul point pendant plusieurs mois, et à peu près avec les mêmes caractères anatomiques. Si, lorsque la partie attaquée la première commence à se cicatriser, un autre endroit devient malade, il peut arriver que l'affection se perpétue ainsi pendant une ou plusieurs années.

Sur un médecin des hôpitaux de Paris, le docteur M... S..., presque complétement ankylosé à la suite d'une affection arthritique des plus opiniâtres, la sclérotite, bien que dans sa forme la plus bénigne, n'a pas duré moins de quinze à dix-huit mois, et ne s'est pas compliquée d'inflammation de l'iris.

Chez la malade dont j'ai parlé plus haut, elle a duré plusieurs années, passant de la forme superficielle à la forme profonde, et je crains bien qu'elle ne récidive encore à l'état aigu sur plusieurs points dans l'œil atteint le dernier.

Presque tous les malades chez lesquels la sclérotite a été de quelque durée deviennent myopes à divers degrés; cela tient à ce que le diamètre antéro-postérieur de l'œil s'allonge. Le globe présente alors une saillie manifeste à son côté externe et l'ophthalmoscope permet de constater que la choroïde s'est amincie autour de la papille du nerf optique, ou même qu'elle a entièrement disparu en cet endroit. (*Choroïdo-sclérotite* de A. Græfe.)

C'est là d'ailleurs un symptôme commun à diverses amblyopies et sur lequel nous reviendrons en nous occupant des affections amaurotiques.

TERMINAISONS. — La sclérotite se termine le plus souvent par résolution, et, un fait remarquable, c'est que je n'ai jamais vu le même point s'enflammer deux fois. Le mal peut environner ainsi, à diverses distances de temps, tout le pourtour sclérotical de la cornée, et, cela arrivé, il ne reparaîtra plus, seulement il laissera sur les parties atteintes une teinte noirâtre indélébile. Chez la femme dont les yeux sont devenus mous pendant l'inflammation, les sclérotiques ont une couleur noirâtre, comme ardoisée, qu'elles conserveront toujours. J'ai vu de jeunes femmes fort chagrinées par cette terminaison, qui, cependant, est véritablement heureuse.

Dans un seul cas j'ai vu l'œil se prendre de choroïdite très grave et la cornée devenir opaque dans toute son étendue. Il a fallu sept ans pour que l'œil se perdît complétement.

L'ulcération de la sclérotique et de la cornée est rare; en voici un fait qui s'est terminé par la destruction de l'œil.

Observation. — M. P..., actuellement capitaine-commandant du Palais-Royal, fut pris en 1847 d'une sclérotite présentant au début les apparences les moins graves. La tumeur était isolée au côté externe, un peu au-dessous du muscle droit. Le blanc de l'œil n'était pas injecté, sauf en dehors. Cependant, vers le mois de janvier 1848, la maladie se généralisa et occasionna bientôt la perte totale de l'œil. A cette époque, la tumeur prit un volume un peu plus considérable, et bientôt la conjonctive et la surface externe de la sclérotique s'étant ulcérées sur deux points différents fort rapprochés l'un de l'autre, la dernière de ces membranes fut complétement détruite d'avant en arrière presque circulairement, dans l'étendue d'environ 5 millimètres, et je vis, au fond de l'ulcère, la choroïde parfaitement reconnaissable et mise à nu. Bientôt la cornée présenta dans le voisinage deux ulcérations profondes qui se confondirent avec celles de la sclérotique sans que rien pût enrayer leur marche ; une hernie choroïdienne survint ; les humeurs de l'œil s'échappèrent, et un phlegmon à marche lente détruisit le bulbe dans sa totalité.

La douleur ne s'éleva jamais très haut à partir de ce moment, car, pendant les événements de février 1848, ce malade resta à la tête de sa compagnie sans interrompre un instant son service. Il porte aujourd'hui un œil artificiel.

J'ai revu bien des fois depuis l'ulcération simultanée de la conjonctive, de la sclérotique et de la cornée, cas semblables à ceux publiés par M. Bowman (*Ann. d'oculist.*, t. XXX, p. 9) ; mais je n'ai jamais observé que ce seul fait dans lequel il soit survenu une perforation complète et de graves accidents.

Les *taches de la cornée* sont aussi très fréquentes à la suite de cette maladie ; mais il est remarquable que la plupart de celles qui occupent le centre de la membrane finissent par s'effacer, et que la vision n'en est que médiocrement altérée. J'ai dit plus haut que dans un seul cas que j'ai observé la cornée a perdu complétement sa transparence.

Les *adhérences entre l'iris et la capsule*, et les *exsudats* plastiques dans la pupille, sont l'une des complications les plus fâcheuses de cette capricieuse affection.

PRONOSTIC. — Il est généralement favorable en ce qui touche la conservation de la vision ; mais le médecin ne peut être trop réservé sous le rapport de la durée ; il doit avoir présentes à l'esprit toutes les complications de la maladie, ses récidives fréquentes, lorsqu'il est obligé de se prononcer dans ce sens. J'ai vu, comme M. Wilde (*Ann. d'oculistique*, vol. XXXII, p. 226), des malades qui ont mal accueilli d'abord les avertissements que je leur donnais sur la durée de leur maladie, et qui plus tard ont fait la triste expérience que rien ne leur avait été exagéré.

Traitement. — Les moyens à prescrire contre cette maladie doivent naturellement varier suivant l'intensité du mal, ses complications et l'état général du malade.

Dans le premier degré de la maladie, alors que l'affection ne gêne pas la vision et n'occasionne aucune douleur, on ne doit se décider que difficilement à employer d'autres moyens locaux que des collyres aromatiques chauds et en même temps très faibles. Des fomentations avec une infusion de camomille ou de romarin, de l'eau chaude, additionnée d'un alcoolat quelconque, m'ont paru pousser le mal vers une résolution plus rapide.

Si l'inflammation s'élève, le premier soin est de dilater la pupille avec l'atropine et de la tenir en cet état à peu près pendant toute la durée de la maladie pour la protéger contre les adhérences qui pourraient s'établir entre elle et la capsule du cristallin. En même temps, on place l'œil dans des conditions de lumière modérée, et l'on prescrit des onctions de belladone autour de l'orbite. Des conserves bleues, entourées de taffetas noir, si le malade peut sortir, sont aussi d'une grande utilité.

Mais si l'inflammation provoque des douleurs intenses, qu'en même temps il y ait de la photophobie, et que la tumeur ou les tumeurs de la sclérotique s'élèvent, il sera facile d'améliorer rapidement les accidents en pratiquant sur les tumeurs mêmes et parallèlement à la circonférence de la cornée quelques scarifications profondes qui auront pour résultat immédiat de faire tomber la tension des parties, comme cela arrive dans un abcès ordinaire. On atteint ainsi la conjonctive, le fascia dans toute son épaisseur, et la surface soulevée de la sclérotique. Après que la petite hémorrhagie a cessé, des lotions d'eau fraîche sont conseillées pendant une ou deux heures, et le malade est soulagé aussitôt. Le lendemain l'amélioration continue; mais s'il en est autrement, ce que l'on doit en général rapporter à des incisions trop ménagées et timides, on en pratique de nouvelles sans avoir jamais à craindre le moindre accident. (Voy. *Saignée de l'œil et scarifications*, page 18.)

Des ventouses ou des sangsues artificielles ou naturelles appliquées à la tempe n'ont assurément pas les mêmes avantages que les scarifications ; cependant on peut les prescrire aussi avec profit dans l'état aigu.

Les révulsifs cutanés ne m'ont pas paru bien réussir dans la période de déclin de la maladie ; cependant quelques mouches volantes peuvent être appliquées sur le front.

Les moyens généraux doivent varier suivant l'idiosyncrasie du malade. De même que d'Ammon, j'ai remarqué que chez les sujets que j'ai observés, la circulation abdominale laissait à désirer, et j'ai obtenu de l'amélioration en prescrivant des moyens capables de l'activer. Ainsi, chez les hémorrhoïdaires, quelques sangsues à l'anus, l'usage de l'aloès à l'intérieur, les bains de siége, les frictions alcooliques sur le ventre, etc. Chez les femmes mal réglées et chlorotiques, le fer et un régime approprié.

L'iodure de potassium seul ou uni au fer sera utile, soit chez les femmes chloro-anémiques, soit chez les hommes affaiblis par diverses causes, pourvu qu'il n'occasionne aucun dérangement dans l'appétit, ce que j'ai vu assez souvent, ou des maux de gorge, quelquefois même une fluxion plus vive vers l'œil enflammé. J'ai donné aussi avec quelque avantage l'huile de foie de morue unie à partie égale de sirop d'écorces d'oranges, en même temps que des amers sous forme de tisane.

M. d'Ammon, dont les observations sont toujours marquées au coin de la pratique, conseille au début le sulfate de potasse à la dose de 8 à 12 grammes par jour dans 200 à 250 grammes d'émulsion d'amandes douces ; je l'ai prescrit et j'en ai été satisfait ; malheureusement ce moyen, de même que tous les autres, n'empêche pas toujours le mal de passer à un degré plus élevé et d'exiger un traitement plus énergique.

Si des abcès surviennent vers la cornée et la sclérotique, il faut se hâter d'employer la compression. (V. p. 15.)

ARTICLE II.

INJECTION PÉRIKÉRATIQUE.

(*Sclérotite, ophthalmie rhumatismale des auteurs.*)

Il n'y a pas de conjonctivite aiguë, de kératite, d'iritis, de choroïdite, de rétinite, sans complication de l'injection périkératique, et cela se conçoit si l'on n'oublie pas la solidarité de vascularisation qui existe entre toutes les membranes internes et externes de l'œil.

Mais cette rougeur qui existe à la surface de la membrane albuginée de l'œil, qu'on observe dans presque toutes les ophthalmies, est-elle une inflammation de cette membrane ou tout simplement un phénomène d'injection par continuité? Peut-on admettre que cette injection, telle que l'ont décrite les auteurs sous le nom de sclérotite, ne soit qu'un symptôme de la kératite ou de l'iritis, ou d'autres inflammations de l'œil? Ne doit-on pas admettre, au contraire, qu'elle constitue une inflammation de la fibreuse?

Il est certain, et l'observation le prouve tous les jours, que la rougeur scléroticale est loin d'avoir l'aspect d'une inflammation, qu'elle n'en a point non plus la marche ni les terminaisons; que toujours elle est liée à une inflammation plus grave, qui doit nécessairement fixer l'attention du médecin. Dans la kératite, par exemple, dans la kératite aiguë surtout, la sclérotique et la conjonctive s'injectent, et certes ce n'est pas la rougeur symptomatique de ces deux membranes qui offre le plus de danger. L'inflammation réelle et simple de la sclérotique que nous avons décrite plus haut (art. Ier, p. 386) est rare; nous appuyons cette assertion sur les observations qui précèdent et sur cette remarque-ci, que les tissus analogues s'enflamment difficilement.

L'injection périkératique est partielle ou générale, elle s'accompagne de symptômes aigus ou chroniques; elle est toujours symptomatique de l'inflammation de quelqu'une des membranes les plus importantes de l'œil.

Symptômes anatomiques. — *État aigu.* — La *rougeur*, dans l'injection périkératique, affecte une forme particulière qu'il faut avant tout connaître, celle d'un cercle complet ou non de largeur variable (2 à 5 millimètres), qui encadre la cornée en la touchant. Au delà de ce cercle, la sclérotique est à peine rose; le plus souvent même elle est absolument blanche, circonstance qui, avec d'autres caractères que nous étudierons, prouve que la plupart des sclérotites des auteurs ne sont que le résultat d'un phénomène très simple, de la vascularisation produite par l'inflammation d'une autre membrane.

C'est donc en avant seulement qu'il faut chercher les caractères de l'injection.

Les vaisseaux qui la composent sont très fins, parallèles entre eux, plus gros à leur bout cornéen qu'à l'extrémité opposée, et longs de 1 à 4 ou 5 millimètres au plus, selon le degré d'acuité de l'inflammation. La couleur générale de cette injection varie du rose pâle au carmin le plus vif. Le gros bout des vaisseaux, reposant presque sur la cornée, se termine brusquement en cet endroit; l'extrémité opposée semble se perdre dans la sclérotique après le court trajet que nous avons indiqué. Ces vaisseaux ne s'anastomosent point entre eux et ont été comparés, dans leur ensemble et pour leur disposition, au disque d'une fleur radiée.

Ils ne peuvent être confondus avec les vaisseaux de la conjonctive, lorsqu'on connaît la direction et la forme de ceux-ci, qui, sinueux, très longs, anastomosés ensemble, tournés à leur base vers les replis de la conjonctive, et en sens inverse à leur sommet, croisent la direction des vaisseaux de la membrane albuginée. Ceux de la surface de la sclérotique, au contraire, fixes, profonds par rapport aux premiers, courts, droits, nullement anastomosés ensemble, nous l'avons vu, et à base tournée vers la cornée, se perdent après un très court trajet.

Lorsque, par l'intermédiaire de la paupière inférieure, on imprime un mouvement à l'ensemble de la conjonctive bulbaire, on reconnaît que les vaisseaux longs, sinueux, superficiels qui la couvrent, se déplacent avec la membrane; tandis que les vaisseaux sclérotidiens demeurent toujours immobiles.

La figure 39 fera encore mieux comprendre la direction des vaisseaux de la surface de la sclérotique.

Fig. 39.

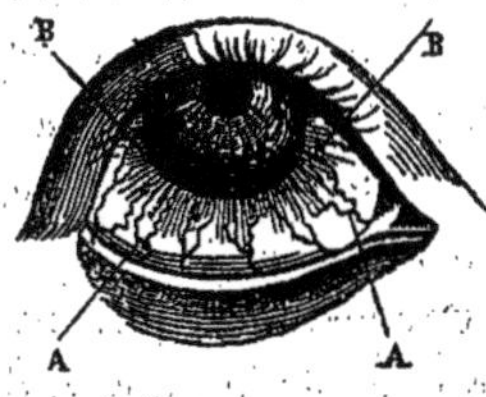

A, A, indiquent les vaisseaux tortueux, longs, mobiles et superficiels de la conjonctive. Loin de la cornée, il n'y a aucune injection.

B, B, représentent les vaisseaux droits, courts, fixes et profonds;

Dans le temps même que ces symptômes existent, il faut en chercher d'autres dans une autre membrane de l'œil, telle que l'iris, la choroïde, la cornée, etc. Ainsi que nous l'avons dit plus haut, l'injection périkératique n'est qu'un épiphénomène qui se montre forcément à la suite des maladies de ces membranes.

Symptômes physiologiques. — Le plus saillant de ces symptômes est la *photophobie*. Selon Auguste Bérard, qui a adopté les idées du docteur Cade, le blépharospasme et le larmoiement seraient dus à ce qu'il nomme une *cyclite*, c'est-à-dire à une inflammation du corps (le muscle) ciliaire.

Dans cette hypothèse, la pupille, en se contractant, tiraillerait de toutes parts le corps ciliaire et produirait les douleurs insupportables qu'accusent les malades. Il est certain que si cette théorie était fondée, les mydriatiques seraient exempts de photophobie; mais cela n'est pas. Un jeune homme atteint depuis longtemps de mydriase, à la suite d'un coup porté sur l'œil, voyant bien d'ailleurs, est pris plus tard d'une kératite aiguë : je constate que la pupille demeure immobile ; cependant la photophobie est portée au plus haut point.

La *douleur* est le plus ordinairement très forte et se montre graduellement avec l'injection. Les mouvements du globe deviennent difficiles ; il semble au malade qu'il ait augmenté de volume. Des douleurs, partant du fond de l'orbite, vont souvent s'irradier vers le front, vers la tempe, et dans toute la moitié de la face correspondante. Très souvent ces phénomènes se rattachent à une inflammation de l'iris. Cependant ils existent aussi parfois isolés. On peut supposer, dans ce dernier cas, comme Middlemore, que les douleurs sont le résultat de la difficulté que la fibreuse éprouve à se distendre, bien que cette explication ne soit pas la seule qu'on puisse en donner. Il n'est pas bien démontré qu'elles augmentent souvent le soir et la nuit, et qu'elles reparaissent lorsque le temps devient humide.

La compression de ceux des nerfs ciliaires qui se distribuent à l'iris et au muscle ciliaire ne serait-elle pas l'unique cause de ces douleurs?

La *vision* s'exerce d'autant plus aisément que le malade est placé dans une plus grande obscurité. En général elle est altérée; mais assez souvent elle ne peut plus avoir lieu du tout, à cause de l'insurmontable difficulté que le malade éprouve à ouvrir même un instant les yeux. C'est surtout chez les enfants et chez les jeunes gens scrofuleux que cette difficulté est plus grande; on la rencontre encore, mais très exceptionnellement, sur les sujets habituellement atteints de rhumatisme.

État chronique. — Les symptômes que nous avons indiqués plus haut existent ici à un moindre degré. La cornée est entourée d'un cercle rouge, mais il a pris une teinte brun foncé très remarquable. Les vaisseaux sont moins distincts qu'à l'état aigu, et paraissent se confondre les uns avec les autres. Il semblerait qu'un grand nombre de petits vaisseaux surnuméraires se seraient montrés ; mais dans tous les cas la direction en serait très difficile à indiquer ; car c'est une sorte d'épanchement diffus dans le tissu cellulaire sous-conjonctival. C'est cet anneau rouge brun, nommé autrefois *cercle dyscrasique ou cercle veineux*, qu'on voit toujours dans les maladies chroniques, et dont le bord opposé à la cornée est d'un bleu violacé.

Les symptômes physiologiques sont en rapport avec l'état de chronicité de l'affection principale : la photophobie et la douleur sont moindres qu'à l'état aigu, mais ont d'assez fréquents retours.

Terminaisons. — L'injection périkératique se termine toujours par la résolution, même quand elle a pris la marche chronique. Lorsqu'elle a duré longtemps à l'état aigu, il n'est pas rare que des symptômes plus ou moins graves se montrent du côté de la vision, mais ils sont alors la conséquence de l'affection dont la rougeur périkératique n'est que l'un des symptômes.

Étiologie. — Nous avons dit plus haut que toutes les inflammations aiguës de l'œil s'accompagnent d'injection de la surface de la sclérotique. Point d'iritis, de kératite ou de conjonctivite aiguë sans cette injection.

Chez les scrofuleux, la sclérotique demeure rouge beaucoup plus de temps que chez les autres sujets.

Chez les rhumatisants, elle paraît devenir aussi le siége d'une rougeur symptomatique quelquefois très tenace. C'est là une circonstance qui a engagé certains praticiens à admettre une *sclérotite* ou *ophthalmie rhumatismale*, facile à distinguer, selon eux, de l'inflammation essentielle, mais qui en réalité ne présente *aucun caractère anatomique distinctif*.

Nous avons vu, en parlant de la *kératite* dite *rhumatismale*, que les phlyctènes qu'on remarque sur la cornée n'ont aucune sorte de valeur ; il en est de même de l'arrangement des vaisseaux dans la prétendue sclérotite, du moins quant au rhumatisme.

Il n'y a rien de spécifique dans tout ceci.

La conjonctive s'enflamme sous l'influence d'un refroidissement ; la sclérotique est soumise aux mêmes lois. Je ne comprends pas pourquoi on aurait à faire, dans le second cas, à un principe particulier qui n'existerait pas dans le premier. M. Mackenzie, qui a décrit la sclérotite sous le nom d'*ophthalmie rhumatismale*, a si bien senti tout ce qu'avait de vicieux cette dénomination, qu'il dit (*loc. cit.*, pag. 350) :

« Si l'on me demandait ce que j'entends par ophthalmie rhumatismale, je répondrais : 1° J'entends exprimer simplement » l'inflammation de la membrane fibreuse de l'œil, la sclérotique, » et des parties de structure semblables, reconnaissant pour cause » l'influence du froid. 2° Je ne crois point que cette ophthalmie » soit une inflammation différente en *nature* de l'inflammation » commune, ayant sa source dans ce qu'on a appelé la constitution ou la diathèse rhumatismale.... 3° L'ophthalmie rhumatismale se montre fréquemment chez des individus qui n'ont jamais » eu de rhumatisme dans d'autres parties du corps.... 4° J'ai » adopté l'expression d'*ophthalmie rhumatismale*, mais peut-être » eût-il été plus exact de dire *sclérotite idiopathique*. »

On le voit par ce passage, l'ophthalmie rhumatismale des auteurs n'a anatomiquement rien de bien caractéristique et n'est tout simplement que l'injection ordinaire de la sclérotique symptomatique assurément de l'inflammation d'une autre membrane.

Il était d'autant plus important de s'entendre là-dessus, que des praticiens, de beaucoup de mérite d'ailleurs, ne peuvent voir une injection de la sclérotique, même chez des nouveau-nés, sans songer aussitôt à une complication rhumatismale. Qu'est-ce dès lors, que l'injection si vive de la surface de la sclérotique qui se montre quand un corps étranger, un grain de sable par exemple, tombe entre les paupières?

Lorsque nous parlerons de l'iritis et de l'inflammation des séreuses de l'œil, nous verrons que les mêmes idées préconçues ont ouvert une fausse route à ceux qui les ont adoptées, et qu'ils sont ainsi tombés dans des redites au moins inutiles.

Les ophthalmies aiguës, le froid, la constitution scrofuleuse, les rhumatismes ne sont point les seules causes reconnues de la rougeur périkératique, puisqu'elle n'est qu'un symptôme. Il faut y ajouter encore l'implantation dans la conjonctive, dans la cornée ou dans la fibreuse même, de corps étrangers, dont la présence amène des plus fréquemment la rougeur qui nous occupe. Les plaies par instrument piquant ou tranchant ne développent qu'une injection à peine visible dans la membrane albuginée, et certes ce n'est pas là une circonstance qui manque d'intérêt. Une plaie d'un centimètre et plus ouvre largement la sclérotique, et c'est à peine si à sa surface on reconnaît une teinte uniforme légèrement rose; tandis qu'on remarquera une vascularisation annulaire très prononcée près de la cornée, si celle-ci ou l'iris s'enflamme. N'est-ce pas la preuve que la rougeur péricornéenne de la sclérotique n'est que le signe d'une phlogose siégeant ailleurs?

Pronostic. — Il varie selon la cause qui a produit la maladie, et selon qu'elle est compliquée de symptômes plus ou moins graves. On devrait se défier en général de la rougeur péricornéenne, si les récidives en étaient fréquentes, mais elles sont heureusement fort rares. On n'oubliera pas que la cause de la rougeur est ordinairement ailleurs que dans la fibreuse.

Traitement. — *État aigu.* — Il est essentiellement antiphlogistique. Chez les adultes, la saignée du bras sera le premier moyen à appliquer. Si l'on a quelque raison de supposer que le rhumatisme joue un certain rôle dans la production du mal, ce qui est assez rare, elle sera surtout indiquée. On devra la répéter, si, comme cela arrive d'ordinaire, les malades n'en éprouvent d'abord que peu de soulagement, et ne pas suivre le conseil de Wardrop, qui pense que les rhumatismes ne supportent pas bien des pertes de sang abondantes. Si la saignée ne suffit pas, on appliquera auprès de l'oreille une vingtaine de sangsues, qu'on laissera saigner pendant trois ou quatre heures; en même temps on recommandera de faire, de deux en deux heures, des frictions mercurielles belladonées, autour de l'orbite.

Lorsque les douleurs seront fortes, on administrera à l'intérieur le calomel uni à l'opium.

Si les frictions dont nous venons de parler ne réussissaient pas, ce qui est très fréquent, on pourrait, d'après le conseil de M. Mackenzie, les remplacer par d'autres qu'on ferait avec du laudanum chaud, ou avec une infusion d'extrait de belladone dans du laudanum. Cette préparation est surtout employée par l'auteur anglais, une heure avant l'instant où doit débuter le paroxysme nocturne.

Je me suis très bien trouvé dans cette maladie de prescrire sur les yeux des applications de compresses trempées dans une infusion d'herbes de belladone et de jusquiame.

Le sulfate de quinine, à dose convenable, m'a paru toujours

d'un effet très certain lorsque la douleur offre les caractères d'une névralgie intermittente, ce qui est loin d'être rare.

Mackenzie recommande encore de tenir constamment l'œil sous l'influence de la belladone, dans la crainte de l'adhérence de l'iris et de la capsule; cette précaution est bonne, sans doute, mais seulement lorsqu'on remarque que la rougeur péricornéenne s'accompagne d'une inflammation de l'iris.

Tous les auteurs qui ont considéré la rougeur de la surface de la fibreuse de l'œil comme le signe certain d'une ophthalmie rhumatismale, s'accordent à préconiser des préparations qu'ils nomment *antirhumatiques*, et parmi lesquelles figurent les antimoniaux, l'acétate d'ammoniaque, le camphre, la poudre de Dower, le gaïac, les infusions chaudes de fleurs de sureau, de bourrache, et surtout la teinture de semences de colchique d'automne. Toutes ces préparations employées avec mesure peuvent rendre, dans quelques cas, de véritables services; mais on conçoit ce qu'il y aurait de peu raisonnable à les considérer comme des moyens spécifiques.

L'usage des collyres, dans l'affection qui nous occupe, est loin d'être suivi d'accidents, ainsi que le craignent ces mêmes auteurs, qui conseillent de n'en prescrire jamais dans cette affection, en s'écriant : des astringents sur un œil atteint de rhumatisme! Nous ne saurions partager ces craintes. Lorsque l'inflammation de la sclérotique se lie à un commencement d'ophthalmie interne, à une iritis, à une choroïdite, tous les collyres sont, sans doute, contre-indiqués, celui de belladone excepté. Mais lorsque l'inflammation est externe, des collyres forts abattent souvent en très peu de temps tous les symptômes inflammatoires. Il faut, bien entendu, choisir avec soin l'agent et le mode d'emploi.

Lorsque l'inflammation commence à tomber, des collyres légèrement astringents, comme ceux de ratanhia et de tannin, sont utiles, surtout si en hiver on les prescrit en fomentations légèrement tièdes; le nitrate de potasse, employé de la même manière, rendra de bons services.

Des vésicatoires volants, très larges, appliqués à la nuque ou derrière les oreilles, concourront également à la guérison, lorsque l'inflammation ne sera plus très aiguë; cependant ce moyen, si généralement employé, ne m'a donné jamais que des résultats négatifs.

Chez les sujets jeunes, lymphatiques ou scrofuleux, la rougeur de la sclérotique est presque toujours liée à l'inflammation de la cornée qui devra nécessairement attirer l'attention du praticien, et dont le traitement, il est presque superflu de l'ajouter, devra être en rapport avec la gravité du mal et la constitution du sujet.

Traitement de l'état chronique. — C'est le même que celui de toutes les ophthalmies chroniques. Les pommades excitantes, employées avec mesure, m'ont paru très utiles, lorsqu'on y a substitué à temps quelques astringents légers.

Quand une excitation suffisante ne peut être obtenue par les pommades de précipité rouge, quelques instillations de nitrate d'argent suffisent pour ramener les vaisseaux à un état convenable. On prescrit en même temps un traitement général approprié.

ARTICLE III.

BLESSURES, BRULURES DE LA SCLÉROTIQUE.
(*Sclérotite traumatique.*)

Les *plaies* de la sclérotique sont, en général, peu graves; celles par piqûres et par coupures se guérissent d'ordinaire avec une remarquable rapidité. On en a des exemples dans les cas où l'on est exceptionnellement dans la nécessité d'enlever des cataractes secondaires ou des corps étrangers, plutôt par la sclérotique, que par la cornée. J'ai vu, cependant, quelques-unes de ces plaies suppurer et entraîner la perte de l'œil, et Hasner a observé aussi un cas dans lequel les lèvres d'une blessure de la sclérotique étaient enflées, infiltrées de pus d'un gris jaunâtre, et renversées en dehors. Chez un jeune garçon, qui s'était piqué l'œil avec une fourchette, la suppuration de la sclérotique s'est propagée à l'organe tout entier et en a provoqué la phthisie.

Les *brûlures* sont, en général, dangereuses et ont une marche fort insidieuse ; j'en ai donné des exemples en m'occupant des brûlures de la cornée, page 320 et 321.

ARTICLE IV.

TACHES NOIRES PIGMENTEUSES DE LA SCLÉROTIQUE.

On voit quelquefois sur la sclérotique des taches noir mat ou plus ordinairement brun foncé, d'étendue variable, et que les enfants apportent en naissant. J'ai observé plusieurs sujets qui présentaient ce phénomène ; chez un d'eux, la fibreuse avait pris dans toute sa moitié externe cette couleur noir mat dont je viens de parler ; près de la cornée, la tache avait une teinte café au lait. Dans un autre cas, toute la sclérotique droite était noire à divers degrés, tandis que la fibreuse du côté opposé avait la couleur normale. Le jeune homme qui présentait ce singulier phénomène n'avait jamais souffert des yeux, et c'était pour un autre motif qu'il était venu me voir. Ses iris étaient d'une couleur très foncée ; ses cils, ses sourcils, sa barbe, ses cheveux, très noirs ; sa peau était très brune.

Les taches de la sclérotique ne présentent aucune élévation, ce qui les distingue du staphylôme commençant de cette membrane ; elles me paraissent dues à une anomalie de sécrétion du pigmentum choroïdien.

ARTICLE V.

AMINCISSEMENT DE LA SCLÉROTIQUE.

La sclérotique s'amincit en avant, près de la cornée, ou en arrière autour du nerf optique. Dans ce dernier cas, la papille est isolée par un cercle blanc facile à voir avec l'ophthalmoscope ; dans les deux, le malade devient myope.

Les congestions chroniques de l'œil, et en particulier celles de la choroïde, exercent assez ordinairement une grande influence sur l'épaisseur de la sclérotique.

Cette membrane, peu à peu distendue par la congestion vasculaire, s'amincit avec une extrême lenteur, et présente dans l'endroit où elle est le plus faible, une tache bleuâtre qui devient bientôt saillante, et est remplacée rarement par un staphylôme.

Lorsque la sclérotique résiste longtemps et ne se laisse point distendre, la congestion réagit davantage sur les milieux de l'œil ;

l'iris est poussé en avant par le cristallin, la rétine est comprimée par le corps vitré, et les malades accusent, indépendamment d'une sensation de tension dans le globe, tous les symptômes d'une amblyopie. Survienne alors un amincissement partiel de la sclérotique, tous ces phénomènes de compression disparaîtront, et seront remplacés par un état de myopie peu marqué et facile à corriger.

Dans telle congestion chronique de l'œil, la sclérotique s'amincira promptement, tandis que dans telle autre elle ne cédera pas; la vue est menacée seulement dans ce dernier cas, le foyer seul changera dans le premier.

J'ai cru reconnaître la cause de cette différence dans l'examen comparatif que j'ai fait de la sclérotique, sur un grand nombre de sujets du même âge. Chez les uns, cette membrane était très mince, tandis que chez les autres elle présentait une très forte épaisseur relative.

Je ne doute pas que l'observation de ce fait ne puisse conduire à l'explication de beaucoup de phénomènes qu'on remarque dans les congestions internes de l'œil.

L'hydrophthalmie partielle ou générale s'accompagne aussi d'amincissement de la sclérotique, qui présente alors dans son ensemble une teinte bleuâtre, parsemée çà et là de taches plus foncées.

ARTICLE VI.

STAPHYLÔME DE LA SCLÉROTIQUE.

Cette affection intéresse principalement deux membranes, la sclérotique et la choroïde.

C'est une tumeur circonscrite, molle, bleuâtre, ou tout à fait noire, assez souvent indolente, et de volume variable, qui, lorsqu'elle est placée dans l'hémisphère antérieur du globe, siége sur la sclérotique au-dessous de la conjonctive bulbaire.

Le staphylôme est quelquefois unique; plus fréquemment il est multiple; s'il est considérable, il peut être pris pour une dégénérescence mélanique.

On le divise en staphylôme *antérieur*, *latéral* et *postérieur* selon le lieu qu'il occupe.

Il est, avons-nous dit, d'un volume variable: tantôt c'est une élévation bleuâtre, à peine visible, siégeant sous la muqueuse bulbaire; tantôt, au contraire, c'est une tumeur qui peut acquérir la grosseur d'un pois, d'une noisette ou même de la moitié d'une noix. Alors elle soulève fortement la paupière correspondante.

Lorsque le staphylôme est placé en arrière, il est plus difficile de porter un diagnostic; Scarpa, Monteggia, Jacobson, ont rapporté quelques exemples de ce cas. J'en ai observé plusieurs aussi : le staphylôme était placé en arrière, entre le muscle droit externe et le muscle droit inférieur; les mouvements du globe étaient impossibles au dehors ; d'autres staphylômes plus petits se remarquaient sur la sclérotique.

Le staphylôme postérieur doit être facilement reconnu au moyen de l'ophthalmoscope, et, à l'aide de cet instrument, l'erreur ne doit pas être possible.

Les staphylômes postérieurs ne prennent pas seuls un volume considérable; j'ai vu des staphylômes antérieurs en acquérir un tel, que l'occlusion des paupières en était empêchée.

Symptômes anatomiques. — Sous la conjonctive scléroticale, à un endroit plus ou moins éloigné de la cornée, mais toujours de 2 à 3 millimètres au delà de cette membrane, on aperçoit une ou plusieurs élévations bleuâtres, circonscrites et d'un volume variable, dont le sommet est d'une couleur plus foncée que le pourtour, lequel est presque toujours blanc jaunâtre; le centre tire sur le bleu d'acier ou sur le noir.

Cette tumeur varie, quant au volume, depuis la grosseur d'une tête d'épingle jusqu'à celle d'un gros grain de raisin ou d'une forte noisette, et même davantage ; mais quel qu'en soit le volume, on reconnaît toujours qu'elle est formée de petits lobules, ou mieux, de bourrelets réunis par leur base. La sclérotique paraît saine dans tous les endroits autres que celui du siége de la tumeur, à moins qu'elle ne soit amincie dans son ensemble, ce qu'on voit assez souvent après les choroïdites de longue durée, ou lorsque la tumeur a pris un volume très considérable.

Les autres membranes de l'œil présentent des symptômes qui varient, selon le degré d'ancienneté ou de gravité de la tumeur scléroticale. On conçoit que, si le staphylôme est consécutif d'un amincissement très limité de la sclérotique, sans affection préalable des membranes internes, la vision sera conservée dans toute son intégrité.

J'ai vu bien des staphylômes, encore assez volumineux, guérir complétement, sans qu'aucune atteinte eût été portée à la vision. Le professeur Ribéri a observé des faits semblables ; malheureusement il n'en est pas toujours ainsi : des désordres graves existent souvent du côté de la pupille, qui est déformée par des exsudations, ou bien oblitérée en partie ou en entier.

On reconnaît alors que le fond de l'œil est trouble et comme rempli de fumée ; à moins, ce qui arrive souvent, que le cristallin ne soit complétement opaque. L'iris a changé de couleur comme dans son inflammation chronique ; ordinairement il est sale, verdâtre. La cornée est aussi devenue staphylomateuse dans quelques cas ; fréquemment elle présente des opacités vasculaires assez larges, et quelquefois même un pannus ; la chambre antérieure est déformée. Le plus ordinairement de gros vaisseaux variqueux, rouge brun, sillonnent la sclérotique et le tissu cellulaire sous-conjonctival, comme après les choroïdites chroniques graves. Dans ces cas, la vision est fort compromise, et même en général complétement perdue. L'œil est très souvent amaurotique.

Lorsque le staphylôme est postérieur, il est impossible de le reconnaître à ses caractères externes. Les mouvements du globe sont empêchés dans le sens qu'il occupe, c'est-à-dire le plus ordinairement en dehors ; l'œil est maintenu fixe, la cornée dirigée en bas et en dedans. On pourrait croire à la présence d'une tumeur placée contre la paroi externe et profonde de l'orbite, si les autres symptômes anatomiques ne mettaient sur la voie. Mais rarement dans une tumeur de l'orbite aussi petite et ne pouvant être reconnue au dehors par le toucher, la vision serait abolie, tandis que le contraire a lieu dans le staphylôme postérieur. Des vaisseaux sillonnent, en outre, la fibreuse et le tissu cellulaire sous-conjonctival ; d'autres staphylômes ou au moins des plaques bleues, preuve de l'amincissement de cette membrane, existent sur la surface de la sclérotique. En même temps les membranes internes présentent tous ou presque tous les symptômes que nous avons signalés comme accompagnant les cas graves de staphylôme antérieur.

SYMPTÔMES PHYSIOLOGIQUES. — Ils varient selon la gravité des symptômes anatomiques. Dans tel cas léger, où la hernie de la choroïde est récente, on observe quelques symptômes de réaction ; le malade est photophobe à un plus ou moins haut degré, et il accuse des douleurs assez vives. Dans d'autres cas où la dégénérescence est arrivée à un haut point, la douleur est nulle, et le malade n'accuse même aucune gêne, bien que la paupière qui correspond à la tumeur soit largement écartée du bulbe. D'autres fois c'est un tiraillement douloureux produit par les phénomènes de distension, ou bien, lorsque le staphylôme s'enflamme, une douleur pulsative, revenant par accès et s'étendant, comme dans l'iritis, au front et souvent même à toute la tête. Il n'est pas rare alors que des symptômes généraux, et en premier lieu la fièvre, viennent se joindre à ces symptômes locaux. J'ai vu quelquefois des vomissements, ce qui s'explique jusqu'à un certain point par le tiraillement des nerfs cillaires ; mais ce dernier symptôme est plus fréquent, d'après mes observations, dans l'inflammation du staphylôme opaque de la cornée.

Marche. — Durée. — Il est des staphylômes de la sclérotique qui demeurent stationnaires pendant un espace de temps illimité ; ce sont ceux qui sont consécutifs à des plaies ou à une inflammation partielle et éteinte de la choroïde. Ordinairement ils ont leur surface externe recouverte d'une fausse membrane, qui fait équilibre à l'action des muscles. Ce serait une grave erreur de croire qu'un staphylôme de cette nature doive infailliblement s'accompagner de la diminution de la vision. Cela s'observe sans doute ; mais il s'en faut que ce soit d'une manière générale, ainsi que le pensent Chélius (1) et surtout M. Rognetta (2), ce qui s'explique par l'intégrité de la papille du nerf optique et de son voisinage. Cependant, si des staphylômes se forment avec une grande rapidité sur plusieurs points de la surface de la sclérotique, puis qu'ils prennent peu à peu des dimensions considérables, la vue pourra être graduellement détruite.

Terminaisons. — Lorsque le staphylôme est petit, il peut se terminer par la guérison, c'est-à-dire par son aplatissement complet, surtout si le traitement est bien dirigé ; mais le plus ordinairement il prend progressivement un volume considérable et est bientôt suivi de l'apparition d'autres tumeurs semblables. Le volume du globe augmente tous les jours, le sommet des staphylômes s'amincit, et quelquefois l'humeur aqueuse s'écoule au

(1) Chélius, *loc. cit.*, p. 371.
(2) Rognetta, *loc. cit.*, p. 492.

dehors. La rupture peut avoir lieu pendant une inflammation aiguë; elle s'accompagne alors de douleurs très vives et la coque oculaire se remplit de sang. Dans quelques cas, l'œil s'atrophie immédiatement après cet accident. D'autres fois ce staphylôme dégénère et prend l'aspect d'une tumeur de mauvaise nature; cependant, il faut bien se garder, comme Chélius le fait remarquer, de croire, avec Rosenmüller, que la mélanose du globe de l'œil ne soit que le degré le plus élevé du staphylôme et que la suite d'une inflammation chronique, passive et veineuse, et d'une sécrétion surabondante de pigmentum noir.

Étiologie. — Toutes les maladies qui modifient le tissu de la sclérotique et l'affaiblissent dans une certaine étendue, peuvent produire le staphylôme de cette membrane. Les inflammations fréquentes de l'œil, si elles sont de longue durée, particulièrement chez les sujets scrofuleux, les plaies, les ulcères, comme on en voit dans quelques cas rares, à la suite d'affections graves, et surtout la choroïdite, l'occasionnent souvent. Lorsque cette dernière maladie a duré quelque temps, le tissu fibreux de la sclérotique est tellement aminci dans toute son étendue qu'il laisse facilement apercevoir la couleur bleue de la choroïde. Dans les parties les plus faibles, la tache est plus prononcée et un peu élevée, et elle prend progressivement un développement de plus en plus grand, à moins d'une exsudation suffisante de fausses membranes. Il est hors de doute que dans les cas de cette nature la sclérotique était primitivement très mince (1), et qu'elle a cédé à la pression exercée par la choroïde. Des adhérences intimes s'établissent peu à peu dans tous les endroits où se sont montrées les plaques bleues ou les tumeurs, et il devient difficile, si l'on examine l'œil sur le cadavre, de séparer la sclérotique de la choroïde et de retrouver la rétine.

Traitement. — Il diffère selon la cause de la maladie et les

(1) La sclérotique, examinée sur le cadavre, présente des différences très notables quant à son épaisseur, et cela explique pourquoi, dans quelques cas, elle s'amincit et se distend avec une si grande facilité. Lorsqu'elle est assez solide pour faire équilibre à la pression exercée de dedans en dehors par la choroïde malade, des phénomènes de compression ne tardent pas à paraître du côté de la rétine, et peu à peu la chambre antérieure diminue, puis disparaît tout à fait, l'iris venant alors s'appliquer presque contre la cornée. Lorsqu'elle cède, l'amblyopie ne se montre que plus tard, et les chambres conservent leur diamètre.

progrès qu'elle a faits. Si la tumeur est petite et consécutive d'un amincissement partiel dont la cause n'existe plus, on pourra espérer une guérison complète en touchant le staphylôme, régulièrement une fois ou deux la semaine, avec le crayon de nitrate d'argent. Si la cautérisation est insuffisante, les ponctions souvent répétées de la petite tumeur seront très utiles, surtout si l'on a soin, immédiatement après qu'elles auront été faites, d'exercer sur l'œil pendant quelques heures une compression légère et méthodique, à laquelle on reviendra de temps en temps ; cette compression doit être ménagée de telle sorte que le malade n'en éprouve aucune gêne dans l'œil. On recommence la ponction du staphylôme tous les huit ou dix jours au besoin.

Lorsque la maladie est liée à une affection générale ou à des causes de congestion habituelle au cerveau, c'est à ces affections qu'il faudra songer d'abord. On essaiera, par des applications de sangsues, par des préparations aloétiques et par un régime convenable, de rétablir la menstruation ou le flux hémorrhoïdal, si l'un ou l'autre a disparu. Le cœur sera examiné avec soin, car les congestions de l'œil se rattachent très souvent à quelque maladie de cet organe. Des purgatifs seront prescrits, et l'on n'aura recours qu'avec ménagement aux révulsifs, dont l'effet m'a paru être au moins nul.

Si la tumeur a pris un développement considérable, et gêne le mouvement des paupières, on pratiquera la paracentèse de l'œil autant de fois que cela paraîtra nécessaire. Elle suffit souvent pour faire disparaître tout à fait et pour longtemps une inflammation suraiguë, avec douleur très vive ; mais lorsque ces moyens ont été inutiles, les tumeurs doivent être enlevées complétement, avec l'hémisphère antérieur de l'œil. Cette opération se pratique comme celle que nous avons indiquée pour l'enlèvement du staphylôme opaque de la cornée. Mais l'hémorrhagie étant plus à craindre, le malade sera surveillé, après l'opération, pendant quelque temps.

Le staphylôme postérieur de la sclérotique ne pouvant être que difficilement reconnu, et étant d'ailleurs au-dessus des ressources de l'art, nous ne nous occuperons point de son traitement, qui rentre dans celui de la choroïdite.

CHAPITRE IV.

MALADIES DE LA CHAMBRE ANTÉRIEURE.

ARTICLE PREMIER.

INFLAMMATION DE LA MEMBRANE DE L'HUMEUR AQUEUSE.

(*Descemétite. — Aquo-capsulitis.*)

Cette maladie, dont les descriptions sont encore assez rares aujourd'hui, a reçu les noms les plus dissemblables. On l'a appelée tour à tour *inflammation de la membrane de l'humeur aqueuse*, de la *membrane de Descemet*, de la *membrane de Demours*, *Descemétite; hydro-meningitis; inflammatio membranæ serosæ; Kérato-iritis, iritis serosa, iritis sub-acuta, chronica, hypercératose*, etc., etc.

Ces noms divers, ainsi qu'on peut en juger au premier coup d'œil, semblent ne pas pouvoir se rapporter à la description de la même maladie ; mais ce qui pour l'un est l'inflammation simultanée de la cornée et de l'iris, sera pour l'autre celle du feuillet cornéen et du feuillet iridien de la membrane de l'humeur aqueuse; de sorte que si les noms varient dans les auteurs, ils n'en expriment pas moins une seule et même chose.

Une réflexion fort simple, cependant, explique l'origine de tous ces noms donnés à une même maladie : l'inflammation qui frappe la membrane de l'humeur aqueuse demeurera-t-elle si bien isolée que les symptômes en pourront être toujours parfaitement tranchés? Comment admettre que cette membrane si ténue (dont l'existence est niée encore aujourd'hui par quelques anatomistes), s'enflammant dans sa portion cornéenne, ne prendra pas les caractères de la kératite profonde et n'aura pas tous les signes de l'iritis au premier degré, si c'est par sa partie iridienne que la maladie commence?

Il conviendrait donc, pour donner une description complète de la descemétite ou inflammation de la membrane de l'humeur aqueuse, de renvoyer aux articles *Kératite ponctuée profonde*, et *Iritis au premier degré*, où elle a été décrite en très grande partie. Pourtant, comme, dans la kératite et l'iritis, nous avons cherché à mettre surtout en relief les symptômes qui distinguent plus particulièrement ces deux affections, et que les caractères de l'inflammation de la membrane de l'humeur aqueuse ne se sont trouvés là qu'en seconde ligne, nous allons les présenter à part dans la courte description qui suit.

SYMPTÔMES ANATOMIQUES. — A. *État chronique.* — La forme chronique étant la plus fréquente, c'est par celle-ci que nous commencerons cette fois notre description, en indiquant les caractères de la maladie dans chacune des membranes en particulier.

Portion cornéenne de la membrane de l'humeur aqueuse. — *Cornée.* — Il est presque impossible de reconnaître à l'œil, ni même à l'aide d'une loupe, si l'inflammation se borne exactement à la membrane de l'humeur aqueuse ; cependant, il est aisé d'apercevoir un certain trouble, qui semble placé plus profondément que la cornée, dont les lamelles postérieures ne paraissent d'abord pas atteintes. Ce trouble, que M. Bedfort (1), à l'exemple de Wardrop, considère à tort non comme le dépôt d'un produit morbide, mais comme le résultat d'une simple turgescence vasculaire, est au début si léger que c'est à grand'peine qu'on peut distinguer une différence entre l'œil sain et l'œil malade ; uniformément répandu, dans quelques cas, derrière une partie de la cornée, au delà de laquelle tout est brillant comme de coutume, il s'étend peu à peu dans plusieurs directions, et ressemble assez alors à une fumée, à un brouillard léger qu'on apercevrait à travers un verre poli.

A l'endroit où siége l'opacité, la surface externe de la cornée a toute sa netteté accoutumée, comme on peut s'en assurer en la regardant obliquement ; cette membrane ressemble tout à fait alors, pour la transparence, au verre d'une montre, à la surface concave duquel on aurait soufflé un instant et de manière à n'en troubler que la moitié.

Quelquefois cette espèce de brouillard encore transparent se fixe à la fois sur plusieurs endroits de la face cornéenne concave, de sorte qu'on peut parfaitement distinguer en arrière la chambre antérieure, l'iris et la pupille, à travers les parties demeurées saines.

C'est à ce moment, si ce n'a pas été vers le début de l'aquo-

(1) Bedfort, *Guy's hospital Reports*, octobre 1842 ; et *Annales d'oculistique* de M. Fl. Cunier, IIIe vol. suppl., p. 147.

capsulitis, qu'on voit souvent apparaître, au centre de la cornée, le caractère distinctif de la kératite que nous avons décrite sous le nom de *kératite ponctuée* (page 245). Je veux parler de petites plaques ou petits points grisâtres ou bleuâtres, quelquefois noirs, placés derrière la face cornéenne concave; ces points sont ordinairement de la grandeur d'une pointe d'aiguille; cependant je les ai vus se transformer en plaques rondes de la grandeur d'un grain de millet, et cribler en quelque sorte la cornée. Le sujet de l'une de mes observations était atteint de syphilides et d'une iritis. Il habitait le Mans et m'avait été adressé par un honorable confrère de ce pays, M. le docteur Lejeune. Prael, selon Himly, a observé le même fait dans un cas avancé de la maladie, sur le cadavre d'une chlorotique morte pendant le déclin de l'inflammation. Ces points, quand ils sont dans leurs conditions ordinaires, ne présentent ni saillie ni enfoncement, et ne peuvent être aperçus qu'à l'aide d'une excellente vue ou au moyen d'une forte loupe. Ils sont le plus souvent groupés, au nombre de quarante à cinquante, à l'endroit de la face concave de la cornée qui correspond au centre de la pupille, et s'étendent assez ordinairement de haut en bas lorsqu'ils se multiplient.

Ces points ne caractérisent cependant pas toujours l'inflammation de la membrane de l'humeur aqueuse, et je diffère en cela d'opinion avec Himly (1), parce que de nombreuses observations m'ont démontré qu'on les voit apparaître aussi à la surface externe de la cornée et que, lorsqu'ils se montrent en avant ou en arrière de cette membrane, il y a bientôt complication de kératite. Évidemment ces petits points, ces petites plaques qui prennent quelquefois, mais dans des cas avancés, une couleur jaunâtre, et sont entourés alors d'un disque plus pâle que leur centre, sont formés par de l'albumine extravasée, phénomène facile à constater lorsque des taches plus larges ont remplacé les points, et que la transparence de la cornée est sérieusement compromise.

Selon Wardrop, qui l'a décrit avec beaucoup d'exactitude, ce disque pâle, entourant un point opaque, serait produit par une suffusion siégeant dans la membrane de l'humeur aqueuse, tandis que l'opacité centrale aurait son siége dans la cornée. Je ne puis partager cette opinion, la même différence de coloration se remarquant tous les jours dans les kératites les plus superficielles.

(1) Himly's, *Augenheilkunde*, Band. II, p. 181. Berlin, 1843.

Quoi qu'il en soit, c'est au moment où les taches se multiplient que la cornée, tout en restant transparente, lisse, brillante et saine à sa surface externe, présente un aspect marbré remarquable : ce n'est plus évidemment à une aquo-capsulitis isolée qu'on a affaire, mais bien à cette maladie avec complication de la kératite profonde et opiniâtre que nous avons déjà décrite (p. 238) sous le nom de *kératite disséminée*. Les petites taches s'agrandissent en effet vers leur circonférence, et se confondent les unes dans les autres, presque toujours de manière à laisser voir une opacité plus prononcée et plus mate à l'endroit même où les points avaient primitivement été signalés; de sorte que si la maladie a une longue durée, le centre des taches prend une teinte de craie remarquable, tandis que la circonférence conserve longtemps une couleur bleuâtre ou laiteuse. Pendant un temps heureusement fort long, la surface externe de la cornée demeure parfaitement transparente; ce n'est même que dans des cas exceptionnels qu'elle finit par se troubler. On n'oubliera pas qu'ici nous parlons toujours de la forme chronique de la maladie qui nous occupe.

En même temps que des points, des plaques opaques, des taches mêmes, se développent dans la cornée, cette membrane subit d'une manière très lente tous les signes d'un ramollissement qui l'envahit en entier. On reconnaît, en effet, surtout lorsqu'on la regarde de côté, qu'elle tend à devenir plus saillante à son centre, et prend un certain degré de conicité. Si quelque partie de sa surface est demeurée transparente, on s'aperçoit que la chambre antérieure est agrandie, par le fait de la propulsion de la cornée en avant, et l'iris semble placé plus profondément que de coutume. Cette conicité, au reste, dans la majorité des cas, n'est pas dangereuse; presque toujours je l'ai vue disparaître.

Lorsque les plaques se multiplient, et que la cornée commence à se ramollir, et quelquefois même avant ce dernier phénomène, des vaisseaux se montrent vers la circonférence, et, après un court trajet, se perdent dans les épanchements interlamellaires plus profonds. J'en ai observé aussi, et même assez fréquemment, dans ces épanchements interlamellaires lorsqu'ils s'organisent.

Portion iridienne de la membrane de l'humeur aqueuse. — Iris. — Pupille. — Lorsque l'inflammation se localise dans cette portion de la membrane de Descemet, la maladie prend tous les caractères de l'affection décrite par les auteurs sous les noms d'*iritis séreuse*, d'*iritis subaiguë*, d'*iritis chronique*, etc. Pour qu'on puisse bien juger de l'état de la séreuse qui recouvre l'iris, la portion cornéenne de la membrane de l'humeur aqueuse, comme le reste de la cornée, doit être parfaitement saine ; autrement si l'on regarde à travers une cornée déjà malade, la chambre antérieure et l'iris seront vus à travers une sorte de brouillard, qui donnera une teinte sale au diaphragme, et fera croire l'humeur aqueuse troublée.

Le principal symptôme est fourni par la couleur que présente l'iris ; il est nécessaire, pour éviter l'erreur, de comparer l'œil sain avec l'œil malade, et, si les deux yeux sont pris, de tenir compte de leur couleur naturelle.

La teinte morbide varie, en effet, selon que les yeux sont bleu clair, bleu gris ou verdâtres, brun clair, brun foncé ou noirs. Pour les iris clairs, comme les bleus, lorsque la séreuse de Descemet s'enflamme, la couleur naturelle est d'abord très peu altérée ; un brouillard léger et bleuâtre s'étend sur une partie de la membrane (*iritis séreuse partielle*), ou sur la membrane tout entière (*iritis séreuse générale*). La teinte bleu clair, manifestement moins brillante, est alors un peu plus foncée ; ce brouillard enfin produit pour l'iris l'effet que nous avons décrit pour la cornée. Les fibres iridiennes sont moins distinctes, et les petits enfoncements intermédiaires moins bien dessinés. Les iris bleu gris offrent une teinte sale plus prononcée, probablement parce que la couleur primitive en est moins franche. Les iris verdâtres présentent, surtout vers le petit cercle, une coloration manifestement rougeâtre, de teinte mate et plus foncée que la couleur primitive. Les iris brun clair prennent une teinte mate, terne, et, comme les autres iris, semblent avoir été salis. Quant aux iris brun foncé et noirs, la couleur qu'ils ont à l'état normal pâlit ; c'est une teinte gris clair, une sorte de *glacis* grisâtre qu'on aurait étendu à leur surface. Comme dans tous les autres iris, les fibres convergentes sont moins saillantes, et les interstices qu'elles laissent entre elles moins profonds.

Ces teintes diverses deviennent plus marquées lorsque l'inflammation s'élève. Si le parenchyme iridien se prend, ce qui le plus ordinairement a lieu, le diaphragme subit toutes les modifications de couleur que nous indiquerons en nous occupant de l'iritis.

Lorsque l'inflammation commence et qu'elle est peu élevée, l'étendue et la vitesse des mouvements de l'iris sont assez souvent augmentées par une sorte d'exaltation de la sensibilité nerveuse ; mais cet état dure ordinairement fort peu, ce qui explique comment, tous les auteurs qui ont décrit l'iritis au premier degré (iritis séreuse), ont indiqué, au contraire, une certaine paresse dans les mouvements du diaphragme. En effet, ce moment d'exaltation une fois passé, l'iris, gonflé de sang, devient moins mobile, et la pupille, sans perdre entièrement son jeu, ne s'étend plus avec la même rapidité.

Quelquefois alors on aperçoit sur l'iris de petits vaisseaux, se dirigeant des attaches ciliaires vers la marge libre.

C'est à ce même temps qu'on voit la pupille prendre une forme plus ou moins anormale sur quelques points de sa circonférence, et des angularités se dessiner sur son contour.

Quand l'inflammation s'est élevée à ce point du côté de l'iris, on pourrait, à l'exemple de Weller et de Bénédict, donner à la maladie le nom d'*iritis subaiguë*, ou avec d'Ammon, celui d'*iritis séreuse* antérieure et postérieure, si, comme cela a lieu bien souvent, la capsule offrait quelques phénomènes morbides ; ou mieux encore celui de kérato-iritis (voy. p. 297), comme Rosas, lorsque la cornée se serait prise d'inflammation et qu'elle offrirait quelques-uns des phénomènes décrits plus haut. Peu importe, au reste, le nom sous lequel on la désigne alors, si les symptômes sont tous parfaitement reconnus, car les indications thérapeutiques demeureront exactement les mêmes.

Arrivée là, la maladie se complique le plus souvent de tous les caractères décrits à tort comme ceux de la capsulite, ce que quelques anatomistes déjà anciens expliquent par la présence d'un feuillet de la membrane de l'humeur aqueuse, qui se trouverait placé au-devant de la cristalloïde (Middlemore), tandis que d'autres pensent que l'inflammation s'est tout simplement communiquée à cette membrane par contiguïté du tissu.

Quoi qu'il en soit de ces opinions, qui ne doivent pas être discutées ici, lorsque l'iris a perdu ses mouvements en totalité ou en partie et que la pupille est devenue anguleuse, cette ouverture présente un certain degré d'opacité, une sorte de nuage bleuâtre ou de brouillard assez semblable à une légère fumée qui, dans quelques cas, disparaît peu à peu avec la maladie, mais, chez certains individus moins heureux, devient de plus en plus visible, et se transforme en une véritable tache sur la capsule.

C'est alors que les mouvements de l'iris peuvent être compromis pour toujours.

En effet, les exsudations plastiques se développant et s'organisant entre la capsule et l'iris enflammés, ces deux membranes se trouvent unies d'une manière définitive. C'est là sans doute un sérieux inconvénient pour la vision, mais il peut malheureusement devenir plus grave encore, si la pupille disparaît tout à fait et se trouve frappée d'atrésie par de fausses membranes, souvent recouvertes de pigmentum, et parcourues quelquefois de vaisseaux de nouvelle formation.

D'ordinaire, cependant, quelques points seulement de la pupille demeurent attachés à la cristalloïde par des filaments fibro-albumineux, cachés sous des lambeaux d'uvée arrachés à la face postérieure de l'iris ; et le malade, si des opacités ne sont point survenues dans la cornée, ne perd pas entièrement la vue. Parfois, les angularités pupillaires peuvent être très profondes ; pourtant, quelque grandes qu'elles soient, on ne peut croire que l'iris disparaisse en partie. Prael assure qu'il a vu le tiers de cette membrane manquer complétement après deux ans de durée de la maladie : mais tant qu'il n'y a pas eu de dissection pratiquée, on peut supposer avec Himly, qui rapporte ce fait, que l'iris s'était tout simplement incliné en arrière, et avait contracté là de fortes adhérences.

Chambre antérieure. — On ne peut voir les désordres qu'elle présente en arrière qu'autant que la cornée est demeurée saine dans une assez grande étendue. Elle est déformée ou agrandie par le renversement de l'iris du côté de la capsule, c'est-à-dire par des synéchies postérieures ; elle est alors biconvexe au lieu d'être plano-convexe comme à l'état normal. Lorsque la cornée s'est ramollie et a subi un allongement conique en avant, la chambre antérieure s'agrandit aussi dans ce sens, en proportion de la conicité cornéenne. Il peut se faire qu'elle soit soumise à la fois à cette double cause d'agrandissement ; c'est lorsque la membrane de l'humeur aqueuse s'étant enflammée dans toute son étendue, la maladie s'est propagée aux tissus qui la recouvrent.

On a noté quelques cas dans lesquels, à la suite d'une procidence de l'iris, la chambre antérieure aurait disparu tout entière à travers une large ulcération cornéenne ; je n'ai jamais observé cette fâcheuse terminaison dans la descemétite.

Presque tous les auteurs qui ont écrit l'histoire de cette maladie ont noté un trouble plus ou moins grand de l'*humeur aqueuse ;* les uns, comme Wardrop, y ont vu nager des filaments de lymphe coagulable ; d'autres y ont observé de véritables flocons albumineux. Je regrette de n'avoir jamais pu, malgré toute l'attention que j'ai mise à les rechercher, apercevoir ces corps opaques flottant dans l'humeur aqueuse. Il y a plus, dans quelques cas où, vu à travers la cornée, ce liquide paraissait évidemment trouble, j'ai pratiqué la paracentèse, pour m'éclairer à ce sujet en même temps que pour soulager le malade, et toujours j'ai trouvé l'humeur aqueuse transparente. Je douterai donc, pour mon propre compte, qu'elle perde sa netteté, jusqu'au moment où, plus heureux, j'aurai vu positivement le contraire. Je nie ici le fait, non l'apparence; car, de même que la plupart des observateurs, j'ai noté, pendant la maladie qui nous occupe, le dépôt de lymphe et même de pus (*hypopyon*) dans la chambre antérieure; mais j'ai toujours vu ces matières opaques se déposer à la partie la plus déclive, et le reste de la chambre demeurer parfaitement transparent, abstraction faite, bien entendu, de la décoloration de l'iris, que l'on constate toujours dans les cas où cet examen est rigoureusement possible. Lorsque la cornée est devenue en grande partie opaque, peut-on juger de l'état de l'humeur aqueuse, avancer qu'elle est trouble, et remplie de flocons de lymphe coagulée? dira-t-on que le cadran d'une montre soit sale lorsque le verre en est dépoli? Je le répète encore, je n'ai pas vu l'humeur aqueuse perdre sa transparence et charrier des flocons albumineux opaques, se déplaçant dans tous les sens par les seuls mouvements de l'œil.

Capsule. — Lorsque l'iris est enflammé à un assez haut degré, la capsule devient trouble et peut se couvrir d'exsudations très épaisses. C'est l'iris qui les produit.

Membrane de Jacob. — Elle participe quelquefois à la maladie; la rétine se soulève alors et se présente sous la forme de plis jaunâtres et brillants, tremblotant au fond de l'œil. Cette complication, que Himly paraît avoir observée, est rare, du reste; c'est l'*hydropisie sous-rétinienne*. L'ophthalmoscope met hors de doute cette complication.

Sclérotique. — Il n'y a dans cette membrane aucun signe caractéristique pouvant faire positivement reconnaître la maladie qui nous occupe. Au début, la fibreuse est à peine rose dans le voisinage de la cornée; le plus souvent même elle ne présente cette couleur, ou une injection très faible, que sous l'influence d'un examen prolongé à la lumière. Peu à peu les vaisseaux se dessinent mieux et deviennent plus gros, à mesure que l'affection tend à l'état chronique, où prend un plus haut degré de développement; on voit alors paraître les caractères distinctifs de l'injection péricornéenne. Lorsque la membrane de Descemet est enflammée plus particulièrement dans sa portion iridienne que dans le reste de sa surface, l'injection, en général, est moins vive que lorsque la portion cornéenne est malade. Si la cornée elle-même participe à l'inflammation, le cercle péricornéen est plus prononcé et plus rouge; quand la maladie devient très chronique, ce même cercle passe au rouge brun. Il prend alors tous les caractères attribués au cercle dyscrasique ou veineux par les anciens auteurs allemands, de l'école de Beer. Je n'ai pas observé d'autres désordres dans la sclérotique; jamais je n'y ai vu de staphylôme. Au delà du cercle, la fibreuse demeure ordinairement blanche et n'offre guère à sa surface que quelques gros vaisseaux violacés et variqueux.

Conjonctive. — Elle est saine dans toute son étendue et ne présente pas de rougeur, à moins que l'inflammation ne s'élève à un haut degré dans la cornée, encore l'injection n'est-elle alors qu'un simple résultat de solidarité vasculaire.

B. *État aigu.* — La forme aiguë est beaucoup plus rare que la précédente; jamais je ne l'ai vue marcher avec une grande rapidité. La description en sera faite, si nous disons simplement que les symptômes que nous venons de décrire se montrent ici en moins de temps, et s'accompagnent de phénomènes physiologiques plus actifs; ce n'est donc, à proprement parler, qu'une différence portant principalement sur la durée du mal et sur les douleurs qu'il occasionne.

Symptômes physiologiques. — A. *État chronique.* — Lorsque l'affection est peu avancée, le malade se plaint d'y voir un peu moins que de coutume; les objets, comme dans l'amblyopie ou la cataracte commençante, lui semblent recouverts d'un léger brouillard, ou d'une fumée bleuâtre transparente. En même temps il se plaint d'éprouver une sensation de distension du globe, une sorte de pression, gênante plutôt que douloureuse. Un peu plus tard, et lorsque la maladie s'élève à un certain degré, la vue se trouble de plus en plus; elle disparaît même tout à fait dans beaucoup de cas, puis revient et quelquefois s'améliore pour disparaître de nouveau, selon les recrudescences du mal. Lorsque l'inflammation porte particulièrement sur la cornée, que des points nombreux, des plaques, des taches même, se sont développés sur cette membrane, la vision diminue en proportion des opacités. Si les points seuls existent, le malade est plus ou moins myope ; il est aveugle au contraire lorsque de larges épanchements de lymphe se sont montrés entre les lamelles cornéennes postérieures.

Si la maladie est franchement chronique, la lumière est ordinairement bien supportée ; pourtant l'œil rougit un peu lorsqu'on l'y expose pendant quelques instants ; mais il s'injecte et des larmes s'échappent des paupières si l'inflammation passe à un degré plus élevé.

La douleur est nulle le plus souvent ; elle se réduit à la sensation de gêne dont j'ai parlé plus haut, et que les malades expriment en disant les uns, que « leur œil est trop petit pour ce qu'il contient, » les autres, que « leur œil est tourmenté d'une chaleur inaccoutumée, et que les mouvements en sont roides et douloureux. »

Si la maladie débute par la portion iridienne de la membrane de l'humeur aqueuse, la vue est moins complétement abolie d'abord, mais la sensation de gêne est plus grande ; il y a même parfois de légères douleurs dans le globe, quelques petits élancements rares s'irradiant vers le sourcil.

La vue, après avoir notablement baissé, peut demeurer mauvaise, par suite de lésions siégeant ailleurs que dans la membrane de l'humeur aqueuse et dans les membranes qu'elle recouvre ; c'est une fâcheuse terminaison, facile à prévoir si l'on a pu constater pendant la maladie quelque affection de la rétine comme l'hydropisie. Himly a remarqué l'affaiblissement permanent de la vue à la suite de varicosités de la rétine et de la choroïde, dans un cas très chronique de descemétite (1).

B. *État aigu.* — La vue est ici promptement troublée, et le malade, surtout lorsque l'affection a commencé par le feuillet iridien de la membrane de l'humeur aqueuse, se plaint d'une vive douleur dans le globe, et la compare à une pression du doigt exercée fortement sur l'organe. Quelquefois cette douleur est pulsative et s'étend au sourcil, mais alors il y a complication évidente d'iritis parenchymateuse.

La photophobie, dans cette forme de la maladie, est plus ou

(1) Himly, *loc. cit.*

moins aiguë, et des larmes abondantes s'échappent des paupières chaque fois que le patient dirige l'œil vers la lumière. Ce symptôme est surtout marqué lorsque la cornée est envahie par l'inflammation.

PRONOSTIC. — En général cette maladie ne détruit pas la vue, mais elle l'altère le plus souvent. Les points laissent toujours sur la cornée un certain degré d'opacité ; les plaques et les larges exsudations plastiques en s'organisant compromettent gravement la vision, du moins pour quelque temps ; heureusement, elles disparaissent en grande partie par résorption. Quant aux adhérences établies entre l'iris et la capsule, elles persistent toujours, de même que les autres exsudations pupillaires, aussi l'abaissement de la vue est-il en proportion de leur nombre et de leur étendue. Si l'affection a duré très longtemps et que la rétine soit devenue malade, le pronostic est en général fort grave, et l'amaurose alors fort imminente.

MARCHE. — DURÉE. — TERMINAISONS. — La maladie a une marche ordinairement très lente, et une forme presque toujours chronique. Après avoir avancé quelque temps avec la plus extrême lenteur, l'inflammation se réveille pour plusieurs jours, pour plusieurs semaines, puis reprend ensuite son allure chronique. Elle est toujours de fort longue durée, à moins qu'un traitement convenable n'ait enrayé la maladie dès son début. Les terminaisons sont nombreuses ; je ne ferai que nommer les taches de la cornée, les ulcérations, les synéchies postérieures, les fausses membranes sur la capsule, l'hydropisie sous-rétinienne, les varicosités de la choroïde et de la rétine, l'amblyopie, l'amaurose, l'atrophie lente du globe que j'ai observée plusieurs fois : la terminaison la plus fréquente est la résolution.

ÉTIOLOGIE. — Les causes de cette maladie sont fort peu connues : on note en particulier les dérangements du canal alimentaire, l'humidité, les refroidissements subits, le tempérament scrofuleux. Quelquefois je l'ai observée, longtemps après l'abaissement de la cataracte, chez des vieillards affaiblis. Himly pense que les lésions traumatiques occasionnées par les corps étrangers de la cornée la produisent le plus souvent ; il l'a vue surtout après l'opération de la cataracte par kératonyxis. De son côté, d'Ammon croit qu'une blessure ne peut produire l'aquo-capsulitis (qui n'est pour lui qu'une iritis ou une uvéite) qu'autant qu'il y a cachexie scrofuleuse, psorique ou rhumatismale.

Traitement. — Il n'y a rien de particulier à dire ici : c'est exactement le même traitement que celui que nous avons indiqué en parlant de la kératite primitive disséminée ou ponctuée et de l'iritis au premier degré. Notons seulement que la paracentèse de l'œil, indiquée par Wardrop, est très utile dans l'état aigu, et qu'on peut sans danger la pratiquer lorsque la cornée est malade, même dans une grande étendue. Je n'ai pas vu, comme Middlemore, que la ponction de la cornée fût suivie d'une inflammation plus forte ; toujours, au contraire, les malades ont été immédiatement soulagés ; cependant on ne devra pas compter sur ce seul moyen au point de vue de la cure radicale (1).

ARTICLE II.

HYPOPYON.

C'est le nom qu'on donne à un épanchement de pus dans la chambre antérieure. On en distingue deux variétés principales : l'*hypopyon vrai* et l'*hypopyon faux*.

Première variété. — Hypopyon vrai. — La collection de pus est sécrétée le plus ordinairement par l'iris, et quelquefois en même temps par la membrane de l'humeur aqueuse. Lorsque le malade se tient droit, le pus se dépose dans la partie inférieure de la chambre antérieure, sous la forme d'une masse jaunâtre, limitée en bas par la circonférence de la cornée, et en haut par une ligne horizontale, placée plus ou moins loin de la pupille, selon la quantité de la matière exsudée.

Au début, il est quelquefois assez mal aisé de reconnaître l'hypopyon, et il est besoin, pour y arriver, de beaucoup d'habitude dans le diagnostic des maladies des yeux ; la matière purulente, en effet, se cache en grande partie dans l'espace compris entre les attaches de la cornée et celles de l'iris, de sorte qu'il est très difficile d'en constater l'existence.

Mais si la collection devient plus considérable, rien n'est plus aisé que de la distinguer ; elle se montre sous la forme, déjà indiquée, de cette masse jaune, qui, lorsque le malade incline la

(1) Middlemore, *loc. cit.*, t. I, p. 583.

tête, subit d'ordinaire un déplacement, excepté quand le pus est devenu très épais ou qu'il commence à se couvrir d'une fausse membrane.

Dans quelques cas heureusement exceptionnels, le pus remplit progressivement la chambre antérieure, passe dans la postérieure et vient se frayer un passage à travers la cornée qui se ramollit; d'autres fois, il s'organise dans ces cavités, se recouvre de fausses membranes que sillonnent de nombreux vaisseaux, provoque l'atrophie de l'œil, et la vue est à jamais perdue. J'ai vu plusieurs cas d'iritis chonique se terminer de cette manière; mais, je le répète, ce sont là des cas exceptionnels.

L'apparition du pus dans la chambre antérieure se rattache d'ordinaire à une iritis, avons-nous dit plus haut; on constate alors tous les phénomènes physiologiques et anatomiques de cette affection, à laquelle je crois devoir renvoyer. La collection purulente, après s'être élevée progressivement dans la chambre antérieure, demeure quelque temps stationnaire, et se résorbe le plus souvent en totalité. Je rappellerai cependant qu'il n'est pas rare de trouver, à la partie la plus déclive de cette chambre, une certaine quantité de pus qui s'y est organisée depuis longtemps, et n'est pas toujours un obstacle à l'accomplissement de la vision.

Quelquefois j'ai observé des débris de cristallin et un hypopyon qui, entourés de fausses membranes, présentaient le même aspect depuis plusieurs années.

Les *symptômes physiologiques* de l'hypopyon varient, de même que ceux des affections qui le produisent. Par exemple, dans l'iritis aiguë, le malade éprouve des battements, des élancements dans l'œil, de l'agitation, de la fièvre, etc.; tandis que dans certaines inflammations, comme celle, par exemple, de la membrane de l'humeur aqueuse, la collection purulente se forme presque à son insu.

De ce qui précède, il résulte que l'hypopyon vrai est un épanchement plus ou moins considérable de pus dans la chambre antérieure; qu'il est aigu ou chronique, et se termine le plus ordinairement par la résolution, mais quelquefois par la suppuration de l'œil.

Je pourrais ajouter, à l'exemple de Scarpa, que l'hypopyon chronique est parfois intermittent; j'en ai publié un cas très remarquable dans *l'Examinateur médical*. L'individu qui m'a donné lieu de l'observer avait été opéré de la cataracte par l'abaissement, et pendant quatorze mois un hypopyon a reparu tous les quinze à vingt jours, avec des douleurs intolérables. Un énergique traitement antiphlogistique, composé de saignées générales et locales, de purgatifs, de mercuriaux à l'intérieur et à l'extérieur, avait été inutile; les antipériodiques, les révulsifs, etc., ne réussirent pas mieux; tout échoua complétement, et je fus forcé, lorsque je vis chanceler fortement la santé de ce pauvre malade, d'enlever la cornée et de faire suppurer l'œil, opération qui le débarrassa pour toujours des douleurs horribles qu'il avait si longtemps supportées.

Seconde variété. — Hypopyon faux. — Dans cette variété de l'hypopyon, le pus est produit par un abcès de la cornée, qui s'est ouvert du côté de la chambre antérieure. La matière qui forme l'épanchement, ordinairement d'un jaune très pâle, est en tous points semblable à celle dont on peut constater la présence entre les lamelles postérieures de la cornée, quand elles se sont perforées.

L'iris, jusqu'au moment où le pus s'est répandu dans la chambre antérieure, est demeuré étranger à l'inflammation; mais il n'est pas rare alors de l'y voir participer : toutefois il serait exceptionnel que l'iritis survenant alors fût très aiguë, et que le malade éprouvât des douleurs violentes; cela n'arrive que dans les cas où une hernie de l'iris se ferait jour à travers la cornée ulcérée. Lorsque cet accident n'a pas lieu, l'évacuation du pus dans la chambre antérieure est le signe ordinaire de la résolution de l'ophthalmie; la matière épanchée se résorbe peu à peu, sous l'influence d'un traitement convenable, et la cornée reprend sa transparence primitive.

L'hypopyon se complique quelquefois d'épanchements de sang (hyphêma); généralement ce symptôme est fâcheux.

Pronostic. — L'hypopyon effraie généralement sans motif le praticien peu exercé, car ce n'est que dans des cas très exceptionnels, qu'il est le symptôme de graves désordres. On doit même faire cette remarque que l'apparition de l'hypopyon dans l'iritis coïncide presque toujours avec une amélioration fort remarquable dans l'état du globe; d'où il résulte qu'en général on doit plutôt le désirer que le craindre dans les iritis d'une certaine intensité. Dans l'hypopyon faux, cependant, le contraire arrive, c'est-à-dire que l'inflammation du globe s'élève un peu quand le pus passe des lames de la cornée dans la chambre antérieure; mais cela fort heureusement dure peu et n'a de gravité que dans les cas où la cornée serait menacée dans une très grande étendue.

Traitement. — Lorsqu'une ophthalmie se complique d'hypopyon aigu de la première variété, le traitement antiphlogistique est indiqué. La saignée locale ou générale et le calomel à dose altérante sont les moyens auxquels on doit d'abord recourir; les boissons délayantes, les fomentations froides, et plus tard les vésicatoires volants, enlèvent d'ordinaire jusqu'aux dernières traces de l'épanchement purulent. Je n'ai jamais reconnu la nécessité d'employer les collyres contre l'hypopyon, à moins que, comme dans la seconde variété de la maladie, la cornée ne soit malade; on pourrait tout au plus se servir de ces moyens lorsque la résolution serait déjà très avancée.

Si le sujet est faible, après avoir employé inutilement quelques-uns des moyens que nous venons d'indiquer, on aura recours aux amers et aux autres toniques avec le plus grand avantage.

L'ouverture de la cornée est recommandée par plusieurs praticiens, et en particulier par quelques médecins anglais, parmi lesquels je dois citer MM. Montheath, Tyrrel et Mackenzie. Cette opération est à la fois inutile et dangereuse; inutile, parce que le pus se résorbe spontanément dans la grande majorité des cas, et, d'un autre côté, parce que, devenu épais, il ne peut s'écouler au dehors; dangereuse, parce que la plaie de la cornée peut provoquer la suppuration complète de cette membrane, et même celle de l'organe tout entier.

Je ne pense pas que quelques succès puissent justifier l'emploi d'un semblable moyen.

Mais si l'ouverture de la cornée dans une étendue capable de donner issue au pus, est souvent dangereuse, il n'en est pas de même de la paracentèse pratiquée sur le point de la cornée le plus éloigné possible de celui où séjourne le pus. (Voy. paracentèse, page 28.) Le but de cette opération se borne à évacuer l'humeur aqueuse hypersaturée de pus, et à en provoquer le renouvellement. Une ou deux paracentèses suffisent habituellement, et je suis parvenu à guérir ainsi des hypopyons rebelles, contre lesquels tous les autres moyens avaient échoué. Hâtons-nous de dire cependant que l'on ne doit y recourir qu'exceptionnellement.

ARTICLE III.

HYPHÊMA (*hypohêma*).

On donne le nom d'*hyphêma* à un épanchement de sang plus ou moins considérable dans la chambre antérieure.

Ce liquide, de même que le pus, se dépose à la partie la plus déclive de la cavité, et s'en déplace selon les mouvements et l'inclinaison plus ou moins prolongée de la tête.

On voit fréquemment dans une iritis l'hyphêma accompagner l'hypopyon ; le sang est alors toujours placé au-dessus du pus, auquel il ne se mêle en aucune façon.

On le voit survenir encore après des éternuments violents ou des accès de toux ; d'autres fois, il apparaît sans causes appréciables. J'ai vu bien des fois l'hyphêma symptomatique d'une véritable apoplexie oculaire : l'organe est alors complétement rempli de sang et l'ophthalmoscope ne l'éclaire pas. Les tumeurs intra-oculaires, et en particulier l'encéphaloïde, provoquent aussi très fréquemment cet épanchement. Je l'ai noté dans plusieurs cas de staphylôme considérable de la choroïde.

Les lésions traumatiques le produisent fort souvent; j'en ai observé à ma clinique un cas assez remarquable pour être rapporté ici :

Un petit garçon d'environ quatorze ans reçoit d'un charretier un violent coup de fouet, qui lui sillonne l'œil obliquement, de haut en bas et de dedans en dehors, en lui laissant sur le front, à la tête du sourcil, sur les paupières et sur la peau de la pommette droite, une longue traînée sanglante. On me l'amène aussitôt : les paupières sont rouges, gonflées et écorchées dans la direction que je viens d'indiquer ; la cornée est saine partout, sauf en bas et un peu en dehors, où elle est légèrement excoriée ; la chambre antérieure, dans plus de ses trois quarts inférieurs, est remplie de sang. Ce liquide présente deux couches distinctes : l'inférieure, d'un noir brun, est évidemment formée par un caillot ; la supérieure, d'une teinte plus claire, est entièrement liquide et se déplace à volonté. Au moyen d'un couteau lancéolaire coudé, dont la pointe est introduite obliquement sur la limite de la sclérotique, je fais aussitôt une large ponction, pénétrant jusque dans le bas de la chambre antérieure. Ainsi que je l'avais prévu, il ne s'écoule pas d'abord une seule gouttè de sang ; c'est pourquoi je saisis le caillot au moyen de pinces courbes, et je l'extrais en entier. Aussitôt tout le liquide contenu dans la chambre antérieure s'écoule avec facilité, et la pupille devenant nette, la vision est rendue assez bonne. Un quart d'heure après, le sang ayant reparu, sans qu'il m'eût été possible de reconnaître l'endroit d'où il sortait, je lui donnai issue par la même voie, et je fermai les paupières avec des bandelettes agglutinatives, en ordonnant des applications d'eau glacée sur l'œil. Huit jours après, cet enfant était complétement guéri.

L'hyphêma est encore fréquemment observé après les opérations de pupille artificielle par excision, et surtout après le décollement; dans ce dernier cas, on est quelquefois forcé de donner issue au sang par une ponction faite à la cornée, petite opération qui d'ordinaire est sans aucun inconvénient.

L'hyphêma se montre encore lorsque l'on pratique la paracentèse de la cornée, dans quelques cas d'ophthalmie interne. On voit alors le sang suinter en gouttelettes de toute la surface de l'iris et se réunir peu à peu dans la chambre antérieure. L'opération est alors dangereuse et il faut se bien garder de la renouveler dans la crainte du phlegmon de l'œil, résultat que j'ai eu le malheur de constater.

ARTICLE IV.

TUMEURS DE LA CHAMBRE ANTÉRIEURE.

On observe dans la chambre antérieure plusieurs sortes de tumeurs qui prennent leur point de départ au point de jonction de la cornée et de la sclérotique, ou peut-être à la grande circonférence de l'iris. Nous les étudierons lorsque nous nous occuperons des maladies de cette membrane. Parmi elles nous trouverons des kystes, des tumeurs solides, des tubercules, de cause syphilitique ou autre.

Lorsque nous traiterons des helminthes de l'œil, nous rapporterons une observation de cysticerque extrait de la chambre antérieure, par M. de Graefe, qui nous l'a montré en novembre 1854 à Paris.

De même, ne voulant pas faire un article spécial sur la *cholestéritis* de la chambre antérieure, nous renvoyons pour ce qui concerne cette affection aux maladies générales du globe de l'œil.

ARTICLE V.

CORPS ÉTRANGERS DE LA CHAMBRE ANTÉRIEURE.

On peut rencontrer un très grand nombre de corps étrangers dans la chambre antérieure. Déjà nous en avons étudié quelques-uns lorsque nous nous sommes occupé des corps étrangers de la cornée. Pour ma part, j'ai vu dans cette cavité des grains de plomb, enveloppés de fausses membranes sur une très grande partie de leur surface ou en totalité; des éclats de bois, des parcelles de pierre ou de verre, des fragments de capsule fulminante, etc. Presque tous ces corps étaient fixés par des exsudations à l'iris, et presque toujours à la partie déclive de la chambre antérieure.

Dans quelques cas, par exemple lorsqu'il s'agissait d'un grain de plomb, d'un fragment de capsule, le malade avait éprouvé une violente inflammation de l'œil, et l'organe était quelquefois en grande partie atrophié. Mais ceci rentre dans les corps étrangers du globe oculaire, et nous y renvoyons pour l'étude des inflammations qui en sont la conséquence.

Lorsqu'un corps étranger pénètre dans la chambre antérieure, il y a en même temps une plaie de la cornée, mais presque aussitôt elle se ferme. Le corps étranger tombe à la partie déclive, et il n'est possible d'en faire l'extraction qu'en ouvrant la cornée sur un point préalablement choisi.

Nous avons étudié les procédés opératoires à suivre en traitant des corps étrangers pénétrants de la cornée. Il serait inutile d'y revenir ici; bornons-nous à rappeler qu'il faut pratiquer l'ouverture de la chambre antérieure en taillant la sclérotique en biseau, en dehors des attaches de la cornée, et de manière à pénétrer immédiatement en avant de l'iris. Si l'on ne prend pas cette précaution, l'instrument passe au-dessus du corps étranger, et celui-ci reste engagé dans le petit espace qui sépare l'insertion de l'iris de celle de la cornée sur la sclérotique.

ARTICLE VI.

DÉFORMATIONS DE LA CHAMBRE ANTÉRIEURE.

La chambre antérieure subit des déformations suivant que l'œil est atteint de certaines maladies de la cornée ou de l'iris, ou de quelques affections générales du globe. Ainsi dans le staphylôme pellucide, la chambre antérieure se moule exactement sur la cornée, qui est devenue conique ; elle est notablement agrandie et beaucoup plus convexe dans le staphylôme pellucide sphérique. Dans les synéchies postérieures, elle est convexe en avant et concave, infundibuliforme en arrière, au lieu d'être légèrement convexe. Dans les synéchies antérieures, elle prend des formes très variées suivant l'étendue de l'adhérence et le lieu que celle-ci occupe. Dans les synéchies antérieures complètes, la chambre antérieure est réduite à l'espace le plus minime ou même n'existe plus du tout.

Lorsque l'œil est atteint d'hydrophthalmie, la chambre antérieure prend souvent une capacité double ou triple de la capacité normale.

Lorsque la cornée a été blessée, traversée par un instrument piquant ou tranchant, l'humeur aqueuse s'écoule, l'iris s'applique contre la cornée, la chambre antérieure disparaît pour un temps plus ou moins long. Dans les fistules de la membrane transparente, il peut arriver que la chambre antérieure ne se rétablisse pas pendant un temps fort considérable.

Dans les kératocèles, ceux-là surtout qui s'ouvrent de temps en temps et laissent l'humeur aqueuse s'échapper, la chambre antérieure disparaît pendant un temps, se reforme pour disparaître encore.

Nous avons déjà étudié ou nous étudierons ces questions en nous occupant des maladies qui en sont la cause et auxquelles nous renvoyons.

CHAPITRE V.

MALADIES DE L'IRIS.

ARTICLE PREMIER.

IRITIS.

Cette inflammation, de même que celle de la cornée, n'a été l'objet d'une étude spéciale qu'au commencement de notre siècle : Beer, le premier, l'a décrite en 1799. Avant lui, les descriptions des affections de l'œil ne donnent rien de précis sur cette maladie. Deux ans après, en 1801, Schmidt publia sur l'iritis un travail remarquable qui fut bientôt suivi de ceux de Ware, Saunders, Wardrop, Travers, etc., etc. Dans la même année, le *Journal universel des sciences médicales* en donnait un de M. Gimelle, et peu après, de bonnes descriptions furent faites par M. Guillié, M. Muller et d'autres.

Une question importante à examiner avant d'entrer dans la description de l'iritis, et qui tout d'abord ne semblerait même pas devoir être soulevée, c'est de savoir si cette affection existe sans que les membranes voisines soient enflammées. Beaucoup d'auteurs ont soutenu ce fait ; pour nous, nous n'avons jamais observé d'iritis absolument isolée. Tantôt l'iritis aiguë est associée à la kératite, tantôt, et c'est le cas le plus fréquent, elle est unie à une inflammation plus ou moins grande de la choroïde et de la rétine. Comment croire, en effet, que, pendant la phlogose du diaphragme, tant de membranes, dont les unes sont en contact avec l'iris, dont les autres reçoivent des vaisseaux qui viennent de la même source, puissent demeurer absolument exemptes d'inflammation? Il n'est pas d'iritis un peu aiguë sans que la choroïde et la rétine elle-même participent à la maladie. Les symptômes physiologiques éclaireraient cette question, si l'anatomie pathologique ne l'avait point déjà résolue. Nous avons dit quelques mots de l'iritis combinée à la kératite (voy. *Irido-kératite*, p. 297) ; plus tard, en étudiant les affections de la choroïde, nous verrons à quels caractères on reconnaît que ces deux membranes sont prises d'inflammation simultanée ; enfin nous verrons, en parlant des terminaisons de l'iritis, quels désordres cette maladie peut apporter dans un grand nombre des membranes de l'œil, et nous prouverons ainsi qu'elle ne demeure pas limitée à l'iris.

Divisions admises par les auteurs. — L'iritis est *primitive* ou *secondaire*, *aiguë* ou *chronique ;* elle est aussi *partielle* ou *générale :* l'inflammation peut être bornée à la surface externe de l'iris (*iritis séreuse*, *inflammation partielle de la membrane de l'humeur aqueuse*), à sa face postérieure (*uvéitis, uvéite*), ou bien s'étendre, tout de suite ou plus tard, au parenchyme même du diaphragme (*iritis parenchymateuse*).

On l'a encore classée selon ses causes ; aussi trouve-t-on dans les auteurs des descriptions particulières pour l'*iritis simple* ou *essentielle*, l'*iritis rhumatismale*, la *goutteuse*, la *scrofuleuse*, la *scorbutique*, la *syphilitique*, la *pseudo-syphilitique*, la *mercurielle*, la *traumatique*, etc. Nous verrons plus loin que ces divisions ne doivent point être conservées. Enfin on a encore admis une *iritis intermittente*.

I. — IRITIS AIGUE.

L'iritis, pour être étudiée d'une manière générale, doit être considérée selon les divers degrés de l'inflammation. Cette division nous permettra de réunir dans un ensemble exact tous les caractères de cette maladie.

SYMPTÔMES ANATOMIQUES. — *Premier degré.* — *Iritis séreuse.* — C'est le degré le plus léger de l'inflammation de l'iris, et, pour quelques auteurs, c'est l'inflammation du feuillet iridien de la membrane de l'humeur aqueuse que nous avons décrite. (*Comparez le premier degré de l'iritis avec l'inflammation de la membrane de l'humeur aqueuse*, voy. p. 409.)

Au début, l'*iris* présente les symptômes suivants :

A sa surface on voit répandue d'une manière, tantôt générale, tantôt partielle, selon que l'inflammation s'est ou non limitée, une teinte mate, terne, grisâtre, assez facile à distinguer, surtout si on la compare avec la couleur de l'iris sain ; les fibres de l'iris et sa surface veloutée paraissent moins dessinées ; et le petit cercle ne se distingue plus aussi nettement du grand : phénomènes qui tiennent tous au gonflement de la surface de l'iris, ou, si l'on veut, à celui de la séreuse de Descemet. Celle-ci ou l'iris se couvre quelquefois de petits vaisseaux très fins qui se replient vers la cornée, lorsque la maladie s'étend à la face concave de cette membrane. Il n'est pas toujours nécessaire de se servir d'une loupe pour les apercevoir.

La *pupille*, légèrement trouble et remplie d'une sorte de fumée vague presque insaisissable, laisse voir, comme à travers une gaze très légère, le fond de l'œil qui ne paraît plus noir et semble avoir pris une teinte grisâtre. Cette fumée n'est qu'une exsudation fournie par l'iris, ainsi qu'on peut s'en assurer en l'isolant au centre de la capsule par la dilatation de la pupille avec l'atropine ou la belladone. Selon tous les auteurs, elle n'a plus que des mouvements limités ou lents, et est ordinairement contractée ; cependant si l'on étudie le *premier degré* de l'iritis au début de l'inflammation, il n'est pas rare de reconnaître que les contractions de la pupille sont au contraire plus rapides et plus étendues qu'à l'état normal, circonstance facile à expliquer par l'excitation nerveuse que produit l'inflammation commençante et encore légère. Mais bientôt ces mouvements diminuent de plus en plus, et ils finissent par disparaître. Rarement la pupille présente une déformation manifeste à ce degré de la maladie; pourtant elle peut offrir quelques angularités peu marquées.

La *cornée*, saine le plus souvent, paraît brillante tout au commencement de l'affection, mais ne tarde pas, dans beaucoup de cas, à prendre une teinte grisâtre plus ou moins étendue, surtout lorsque l'inflammation de la membrane de Descemet s'étend en avant; alors on peut suivre quelques vaisseaux à sa face concave. Ce caractère manque assez fréquemment. La cornée peut être aussi parsemée de nombreux petits points opaques Il y a alors complication de kératite ponctuée. (Voy. p. 245.)

La *sclérotique* est rosée dans toute sa surface sans qu'on puisse y reconnaître une vascularisation pathologique. A la partie antérieure elle offre un *cercle rouge* ordinairement peu marqué, qui est composé de très petits vaisseaux situés, selon d'Ammon, dans l'anneau de la conjonctive, et communiquant avec les vaisseaux distendus du ligament ciliaire, lequel serait enflammé en même temps que la membrane séreuse de la chambre antérieure (1). Cet anneau rouge, qui se montre dans toutes les ophthalmies internes, est décrit avec plus de détail au deuxième degré de la maladie qui nous occupe.

La *conjonctive* n'offre le plus souvent aucune trace d'inflammation; parfois elle présente une faible injection.

Le *cul-de-sac conjonctival* est quelquefois plus rempli de larmes, ce qui donne à l'œil, considéré de loin, un aspect brillant tout particulier.

Deuxième degré. — C'est l'iritis *parenchymateuse* de quelques auteurs, c'est la véritable iritis. Ce degré débute très souvent d'emblée par les symptômes que nous allons décrire; parfois il est consécutif du premier degré, ou, si l'on aime mieux, de l'inflammation de la séreuse qui recouvre la membrane en avant.

(1) D'Ammon, *De l'iritis séreuse et de ses différentes espèces* (*Annales de la chirurgie française et étrangère*, avril 1844, p. 411).

Mais une chose digne de remarque, c'est que le premier degré ayant existé pendant quelque temps, passe plus fréquemment à l'état chronique qu'au second degré.

Couleur de l'iris. — La teinte pathologique que prend cette membrane varie nécessairement selon la couleur primitive des iris. On pourrait dire, en général, qu'une certaine proportion de rouge sale s'est mêlée à la couleur normale de la membrane; tantôt cette teinte est limitée à une portion du diaphragme (*iritis partielle*); tantôt, au contraire, elle est générale (*iritis générale*); jamais elle n'est uniforme. Le petit cercle de l'iris est toujours plus coloré que le grand qui le renferme. C'est par le petit, d'ordinaire, que commence la coloration morbide. Dans les yeux brun clair, l'iris prend une teinte brun rougeâtre qui, au troisième degré de la maladie, devient, par places, orangée. Lorsque l'iris est naturellement très foncé, la teinte rouge sale prédomine. Dans l'iris bleu, le petit cercle en prend une verdâtre, dans laquelle, avec un peu d'attention, on reconnaît encore une légère nuance de rouge. Au reste, quelle que soit la couleur primitive de l'iris, dès lors qu'un changement y survient pendant le cours d'une inflammation interne de l'œil, c'est toujours le petit cercle qui présente les modifications de couleur les plus importantes.

Gonflement de l'iris. — En même temps que l'on constate la décoloration que nous venons de signaler, on peut reconnaître que l'iris est moins lisse à sa surface, dont les stries convergentes sont plus difficiles à saisir, et semblent recouvertes d'une sorte d'exsudation. C'est surtout à la réunion du grand cercle avec le petit qu'on trouve cette altération. L'iris entier paraît se gonfler et s'épaissir; parfois il présente çà et là quelques plaques grisâtres, qu'on dirait placées sous la séreuse enflammée. D'autres fois ce sont des saillies jaunâtres, qui s'élèvent un peu au-dessus de la surface de la membrane et ne sont autre chose que des abcès renfermant du pus.

Injection de l'iris. — Elle se borne assez fréquemment à un ou deux vaisseaux, d'une ténuité extrême, qui sillonnent la membrane de la circonférence au centre. Arrivés au petit cercle de l'iris, ces vaisseaux, qu'on ne peut voir quelquefois sans l'aide d'une loupe, présentent une courbure, de laquelle s'échappent des ramifications vasculaires très fines qui vont se perdre vers le bord pupillaire.

On n'oubliera pas que ce sont des vaisseaux iridiens, invisibles à l'état normal, qui se sont développés sous l'influence de l'inflammation, comme cela arrive si souvent pour la conjonctive bulbaire.

Il faut bien se garder de croire, comme plusieurs auteurs l'ont avancé, qu'au degré d'inflammation qui nous occupe, l'injection de l'iris soit nettement marquée dans tous les cas : loin de là, ce n'est que par exception, pour ainsi dire, qu'on peut la reconnaître, et cela est fort heureux, car elle est le plus souvent d'un pronostic assez fâcheux.

Lorsque les vaisseaux deviennent apparents, on voit qu'ils sont onduleux, et qu'ils forment çà et là sur l'iris de très fines plaques de sang, produites ordinairement par un lacis vasculaire d'une ténuité extrême. Quelquefois il y a une véritable exhalation sanguine à l'extrémité ou le plus souvent sur le trajet de ces vaisseaux.

Pupille. — Elle perd ses mouvements à cette période de la maladie et devient étroite, inégale, frangée ; assez souvent elle présente un angle rentrant profond, auquel on a voulu donner une valeur qu'il n'a certes pas. Lorsque l'inflammation de l'iris porte plus particulièrement sur un point de sa surface, les fibres de la membrane, gonflées, privées de mouvement, se retirent plus ou moins vers l'endroit enflammé ; les épanchements de sang même très limités, et les petits abcès qui se forment alors dans l'épaisseur de la membrane, contribuent aussi nécessairement à la déformation pupillaire. Si, sur l'œil d'un animal, on irrite dans un point donné le diaphragme, on ne tarde pas à voir la pupille présenter un angle rentrant, dont le sommet se rapproche incessamment du siége de l'inflammation. Ces faits expliquent trop bien la cause de la déformation pupillaire, pour qu'on attache quelque valeur à l'observation des auteurs qui ont cru que l'allongement de la pupille dans tel ou tel sens signifiait que l'iritis était de telle ou telle nature. Pour ne citer qu'un exemple, Middlemore croit que, dans l'iritis qu'il nomme *rhumatismale*, la pupille est allongée en dedans et en haut ; tandis qu'elle serait tiraillée en haut, en dehors ou horizontalement dans l'iritis syphilitique. La direction de cette déformation varie suivant chaque auteur, qui a voulu la rapporter à une affection spéciale ; aussi ne devons-nous point nous en occuper plus longtemps.

La déformation de la pupille tient assez souvent à des exsudations qui s'établissent entre l'iris et la capsule ; c'est là un fait que le praticien ne doit pas perdre de vue dans le traitement de l'iritis, parce que ces produits amènent souvent l'atrésie pupillaire (voyez ce mot).

Au second degré de l'iritis, la pupille est trouble; cette espèce de nuage que nous avons signalé au premier degré a singulièrement épaissi; le fond de l'œil paraît rempli d'un brouillard, qui prend quelquefois une teinte verdâtre.

Cornée. — Ce n'est que lorsque l'inflammation de la séreuse a gagné la face postérieure de la cornée que cette membrane semble perdre sa transparence; souvent, à son centre, comme dans le premier degré, on aperçoit de petits points bruns, dont le nombre augmente en même temps que l'inflammation iridienne : c'est une complication de *kératite ponctuée* (voyez ce mot, page 245, et *Irido-kératite*, page 297). D'autres fois, considérée de côté, la cornée offre une teinte un peu verdâtre, dans la période aiguë de l'iritis, ce qui, avec raison, paraîtrait résulter, selon Hasner, d'une infiltration œdémateuse symptomatique de la phlogose du diaphragme.

Chambre antérieure. — Elle diminue de capacité sous l'influence du gonflement de l'iris; quelquefois elle est agrandie aux dépens de la postérieure, lorsque des adhérences sont établies entre l'iris et la capsule. Très souvent du pus s'accumule en quantité variable à la partie la plus déclive (*hypopyon*). On y voit aussi quelquefois une certaine quantité de sang (*hyphêma*). L'*humeur aqueuse* paraît perdre sa transparence lorsque la cornée est malade; elle demeure au contraire très claire lorsque l'iris seul est enflammé.

Capsule. — Elle est souvent troublé par suite des exsudations dont elle est recouverte, et qui sont sécrétées par l'iris. Parfois on voit à sa surface des flocons blanchâtres, souvent sous forme de bandelettes semi-annulaires, qui la fixent à l'iris (*uvéitis de d'Ammon*). Ces flocons, plus ou moins nombreux, se recouvrent fréquemment de pigmentum uvéen et forment des synéchies postérieures, d'étendue variable et de forme triangulaire, qui naissent du cercle ciliaire de l'iris par une base large, et dirigent leur sommet vers le centre de la capsule. D'Ammon les désigne sous le nom de *ptérygions de l'iris* (1). Les dépôts sur la capsule sont

(1) D'Ammon, *De l'uvéitis* (*Annales de la chirurgie française et étrangère*, juin 1844, p. 242).

quelquefois si considérables, que l'oblitération complète de la pupille en est la conséquence.

Sclérotique. — Elle offre l'injection que nous avons décrite (voyez *Injection périkératique*, page 394). Les vaisseaux, groupés circulairement autour de la cornée en forme d'anneau, touchent quelquefois à cette membrane dans le bord de laquelle ils se perdent, tandis que d'autres fois, surtout lorsque l'inflammation est moins forte, ils en sont éloignés de 1 millimètre environ. C'est dans cet espace sain qu'on voit un étroit cercle bleuâtre qu'on a nommé, je ne sais pourquoi, *cercle arthritique*, et qui n'est autre que le canal de Fontana, gorgé de sang veineux (voyez volume I, page 19). Au delà de l'anneau vasculaire sclérotical, qui peut avoir de 5 à 6 millimètres, la fibreuse est rosée et n'est point sensiblement injectée.

Choroïde. — Lorsqu'elle s'enflamme pendant l'iritis, la pupille se dilate plus ou moins largement au lieu de se contracter, et les vaisseaux du tissu cellulaire sous-conjonctival s'injectent au loin, en arrière du bulbe. En même temps, l'affection prend un caractère névralgique de plus en plus prononcé. Souvent l'inflammation saute ainsi brusquement de l'iris à la choroïde, et réciproquement.

Conjonctive. — Elle est rarement enflammée dans l'iritis, seulement elle offre assez souvent une injection symptomatique plus ou moins prononcée.

Paupières. — Elles présentent une tuméfaction et une rougeur légères ; la supérieure est un peu abaissée.

Troisième degré. — Tous les symptômes des deux degrés précédents augmentent d'intensité. La *couleur de l'iris* s'altère plus profondément, surtout dans le petit cercle. Le *gonflement* est de plus en plus marqué, et la surface de la membrane se recouvre de petites bosselures plus apparentes. Les plaques grisâtres sont plus larges, et les saillies jaunes que nous avons décrites s'élèvent quelquefois au-dessus du niveau de l'iris, en formant de petits abcès, qui s'ouvrent dans la chambre antérieure ou disparaissent plus tard par résorption.

L'injection de l'iris est plus vive ; les vaisseaux sont plus nombreux, plus apparents, et les arcades qu'ils forment, plus marquées. On voit des ramifications vasculaires plus développées vers le bord de la pupille, dans lequel elles se perdent.

La pupille est entièrement immobile ; elle est plus étroite, plus irrégulière encore que dans le deuxième degré. Trop souvent, quand l'inflammation diminue, elle s'oblitère tout à fait en se recouvrant d'exsudations plastiques. Quand elle présente des angles, ils sont plus profonds, plus accentués : des brides, des filaments sous forme de frange, attachent définitivement l'iris à la capsule. Si la pupille est encore ouverte, le fond de l'œil ne peut plus être distingué que d'une manière très imparfaite ; un brouillard épais, résultat d'un exsudat déposé sur la capsule, le dérobe à l'observateur.

Il peut arriver que la pupille, au lieu d'être contractée et plus ou moins étroite, soit au contraire largement ouverte, et que l'inflammation s'accompagne de douleurs hors de proportion avec les signes anatomiques que donne l'examen de l'iris. On doit alors en conclure que le mal, qui a débuté par l'iris, s'est étendu à la choroïde, et qu'il a pris dans celle-ci un caractère aigu qu'il a perdu dans celle-là. On a, dès lors, affaire plutôt à une choroïdite qu'à une iritis, et l'on peut en avoir facilement la preuve par les autres caractères de la maladie, et plus tard par ses terminaisons.

La *cornée* est plus trouble lorsque les petits points bruns qu'elle présente quelquefois à sa surface se sont augmentés. Des épanchements assez larges s'y montrent parfois ; pourtant cette complication est rare.

La *chambre antérieure*, plus trouble aussi, est encore plus déformée que dans le deuxième degré ; l'humeur aqueuse paraît moins transparente. Souvent un hypopyon siége à la partie la plus déclive de la cavité ; d'autres fois c'est un épanchement de sang (*hyphêma*). Ces deux symptômes, déjà signalés au deuxième degré, deviennent plus sensibles ; assez souvent on trouve du pus et du sang superposés, et alors le mal présente beaucoup de gravité. La capsule offre, à sa surface, des exsudations épaisses, qui interceptent la lumière et s'étendent aux bords de la pupille.

L'*injection de la sclérotique et celle de la conjonctive* sont encore plus apparentes ; les paupières offrent un gonflement plus marqué.

Symptômes physiologiques. — *Premier degré.* — Les malades n'éprouvent ordinairement aucune douleur ; quelquefois, cependant, ils se plaignent d'une sensation de tension, incommode plutôt que douloureuse ; la lumière est rarement mal supportée ; mais elle excite parfois la sécrétion de quelques larmes lorsque le malade la reçoit directement. Ce symptôme indique assez que l'irritation s'est propagée à la rétine : c'est surtout au début de l'affection qu'il est facile de le constater. Très souvent il disparaît lorsque la maladie est depuis quelque temps établie et ne fait pas de progrès.

La vision est légèrement trouble, surtout lorsque la face concave de la cornée commence à s'enflammer.

Deuxième degré. — *Douleur.* — La pression et la tension gênantes que nous avons signalées dans le premier degré ont augmenté, et provoquent dans le fond de l'orbite une douleur qui se fait ressentir assez souvent sous la forme pulsative et quelquefois aussi sous celle d'élancements aigus et rares. Ordinairement elle affecte un siége tout particulier ; elle occupe le front et les tempes, s'irradie souvent à tout un côté de la face, et paraît avoir toujours son point de départ dans le nerf frontal et dans ses ramifications. Alors il est bien rare qu'il n'y ait pas une sérieuse complication de choroïdite. Assez souvent j'ai observé que la peau recouvrant les branches nerveuses était rouge et gonflée. Cette douleur aiguë, qui devient parfois très violente, est moins intense dans le jour, s'exaspère dans la soirée ou dans la nuit, et provoque des souffrances telles, que le malade s'échappe de son lit pour se promener à grands pas dans la chambre ; quelquefois elle disparaît complétement pour revenir à des heures fixes. Il ne faut pas oublier qu'au début de l'affection cette douleur est très légère, et que ce n'est que plus tard qu'elle prend une aussi grande intensité.

Photophobie.— Elle existe toujours à un degré variable, selon que l'inflammation réagit davantage sur la cornée et sur la rétine, et que le trouble des membranes et des humeurs permet à une plus ou moins grande quantité de rayons lumineux d'arriver au fond du globe.

En général, elle est moins grande que dans les kératites secondaires aiguës, à leur début.

On pourrait tout aussi bien expliquer cette circonstance par le peu de rayons lumineux qui arrivent à la rétine que par l'immobilité de l'iris et la prétendue absence de traction sur le corps ciliaire. On sait que c'est à cette hypothèse, proposée par M. Cade et admise par Bérard, que serait due la diminution de la photophobie.

Dans l'iritis, indépendamment du rétrécissement pupillaire, la cornée, la membrane de l'humeur aqueuse, la capsule, ayant perdu de leur transparence, empêchent les rayons de pénétrer au fond de l'œil, ainsi que l'atteste d'ailleurs l'abaissement considérable de la vision. N'est-ce point assez pour expliquer la diminution de la photophobie?

Regardez le soleil à travers un épais brouillard, et vous pourrez le fixer sans aucune difficulté, les rayons lumineux qu'il envoie étant absorbés en très grande quantité par l'opacité de l'air; pourquoi n'en serait-il pas de même pour cette sorte de brouillard interne, produit de l'inflammation qui nous occupe?

Les auteurs sont peu d'accord sur l'existence de la photophobie dans l'iritis.

MM. Mackenzie et Juengken, entre autres, avancent que ce symptôme est porté à un très haut degré, tandis que d'autres ne l'admettent qu'exceptionnellement. Cela tient, sans nul doute, à ce que, d'une part, ces praticiens ont observé la maladie à des degrés différents, et surtout à ce que, d'une autre, ceux qui n'admettent la photophobie que comme un caractère exceptionnel, n'ont pas tenu compte du trouble des milieux de l'œil, qui absorbent les rayons lumineux en si grande quantité.

Lorsque la rétine s'enflamme fortement pendant la durée de l'iritis, on ne tarde pas à reconnaître les symptômes physiologiques de la rétinite. Le malade a la vision tourmentée par des éclairs, des phantasmes lumineux, des étoiles de feu, bleues, rouges et d'autres couleurs brillantes, qui lui semblent augmenter sa douleur; alors il se cache la tête dans ses couvertures et recherche l'obscurité la plus profonde, mais sans pouvoir la trouver nulle part.

Accidents généraux. — Ils existent souvent à un haut degré; quelquefois on n'en trouve point de trace. Chez tel malade on constate une fièvre plus ou moins intense, chez tel autre il n'y en a pas. Assez fréquemment l'iritis s'accompagne d'un trouble marqué dans les fonctions digestives; la langue est blanche ou rouge, il y a de l'inappétence, de la soif, de l'insomnie; d'autres fois on ne remarque absolument rien de semblable.

Troisième degré. — Les symptômes physiologiques n'ont pas tous suivi, à ce degré, la même loi de progression que les symptômes anatomiques; la *douleur* du sourcil est plus vive, l'insomnie complète ; les pulsations sont plus fortes encore, la pression et la tension plus marquées ; le malade croit se sentir l'œil chassé de l'orbite. Mais la photophobie est moins forte à cause du trouble plus grand des humeurs et des membranes placées en avant de la rétine. Cependant, très souvent, lorsque l'inflammation a envahi énergiquement cette dernière, les phantasmes lumineux sont plus gênants encore que dans le deuxième degré.

Les *accidents généraux* sont plus graves.

TERMINAISONS. — 1° *Résolution.* — Cette heureuse terminaison est assez fréquente, surtout après le premier degré de l'iritis. Après le deuxième et le troisième degré, elle se voit encore, mais il est rare que la maladie n'ait point laissé quelques traces de son passage du côté de la pupille. Lorsque la résolution a lieu, la douleur et la chaleur de l'œil diminuent, ainsi que les autres symptômes physiologiques.

La couleur de l'iris, accidentellement changée pendant l'inflammation, reparaît aussi brillante que dans l'œil sain ; il serait donc inexact de dire, avec M. Rognetta (1), que la décoloration morbide « persiste ordinairement pour le reste de la vie, » car cela n'a lieu que dans les cas où l'iritis est passée à l'état chronique. M. Velpeau (2) croit aussi « que l'iris ne retrouve presque jamais ses couleurs primitives. » Cela se remarque quelquefois, lorsque la résolution n'a point été franche et que le tissu de l'iris a suppuré, ou que de fausses membranes se sont développées à ses surfaces.

En même temps que l'iris reprend sa couleur, la pupille reprend peu à peu son jeu ; elle devient plus nette, et le fond de l'œil recommence à paraître noir. La cornée, la chambre antérieure, se nettoient ; l'humeur aqueuse recouvre sa transparence, et la rougeur de la sclérotique et de la conjonctive disparaît.

2° *État chronique.* — C'est souvent une autre terminaison de cette inflammation. Mais nous avons consacré un chapitre spécial à l'iritis chronique (voyez plus bas, p. 447).

3° *Déformation de la pupille.* — Ce résultat est un des plus fréquents de l'iritis. Dans quelques cas heureux, la matière épanchée se résorbe en si grande quantité que des brides, à peine visibles il est vrai, et peu nombreuses, attachent l'iris à la capsule, sans cependant gêner d'une manière sensible les mouvements du

(1) Rognetta, *loc. cit.*, p. 528.
(2) M. Velpeau, *loc. cit.*, p. 155.

diaphragme de l'œil. Souvent, en effet, ces filaments prennent leur point d'attache sur l'iris en arrière, et à une assez grande distance de sa marge pour permettre à celle-ci des oscillations passablement étendues ; mais il n'en est pas toujours ainsi. La pupille, fixée par un de ses bords sur la capsule ou sur une fausse membrane épaisse, est immobile sur ce point. Quand toute la marge iridienne adhère à la capsule, l'immobilité pupillaire est complète, et la vision singulièrement gênée. Si les exsudations ont été considérables, la vue peut être complétement perdue. Dans ce cas, la pupille présente, indépendamment de sa déformation, une tache blanc mat, sur laquelle on voit très souvent des points, des traînées noires de pigmentum enlevé à la face postérieure de l'iris. Ces taches pigmenteuses recouvrent quelquefois une très grande partie de la fausse membrane placée dans la pupille (*cataracte pigmenteuse*), ou la cachent en entier.

4° *Changements survenus dans l'iris.* — Lorsque l'inflammation ne s'est point terminée par une résolution franche et que l'iris a suppuré, il n'a plus sa couleur naturelle. A sa surface, on voit des enfoncements grisâtres, comme s'il y avait eu là une perte de substance aux dépens de l'épaisseur de la membrane. Dans d'autres cas, au lieu d'un enfoncement, c'est une saillie d'un gris blanchâtre sale. Les fibres de l'iris perdent le plus souvent leur aspect normal ; la membrane entière ressemble à une étoffe usée, dont on verrait la trame. Très souvent, et lors même qu'il n'y a pas de synéchie postérieure, elle n'est plus tendue entre les chambres, comme elle doit l'être : elle s'incline en avant ou en arrière. Lorsque l'inflammation a été très vive, que des exsudations épaisses se sont attachées à la face postérieure de la membrane, l'iris décoloré est poussé en avant, au point de toucher la cornée, et ses fibres convergentes limitent des sillons profonds, entre lesquels le tissu iridien présente une saillie considérable.

Quand la pupille est oblitérée par un dépôt plastique, il arrive parfois que l'attraction concentrique de la marge de l'iris est si forte, que les attaches ciliaires de la membrane se rompent dans une certaine étendue, et qu'il se forme ainsi une pupille remplaçant l'ouverture naturelle. Dans d'autres cas, de fausses membranes s'étant attachées en arrière dans toute l'étendue de l'iris, ne laissent libre qu'un petit espace qui, ne pouvant résister aux tiraillements exercés par la contraction de la fibro-albumine, se déchire entre deux fibres convergentes, et donne lieu ici encore à une ouverture accidentelle, permettant l'exercice de la vision.

5° *Changements survenus dans les autres membranes.* — L'inflammation de l'iris se propage très souvent à la cornée, à la rétine, à la choroïde, et parfois à toutes ces membranes en même temps. C'est dire que l'iritis peut se terminer par les résultats des inflammations particulières de chacune de ces membranes, par des taches de la cornée, des exsudats sur la cristalloïde, par l'amaurose, le staphylôme de la choroïde, l'ophthalmite, etc., etc. La chambre antérieure présente aussi assez fréquemment le phénomène d'une collection purulente enveloppée de fausses membranes.

MARCHE DE L'IRITIS AIGUE. — *Premier degré.* — La maladie se développe peu à peu et arrive insensiblement, en un temps d'ordinaire très long, aux limites que nous avons tracées. Rarement elle va plus loin, je veux dire qu'il n'est pas très commun de voir l'iritis passer du premier au deuxième degré, ou, si l'on veut, l'iritis séreuse se transformer en iritis parenchymateuse.

Le plus souvent cette période de la maladie est lente ; les symptômes inflammatoires, peu aigus au début, diminuent encore d'intensité après la première ou la seconde semaine, et la maladie passe peu à peu à l'état chronique.

L'inflammation disparaît vers le vingtième ou le trentième jour, mais, dans la plupart des cas, il se développe une phlegmasie qui porte plus particulièrement sur la face postérieure de l'iris : c'est cette variété que les auteurs ont décrite sous le nom d'*uvéite*. Quelques médecins allemands, et M. le professeur d'Ammon, de Dresde, entre autres, admettent cette division, que nous sommes loin de blâmer, mais que nous ne conservons pas, parce que nous ne perdons pas de vue que nous écrivons ici pour des praticiens et non pour des ophthalmologistes, et parce que, malgré les travaux de Puschka, rien ne prouve qu'il y ait une membrane à la face postérieure de l'iris et non une simple couche de pigmentum.

Lorsque cette complication a lieu, la marche de la maladie est plus lente encore, et la phlegmasie demeure longtemps à l'état subaigu. Des adhérences nombreuses se forment entre l'iris et la capsule, et des taches pigmenteuses plus ou moins larges restent attachées à la surface de cette membrane. Nous nous sommes tout particulièrement occupé de ces taches en parlant de la cataracte pigmenteuse. Le plus souvent l'inflammation, après avoir sommeillé un peu de temps, se réveille pour quelques jours, et s'étend au feuillet cornéen postérieur, et même aux lamelles profondes de la cornée. J'ai vu bien des fois des accidents survenir du côté de la rétine, et les malades se plaindre d'avoir la vue troublée par des éclairs et des phantasmes lumineux ; cependant l'œil était à peine rouge. Dans d'autres cas, j'ai pu constater en même temps une accumulation de liquide sous la membrane de Jacob. C'est surtout sur les séreuses de l'œil que porte la phlegmasie, et toutes sont malades alors : j'ai observé plusieurs fois cette complication. (Voyez *Kératite ponctuée*, p. 245, et *Aquo-capsulitis*, p. 410.)

L'iritis au premier degré ne se montre que sur un œil dans la plupart des cas : ce n'est qu'exceptionnellement qu'elle se développe à la fois des deux côtés ; je l'ai vue passer assez souvent de l'un à l'autre, à des distances de temps assez éloignées, et le plus souvent au début, du moins à l'insu des malades, pendant un temps assez long.

Deuxième et troisième degré. — La marche de l'iritis est plus franche qu'au premier degré, et surtout plus rapide ; au deuxième degré appartient plus particulièrement la forme aiguë ; on voit assez souvent la forme suraiguë s'adjoindre au troisième. Arrivée là, la maladie de l'iris passe fréquemment à l'état chronique, après avoir produit des désordres très graves.

Dans tous les cas, on devra toujours tenir compte des symptômes qui auront précédé l'affection, et surtout chercher à reconnaître si la phlegmasie s'est étendue d'une autre membrane à l'iris, ou si c'est par le diaphragme de l'œil que le mal a débuté.

Causes de l'iritis. — Elles sont en grand nombre, et les mêmes que celles des inflammations en général. L'iritis se développe souvent après les opérations de cataracte, et surtout après celles par abaissement. Les piqûres, les déchirures, toutes les lésions directes peuvent la produire ; mais, hâtons-nous de le dire, elle se montre d'ordinaire tout à coup, sans cause appréciable. Dans des cas assez nombreux, l'iritis est consécutive à une inflammation qui s'est développée dans une autre membrane, mais alors elle est en général moins dangereuse ; souvent on la voit compliquer les kératites ulcéreuses, la choroïdite, etc.

Les *causes spécifiques* joueraient un grand rôle, selon beaucoup d'auteurs, dans la production de l'iritis. De là des variétés à l'infini, variétés toujours insaisissables à leurs caractères physiques, quoi qu'en aient dit Beer et ses disciples; personne en France ni en Allemagne n'admet plus aujourd'hui ces doctrines surannées. Qui peut croire que dans l'ophthalmie qu'on a appelée rhumatismale, la pupille soit perpendiculairement ovalaire? qu'elle soit transversalement ou perpendiculairement ovalaire dans la prétendue ophthalmie goutteuse? qu'elle soit oblique de bas en haut et de dehors en dedans, dans l'ophthalmie syphilitique, lorsque les auteurs qui adoptent ces divisions admettent eux-mêmes que l'inflammation peut porter plutôt sur tel point de l'iris que sur tel autre? Personne ne niera qu'une affection générale, de quelque nature qu'elle soit, ne puisse dans sa marche modifier une ophthalmie, mais tout le monde se refusera à croire qu'elle se dessine infailliblement dans l'œil par des caractères physiques appréciables. Il est une variété d'iritis pourtant qui semblerait faire exception, c'est l'*iritis syphilitique.* Nous verrons plus bas quelle somme de certitude peuvent en offrir les caractères anatomiques.

Pronostic. — L'iritis est assurément une des affections oculaires les plus graves, quelle que soit l'intensité de l'inflammation. Elle compromet la vue le plus souvent, parce qu'elle s'accompagne et se termine par des exsudations qui fixent en totalité ou en partie la marge pupillaire à la capsule, ou ferment le passage aux rayons lumineux en oblitérant entièrement la pupille. Ces exsudations, dans quelques iritis aiguës, sont si abondantes, qu'elles enveloppent entièrement le corps vitré (*hypopyon postérieur*), s'organisent, détruisent la rétine, et provoquent une atrophie lente de l'œil. Cela est heureusement exceptionnel. Dans les cas ordinaires d'iritis aiguë, les malades en sont quittes pour quelques synéchies postérieures, condition qui m'a toujours semblé favorable aux récidives, probablement à cause des tiraillements incessants des nerfs ciliaires pendant le jeu de la pupille, devenu irrégulier. Ces récidives, quand elles se montrent, finissent à la longue par occasionner un rétrécissement considérable de la pupille, qui se trouve diminuée par un anneau exsudatif souvent fort large, déposé sur la capsule et entièrement adhérent à l'iris, dont le bord uvéen a disparu.

L'iritis se complique d'autres maladies, parmi lesquelles on doit compter la kératite ponctuée, et surtout la choroïdite, à cause de l'extension possible du mal à la rétine. La névralgie qui accompagne dès lors l'iritis devient le plus souvent des plus intenses, présente quelquefois des intermittences très accentuées et ramène l'inflammation à des proportions plus élevées. C'est cette forme, ou plutôt cette complication de l'iritis, qui a donné à quelques auteurs l'idée, assez fondée du reste, d'admettre une iritis intermittente. (Voyez plus bas, *Variétés*.)

Lorsque l'iritis a produit des exsudations étendues dans la pupille, et qu'il ne s'est pas encore passé plusieurs semaines et même plusieurs mois depuis leur apparition, le pronostic, quoique sérieux, doit être réservé, car j'ai observé des cas dans lesquels les malades, entièrement aveugles pendant un temps fort long, avaient cependant recouvré la vue au point de lire aisément.

L'iritis intense et aiguë récidive rarement ; l'iritis à marche lente, comme celle décrite plus haut (premier degré), reparaît au contraire assez souvent à des intervalles rapprochés ; aussi le praticien doit-il en tenir compte dans son pronostic et son traitement.

VARIÉTÉS. — Indépendamment des *iritis mercurielles, scrofuleuses, rhumatiques, arthritiques*, etc., etc., on admet assez généralement l'*iritis syphilitique*, qui offrirait, dit-on, des caractères anatomiques fort tranchés. On note encore une *iritis intermittente*, mais celle-là n'est remarquable que par sa marche. Elle reparaît à des époques plus ou moins fixes et rapprochées, et généralement assez mal caractérisées. Elle paraît être sous l'influence d'une névralgie de la cinquième paire. J'en ai publié un cas très curieux dans l'*Examinateur médical*. Le sulfate de quinine, les antipériodiques, sont quelquefois utiles ou impuissants contre cette maladie. Il faut cependant y avoir hardiment recours.

Iritis syphilitique. — Les symptômes de cette maladie sont en général les mêmes que ceux que nous avons décrits plus haut. Il est pourtant, au dire de la plupart des auteurs, des différences anatomiques qui caractérisent nettement l'iritis syphilitique.

Nul doute, très certainement, que l'affection constitutionnelle ne frappe l'iris ; reste à savoir si elle se dessinera toujours dans cette membrane par des caractères si tranchés, qu'on puisse immédiatement la reconnaître.

L'iris, disent ces auteurs, offre dans son petit cercle un gonflement marqué, et une teinte cuivrée, semblable à celle des syphilides du derme. Le petit cercle forme une sorte d'anneau élevé au-dessus du niveau de la membrane, et l'on y remarque des flocons tomenteux, jaune rougeâtre, qui s'étendent quelquefois à toute la surface du diaphragme, dont l'épaisseur est augmentée aux dépens de la chambre antérieure. Des filaments de matière plastique rougeâtre sont sécrétés dans la pupille. Cette ouverture est irrégulière, elle a la forme d'un ovale oblique de bas en haut et de dehors en dedans. A un degré plus avancé de la maladie, l'iris présente, le plus souvent sur son petit cercle, des tumeurs de couleur orangée, qui varient pour la grosseur depuis celle d'une graine de chènevis jusqu'à celle d'un pois et davantage. Nous décrirons ces tumeurs sous le nom de *condylomes* (voyez plus loin, *Tumeurs de l'iris*). Les autres membranes offrent les lésions que nous avons déjà indiquées ; nous n'y reviendrons pas. Nous ajouterons seulement que la cornée est souvent parsemée dans son centre d'une quantité de petits points opaques qui en troublent la transparence (*kératite ponctuée,* voyez page 245).

Les *symptômes physiologiques* sont les mêmes que ceux de l'iritis simple aiguë. Les douleurs violentes que le malade éprouve dans la région du front et de l'orbite deviennent plus vives, plus insupportables la nuit : on a cru y reconnaître quelque analogie avec les douleurs ostéocopes. La photophobie et le larmoiement, de même que dans l'iritis simple, existent à un haut degré au début de la maladie, et disparaissent quand la cornée, l'humeur aqueuse et la capsule ont perdu de leur transparence.

Tous ces caractères, sans aucune exception, se retrouvent dans l'iritis simple et sur des individus qui n'ont jamais présenté le moindre symptôme de la syphilis. La coloration du petit cercle en rouge cuivré a été donnée comme le signe distinctif le meilleur de l'iritis spécifique, et certes, si ce signe était aussi tranché qu'on veut bien le dire, il serait d'une grande utilité dans le diagnostic de cette affection. Outre qu'il n'en est pas ainsi, cette coloration rougeâtre du petit anneau iridien se voit très souvent aussi dans l'iritis dépourvue de complication spécifique. La forme de la pupille, qui sert encore, dit-on, à reconnaître la maladie, est un caractère si mauvais, qu'il est inutile d'insister de nouveau sur les causes qui la produisent. Restent les tumeurs jaune orangé, qu'on a comparées aux condylomes ; à la vérité, il est rare de les voir dans l'iritis simple, mais on les y voit, et cela suffit encore pour achever de détruire la valeur des symptômes anatomiques donnés par les auteurs comme caractéristiques de l'iritis syphilitique. D'ailleurs, il n'est pas commun, tant s'en faut, de trouver ces tumeurs dans les iritis syphilitiques bien caractérisées ; c'est un symptôme, ou mieux encore une complication assez rare. Quant aux douleurs qui s'exaspèrent la nuit, et que des esprits faciles ont comparées aux douleurs ostéocopes, elles sont exactement les mêmes que celles de l'iritis simple, et je ne comprends pas qu'on ait pu établir de différence.

En *résumé*, si l'on me demandait ce que je pense des caractères de l'iritis syphilitique, je déclarerais qu'isolés, ils ne me paraissent avoir aucune valeur ; que réunis, je parle surtout ici de la décoloration du petit cercle de l'iris, et des tumeurs qu'on a nommées *condylômes* et qui semblent n'être que de petits abcès ; que réunis, dis-je, ils peuvent mettre parfois le médecin sur la voie d'une syphilis constitutionnelle ; mais que le commémoratif, l'examen attentif du malade, l'existence de chancres indurés, celle surtout de syphilides, etc., pourront seuls former la conviction du praticien à cet égard. On devra sans doute tenir compte des symptômes fournis par l'œil, mais ils ne pourront avoir qu'une valeur de second ordre tout au plus.

Le pronostic de l'iritis syphilitique est généralement favorable quand elle n'est pas trop ancienne, et que des exsudations ne se sont pas encore organisées dans la pupille. Il faut surtout craindre dans cette iritis la kératite ponctuée comme complication, plus rarement la choroïdite. Dans quelques cas, heureusement exceptionnels, j'ai vu des tumeurs, véritables tubercules semblables sans doute à ceux que la peau portait, envahir la chambre antérieure, détruire tout devant eux, s'échapper à travers la sclérotique et anéantir l'œil sans ressource.

Il en est de même de toutes les autres variétés spéciales d'iritis, avec cette différence que les caractères anatomiques qui en ont été donnés comme pathognomoniques, étant moins tranchés encore que ceux de l'iritis syphilitique, ont nécessairement une valeur moins grande, et que l'examen général du malade est encore plus indispensable peut-être.

Cette observation s'applique plus particulièrement aux prétendues iritis rhumatiques, arthritiques et scrofuleuses.

II. — IRITIS CHRONIQUE.

On confond le plus ordinairement l'iritis chronique avec l'iritis aiguë. Très souvent, lorsque les caractères principaux de l'iritis aiguë manquent, l'iritis chronique passe inaperçue ou est confondue avec la maladie d'autres membranes oculaires : lorsque l'inflammation reparaît à un certain degré, elle est prise pour une conjonctivite chronique ou pour une kératite.

L'inflammation chronique de l'iris n'est reconnue comme telle, le plus souvent, que lorsqu'elle succède à l'état aigu.

Cette maladie est très commune, et je ne crois rien avancer d'exagéré en disant que de toutes les affections de l'œil, c'est peut-être celle qui est le moins souvent constatée. Que d'*amblyopies*, de *kératites* ont été diagnostiquées, alors qu'il n'y avait qu'une iritis chronique !

SYMPTÔMES ANATOMIQUES. — L'iris a perdu sa couleur brillante ; il est grisâtre ou verdâtre dans une étendue plus ou moins grande de sa surface, qui en outre, dans les cas très anciens, offre assez souvent par places une perte de substance, quant à son épaisseur. Si l'on compare l'iris au velours, on dirait un velours dont les poils auraient été tondus ras et dont on verrait la trame. Ces plaques creuses, qu'on aperçoit dans beaucoup de cas, laissent voir dans leur fond les fibres verticales décolorées. Parfois, lorsque l'état aigu a été très prononcé, la membrane est bombée en avant, surtout dans son petit cercle.

La *pupille* peut être libre ou en partie oblitérée ; cela dépend des désordres apportés par l'inflammation. Dans quelques cas elle reste un peu mobile, dans d'autres elle ne l'est plus ; jamais elle ne se dilate complétement. On peut s'en assurer en examinant les malades d'abord au grand jour, puis à quelque distance de la fenêtre. Les taches que présente l'iris sont loin d'être toujours creuses ; quelques-unes sont au niveau de la membrane, d'autres sont un peu élevées ; dans leurs intervalles, l'iris est décoloré et comme chagriné. Quelquefois rien de tout cela n'existe ; l'iris a pris seulement une teinte sale, légère, semblable à un glacis grisâtre.

Dans d'autres cas, outre les taches creuses ou saillantes dont nous avons parlé, des angularités plus ou moins profondes siégent sur le bord pupillaire; des brides, des filaments, le fixent à la capsule, qui paraît plus ou moins opaque, et n'est parfois recouverte que d'une sorte de fumée ou d'une fausse membrane extrêmement claire.

La *cornée* est ordinairement saine; quelquefois elle se couvre d'un nuage léger, surtout lorsque la maladie passe de l'état chronique à l'état subaigu.

La *conjonctive* et la *sclérotique* ne présentent point d'injection lorsque l'œil est en repos; mais si on l'examine quelque temps à la lumière, la surface de la fibreuse s'injecte plus particulièrement. Les vaisseaux prennent la forme d'un anneau autour de la cornée. (Voyez page 394, *Injection périkératique.*)

Symptômes physiologiques. — La douleur n'existe pas; il y a seulement, de même que dans toutes les congestions internes de l'œil, une sensation de gêne, de tiraillement dans l'œil et de roideur dans ses mouvements. C'est au fond de l'orbite que les malades rapportent la présence de ces symptômes. Il n'y a pas de photophobie; cependant la lumière amène la rougeur de l'œil, et en même temps provoque l'écoulement de quelques larmes. La vision est plus ou moins troublée, selon les désordres produits par le mal; quelquefois elle est presque entièrement abolie. D'ordinaire le malade se plaint de voir des mouches diversement colorées, des filaments, des flammes, phénomènes qui tiennent à la compression de la rétine.

Marche. — Durée. — L'iritis chronique demeure stationnaire pendant un temps très long, et c'est une exception rare qu'un malade s'en soit débarrassé complétement. Presque toujours l'inflammation fait de temps en temps de petites exaspérations, pendant lesquelles la vision est encore plus gênée, et après lesquelles elle se trouve avoir notablement perdu. La durée de la maladie est tout à fait illimitée. Assez souvent l'iritis chronique passe de nouveau à l'état aigu. Elle est toujours compliquée de choroïdite.

Pronostic. — Il est ordinairement très grave. Quand la vue est abolie depuis longtemps, la maladie est incurable. Si, au contraire, la vision s'est conservée, si l'inflammation n'a point produit de graves désordres et que l'iritis chronique ne soit pas très ancienne, on peut espérer qu'un traitement convenable la fera disparaître. Lorsqu'elle se rattache à une affection syphilitique encore récente, le pronostic est beaucoup moins grave.

TRAITEMENT DE L'IRITIS AIGUE. — Il se divise en local et en général. On établit des distinctions dans l'application des moyens, selon qu'il s'agit du premier ou des autres degrés de l'affection, et selon qu'il y a ou non une complication générale.

Premier degré. — L'inflammation étant modérée, et la pupille ayant encore conservé une partie de ses mouvements, on devra combattre l'inflammation par des émissions sanguines, donner des purgatifs, prescrire une hygiène bien entendue, etc. La pupille sera dilatée par l'atropine ou à son défaut par la belladone, et aussitôt que l'inflammation sera tombée, on emploiera les révulsifs autour de l'orbite.

Moyens généraux. — 1° Les *émissions sanguines* seront en proportion à la fois avec le degré de l'inflammation et avec l'âge et la constitution du malade : c'est surtout au moyen des sangsues qu'on obtiendra une prompte amélioration. On les appliquera plusieurs jours de suite, s'il en est besoin, à la tempe ou derrière l'oreille, du côté malade. Dans quelques cas, j'en ai fait placer dans les narines, et une hémorrhagie abondante a soulagé singulièrement les malades.

La saignée générale ne m'a jamais paru d'aucun secours à ce degré de l'iritis ; je crois qu'elle n'a ici que peu d'action, et que l'affaiblissement qui en est la conséquence est au moins inutile.

Il ne faut pas oublier que l'iritis au premier degré se montre le plus souvent sur des individus faibles, sur des enfants, sur des femmes lymphatiques, et la saignée ne peut souvent être pratiquée sans quelques dangers dans ces cas-là.

2° *Purgatifs.* — Les purgatifs sont assez utiles ; il ne faudrait point cependant y trop compter. Quelques grains de calomel réussissent très bien à provoquer une dérivation salutaire. Le colchique, vanté par M. Carron du Villards et d'autres, est excellent lorsqu'il est récemment préparé ; mais malheureusement en vieillissant il perd ses propriétés et on le trouve gâté dans la plupart des petites pharmacies. C'est en outre un médicament dangereux chez quelques vieillards ; administré longtemps, je l'ai vu produire des ulcérations dans le côlon.

Moyens locaux. — *Dilatation de la pupille.* — Aussitôt que l'iritis au premier degré est reconnue, et que quelques antiphlogistiques ont été prescrits, on doit songer à préserver la pupille des adhérences qu'elle pourrait contracter avec la capsule. Le sulfate neutre d'atropine instillé par gouttes entre les paupières, à de courts intervalles de cinq à dix minutes, pendant plusieurs heures, ne tardera pas à vaincre la contraction pupillaire commençante. Si l'on tarde trop, et que l'iritis passe au deuxième degré, la dilatation est plus difficilement obtenue. Une fois ouverte, la pupille est maintenue sous l'influence de la belladone pendant toute la durée du traitement, à moins que l'inflammation ne devienne fort aiguë.

La *belladone* sera employée en frictions autour de l'orbite. Très souvent les douleurs qui commencent à se montrer disparaissent sous l'influence de ce moyen. On répète les frictions de deux en deux heures pendant le jour.

Révulsifs. — Lorsque l'inflammation aura diminué sous l'influence des émissions sanguines, des purgatifs et des autres moyens dont nous avons parlé, les vésicatoires volants, promenés autour de l'orbite, ne tarderont point à en enlever jusqu'aux dernières traces ; ils seront renouvelés tous les deux ou trois jours.

Hygiène. — Le malade gardera la chambre, dont la chaleur sera maintenue, si la saison le permet, à une température modérée ; la lumière n'y pénétrera qu'avec ménagement. Si le malade est absolument forcé de sortir, il portera au-devant de l'œil un linge noir flottant ou des conserves noires entourées de taffetas ; il évitera de porter des bandeaux épais. Sa nourriture, pendant la première période de l'inflammation, se composera plus particulièrement de potages maigres, et plus tard de viandes blanches et de végétaux ; il ne prendra point de vin pur, ni d'excitants ; il se privera de lecture ou d'autres travaux qui pourraient fatiguer l'œil. Il sera soumis à l'usage de boissons aqueuses.

Le nitrate de potasse, comme diurétique, pourra être donné à la dose de 1 à 2 grammes par litre, avec beaucoup d'avantage.

Topiques. — Ils ne sont point à prescrire à ce degré de la maladie. Les astringents m'ont toujours paru produire de mauvais résultats et enrayer les progrès de la guérison. Des fomentations faites avec une infusion d'herbe de belladone et de jusquiame (aa 50 gram. par litre) m'ont seules paru utiles.

Deuxième et troisième degrés. — Le traitement doit être extrêmement énergique. Au début de la maladie, la *saignée générale* est de rigueur ; chez les individus fortement constitués, elle sera, selon la formule de M. Bouillaud, large et répétée coup sur coup au besoin, c'est-à-dire matin et soir pendant les deux ou trois premiers jours. En même temps on ne doit pas négliger la *saignée locale;* des sangsues seront, à de courts intervalles, appliquées à la tempe et derrière l'oreille, autant de fois qu'on le jugera nécessaire.

Si la maladie n'est plus à sa première période, la saignée générale ne doit être pratiquée qu'avec réserve ; les sangsues m'ont paru alors beaucoup plus utiles. On en pose ordinairement quinze à vingt près de la tempe, sur un individu de force moyenne ; ou bien, si l'on veut, on peut en appliquer tous les jours trois ou quatre, ou même davantage, sur la muqueuse de la paupière inférieure, mais il en résulte souvent des ecchymoses très larges dans le tissu cellulaire sous-muqueux ; les malades ne se soumettent pour la plupart qu'avec répugnance à l'emploi de ce moyen, auquel je ne recours que le plus rarement possible. On peut les appliquer encore dans la narine ou les remplacer par des scarifications fréquemment répétées sur la pituitaire. Je pratique ordinairement cette petite opération avec un scarificateur, dont j'ai donné le modèle à M. Charrière, et que je place dans la trousse ordinaire.

Les *purgatifs* ne seront pas négligés ; on y aura recours en même temps qu'aux saignées. Les purgatifs mercuriels devront être choisis de préférence ; le *calomel* surtout sera donné de manière à provoquer le commencement d'une salivation salutaire. J'en prescris ordinairement aux adultes, d'abord un gramme comme purgatif, puis cinq centigrammes cinq à six fois par jour à deux heures d'intervalle, et je fais ajouter à ces poudres quelques centigrammes d'opium, ou mieux encore un peu de jalap. Deux à trois jours suffisent ordinairement pour que les gencives commencent à se prendre, et pour que l'haleine caractéristique soit reconnue. Aussitôt qu'on a constaté ces effets du mercure, un gargarisme d'acide hydrochlorique est prescrit, en même temps que des purgatifs salins ordinaires. Je n'ai jamais vu qu'il fût nécessaire d'établir une salivation abondante. On peut ensuite administrer le colchique sous forme de teinture à la dose de vingt à vingt-cinq gouttes, matin et soir, dans une tasse d'eau de gomme, ou tout autre purgatif d'un effet analogue.

Les *frictions de belladone* sont répétées autour de l'orbite toutes les deux heures. On a soin de faire nettoyer le front un quart d'heure ou une demi-heure après chaque onction, la pommade devenant désagréable au malade en se desséchant. Les instillations d'atropine dans l'œil sont continuées avec persévérance, à partir du moment où l'inflammation commence à tomber, jusqu'à ce que la pupille se dilate. Assez souvent ce n'est que vers le quatrième ou le cinquième jour qu'on obtient ce résultat. Lorsque les douleurs reviennent à des heures fixes, on les fait souvent disparaître en donnant deux ou trois heures avant leur retour, de fortes doses de sulfate de quinine.

Les *révulsifs* ne seront employés qu'au déclin de la maladie. Les *vésicatoires volants* autour de l'orbite m'ont paru très utiles ; il importe seulement de ne point les appliquer trop tôt ; le *séton*, les *cautères* à la nuque sont de nul effet, et l'on n'y doit recourir qu'en désespoir de cause, lorsque la maladie a résisté au traitement le plus énergique. Les bains de pieds salés seront prescrits, mais on ne devra se fier que médiocrement à ce moyen.

Les *topiques* astringents ne m'ont point semblé toujours d'un concours efficace ; cependant comme des compresses d'eau froide ou d'eau végéto-minérale, appliquées sur l'œil, diminuent souvent les douleurs, je ne vois aucun danger à les employer ; ce qui m'a réussi le mieux jusqu'ici, c'est l'infusion très chaude d'herbe de belladone et de jusquiame dont j'ai parlé plus haut, quelquefois aussi celle de camomille.

Observation générale. — Pour se rendre maître de l'inflammation, on n'oublie pas la cause sous l'influence de laquelle le mal s'est produit et un traitement général doit être institué. Ainsi, chez le scrofuleux, l'iritis ne sera pas combattue de la même manière que chez l'homme sanguin et vigoureux, et dès que l'excès d'inflammation aura été abattu, des médicaments spéciaux seront conseillés. De même chez le sujet atteint de rhumatismes, on pourra prescrire avec avantage les médicaments et les moyens employés le plus souvent. Je recommande surtout, dans ce cas, les poudres de Dower à la dose de 60 à 80 centigrammes, et l'occlusion de l'œil avec une boulette de coton, recouverte par du taffetas gommé. Je ne parle pas des moyens à employer dans l'iritis syphilitique ; il en sera question plus tard.

Traitement de l'iritis chronique. — Nous avons vu, dans la symptomatologie de cette maladie, que quelquefois l'inflammation est assez difficile à reconnaître, que d'autres fois, au contraire, elle a des recrudescences assez marquées. Dans le premier cas, les révulsifs sur le canal intestinal (purgatifs), sur les membres inférieurs (pédiluves irritants), sur le front, derrière les oreilles et à la nuque (vésicatoires, séton), devront être recommandés. Dans le second, les applications fréquemment répétées de sangsues, à la tempe, derrière les oreilles, dans les narines, seront prescrites tour à tour à des intervalles plus éloignés, selon le degré d'inflammation. Les instillations d'atropine ou de belladone ne seront pas non plus négligées. On recherchera avec soin s'il n'y aurait point une cause générale, afin de donner au traitement, s'il y avait lieu, une direction spéciale.

Traitement de l'iritis syphilitique. — Lorsque l'examen du malade a fait reconnaître que la syphilis joue un certain rôle dans la production de l'iritis, que le commémoratif ou les symptômes d'infection encore existants sont venus donner au diagnostic la certitude dont il manque toujours sans cela, indépendamment du traitement ordinaire de l'iritis qu'il devra prescrire, le praticien s'occupera de la maladie constitutionnelle. Les émissions sanguines, les purgatifs, le calomel uni à l'opium ou à la belladone, les frictions mercurielles autour du front, etc., ayant été prescrits, et l'inflammation de l'œil étant tombée, on aura immédiatement recours au traitement spécifique. C'est alors que les préparations de mercure, une tisane de salsepareille, etc., etc., trouveront leur emploi. Plus tard on y substituera l'iodure de potassium, à la dose de 1 à 4 grammes par jour, dans une tisane de saponaire. En même temps le malade se tiendra dans une température élevée, en évitant des refroidissements subits.

J'ai obtenu bien souvent depuis quelques années d'excellents résultats de l'emploi du bichromate de potasse, essayé, sur le conseil de Ed. Robin, à la place du mercure, par mon excellent ami le docteur Vicente y Hedo. J'ai guéri bon nombre d'iritis syphilitiques et des accidents constitutionnels fort graves à l'aide de ce médicament, qui m'a paru, dans beaucoup de cas, posséder les avantages du mercure sans en avoir les inconvénients. Je l'ai surtout employé contre les accidents secondaires ; mais quoique nombreuses, je ne crois pas que mes observations le soient encore assez pour fixer mon esprit définitivement sur ce sujet. C'est un médicament à expérimenter encore. Je le prescris suivant cette formule de M. Vicente :

Bichromate de potasse.	āā 1 gram.
Extrait thébaïque.	
Sirop simple.	q. s.

Divis. s. a. en cent pilules.

Une matin et soir, trois heures et demie à quatre après le déjeuner et le dîner. (On évite le vomissement à ce moment de la digestion.)

Tous les trois jours on augmente d'une pilule jusqu'à 5 ou 6 par jour.

Résumé du traitement. — I. On suppose qu'un sujet de quinze ans, de force moyenne, est atteint d'une *iritis aiguë au premier degré, datant de quelques jours seulement. Mobilité de la pupille exagérée ou diminuée ; teinte grisâtre de l'iris, partielle ou générale, trouble vague répandu dans la chambre antérieure, paraissant s'étendre ou s'étendant en effet à la cornée. Photophobie peu aiguë, vision trouble. Prescrivez :*

Appliquer 12 ou 15 sangsues à la tempe du côté de l'œil malade, laisser saigner les piqûres pendant deux à trois heures. Le lendemain, se purger avec une bouteille d'eau de Sedlitz, si les intestins le permettent. Après l'application des sangsues, laisser tomber dans l'œil, d'heure en heure sans interruption, jusqu'à dilatation de la pupille, une goutte du collyre suivant :

Eau distillée.	10 gram.
Sulfate neutre d'atropine.	0,5 centigr.

F. s. a.

Le lendemain du purgatif et le jour suivant, prendre matin et soir un décigramme de calomel, uni à quantité égale de magnésie calcinée.

Faire des frictions autour de l'orbite avec l'extrait de belladone.

Garder la chambre. Linge noir flottant devant l'œil. Potage maigre, tisane de chiendent nitrée. Abstinence de toutes choses excitantes.

L'*inflammation continuant*, faire une ou plusieurs autres applications de sangsues au même endroit, en poser quelques-unes au besoin dans la narine. Remplacer le calomel par 15 à 20 gouttes de teinture alcoolique de semences de colchique d'automne, à prendre matin et soir dans une tasse d'eau de gomme, ou par des pilules légèrement purgatives. Maintenir la *pupille toujours dilatée*, au moyen de quelques instillations du collyre dans la journée.

II. *L'iritis au premier degré est à sa période de déclin, les mouvements de la pupille reparaissent, les membranes oculaires et l'iris en particulier, tendent à reprendre leur couleur normale, la photophobie n'existe plus.*

Appliquer autour de l'orbite une série de vésicatoires volants; en poser derrière l'oreille, et jusqu'à la nuque; y revenir au besoin, lorsque l'épiderme se sera reproduit. Continuer avec mesure les dérivatifs sur le canal intestinal. Repos absolu de l'organe tant qu'il restera des traces d'inflammation. Moyens généraux appropriés à la constitution.

III. *Iritis aiguë. — Deuxième degré. — Sujet de vingt-cinq ans, de bonne constitution. Iris très décoloré; couleur rougeâtre ou verdâtre du petit cercle; gonflement de l'ensemble de la membrane. Pupille immobile, étroite, inégale, offrant souvent un ou plusieurs angles. Exsudation liant la marge pupillaire à la capsule. Fond de l'œil paraissant trouble, verdâtre. Cornée le plus souvent brillante, quelquefois trouble, parsemée de points noirâtres ou grisâtres à son centre ou même d'épanchements plus larges. Chambre antérieure diminuée ou agrandie; humeur aqueuse trouble en apparence. Capsule recouverte d'une fumée; exsudations à sa surface. Sclérotique injectée près de la cornée. Légère rougeur de la conjonctive et des paupières. Sensation de tension, battements dans l'œil, douleur vive s'exaspérant le soir, revenant par accès et s'étendant du sourcil à toute la moitié de la face. Photophobie peu marquée. Fièvre et accidents généraux éventuels. Prescrivez :*

Saignée générale de 350 à 400 grammes répétée matin et soir, et au besoin 20 à 30 sangsues à la tempe. Un gramme de calomel en une fois le matin; puis trois fois par jour un décigramme avec addition de 5 à 10 centigrammes d'opium en poudre (calomel 30 centigrammes, opium pulvérisé 10 centigrammes en trois paquets). Frictions d'extrait de belladone, recommencées toutes les heures sur le front et les tempes. Après deux jours, si la salivation ne paraît pas imminente, matin et soir une pilule contenant 1 centigramme de sublimé, ou de 1 à 3 centigrammes de bichromate de potasse, suivant la formule indiquée plus haut (voir page 454). Les préparations mercurielles sont mises de côté et remplacées par des purgatifs et des gargarismes d'alun ou d'acide hydrochlorique aussitôt que les gencives commencent à se prendre.

L'atropine est employée avec persévérance en instillations ; elle agit médiocrement, quelquefois point du tout pendant la période suraiguë ; on en cesse alors l'emploi. Ce n'est que vers le quatrième ou le cinquième jour que la pupille se dilate ; elle est maintenue ouverte au moyen d'instillations répétées deux ou trois fois dans la journée.

IV. *Mêmes symptômes anatomiques. — Les douleurs paraissent à des heures fixes.* Donner trois heures avant leur retour un demi-gramme ou plus de sulfate de quinine en potion ou en pilules. — *Elles sont continues.* Application sur l'œil de compresses de laine mouillées d'une infusion très chaude de camomille ou imbibées de la préparation suivante :

Eau ordinaire bouillante	1 litr.
Herbe de belladone.	āā 50 gram.
— de jusquiame	

faites infuser, passez.

Revenir aux applications de sangsues près de la tempe tous les jours ou tous les deux jours, si l'inflammation ne tombe pas, et si d'une autre part les forces du malade le permettent.

V. L'*inflammation diminue : la rougeur de l'œil, la décoloration de l'iris, la contraction de la pupille, sont moindres.* Après avoir quelque temps encore employé le traitement antiphlogistique, passer aux révulsifs cutanés (vésicatoires autour de l'orbite) ; maintenir toujours la pupille dilatée.

Hygiène. — La même que celle qui a été prescrite au premier degré, mais plus sévère.

VI. *Iritis aiguë. — Troisième degré.* — Même traitement, sauf qu'il sera plus énergique encore.

On s'occupera des complications spéciales après que les symptômes inflammatoires auront été abattus par les antiphlogistiques.

ARTICLE II.

ABSENCE DE L'IRIS (IRIDORÉMIE).

L'absence congénitale et complète de l'iris a été plusieurs fois observée; alors les deux chambres de l'œil n'en font qu'une. M. Gescheidt, qui a probablement pris l'anneau fœtal pour une bandelette très étroite de l'iris, avance dans son Traité des défauts congénitaux de cette membrane, qu'elle ne disparaît jamais complétement, et qu'on peut toujours en reconnaître quelque trace. Cependant Beer, MM. Hentzchel, Stœber, Pœnitz, Velpeau, Carron du Villards, Giraldès, Cornaz, ont publié des cas dans lesquels le diaphragme manquait tout à fait. M. d'Ammon, surtout, en a rapporté de curieux exemples dans le bel ouvrage que nous avons déjà cité (1).

Cette difformité frappe quelquefois les individus d'une même famille ; les exemples cités par Hentzchel et d'Ammon sont de cette nature. Un des exemples les plus curieux d'hérédité que nous connaissions a été rapporté par M. Cornaz (2). En voici le résumé : Chrétien Kehl, né de parents à iris normaux, qui avaient eu sept autres enfants à yeux très réguliers, était privé des deux iris ; il eut huit enfants, dont trois eurent une iridorémie totale ; deux de ces derniers eurent des enfants ; des quatre fils de l'aîné, un eut une iridorémie partielle, les trois autres une iridorémie totale comme leur père et leur aïeul. La descendance du second fils de Chrétien eut des yeux bien conformés ; mais dans la première branche, une génération encore présenta deux cas d'iridorémie et un de nystagmus. Il est à remarquer que dans cette famille, ce furent surtout les garçons qui présentèrent cette infirmité.

L'absence des deux iris est fort rare ; d'ordinaire l'un des yeux seulement en est dépourvu. Malgré cette privation, presque toujours la vue est assez bonne, quelquefois cependant les malades sont myopes et ont la vue faible, et d'autres fois l'œil est larmoyant

(1) D'Ammon, *Démonstrations cliniques des maladies congénitales et acquises de l'œil humain et de ses annexes*, traduct. de l'allemand par le docteur V.-F. Szokalski, 1846, 1 vol. in-8 et atlas in folio de 55 planches contenant 965 dessins coloriés, p. 120, 3ᵉ partie, pl. XII.

(2) *Loc. cit.*, page 80.

et très sensible à la lumière; alors la vision ne s'accomplit sans douleur que le soir.

Quelques-uns sont aveugles, d'autres y voient à peine.

J'ai observé plusieurs cas d'absence partielle ou plutôt d'arrêt de développement partiel de l'iris dans lesquels le malade était presque aveugle. L'exemple suivant ne manque pas d'intérêt. M. le professeur Cruveilhier, M. le docteur Houel et moi nous avons vu, en consultation, une petite fille âgée de neuf ou dix mois, chez laquelle les deux iris étaient réduits à une bandelette annulaire, déchiquetée à son bord pupillaire, et large en dedans de 1 millimètre au plus, et en dehors de 2 environ. Les pupilles étaient conséquemment fort grandes et irrégulières. Les yeux, bien conformés du reste, étaient atteints d'un nystagmus latéral. La mère de l'enfant, jeune femme fort intelligente, nous assura que pendant les premiers mois de sa vie sa fille ne voyait rien; que peu à peu elle a pu suivre la lumière, et que maintenant elle aperçoit les objets brillants que l'on fait passer devant elle; enfin, que le balancement de ses yeux, très grand encore il y a deux ou trois mois, avait beaucoup diminué. Nous nous assurâmes qu'en effet l'enfant pouvait suivre et saisir une montre, mais nous reconnûmes en même temps qu'elle était dans un état de cécité presque complète. Le fond de l'œil réfléchissait en rouge la lumière comme chez les albinos. Le temps nous a manqué pour faire des recherches avec l'ophthalmoscope.

Voici l'opinion de M. Velpeau sur l'absence congénitale de l'iris : « Tout indique, dit-il, que c'est une monstruosité par dé- » faut de développement. L'étude de l'œil chez le fœtus m'a permis » de constater en effet que l'iris apparaît d'abord, vers le troisième » mois, sous l'aspect d'une petite crête circulaire, d'une espèce » de bordure du cercle ciliaire, et qu'il s'élargit ensuite, de la » circonférence au centre, jusqu'à la naissance. Si donc cet anneau » cesse de croître à partir du milieu de la grossesse, par exemple, » l'œil du sujet devra nécessairement paraître dépourvu d'iris si » l'on vient à l'examiner au bout de quelques années. »

L'absence de l'iris est quelquefois le résultat de plaies, à la suite desquelles le diaphragme de l'œil a été arraché en totalité; c'est un accident consécutif de l'opération de la pupille artificielle par décollement, lorsqu'elle a été faite sans méthode, et que l'endroit de la ponction a été mal choisi.

Il n'y a aucun traitement à appliquer à cette maladie. Dans les cas seulement où l'œil serait très sensible à la lumière, on prescrit, ainsi que l'a conseillé Wardrop, l'usage des *lunettes* dites à *mydriasis*, c'est-à-dire disposées de telle sorte que la lumière ne pénètre que par le centre du verre, dont le pourtour est entièrement opaque (voy. *Lunettes*). Mais si l'iris avait été arraché à la suite d'une plaie, on devrait s'occuper des accidents inflammatoires.

ARTICLE III.

COLOBOMA.

(*Iridoschisma, division congénitale de l'iris.*)

M. de Walther (1), de Munich, a donné ce nom à un vice de conformation de l'iris, déjà observé par Albinus (*Acad. annot.*, p. 49), et assez semblable pour l'origine et la forme au bec-de-lièvre. Dans cette maladie, l'iris manque ordinairement vers sa partie inférieure et semble avoir été excisé verticalement dans cet endroit ; cependant M. d'Ammon, qui a vu aussi le plus souvent le coloboma vertical en bas, en a observé quelques cas plus ou moins obliques, en dedans et en dehors, et d'autres horizontalement placés dans l'une ou l'autre de ces deux dernières directions.

Le coloboma de l'iris, dont je ne puis étudier ici l'origine assez obscure, recherchée par d'Ammon, Seiler, Arnold, Heifelder, Wagner, Gescheidt, est une perte de substance congénitale, de forme à peu près triangulaire, dont la base est tournée dans la pupille avec laquelle elle se confond, et dont le sommet se perd dans le muscle ciliaire.

Quelques auteurs rapportent que le sommet de la division s'arrête quelquefois dans le corps même de l'iris, ce que je n'ai pas observé. L'angle est plus ou moins ouvert ; quelquefois la perte de substance est considérable.

On s'accorde généralement à croire que le coloboma ne s'étend jamais tout au travers de l'iris, de manière à se montrer par exemple au haut et au bas de l'iris simultanément. Ce cas doit être, en effet, fort rare, car je n'en connais qu'un seul exemple rap-

(1) *Græfe und Walther's Journal*, t. II, p. 601.

porté, d'après le docteur Tourtual, par M. Cornaz (1) qui, lui non plus, ne l'a jamais rencontré. Le sujet de l'observation avait une cornée très petite et une pupille des plus singulières, ayant la plus grande largeur un peu en deçà du centre de l'iris, du côté du bord externe et se perdant successivement jusqu'à une très petite distance du bord externe de l'iris, d'un côté, et du bord interne de l'autre. Cette pupille était à un millimètre et demi environ au-dessus de l'axe transversal du voile irien. Ce serait donc ici un coloboma *diamétral* de l'iris, incomplet en ce sens que le sommet de la division, à l'une et à l'autre extrémité, s'arrêtait dans le corps même de l'iris. Un manque complet d'expression accompagnait cette anomalie des yeux qui étaient très sensibles à la lumière et dont la pupille était ordinairement fermée.

Je connais à Paris plusieurs cas de coloboma de l'iris, un entre autres sur l'œil d'un jeune garçon de dix ans, et un autre sur une femme de quarante-cinq ans environ.

Une fois, dans un cas de microphthalmos, j'ai vu le coloboma de l'iris accompagné d'une division qui paraissait porter, non-seulement sur la choroïde et la rétine, mais encore sur la sclérotique. Cette dernière membrane présentait vers sa partie inférieure une sorte de ligne profonde, s'élargissant près de la cornée en un sillon triangulaire ; la cornée remplissait ce sillon. En avant, les membranes internes offraient une confusion très remarquable ; elles étaient toutes à moitié opaques dans leur partie inférieure, et paraissaient attachées au même sillon qu'on remarquait au dehors. M. d'Ammon a constaté par la dissection des anomalies semblables. (*Loc. cit.*)

Le docteur Mess (2), de Leyde (Hollande), rapporte un cas de coloboma très curieux chez une jeune fille de dix-huit ans, lymphatique, mais d'ailleurs bien conformée. Ses parents avaient remarqué dès sa naissance la difformité de ses yeux ; cependant ils n'avaient point consulté de médecin, parce que la vision était bonne. A l'âge de douze ans elle s'était aperçue que l'œil droit était plus faible, et la vue baissa graduellement, au point que bientôt les objets ne furent plus perçus. Lorsque le docteur Mess la vit, les globes étaient atteints d'un balancement latéral (*nystagmus*) que la volonté ne pouvait réprimer. Les iris, de cou-

(1) *Abnormités congéniales des yeux*, 1848, p. 80.
(2) *Annal. d'ocul.*, t. VII, p. 179 et suiv.

leur différente, étaient fendus en V, dans la partie inférieure; la pupille était immobile dans l'œil droit, tandis qu'à gauche elle avait conservé toute sa mobilité.

Cette observation démontre que le coloboma est quelquefois double. Le plus souvent il est simple. Cependant M. Cornaz, sur 22 cas, l'a rencontré 11 fois simple et 11 fois double (1).

Le coloboma se complique quelquefois d'autres difformités. Un des faits les plus intéressants que possède la science sur ce point, est le suivant, communiqué à M. Cornaz par le docteur Ch. Marcel, petit-fils de Mayor (de Lausanne) (2) :

Un jeune garçon, robuste, se présente en 1849 à la clinique du professeur Langenbeck. La tête est grosse, les fontanelles sont encore ouvertes; au travers de l'antérieure, on constate une encéphalocèle, haute de 3 centimètres, congénitale. Il existe un coloboma de l'œil droit, qui louche légèrement en dedans. La vision est conservée, cependant l'enfant a coutume de le couvrir avec la main, et voit mieux alors avec le gauche que sans cette précaution. Le nez est bien conformé, mais le sujet présente un bec-de-lièvre double, avec saillie de l'os intermaxillaire qui supporte deux dents irrégulièrement plantées. A gauche, est une fissure congénitale du palais.

La vision n'est pas toujours altérée dans le coloboma congénital de l'iris; quelquefois même les malades ne s'aperçoivent point que l'œil qui présente cette particularité soit plus faible que l'autre; dans quelques cas, ils sont seulement un peu gênés par la lumière; mais, il est inutile de le dire, si l'arrêt de développement porte sur les membranes internes, la vision n'existe plus ou est considérablement affaiblie. On a cru encore observer quelques cas dans lesquels la persistance n'existait que pour le parenchyme iridien, mais non pour l'uvée qui remplissait en arrière la perte de substance; mais ces cas ne me paraissent pas parfaitement authentiques.

M. d'Ammon a observé une fois sur l'homme, une autre fois sur un taureau, un vice de conformation opposé au coloboma et qu'il a nommé *korestênoma* (3). C'est un prolongement de la marge iridienne, qui peut recouvrir en totalité ou en partie la pupille. Sur le taureau, dont l'œil a été disséqué, cette ouverture était masquée

(1) *Loc. cit.*, page 86.
(2) *Ann. d'oculistiq.*, tome XXIII, janvier 1850.
(3) D'Ammon, traduction française par Szokalski.

au point qu'elle ne présentait de libre que deux petites fenêtres latérales, et que l'animal était aveugle lorsqu'il était en pleine lumière. N'est-ce pas là un cas de persistance de la membrane pupillaire?

Le coloboma de l'iris est quelquefois consécutif de la kératotomie inférieure ; lorsque la réunion de la plaie cornéenne est convenablement faite, la vision n'en est point troublée.

Les plaies avec perte de substance produisent quelquefois le coloboma accidentel.

Il n'y a lieu d'appliquer aucun traitement à cette maladie.

ARTICLE IV.

PERFORATION MULTIPLE DE L'IRIS.

(*Pupille excentrique, pupille multiple, polycorie, corectopie.*)

Les perforations multiples de l'iris existent le plus ordinairement à l'état congénital. De même que Wardrop j'en ai vu plusieurs cas ; Carron du Villards cite un jeune homme qui portait trois pupilles distinctes, et chez lequel la vision avait toute son intégrité. On m'a apporté un enfant qui présentait deux pupilles sur un œil ; l'une, très petite et placée dans la partie supérieure de l'iris, était presque recouverte par la paupière supérieure, et ne paraissait point troubler la vision ; l'autre occupait le centre de la membrane ; toutes les deux étaient mobiles.

M. d'Ammon (1), dans son remarquable ouvrage traduit en français par M. Szokalski, donne deux exemples de perforation multiple de l'iris ; dans l'un, la pupille est double : on voit une ouverture triangulaire placée au-dessous de la pupille centrale qui est naturelle ; dans l'autre, il y en a trois, toutes placées très près du centre de l'iris : les deux supérieures ressemblent à deux petites fentes étroites ; l'inférieure, placée au-dessous, et du double plus grande et à peu près ronde. M. d'Ammon pense que ces pupilles se sont probablement formées par la réunion de trois languettes d'iris, qui ayant pris naissance au bord pupillaire, se sont ensuite réunies.

Les pupilles multiples congénitales sont ordinairement de forme

(1) D'Ammon, traduction française par Szokalski, p. 118, pl. IX, 3e partie.

irrégulière, rarement elles occupent le centre de l'iris ; on les voit souvent, d'après d'Ammon et Gescheidt, dans la microphthalmie et dans d'autres cas d'arrêt de développement du globe, avec complication d'un état morbide.

Schwartz, cité par M. Cornaz (1), a vu deux sœurs dont la pupille gauche était située au bord ciliaire inférieur, tandis que la droite était au bord ciliaire supérieur, place qu'avaient les deux pupilles de leurs frères.

Les plaies par instrument tranchant peuvent produire la perforation multiple de l'iris ; on en voit de nombreux exemples chez les opérés de cataracte par extraction, lorsqu'on a négligé, ce qui est quelquefois très fâcheux, d'exciser la portion du diaphragme séparant l'ouverture naturelle de l'accidentelle. M. Velpeau a observé à la Charité, en 1836, un semblable opéré qui portait trois pupilles.

L'excentricité de la pupille n'entraîne pas toujours avec elle la confusion de la vision ; on en a la preuve tous les jours lorsque l'on pratique la pupille artificielle par excision ou par tout autre procédé, ou bien encore lorsque l'iris vient faire hernie à la circonférence de la cornée. Cette observation, pour être juste cependant, ne doit s'appliquer qu'aux cas d'excentricité de la pupille dans la moitié inférieure de la cornée. Nous reviendrons là-dessus en nous occupant de la pupille artificielle.

Nous rappellerons ici, et seulement pour mémoire, que la pupille normale n'est pas placée exactement au centre de l'iris, mais qu'elle est un peu en dedans de ce centre ; aussi l'allongement de cette ouverture dans ce sens est-il toujours fort peu défavorable à la vision.

La perforation multiple, congénitale ou accidentelle, ne trouble pas toujours d'une manière sensible la vision, comme le prouvent les exemples cités. Lorsque la vue baisse, il est probable que l'œil a subi d'autres modifications importantes. Le malade de M. Velpeau voyait très bien, de même que celui de M. Carron du Villards. Cependant j'ai vu un homme atteint de synéchie antérieure complète, chez lequel la vue était à peu près nulle, bien que j'aie compté jusqu'à onze pupilles, qui toutes étaient placées dans l'écartement des fibres radiées occasionné par la contraction du tissu cicatriciel. J'ai pratiqué l'excision de l'iris après l'avoir déchiré du centre à

(1) *Abnormités congéniales des yeux*, page 93.

la circonférence, et j'ai guéri ce malade de la cécité qui était à peu près complète, car il ne pouvait compter que les doigts. Je n'ai jamais pu savoir par laquelle des ouvertures il voyait. C'était peut-être le cas, au lieu d'une opération, d'employer les lunettes sthénopéiques de M. Donders, mais alors je ne les connaissais pas.

On ne devra pas confondre certaines taches de rouille congénitales avec les perforations de l'iris. Un jeune médecin de nos élèves, le docteur X..., croyait avoir une perforation semblable, et ce n'était en réalité qu'une tache de couleur très sombre.

Il n'y a aucun traitement à appliquer à la perforation multiple de l'iris, si la vision est bonne; les lunettes sthénopéiques seront utiles, si elle est confuse. Nous avons dit quelle conduite on doit tenir lorsque la division iridienne a lieu pendant l'opération de la cataracte par extraction ou à la suite de blessure. (Voy : *Cataracte.*)

ARTICLE V.

DÉCOLLEMENT ACCIDENTEL OU SPONTANÉ DE L'IRIS.

A la suite de plaies, de coups portés sur l'œil, il arrive que l'iris se détache du corps ciliaire, dans une étendue plus ou moins grande.

On voit cet accident survenir pendant une opération mal faite de cataracte par abaissement, lorsque l'iris est adhérent à la capsule.

C'est ordinairement dans sa partie supérieure que le diaphragme se détache et il tombe alors, soit dans la chambre antérieure, soit dans la postérieure; l'ouverture qui en résulte est triangulaire, comme dans la pupille artificielle par décollement.

L'iris se détache quelquefois sans que l'œil ait été blessé. La pupille étant fermée par une fausse membrane, celle-ci en se contractant attire vers son centre la marge pupillaire, et tend vers ce point les fibres iridiennes avec tant de force que les attaches ciliaires normales se rompent et que l'iris tombe, comme s'il avait été arraché par un instrument.

Dans d'autres cas il cède d'une autre manière : deux de ses fibres verticales s'écartent l'une de l'autre au point de former dans la membrane une ou un grand nombre d'ouvertures oblongues, qui permettent l'entrée des rayons lumineux dans l'œil. Cela s'observe dans les cas d'oblitération de la pupille, lorsque l'iris est recouvert à sa face postérieure d'une fausse membrane qui s'est déchirée dans un endroit où elle était plus faible, ou lorsque toute la surface de l'iris, sauf dans une partie étroite, est doublée d'exsudations qui vont toujours se contractant en sens inverse. Nous avons vu jusqu'à onze déchirures semblables sur le même œil. (Voy. p. 463.)

ARTICLE VI.

TACHES DE ROUILLE CONGÉNITALES DE L'IRIS. — COLORATIONS DIVERSES ET ACCIDENTELLES.

L'iris présente très souvent, à une partie de sa surface, une coloration anormale qui mérite, à plus d'un titre, d'être connue. Quelquefois l'un des iris l'offre seulement, et si alors elle s'étend à toute la membrane, les yeux paraissent de couleur différente (*yeux vairons*).

Ces taches sont à l'iris ce que les opacités pigmenteuses sont à la sclérotique, dans laquelle le pigmentum a pénétré le tissu fibreux; c'est donc à la plus ou moins grande quantité de pigmentum qu'elles paraissent dues (d'Ammon).

Le professeur Arnold s'est assuré qu'il en est ainsi, et il a reconnu que dans ces taches de rouille, comme dans les iris bruns ou foncés, le parenchyme iridien contient du pigmentum, tandis que dans les yeux bleus et gris l'iris est seulement doublé en arrière par le pigmentum uvéen. Elles se présentent ordinairement sous forme de plaques brun rougeâtre, couleur de rouille, et sont quelquefois si foncées qu'on pourrait croire d'abord à une perforation congénitale de l'iris. Nous avons déjà cité l'exemple du docteur X....., un de nos élèves, qui se trouvait dans ce cas, et croyait avoir une double pupille, tandis qu'en réalité il ne portait qu'une tache de rouille circulaire. Mais le plus souvent elles sont claires et faciles à reconnaître. Elles ne doivent point être confondues avec d'autres taches de l'iris plus pâles, et consécutives de l'inflammation de cette membrane. On tiendra compte des colorations congénitales dans l'iritis, surtout lorsqu'elles sont très étendues, pour juger du degré de la phlegmasie.

Ces taches sont quelquefois héréditaires. Osborne, cité par M. Cornaz, a vu un individu dont les iris, d'un jaune clair, étaient parsemés d'une grande quantité de petites taches rondes, brun-rougeâtre; ses quinze frères, ses cinq sœurs et sa mère présentaient la même anomalie, ainsi que quatre de ses oncles et tantes maternels et toute la famille de la grand'mère.

Les taches de rouille sont d'autant plus choquantes à voir quelquefois, que l'iris est d'une couleur plus claire, et, lorsqu'elles sont très larges surtout, elles deviennent une cause de difformité. Il arrive que l'iris est moitié blanc, moitié bleu. A la suite de maladies il peut être décoloré complétement, devenir d'un gris bleuâtre blafard, et conserver néanmoins une tache de rouille d'une couleur aussi vive qu'avant la maladie. Dans quelques cas, chez les albinos par exemple, il a une teinte rose sale, très probablement due à l'absence du pigmentum uvéen. On sait que l'iris prend une couleur particulière quand il s'enflamme; nous en avons parlé au mot *Iritis*.

ARTICLE VII.

VAISSEAUX ANOMAUX DE L'IRIS.

Pendant une inflammation aiguë de l'iris, on voit assez souvent des vaisseaux, en nombre plus ou moins grand, se développer sur cette membrane, et persister pendant la période chronique de la maladie. J'en ai observé qui existaient encore longtemps après que toute trace d'inflammation avait disparu. Ces vaisseaux, quelquefois discrets, s'étendent des attaches ciliaires de l'iris à la pupille, et forment le plus fréquemment des anastomoses nombreuses et en arcades, comme les vaisseaux normaux de la membrane. C'est lorsque l'inflammation a détruit la surface tomenteuse de l'iris, qu'ils se voient le plus facilement et en plus grand nombre.

Chez une jeune fille de douze ans, de fausses membranes avaient rempli la chambre antérieure, et des vaisseaux de nouvelle formation les sillonnaient dans tous les sens : les plus nombreux siégeaient manifestement dans l'iris. La cornée était saine dans toute son étendue, mais la choroïde se montrait par plaques bleuâtres à travers le tissu considérablement aminci de la sclérotique, et de gros vaisseaux variqueux en arcades rampaient dans le tissu cellulaire sous-conjonctival. La vision était depuis longtemps perdue.

ARTICLE VIII.

TREMBLEMENT OU OSCILLATIONS DE L'IRIS.

A l'état normal, l'iris éprouve des mouvements de la circonférence au centre ; dans certains cas morbides, il se déplace d'avant en arrière, et subit une espèce de fluctuation.

SYMPTÔMES. — Lorsqu'on examine l'œil avec attention, on reconnaît que l'iris, dans quelques-uns des mouvements que les contractions musculaires impriment au globe, éprouve d'avant en arrière une sorte de petite secousse, qui semble être d'autant plus étendue qu'on observe la membrane plus près de son bord inférieur. Lorsqu'on recommande au malade de diriger son œil successivement dans divers sens, la fluctuation iridienne se reproduit à chaque mouvement, et toujours d'avant en arrière, à la manière d'une toile souple plongée dans un liquide, et à laquelle on imprimerait en la touchant de légères ondulations.

Le plus ordinairement, à part ces mouvements particuliers, l'iris n'offre, du reste, aucune anomalie ; quelquefois cependant on reconnaît une saillie anguleuse à sa partie inférieure, comme si le cristallin luxé et couché à plat la pressait par son bord, ce qui, en réalité, est exact.

La pupille a souvent perdu de sa mobilité, mais je l'ai vue aussi contractée parfois comme à l'état normal ; dans d'autres cas, elle était tout à fait immobile, tantôt étroite, tantôt fort large.

La cornée est le plus ordinairement saine, la chambre antérieure a sa capacité ordinaire. Quelquefois, comme dans l'hydrophthalmie antérieure, la chambre cornéenne est agrandie ; les oscillations sont alors beaucoup plus étendues, l'iris même paraît plus développé qu'à l'état normal. Le cristallin est rarement opaque, parfois il est déchatonné.

La vision, en de certains cas conservée dans son intégrité, est d'autres fois notablement diminuée, ou complétement perdue ; souvent les malades voient aussi bien que si les iris ne présentaient point de fluctuation ; quelques-uns, en petit nombre, sont à peu près aveugles. Mais, dans tous les cas, le seul fait de l'oscillation ne doit pas faire croire à une amaurose imminente, car ce n'est point là un signe qui puisse toujours la faire prévoir.

Causes. — Elles sont très nombreuses ; cependant on en reconnaît deux principales : en premier lieu le *ramollissement* de l'humeur vitrée (*synchysis*), qu'il soit primitif ou consécutif d'une opération de cataracte, puis l'*hypersécrétion* de l'humeur aqueuse, comme dans l'hydrophthalmie. C'est à la suite de l'opération de la cataracte par déplacement que l'oscillation iridienne s'observe d'ordinaire, surtout lorsque la lentille n'a pas contracté d'adhérences solides dans la chambre postérieure. J'ai vu, chez un opéré, le cristallin, libre de toute adhérence, flotter plus d'une année dans la chambre postérieure, en imprimant à l'iris des mouvements étendus, et en provoquant bientôt des signes d'une amaurose qui diminua lorsque la résorption de la lentille fut complète.

On observe aussi le tremblement de l'iris après l'extraction de la cataracte ; il a lieu encore lorsque le corps vitré est devenu très fluide, ou qu'une partie s'en est résorbée.

Quelquefois à chaque mouvement des muscles, l'iris, poussé par les ondulations imprimées au cristallin, vient toucher la cornée. La vision est parfois singulièrement modifiée par cet état de choses, ou elle n'en éprouve aucun changement. Attaché à la partie antérieure du corps vitré, le cristallin peut avoir deux sortes de mouvements : l'un, selon l'axe antéro-postérieur, et c'est le plus commun ; l'autre, à la fois dans ce sens et de haut en bas, de telle sorte qu'il abaisse au-dessous de la pupille son bord supérieur incliné, en tournant sa face antérieure en bas. Dans le premier cas, la vision ne souffre pas d'une manière notable, s'il n'y a point de complication du côté de la rétine ; dans le second, au contraire, le malade est dans les conditions d'un opéré de cataracte. En effet, lorsqu'il regarde devant lui, les rayons lumineux ne traversant plus le cristallin, il ne voit qu'au moyen de verres biconvexes très forts ; tandis qu'en abaissant la tête ou en la renversant complétement en arrière, il pourra lire à la distance ordinaire, parce que le cristallin se replace alors en face de la pupille. L'oscillation de la lentille est quelquefois si étendue, qu'on a vu le cristallin passer à volonté dans la chambre antérieure, par une simple secousse de la tête.

Lorsque la cataracte est très molle, et est enveloppée d'une grande quantité de liquide, la capsule se distend et vient pousser l'iris vers la cornée. Si la pupille a conservé son diamètre normal, c'est-à-dire si l'iris ne s'est point retiré vers ses attaches ciliaires, comme cela se voit dans quelques cas de cataracte volumineuse, il éprouve des mouvements de fluctuation assez étendus. Ce phénomène est lié à cette circonstance-ci que, devenu trop petit, le noyau du cristallin, libre au milieu d'une grande quantité de liquide, flotte dans un liquide formé par la surface du cristallin très ramollie, en imprimant des mouvements à la capsule, chaque fois qu'une contraction musculaire change la direction de l'organe. J'ai opéré un vieillard qui se trouvait dans ce cas, et dont j'ai rapporté l'histoire dans la *Gazette des hôpitaux* (1841). Il avait en même temps un ramollissement du corps vitré. L'opération, pratiquée par abaissement, réussit très bien. Plus tard, j'ai revu le même phénomène chez un homme d'une cinquantaine d'années. Le noyau de son cristallin se déplaçait à volonté dans la capsule, suivant les lois de la pesanteur.

Les oscillations de l'iris sont très étendues dans l'hydrophthalmie, surtout chez les enfants ; j'ai vu un nouveau-né qui présentait à un degré élevé cette double maladie.

Nous avons dit plus haut que le phénomène qui nous occupe est le plus souvent produit par la liquéfaction du corps vitré (*synchysis*). Cette dernière affection est d'autant plus importante à reconnaître, que si le tremblement iridien était compliqué de cataracte, on devrait se garder d'opérer autrement que par abaissement, l'ouverture de la cornée dans l'extraction pouvant donner lieu à la sortie des humeurs ; il serait aussi à craindre que, à cause de sa densité plus grande, la lentille ne restât seule dans l'œil, si l'on commettait cette faute.

Enfin, le tremblement de l'iris s'observe encore dans un grand nombre de cas d'atrophie de l'œil ; on l'a rattaché aussi à un affaiblissement de ses fibres musculaires, mais rien ne prouve que cette hypothèse soit fondée.

Pronostic. — En général, le pronostic est grave : c'est toujours une maladie ou le symptôme d'une maladie sérieuse ; nous ne pensons pas cependant qu'il présage inévitablement la perte de la vue, ainsi que le croit M. Velpeau (1), car nous avons des observations qui prouvent que depuis douze ans la vue est restée dans les mêmes conditions.

Si une cataracte est compliquée de tremblement iridien, l'opération dans son exécution sera plus délicate, en ce sens que le

(1) *Dictionnaire*, t. XVII, p. 138.

plus léger mouvement de l'instrument ou du globe risque de faire passer le cristallin dans la chambre antérieure. Cet accident peut survenir même quelque temps après l'opération ; tel a été le cas du vieillard dont j'ai parlé plus haut. Il est inutile d'ajouter qu'indépendamment de cette circonstance, l'opération offrira moins de chances de succès que sans la complication, et devra autant que possible être pratiquée à l'aiguille.

Marche. — Durée. — La marche de la maladie est en rapport avec ses causes ; tantôt l'affection survient brusquement (cataracte par abaissement, coups, blessures, plaies, etc.) ; tantôt très lentement (hydrophthalmie, synchysis, etc.) : la durée en est illimitée.

Traitement. — Il est encore à faire en entier. Le synchysis étant souvent le résultat d'une altération profonde de la nutrition du corps vitré, on comprend tout ce que les indications thérapeutiques doivent présenter d'incertain. Des liniments fortifiants autour de l'orbite, des excitants de toutes sortes, des toniques à l'intérieur, ont été employés sans résultat. On prescrit le traitement de l'amaurose, si les symptômes de cette maladie prédominent, en tenant compte pour le pronostic, et comme complication fâcheuse, de l'oscillation iridienne.

ARTICLE IX.

PIQURES DE L'IRIS.

Elles sont toujours compliquées de la blessure d'une ou de plusieurs autres membranes. J'ai vu plusieurs cas de piqûres de cette espèce à la suite de coups d'aiguille, de pointes de ciseaux ou d'autres instruments plus ou moins volumineux, qui avaient traversé la cornée. Dans un cas, l'iris avait été atteint profondément par un piquant de châtaigne, qui s'était implanté dans la cornée.

L'iris est piqué le plus souvent dans les opérations de cataracte par kératonyxis et scléronyxis ; c'est un accident de ces opérations, et il en compromet le résultat. Lorsque la paracentèse de l'œil est faite sans méthode, il peut aussi avoir lieu ; rarement alors la piqûre est bornée à l'iris ; la capsule et le cristallin sont ordinairement atteints, et une cataracte peut en être la conséquence, comme cela arrive le plus souvent à la suite des piqûres d'aiguilles, de ciseaux, ou d'autres instruments de ce genre.

Aussitôt que l'iris est piqué, la pupille se resserre, se déforme dans une étendue variable, et du sang en quantité indéterminée s'écoule de la blessure dans la chambre antérieure (*hyphêma*). Si c'est pendant une opération de cataracte par abaissement ou broiement, cette contraction de la pupille gêne beaucoup les mouvements de l'aiguille. Du côté de la blessure, il y a dans la pupille un angle rentrant, qui persiste longtemps après que tous les accidents inflammatoires ont disparu; souvent même cette ouverture reste à jamais déformée. Si la cataracte n'a point été abaissée en entier, les débris qui en restent se soudent fortement à l'iris, et forment une cataracte secondaire très difficile à éloigner. Il n'est pas rare que l'endroit blessé de l'iris forme immédiatement une petite saillie.

Traitement. — Il se résume en deux indications :

1° Abattre l'inflammation par un traitement antiphlogistique qui facilite la résorption du sang épanché, et s'oppose aux accidents ultérieurs pouvant se développer du côté de la membrane blessée, ou souvent aussi du côté de la capsule et du cristallin lorsqu'ils ont été intéressés;

2° Tenir la pupille largement ouverte, pour en empêcher l'oblitération ou tout au moins une déformation gênante.

Pour remplir la première indication, on aura recours aux applications d'eau froide sur l'œil, à la saignée générale et à la saignée locale : les dérivatifs sur le canal intestinal seront prescrits. Le calomel uni à la belladone sera encore très utile.

Pour satisfaire à la seconde indication, on instillera dans l'œil, immédiatement après l'accident, si faire se peut, et à intervalles rapprochés, la solution de sulfate neutre d'atropine, dont nous avons déjà donné plus haut la formule. La pupille se dilatera d'autant plus facilement que cette préparation aura été employée plus tôt après l'accident. Dès qu'elle sera dilatée, une goutte tous les deux ou trois jours suffira. A défaut d'atropine, on se sert de l'extrait de belladone étendu de 10 parties d'eau.

ARTICLE X.

COUPURES DE L'IRIS.

De même que les piqûres, elles peuvent être le résultat d'accidents produits par diverses causes, telles que des éclats de verre, des coups portés avec des couteaux, des ciseaux, etc. La blessure de l'iris n'est alors que peu de chose, si on la compare aux autres désordres produits dans l'œil. Pour arriver jusqu'à l'iris et le diviser, le corps vulnérant a dû nécessairement traverser la cornée ou la sclérotique, souvent ces deux membranes à la fois, et produire de graves lésions. D'ordinaire la capsule et le cristallin sont divisés ou au moins blessés, et la lentille fait quelquefois hernie entre les lèvres de la plaie, ou même s'échappe entièrement de l'œil avec une partie plus ou moins grande du corps vitré. Tel a été le cas, déjà cité par nous, de ce garçon de laboratoire qui reçut dans l'œil un éclat de verre, en bouchant des bouteilles d'eau de Seltz. La cornée, la sclérotique, l'iris, la capsule, avaient été largement divisés, et le malheureux jeune homme reçut dans sa main le cristallin et un tiers au moins du corps vitré : la vision fut perdue.

Les coupures de l'iris sont fréquentes dans l'opération de la cataracte par extraction ; nous en avons déjà dit quelques mots en parlant de la perforation multiple de cette membrane.

Lorsque dans l'extraction de la cataracte la ponction de la cornée est faite trop perpendiculairement à l'iris, et qu'ainsi l'opérateur est obligé d'abaisser le manche de l'instrument vers la tempe du malade, les lèvres de la plaie sont écartées par la lame, l'humeur aqueuse s'écoule aussitôt, et l'iris, s'appliquant contre la cornée, se trouve de cette façon placé sur la pointe du couteau, qui le divise dans une étendue de largeur variable. Il peut y avoir alors une simple division de la membrane, ou une plaie à lambeau, ou enfin une plaie avec perte de substance. Du sang s'écoule dans la chambre antérieure, et une pupille supplémentaire est le résultat de cet accident. La coupure peut porter ainsi sur plusieurs endroits de l'iris, et former plusieurs ouvertures.

On a vu, nous l'avons dit, des opérés de cataracte par extraction présenter trois pupilles, sans que la vision en fût aucunement gênée. Il n'est pas hors de propos de faire remarquer que, seules, les plaies avec perte de substance ne se referment pas ordinairement.

Traitement. — Lorsque la coupure de l'iris est le résultat d'accidents en dehors d'une opération de cataracte, on doit s'assurer d'abord, autant que faire se peut, s'il n'y aurait point de débris de corps étrangers engagés dans l'épaisseur de cette membrane ou dans l'une des chambres, pour en faire l'extraction, si toutefois elle est possible.

Lorsque la plaie se trouve vers le bord inférieur de la cornée, et que du sang s'est déposé dans la partie correspondante de la chambre antérieure, on essaie de l'enlever au moyen d'une curette, qu'on engage doucement dans la solution de continuité. Pour peu que cette manœuvre soit difficile, il vaut mieux s'en abstenir, parce qu'alors on pourrait contribuer ainsi à augmenter l'inflammation.

Quand l'iris fait procidence dans la plaie, quelques tentatives devront être faites pour sa réduction, si toutefois la portion engagée dans la cornée compromet la pupille. Autrement on se borne à exciser ce qui est compris dans les lèvres de la coupure, comme on le fait dans l'opération de la pupille artificielle par excision, en ayant soin de faire communiquer l'ouverture accidentelle avec la pupille, qui se trouve ainsi agrandie.

On ne pourra pratiquer cette dernière opération qu'autant que la blessure de la cornée serait large.

Si le cristallin déchatonné fait hernie dans l'ouverture, il est extrait. La plaie est ensuite traitée comme s'il s'agissait d'une opération de cataracte par extraction, et l'œil est fermé au moyen de bandelettes, après qu'on s'est assuré de la coaptation des bords de l'ouverture accidentelle. Les fomentations glacées, l'immobilité, sont alors recommandées ; et s'il survient des accidents inflammatoires, on a recours à la saignée générale et à la saignée locale. Il serait prudent en pareil cas, avant de faire mettre le malade au lit, de lui tirer trois ou quatre palettes de sang, si toutefois sa constitution le permet.

ARTICLE XI.

DÉCHIRURES DE L'IRIS.

Plus rares que les deux lésions précédentes, elles sont moins fréquemment le résultat d'accidents que celui d'opérations faites sur l'œil. Les contusions, lorsqu'elles sont violentes, s'accompagnent quelquefois de la déchirure de l'iris.

Dans un cas que j'ai vu, un coup de poing appliqué sur l'œil avait détaché cette membrane dans sa moitié supérieure, et elle était tombée comme un rideau dans la seconde chambre; du sang s'était épanché en grande quantité à la suite de cet accident, comme cela arrive après l'opération de la pupille artificielle par décollement.

Dans un autre cas, deux hommes se promenant dans un bois, celui qui marchait devant entraîne une branche, qui vient frapper l'œil de celui qui était derrière. L'organe examiné présentait une plaie contuse de la cornée, une cataracte et une déchirure de l'iris, qui était en partie détaché.

Tout récemment (février 1855), j'ai observé un cas des plus heureux : un homme, d'environ trente ans, avait reçu à la chasse, l'année dernière, quelques grains de plomb qui s'étaient engagés à divers endroits de la face. L'un d'eux, placé sous la peau de la paupière supérieure, avait contusionné violemment l'œil, et l'iris s'était décollé dans un cinquième environ de la surface, du côté externe. L'œil avait ainsi deux pupilles, l'une très large, triangulaire, dont la base était appuyée à la circonférence externe de la cornée, et le sommet à la pupille naturelle; l'autre, de la grandeur ordinaire, exactement ronde, très mobile, et dont le côté externe était formé par une bandelette d'iris presque filiforme, qui le séparait de la pupille triangulaire due à l'accident.

Ce qu'il y avait de plus curieux dans ce fait, c'est que la vue n'était nullement altérée, que la chasse, la lecture étaient également possibles, exactement comme avant la blessure. La lacune triangulaire ne gênait aucunement la vision qui se faisait par la pupille naturelle, bien que l'ouverture artificielle fût trois ou quatre fois plus grande qu'elle. (V. *Perforations multiples*, p. 462.)

La déchirure de l'iris est fréquente, surtout pendant les opérations de cataracte par abaissement ou par extraction.

Dans l'abaissement, si des adhérences soudent l'iris à la capsule, elles sont entraînées en arrière et en bas, et alors l'iris est tiré fortement dans le même sens, au point que, si l'opérateur n'y prend garde, les attaches du diaphragme de l'œil sont rompues.

Dans l'extraction, quand la pupille est atteinte de rigidité ou embarrassée de fausses membranes, le cristallin ne peut la traverser que par un effort, et alors la pression des muscles et celle que le chirurgien exerce sur le globe avec le doigt poussent le cristallin contre l'iris, et la lentille, sortant brusquement, déchire la pupille et entraîne souvent une partie du corps vitré.

Nous ne parlerons point ici de la déchirure de l'iris dans la pupille artificielle, cette déchirure étant le but même de l'opération (voyez *Pupille artificielle*).

Le *traitement* des déchirures de l'iris est purement antiphlogistique, et doit être en rapport avec la gravité des accidents inflammatoires.

ARTICLE XII.

CONTUSIONS DE L'IRIS.

Elles se présentent aussi le plus souvent à la suite des opérations pratiquées sur l'œil. Dans la cataracte par abaissement, par exemple, si l'aiguille n'est point habilement dirigée, elle froisse l'iris sans le diviser, et le prédispose ainsi à l'inflammation. Si, dans les procidences iridiennes à travers la cornée, on essaie d'opérer la réduction au moyen d'une curette, d'un stylet mousse, ou de tout autre instrument, la contusion est fréquente. Il est rare dans ces deux cas que la contusion ne soit point compliquée de piqûre ou de déchirure. Dans tous ces cas on a à combattre une iritis.

ARTICLE XIII.

CORPS ÉTRANGERS DE L'IRIS.

Les corps étrangers ne peuvent pénétrer jusqu'à l'iris qu'après avoir traversé la cornée ou la sclérotique ; c'est le plus souvent par la première de ces membranes qu'ils arrivent sur le diaphragme de l'œil.

Tantôt la plaie est encore béante, tantôt, au contraire, elle est depuis longtemps fermée.

Les corps étrangers qui pénètrent dans l'iris sont de diverse nature ; ce sont des éclats de verre, de pierre, de fer, des grains de poudre ou de plomb ; j'ai été à même d'observer tous ces corps engagés dans l'iris ; la plupart l'étaient depuis longtemps.

Chez un homme occupé à casser des pierres sur une route, un fragment de caillou lancé fortement avait traversé la cornée et s'était implanté dans l'iris. Le corps étranger enveloppé dans une fausse membrane, ne produisait ni gêne ni inflammation depuis longtemps. La vision était bonne. C'était pour une ophthalmie granuleuse de l'autre œil que le malade s'était adressé à moi.

Chez un autre, un éclat de verre s'était implanté dans l'iris, en divisant la cornée et la sclérotique. J'enlevai le corps étranger à travers la plaie béante, mais il y eut une cataracte capsulo-lenticulaire. Ce fait est assez semblable à celui qu'a publié M. d'Ammon (1), et dans lequel un homme avait reçu dans l'œil, à travers la cornée, un fragment de minerai. Le malade tomba en syncope pendant l'extraction ; cependant la vision se rétablit, la capsule et le cristallin n'ayant point été atteints.

On trouve dans le *Bulletin de la Société médico-pratique*, 1836, p. 97, l'histoire d'un sujet qui portait un grain de plomb dans l'iris. J'ai observé un cas semblable, mais dans lequel l'œil avait perdu la faculté de voir, et était un peu atrophié. M. Stœber (2) rapporte que chez un jeune homme auquel il donna des soins, un grain de plomb resta caché une année derrière l'iris, après avoir traversé la cornée et cette membrane, et qu'au bout de ce temps il se fit jour à travers la sclérotique, et vint se placer sous la conjonctive. L'auteur ne dit point si la vision fut conservée.

Dans plusieurs cas, chez des mineurs surpris par une explosion, j'ai vu des grains de poudre engagés dans l'iris. Lorsque l'accident était récent, la réaction était violente (il ne faut point oublier que la cornée avait dû être maltraitée) ; mais lorsque la blessure datait de loin, dans d'autres cas que j'ai observés, la présence des corps étrangers ne déterminait plus aucune inflammation.

Le *traitement* consiste à enlever le corps étranger, s'il provoque une inflammation ou une gêne quelconque.

(1) *Archives générales de médecine*, t. XXIII, p. 429.

(2) Stœber, *loc. cit.*, p. 445.

Quand il s'est introduit depuis peu de temps, et que la cornée est ouverte dans une assez grande étendue, on le charge au moyen d'une pince ou d'une curette, en maintenant les paupières écartées.

Dans le cas contraire, je veux dire celui où la blessure de la cornée ne permettrait pas l'extraction du corps étranger, on agrandirait l'ouverture au moyen du couteau à cataracte ordinaire, ou du couteau lancéolaire de Beer. Il en serait de même si le corps étranger, enfermé depuis longtemps, venait à occasionner par sa présence des accidents sérieux.

On doit s'attendre dans presque tous les cas à une manœuvre pénible et à une réaction assez forte; c'est pourquoi le traitement antiphlogistique, mesuré sur la constitution du malade, est de première nécessité. L'œil est fermé par des bandelettes quand l'ouverture cornéenne a été très large; des compresses d'eau glacée sont appliquées en permanence; le malade garde le lit, et la saignée générale est faite aussitôt qne la réaction menace de prendre une certaine intensité.

Si, après l'extraction du corps étranger, l'iris s'enflamme malgré le traitement antiphlogistique, il peut arriver qu'il contracte des adhérences avec la pupille; alors les préparations de belladone sont indiquées. (Voyez *Traitement de l'iritis*, page 449.)

ARTICLE XIV.

HERNIE DE L'IRIS A TRAVERS LA CORNÉE.

Procédé de réduction. — C'est à la suite d'ulcérations perforantes de la cornée qu'on voit le plus souvent cette maladie. On l'observe encore après les plaies par instrument tranchant qui ont intéressé la membrane transparente, ou l'extrême bord de la sclérotique, près de l'insertion de la cornée, ou enfin ces deux membranes à la fois. Elle est aussi fréquemment la conséquence de l'opération de la cataracte par extraction, et l'on sait que c'est là un accident qui ne manque pas de gravité.

Mais quelle que soit la cause qui ait produit la perforation de la cornée, à l'instant même où cette perforation a lieu, l'humeur aqueuse s'écoule au dehors et l'iris la suit dans ce mouvement d'avant en arrière, de sorte qu'il vient s'appliquer contre la membrane transparente, et que si l'ouverture cornéenne est assez grande, il ne tarde pas à s'y engager, dans une proportion en rapport avec la largeur de la perforation.

Lorsque la hernie de l'iris est consécutive d'ulcérations marchant avec une certaine lenteur, elle est toujours précédée d'un *kératocèle*, formé aux dépens de la lamelle profonde de la cornée ou même de la membrane de l'humeur aqueuse. Nous avons fait remarquer, quand nous avons parlé du kératocèle (voyez page 367), et surtout des perforations de la cornée (voyez page 286), tout l'intérêt pratique de ce symptôme qui met le médecin en demeure de prévoir l'accident, et d'y porter remède par la prompte dilatation de la pupille.

Aussitôt que la hernie de l'iris est accomplie, le malade éprouve dans le globe une douleur soudaine qui s'irradie vers le front et le sourcil, et très souvent est assez vive pour lui arracher un cri. C'est un très fort élancement, comparable à celui qu'éprouvent les opérés de pupille artificielle pendant le décollement. Si cette douleur est survenue sur un malade atteint d'une ulcération, on peut être certain, avant d'écarter les paupières, qu'il s'est fait une hernie iridienne. Quelquefois pourtant la perforation s'opère sans que l'iris vienne s'engager dans l'ouverture; il s'applique simplement derrière; mais cela n'a lieu qu'exceptionnellement, et, le plus souvent, dans les cas où l'ulcération ou la plaie est étroite.

Selon que la hernie de l'iris est petite, large, simple ou multiple, elle a reçu autrefois divers noms qui ne sont plus guère conservés aujourd'hui. Lorsqu'elle n'avait que le volume d'un grain de millet, on l'appelait *myocéphalon*, à cause de sa ressemblance avec la tête d'une mouche ordinaire. Lorsqu'elle était large et aplatie, on lui donnait le nom de *hylon* ou *clou*. Lorsqu'elle était multiple, comme cela s'observe après certains kératocèles consécutifs de larges ulcérations de la cornée, elle prenait celui de *raisinière*, parce qu'alors elle ressemble à une sorte de grappe formée de petits grains noirs.

Après les ophthalmies purulentes qui ont détruit toute la cornée, ou après la fonte purulente de cette membrane, l'iris fait procidence dans tout son ensemble; c'est dans ce cas seulement qu'on voit survenir après la procidence le staphylôme de l'iris proprement dit.

SYMPTÔMES ANATOMIQUES. — La cornée, amincie par une ulcération, se perfore, avons-nous dit, donne issue à l'humeur aqueuse, et l'iris vient s'engager dans l'ouverture. Il s'y présente sous la forme d'une petite tumeur noire qui est comme lobulée à sa surface, et est entourée d'un cercle blanc jaunâtre siégeant dans la cornée. Nous venons de voir que cette tumeur peut être simple ou multiple, étroite ou large ; nous n'y reviendrons pas.

Pour assurer le diagnostic de la procidence iridienne, il est nécessaire d'examiner avec attention la chambre antérieure, l'iris, la pupille et la cornée.

La *chambre antérieure* est déformée, et n'existe plus dans l'endroit correspondant à la procidence ; elle est comme divisée en deux portions triangulaires, souvent inégales, dont les sommets seraient à la hernie, et les bases en sens inverse.

L'*iris* n'est plus tendu verticalement entre les deux chambres ; une portion de son corps ou de sa marge, s'étant engagée dans la cornée, fait saillie en avant. De là la déformation des deux chambres : l'agrandissement de la postérieure, et la diminution de l'antérieure.

La *pupille*, déformée aussi en plus ou moins grande partie, est rétrécie, oblitérée ou agrandie : rétrécie, si une partie de sa marge est herniée dans la cornée ; oblitérée, si toute la marge a traversé la perforation ; agrandie, au contraire, si une très petite partie seulement du corps de l'iris s'est engagée près de ses attaches dans une perforation de la circonférence cornéenne.

La *cornée*, indépendamment de la petite tumeur noire iridienne, simple ou multiple et entourée d'un cercle blanc jaunâtre qu'elle présente, offre quelquefois une dépression, un aplatissement remarquable ; cela a lieu surtout lorsque la procidence est récente, que l'iris n'oblitère pas complétement l'ouverture, que l'humeur aqueuse s'écoule incessamment au dehors, enfin quand il y a *fistule* de la cornée. L'œil est mou dans son ensemble ; la pupille, l'iris, sont appliqués immédiatement contre la cornée, et il n'est pas rare que les muscles dans leurs contractions impriment un sillon sur la sclérotique, et qu'ainsi la forme de la cornée dépende en quelque sorte des mouvements de l'œil.

Outre ces caractères anatomiques, il en est d'autres qui varient selon la gravité du mal, et aussi selon le temps depuis lequel la procidence s'est faite. La réaction peut être très vive ou nulle, selon que la procidence est récente ou ancienne. Si elle est récente, la cornée est ramollie dans une étendue plus ou moins grande ; la conjonctive et la sclérotique sont enflammées et présentent une rougeur très prononcée; en rapport ordinairement avec la largeur de la procidence iridienne. Si, au contraire, elle est ancienne, toutes les membranes de l'œil sont exemptes d'inflammation : la hernie prend alors le nom de *synéchie antérieure.*

SYMPTÔMES PHYSIOLOGIQUES. — Au moment de la procidence de l'iris, ainsi que nous l'avons dit plus haut, le malade éprouve une douleur fort aiguë, qui s'irradie du globe vers le front. La photophobie, jusque-là peu prononcée, devient très vive, des larmes s'écoulent en abondance, et le malade recherche l'obscurité. D'autres fois, au contraire, les douleurs produites par l'ulcération disparaissent aussitôt que la hernie s'est faite, mais alors la chambre antérieure est ouverte.

MARCHE. — TERMINAISONS. — Une fois formée, la procidence de l'iris, assez ordinairement, tend aussitôt à augmenter. Scarpa pense que le gonflement vasculaire de l'iris est l'unique cause de cette augmentation de volume ; selon Chélius, elle serait toujours occasionnée par la distension que produit l'humeur aqueuse sur la portion iridienne qui a traversé l'ouverture de la cornée, et si ce liquide est en grande quantité, l'enveloppe séreuse de l'iris formerait seule la saillie par suite de la compression de ses vaisseaux.

Ces deux opinions, admises d'une manière exclusive, sont, à n'en pas douter, en dehors de l'observation rigoureuse des faits.

Si l'on assiste, pour ainsi dire, à la formation de la hernie iridienne, on se convaincra facilement de la justesse de l'observation du célèbre chirurgien de Pavie. Pour s'assurer que c'est bien en effet au gonflement vasculaire qu'est due, dans la majorité des cas, l'augmentation de la hernie, on n'aura, quand elle est très récente, qu'à la toucher ave un crayon de nitrate d'argent, et l'on reconnaîtra qu'en moins d'une seconde elle aura doublé ou triplé de volume. Le gonflement vasculaire doit donc très certainement contribuer à l'agrandissement de la tumeur. Dans quelques cas exceptionnels, l'humeur aqueuse s'accumule sous la séreuse iridienne procidée, et, ainsi que le dit Chélius, forme une vésicule transparente qu'une simple ponction fait disparaître ; mais ce fait ne détruit point l'observation de Scarpa, comme l'a cru le professeur de Heildelberg (1).

Après avoir pris un volume plus ou moins grand, la hernie de l'iris s'affaisse d'une manière progressive, non point, comme le pense Chélius, parce que l'humeur aqueuse ne peut plus distendre la partie prolabée de l'iris, mais parce que cette partie, sphacélée par la compression, l'étranglement de ses vaisseaux, tombe en suppuration. Par cet affaissement le niveau de la cornée est rétabli. C'est la terminaison la plus favorable de la procidence iridienne, lorsqu'elle n'a pu être réduite complétement.

Quand la hernie est très petite, que l'iris n'est pas comprimé dans l'ouverture ulcéreuse, la réduction peut se faire spontanément ; ainsi que Arlt, j'ai vu la cornée reprendre dans ces cas toute sa transparence.

Quand la hernie est très grande et ne subit qu'un étranglement incomplet, elle joue le rôle d'un corps étranger implanté dans la membrane transparente, et persiste à l'état stationnaire pendant un temps considérable, ou détermine une inflammation de la cornée avec un ramollissement qui peut s'étendre fort loin ; c'est alors que peu à peu la cornée prend la forme conique et devient staphylomateuse.

Mais si la cornée a été détruite en grande partie, c'est l'iris qui, presque complétement procidé, fait saillie à travers l'ouverture, et forme cette tumeur considérable qui a reçu le nom de *staphylôme de l'iris*. Quelquefois une tumeur de mauvaise nature succède à la hernie iridienne.

Pronostic. — Il est toujours grave : la vision est quelquefois perdue ; elle est altérée ou compromise dans la plupart des cas. On en exceptera, toutefois, ceux dans lesquels une adhérence étroite se sera produite près de la circonférence de la cornée. La synéchie antérieure est très souvent une cause de strabisme lorsqu'elle est incomplète, et placée en dedans ou en bas. En dehors et en haut lorsqu'elle est étroite, elle déforme un peu la pupille, mais ne gêne pas toujours les fonctions de l'œil.

Traitement. — Nous l'avons tracé en grande partie en étudiant les perforations imminentes de la cornée (voyez page 286).

(1) Chélius, *loc. cit.*, p. 163, 164.

Lorsque les hernies sont récentes, les instillations d'atropine et de belladone, aidées, selon la méthode indiquée au chapitre que nous rappelons, de fomentations glacées, pourront les réduire assez fréquemment.

C'est un excellent moyen si on l'emploie avec persévérance pendant plusieurs jours, comme nous le faisons en pareil cas : aussi est-ce bien à regret que, dans un écrit de M. Velpeau (1), nous voyons le passage suivant, où il désapprouve l'emploi de la belladone : « On aurait tort d'accorder une grande valeur à de pareils moyens : après les premières heures, la réduction mécanique des hernies de l'iris est à peu près impossible, à cause du travail phlegmasique qui s'établit bientôt. » Ce travail, qu'il est facile d'arrêter ainsi que nous le verrons plus loin, ou qui marche fort lentement quand la hernie est très large, diminue, il est vrai, l'action particulière de la belladone sur l'iris ; mais, de leur côté, les fomentations glacées sur l'œil et les instillations mydriatiques entre les paupières contribuent puissamment à diminuer cette phlegmasie, et souvent même l'abattent complétement si on les aide d'un traitement antiphlogistique convenable.

C'est surtout dans les procidences un peu larges qu'on peut espérer une plus facile réduction.

On n'oubliera pas que la cornée se ramollit autour de la hernie récente, et que l'adhérence ne peut être solide qu'après un temps assez long, double circonstance qui donne plus de prise à l'action de la belladone. Après trois ou quatre jours d'instillations persévérantes, si l'on n'a pas réussi à rendre la liberté à la pupille, on aura recours à la cautérisation faite comme nous allons l'indiquer.

Procédé pour la réduction de l'iris hernié. — Il consiste en une simple cautérisation avec le nitrate d'argent, sur un endroit autre que celui de la hernie, et est basé sur les données suivantes :

a. L'iris hernié à travers la cornée *n'est désorganisé qu'après plusieurs jours.*

b. La hernie iridienne, irritée par le contact des larmes, par l'air, par les frottements de la paupière supérieure et par les

(1) *Loc. cit.*, p. 142.

bords mêmes de l'ulcère cornéen dans lequel elle est emprisonnée, tend pendant quelques jours à augmenter de volume. Cette irritation et ce gonflement incessant de la partie engagée empêchent la mortification de l'iris et arrêtent le travail de la cicatrisation. L'engagement progressif de l'iris dans l'ulcère de la cornée est prouvé par ces faits d'observation pratique, que, si l'on touche la hernie récente avec un corps irritant, elle triple de volume à l'instant même; et que si l'on suit les progrès de cicatrisation de l'ulcère de la cornée, la hernie n'ayant pas été réduite, la pupille diminue peu à peu et même disparaît souvent.

c. Des adhérences s'établissent entre la cornée et l'iris avant que la partie herniée soit désorganisée. Dans le principe, c'est-à-dire pendant quelques jours, elles sont très faibles et peuvent être détruites tout à fait, si l'on augmente l'activité des vaisseaux périkératiques et, en conséquence, la vitalité de la cornée, ou si une inflammation nouvelle se développe sur un autre point de l'œil.

d. Les exsudats nécessaires à la formation des adhérences qui s'établissent entre l'iris et la cornée, sont d'abord fournis par cette dernière membrane, déjà malade dans l'endroit où la première, saine jusque-là, est venue s'engager.

e. Irriter les vaisseaux périkératiques dans le voisinage de l'ulcération, c'est augmenter la sécrétion des bords de l'ulcération; c'est aussi apporter autour de la hernie une sécrétion liquide qui détruira quelques adhérences encore mal établies; c'est enfin rendre à l'iris les moyens de glisser dans l'ulcération, agrandie par le fait même de la sécrétion.

f. Si, avant de produire mécaniquement cette irritation, on a soumis l'iris à l'action de la belladone, on aura en arrière de la cornée une force qui, agissant d'avant en arrière, devra réduire la hernie.

Passons maintenant à la description des moyens nécessaires pour produire cette irritation.

Une ulcération de la cornée ayant donné passage à une partie de l'iris, la hernie étant reconnue, et des instillations d'atropine ou de belladone ayant été faites sans résultat pendant quelques jours, je m'assure que l'iris est encore sous l'influence mydriatique de ce médicament, c'est-à-dire que la pupille est aussi large que possible.

La figure 40 donne une idée très exacte de la forme des parties :

Fig. 40.

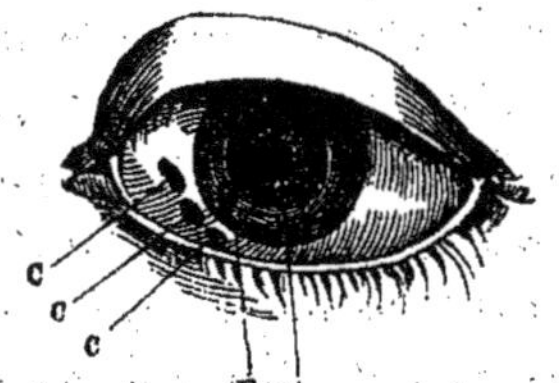

A, représente la pupille agrandie par la belladone, mais déformée et se terminant par une pointe en bas et en dedans ;
B, est la tumeur formée sur la cornée par l'iris, dont une petite partie a traversé une ulcération cachée sous la tumeur iridienne.

Ces précautions prises, la paupière supérieure étant maintenue par un aide, l'inférieure étant abaissée au moyen de l'index de la main gauche, je porte de la main droite un crayon de nitrate d'argent sur la conjonctive bulbaire, tout près de la cornée, et je cautérise les trois ou quatre points, C, C, C, le plus énergiquement possible, sans toutefois atteindre trop profondément la muqueuse.

De cette manière, je provoque une irritation très active des vaisseaux périkératiques, et la sécrétion liquide nécessaire au dégagement de l'iris est produite.

Quelquefois, au lieu de quelques points de cautérisation, je fais une traînée de caustique sur le pourtour de la cornée, dans le voisinage de la hernie, ou même, dans quelques cas, si une première cautérisation a échoué, j'en pratique, à deux ou trois jours d'intervalle, une deuxième, une troisième, une quatrième sur la cornée même, mais en ayant grand soin que le caustique ne s'étende pas sur l'iris, car autrement la hernie pourrait devenir plus volumineuse à l'instant même. (Voyez plus haut *b*.)

A partir du moment où une cautérisation vient d'être faite, le malade doit se baigner l'œil avec de l'eau froide et continuer avec persévérance les instillations d'atropine ou de belladone. Après deux jours, si la hernie n'est pas réduite, je cautérise de nouveau, toujours en me rapprochant de la tumeur, et quelquefois même je l'entoure, sans la toucher, d'une cautérisation annulaire portant tout entière sur la cornée.

L'aspect de la cornée et de la conjonctive pourrait avoir quelque chose d'inquiétant pour qui n'aurait pas encore fait cette cautérisation : de larges plaques blanchâtres, élevées, se développent, mais elles disparaissent bientôt et ne laissent jamais de traces. J'ai appliqué jusqu'à sept fois le caustique, pour ne réussir qu'à la huitième ; ordinairement, cependant, la réduction s'est faite après la première, la deuxième ou la troisième cautérisation. Depuis dix ans, j'ai réuni un nombre tel d'observations, que je ne prends plus la peine de les compter : aussi ne saurais-je trop recommander ce moyen.

Lorsque la hernie persiste (c'est-à-dire lorsqu'on a reconnu que les adhérences qui retiennent l'iris ne peuvent être détruites), on doit s'occuper à faire disparaître aussi promptement que possible la tumeur qu'elle forme : *la cautérisation directe* atteindra aisément ce but ; elle ne serait douloureuse qu'autant qu'on toucherait les parties voisines.

Pendant tout le temps que la cornée sera encore ramollie au pourtour de la procidence, on tiendra la pupille dilatée ; autrement l'iris s'engagerait de plus en plus dans l'ulcération, circonstance qui diminue d'autant la pupille. Ce sera en outre un moyen de plus d'empêcher la dégénérescence staphylomateuse, parce que l'iris, dont les fibres sont tendues vers le corps ciliaire, retient ainsi, au moins dans de certaines limites, la cornée en arrière.

Il sera bon, dans tous les cas, de joindre la compression modérée et persévérante (voyez page 15) à ces moyens.

On revient à la cautérisation tous les deux ou trois jours, si l'état de l'œil le permet. Rien n'est plus facile que cette petite opération ; la paupière supérieure est relevée par un aide, l'inférieure est abaissée par le chirurgien, qui fixe le globe comme pour opérer la cataracte par extraction au moyen du médius placé dans l'angle interne. Le malade doit regarder un point fixe. Lorsque c'est un enfant, on peut au besoin maintenir le globe dans l'immobilité, au moyen de pinces placées sur la conjonctive ; mais cela augmente singulièrement les difficultés. On a soin de choisir un crayon taillé en pointe, pour ne toucher que les surfaces malades ; l'œil est ensuite baigné dans de l'eau froide légèrement salée jusqu'à ce que la douleur soit éteinte.

Lorsque tout espoir de réduction de l'iris est perdu, il peut être utile de recourir à l'excision de la hernie, si elle est volumineuse. Autrement on pourrait cautériser indéfiniment sans résultat.

On pratiquera encore l'excision de l'iris si la procidence dégénère en une tumeur de nature polypeuse, ou si elle prend un grand volume. (Voyez *Tumeurs de l'iris.*)

ARTICLE XV.

ADHÉRENCES, OU SYNÉCHIES DE L'IRIS.

Le déplacement de l'iris avec adhérence se fait tantôt en avant avec la cornée (*synéchie antérieure*), tantôt en arrière avec la capsule du cristallin ou avec une fausse membrane qui remplacerait celle-ci (*synéchie postérieure*).

Il y a *synéchie antérieure* lorsque après les perforations de la cornée, à la suite de plaies ou d'ulcérations, l'iris devient adhérent à cette membrane au moyen d'exsudations plastiques.

C'est ce qui arrive dans tous les cas où la hernie de l'iris s'est aplatie.

L'adhérence est totale ou partielle ; dans le premier cas, la pupille a complétement disparu ; dans le second, elle est déformée en plus ou moins grande partie, et tiraillée en avant ; c'est dire que la vision est ou perdue, ou au moins, dans la majorité des cas, diminuée. L'adhérence, quelquefois filiforme, persiste toute la vie sans nuire sérieusement ; d'autres fois elle finit par se rompre et laisse seulement une petite tache noire pigmenteuse derrière la cornée.

Lorsque la synéchie occupe le côté externe de la pupille, et qu'elle est étroite, la vue n'éprouve que peu ou point de gêne, les axes oculaires n'étant point dérangés dans leurs rapports. Tel est le cas du jeune collégien dont j'ai parlé à l'article *Coupures de la cornée* (voyez page 307). Il en est de même assez souvent lorsque l'adhérence n'a compromis que le bord supérieur de la pupille, et c'est là un des avantages de la kératotomie supérieure ; pourtant la vision est un peu gênée en haut.

Si l'adhérence antérieure occupe le côté interne ou inférieur de la pupille, l'œil ne peut plus servir à la vision en même temps que son congénère ; presque toujours alors il en résulte un strabisme. La déviation du globe survient, le plus ordinairement, de même que dans les amauroses commençantes, dans les cataractes, dans les taches centrales de la cornée, etc.

Procédé pour détruire les adhérences antérieures. — Une fois établie, la synéchie antérieure persiste. Si elle est très étroite et placée du côté interne, on peut recourir à une opération fort simple qui consiste à introduire dans la chambre antérieure un petit instrument en forme de canif pour diviser l'adhérence et rétablir la pupille du côté interne. La ponction est faite avec un couteau à cataracte ; le petit instrument en forme de canif qu'on introduit par l'ouverture est boutonné à sa pointe et doit être très mousse sur le dos ; au moyen de cette précaution, on ne blesse point inutilement la cornée à la face interne.

Pour réussir dans cette opération, on doit : 1° faire la ponction parallèlement aux fibres radiées de l'iris et, autant que possible, en face du point où les deux membranes sont en contact.

2° L'incision de la cornée doit être assez étendue pour permettre le jeu du petit couteau mousse que l'on peut remplacer quelquefois par un crochet.

3° L'humeur aqueuse ne doit pas s'échapper pendant l'incision pour maintenir un écartement convenable entre l'iris et la cornée.

Si l'adhérence partielle est placée au côté interne et assez large pour gêner la vue, on pourra la détruire en pratiquant l'opération décrite à l'article Pupille artificielle, sous le titre de *Déchirement* (voyez ce mot).

L'œil étant convenablement maintenu, on ponctionne la cornée à sa circonférence, en face de la base du triangle formé par les fibres radiées de l'iris, dont le sommet est représenté par l'adhérence ; puis on introduit une pince, on saisit les fibres adhérentes, on les déchire en ramenant l'instrument dans la plaie et on les excise au besoin.

Ce procédé laisse une pupille oblongue, communiquant largement avec la pupille naturelle, et rétablit parfaitement l'action simultanée des deux yeux, pourvu qu'on ose l'appliquer de bonne heure avant qu'une déviation du globe soit survenue.

Il y a *synéchie postérieure* lorsque l'iris est adhérent à la capsule ; elle est très grave ou fort légère, de même que l'adhérence à la cornée. Dans tel cas, la pupille sera complétement oblitérée par une fausse membrane ; dans tel autre, au contraire, elle sera à peine déformée.

Cette adhérence ne peut avoir lieu qu'après les seuls cas d'iritis simple ou compliquée ; des exsudations qui se forment à la marge pupillaire réunissent l'iris à la capsule dans un ou plusieurs points et empêchent les contractions de la pupille, du moins dans l'endroit où l'adhérence s'est formée.

La pupille prend alors des formes très irrégulières : tantôt c'est un angle rentrant, tantôt c'est la forme inverse qu'elle présente sur un ou plusieurs endroits de sa marge.

Les adhérences entre l'iris et la capsule, lorsqu'elles sont peu nombreuses, ressemblent à de petits filaments brun noirâtre, attachés par leurs extrémités à l'une et à l'autre de ces membranes. Quelques-unes sont réunies, dans certains cas, par une bandelette fibro-albumineuse de même couleur.

Si toute la marge iridienne est devenue immobile, on voit, en dedans du cercle uvéen bordant la marge pupillaire, une traînée noirâtre et circulaire qui masque la pupille dans une étendue variable, et est formée par du pigmentum déposé sur la fausse membrane; quelquefois la pupille, absolument oblitérée par la tache noire, est immobile, et il est assez difficile, pour un œil peu exercé, de reconnaître si la tache est formée par le fond de l'œil, ou si, au contraire, elle siége sur la capsule. Nous nous occuperons tout particulièrement de cette tache à l'article *Cataracte pigmenteuse*.

Le *traitement* de l'adhérence postérieure de l'iris est plutôt préventif que curatif. Il consiste, pendant la durée d'une iritis, à éloigner l'iris du centre de la cristalloïde au moyen de préparations d'atropine ou de belladone.

Lorsque les adhérences sont encore récentes, elles peuvent être rompues quelquefois par ce moyen, mais alors une tache brune demeure sur la capsule et gêne la vision plus ou moins, en raison de sa largeur.

Les préparations mercurielles à l'intérieur, et en frictions autour de l'orbite, ont été recommandées comme antiplastiques; je doute que pendant la durée d'une iritis elles puissent être constamment efficaces sous ce point de vue. Néanmoins, comme elles produisent une dérivation énergique sur le canal digestif ou sur les gencives, il est bon de ne pas les négliger.

Lorsque les adhérences sont très nombreuses, on pourra améliorer la vision en prescrivant chaque jour des instillations d'atropine ou de belladone; si elles masquent entièrement la pupille, on pratiquera le *déchirement* de l'iris (voyez *Pupille artificielle*).

ARTICLE XVI.

OBLITÉRATION, OU ATRÉSIE DE LA PUPILLE.

L'oblitération complète ou incomplète de la pupille est consécutive d'une *synéchie antérieure* ou d'une *synéchie postérieure ;* dans le premier cas, elle est la conséquence d'une ulcération ou d'une plaie de la cornée; dans le second, d'une inflammation de l'iris, qui s'est terminée par l'exsudation de fausses membranes sur la capsule. Ces fausses membranes sont tantôt d'une couleur blanche assez franche, tantôt jaunâtres, quelquefois tout à fait noires; dans ce dernier cas, du pigmentum uvéen a été arraché de la face postérieure de l'iris par la contraction incessante de la fibro-albumine.

L'iritis et l'ulcération de la cornée ne sont pas les seules causes de l'atrésie pupillaire; elle est quelquefois produite par l'organisation d'épanchements de sang, traumatiques ou non, dans les chambres de l'œil. C'est alors une sorte de cataracte qu'on a nommée *sanguinolente* (*cataracta cruenta*). Elle peut être encore occasionnée par les diverses opérations qu'on pratique sur l'œil.

L'occlusion de la pupille est fort rarement congénitale; Wrisberg et Rœmer en ont cependant vu des exemples. Dans ce cas, selon d'Ammon (1), « elle reconnaît pour cause une anomalie dans la métamorphose organique de l'œil et non une inflammation et une exsudation plastique, comme cela a été admis par plusieurs auteurs. » (Voyez Cornaz.) Je ne puis partager exclusivement cet avis, et je pense qu'elle est assez souvent le résultat d'inflammations qui se sont développées pendant la vie intra-utérine. Elle peut tenir aussi à la persistance partielle ou totale de la membrane pupillaire après la naissance.

L'occlusion de la pupille, non compliquée d'amaurose, permet au malade de distinguer le jour de la nuit. Si elle est la suite d'une procidence complète de l'iris dans sa marge, l'opération de la pupille artificielle peut seule rendre la vue au malade; il en est de même lorsque de fausses membranes épaisses se sont développées dans l'ouverture pupillaire. On pourrait à la rigueur, dans quelques cas de cette nature, déchirer les fausses membranes au moyen de

(1) D'Ammon, traduit par Szokalski, p. 135.

l'aiguille introduite par la sclérotique, mais il faut alors sacrifier le cristallin et presque toujours l'iritis se reproduit, et il se développe de fausses membranes nouvelles. J'ai vu plusieurs fois l'œil se prendre de phlegmon, à la suite d'opérations de cataracte par abaissement pratiquées dans ces conditions. C'est encore au déchirement de l'iris qu'il faut recourir en pareil cas.

Si l'occlusion tient à la persistance de la membrane pupillaire, ce qui est excessivement rare, cette membrane se déchire ordinairement, selon d'Ammon et Stœber (1), au bout de quelques jours ou de quelques semaines. Quand elle est le résultat d'une inflammation de l'œil qui s'est développée pendant la vie fœtale, la pupille artificielle est la seule ressource.

Avant de se décider à pratiquer cette opération, on doit rechercher si l'iris est ou non malade, si des altérations graves existent dans les autres tissus de l'œil, si le cristallin et sa capsule sont transparents ou troubles, s'ils n'ont pas été enlevés par l'extraction ou par accident; on examinera de plus si la cornée est saine, si la sclérotique n'est point parcourue de vaisseaux variqueux ou de plaques bleuâtres comme dans la choroïdite; on s'assurera que la rétine n'est pas malade; le globe sera enfin étudié dans son ensemble; on verra s'il a ou non augmenté de volume, comme dans l'hydrophthalmie; s'il ne serait pas plus petit et mou, comme dans l'atrophie, etc.; circonstances qui toutes devront nécessairement fixer le médecin sur l'utilité de l'opération et sur ses résultats probables.

ARTICLE XVII.

STAPHYLÔME DE L'IRIS.

(*Hernie ancienne et complète de l'iris à travers la cornée détruite.*)

On désigne sous ce nom une tumeur sphérique volumineuse, noirâtre, parcourue de vaisseaux rouge-brun, et formée par l'iris à travers une ulcération qui a détruit la cornée dans presque toute son étendue. Nous avons étudié sous le nom de *synéchies* les hernies anciennes très limitées de l'iris à travers des ulcérations étroites de la cornée. (Voy. pages 290 et 486.)

(1) Stœber, *loc. cit.*, p. 282.

La plupart des auteurs confondent le staphylôme de l'iris avec celui de la cornée, quoique ces deux affections présentent des différences essentielles.

Le staphylôme de la cornée, lisse à sa surface, toujours d'un blanc bleuâtre, et recouvert de taches blanches et bleues transparentes, striées de vaisseaux rosés, forme entre les paupières une tumeur saillante, conique ou quelquefois sphérique.

Le staphylôme de l'iris, sphérique et d'un noir bleuâtre violacé, offre des inégalités très remarquables, dans lesquelles on reconnaît aisément à leur direction les fibres convergentes hypertrophiées de cette membrane. Le plus souvent, à la surface de cette dernière tumeur, on voit dans des enfoncements en forme de sillon, des plaques bleu-blanchâtre, ou plutôt des bandelettes, qui ne sont autre chose que de fausses membranes recouvrant des débris de cornée laissés par l'ulcération. La tumeur est toujours moins volumineuse lorsque ces brides existent. Il arrive quelquefois que, poussées au delà de leur extensibilité, les bandelettes se rompent, après s'être amincies peu à peu sous l'influence de la compression exercée par la tumeur ; celle-ci acquiert alors un volume de plus en plus considérable, fait saillie entre les paupières et peut être prise facilement, si l'on n'y fait attention, pour une dégénérescence mélanique.

Lors même qu'elle est arrivée à son plus haut degré de développement, la tumeur offre toujours çà et là quelques plaques bleuâtres, vestiges de fausses membranes mal organisées.

Nous avons dit que des vaisseaux rouge brun, quelquefois assez nombreux, la sillonnent et se ramifient à sa surface.

Le staphylôme de l'iris ne peut se former que lorsque la cornée a été détruite presque jusqu'à sa circonférence; on le produit très aisément sur les animaux, en enlevant la cornée dans la plus grande partie de son étendue.

Dans le staphylôme de la cornée, cette membrane existe, sauf dans quelques points étroits ; elle est ou amincie ou fortement épaissie, toujours largement allongée ; le staphylôme iridien est à peine recouvert d'une couche fibro-albumineuse légère et transparente qui n'a rien de semblable à la cornée. L'iris est aminci, et le plus souvent difficile à trouver dans le staphylôme de la cornée, contre laquelle il est soudé en arrière. Il est, au contraire, énormément tuméfié lorsque, la cornée n'existant plus, il a fait procidence et est devenu staphylomateux.

Le staphylôme complet de l'iris entraîne toujours la perte complète et incurable de la vision.

Une fois que cette maladie s'est développée, on ne peut espérer de la guérir que par l'ablation des parties malades, opération en tout point semblable à celles du staphylôme de la cornée. Il est bon cependant d'être prévenu que les parties saignent et se déchirent avec la plus grande facilité, circonstance qui rend l'opération assez difficile. L'érigne doit être remplacée par une érigne recourbée, maintenue sur un manche, et à plusieurs dents, en forme de fourchette. Lorsque ces quatre ou cinq dents sont engagées dans la tumeur, on enlève celle-ci au moyen du staphylotome ordinaire (voyez *Staphylôme de la cornée*, page 351), ou des ciseaux.

Le malade peut ensuite porter l'œil artificiel.

ARTICLE XVIII.

MYDRIASIS.

Influence des différents nerfs sur les mouvements de l'iris. — Avant de décrire le mydriasis et le myosis, il nous semble indispensable d'exposer l'influence des différents nerfs sur les mouvements de l'iris (1).

L'iris reçoit les filets des quatre nerfs suivants : le moteur oculaire commun, le trijumeau, le grand sympathique et le pneumogastrique.

Ces nerfs s'anastomosent directement entre eux, et communiquent avec trois ganglions :

1° Le ganglion de Gasser, formé par la grosse racine du nerf de la cinquième paire, et quelques filets du grand sympathique;

2° Le ganglion ophthalmique qui reçoit un filet du rameau nasal de la cinquième paire (racine longue), un du moteur oculaire commun (racine courte), et un du grand sympathique (racine molle);

3° Enfin, le cercle ciliaire qui est traversé par ceux des filets nerveux qui, procédant de ce dernier ganglion, sont destinés à

(1) Cette question a été parfaitement résumée dans un rapport fait à l'Académie de médecine de Belgique, par M. le docteur Hairion. (*Annal. d'oculist.*, 1855, t. XXXIII, p. 32.)

l'iris, et auquel aboutit un filet émané directement du rameau nasal.

Voilà pour l'appareil nerveux. Quant à l'appareil musculaire, il se compose de deux muscles : le constricteur, à fibres circulaires, véritable sphincter de la pupille, et le dilatateur, formé de fibres rayonnées, partant du constricteur pour s'insérer au point d'union de la sclérotique et de la cornée. Les mouvements de ces deux muscles peuvent être actifs ou passifs.

De nombreuses expériences, des vivisections et l'observation de faits pathologiques multipliés ont conduit les physiologistes à la connaissance des propriétés de chacun de ces nerfs et de l'action qu'ils exercent sur le diaphragme de l'œil. Voici un résumé succinct des résultats auxquels on est arrivé ·

Le nerf moteur oculaire commun fournit au ganglion ophthalmique sa racine courte, laquelle communique aux nerfs ciliaires la faculté de mettre en action le muscle constricteur de la pupille ; il préside donc aux mouvements de resserrement de cette ouverture. A part quelques exceptions très rares, ces mouvements sont indépendants de la volonté.

Le filet céphalique du grand sympathique anime le muscle dilatateur de la pupille, et ce filet tire sa faculté motrice de la moelle épinière ; quant à la détermination de la portion de la moelle qui donne naissance à ce filet moteur, les auteurs ne sont nullement d'accord, et leurs expériences sont tellement peu concluantes que nous nous abstiendrons de les exposer.

La fonction du nerf trijumeau, quant à ce qui regarde l'appareil oculaire, est de départir à cet appareil la sensibilité générale. La racine ganglionnaire du nerf de la cinquième paire préside exclusivement à la sensibilité tactile des parties auxquelles ce nerf se distribue ; il n'influe en rien sur les mouvements de l'iris.

Quant au nerf pneumogastrique, les expériences de Valentin semblent prouver qu'il se distribue dans l'iris, qu'il anime, comme le grand sympathique, son muscle dilatateur, mais que la répartition de ces deux nerfs dans l'iris ne se fait pas également ; ainsi, le nerf vague se distribue à la partie supérieure, et le grand sympathique, à la partie inférieure.

Voilà pour les propriétés des nerfs de l'iris, étudiés isolément les uns des autres ; mais nous avons dit qu'ils s'anastomosent, et de là, des actions complexes, combinées. Ainsi, par exemple, si l'on irrite le filet de l'oculo-moteur commun mis à nu, la pupille se contracte ; si on le coupe, la pupille se dilate. C'est là une action simple ; mais le pneumogastrique et le grand sympathique s'anastomosent étroitement au cou ; ils se rendent au muscle dilatateur ; si on les irrite, la pupille se dilate ; si on les coupe, elle se contracte, puisqu'ils ne peuvent plus faire équilibre au constricteur. Des états d'irritation de branches isolées du trijumeau peuvent se réfléchir tantôt sur les fibres des nerfs ciliaires provenant du grand sympathique, tantôt sur celles provenant de l'oculo-moteur commun, et alors en résultent tantôt la dilatation, tantôt le resserrement de la pupille. D'après cela, il est facile de comprendre que la contraction et la dilatation de la pupille peuvent dépendre aussi bien d'un état d'irritation que d'une paralysie.

Le jeu de la pupille ne dépend pas d'une action immédiate de la lumière sur l'iris, mais de cette action sur la rétine. L'irritation de la rétine se propage par les nerfs optiques au cerveau, puis à l'oculo-moteur qui détermine une contraction de la pupille en rapport avec l'intensité de la lumière et avec la susceptibilité de la rétine. Ceci explique comment, dans la paralysie de la rétine, la pupille reste large et immobile. Si, sur un animal, on coupe le nerf optique, la pupille se resserre au moment de la section, et se dilate ensuite d'une manière permanente ; que l'on irrite l'extrémité rétinienne du nerf coupé, la pupille reste immobile ; mais elle se resserre si l'on irrite l'extrémité cérébrale.

Étudions maintenant le mydriasis.

C'est une maladie dans laquelle la pupille demeure immobile et largement dilatée, que le malade dirige son œil sur la lumière ou sur un objet rapproché.

C. Canstatt, d'Ansbach, en admet quatre variétés :

1° La *mydriase idiopathique* du muscle oculo-moteur ;

2° La *mydriase sympathique* par névrose du nerf trijumeau ;

3° La *mydriase sympathique* du nerf optique, ou amaurotique ;

4° La *mydriase abdominale* ou mydriase du grand sympathique.

D'autres auteurs n'en admettent que deux variétés : l'*idiopathique* et la *symptomatique* : c'est la division que nous adopterons.

Nous ne faisons que noter la seconde forme ; la description qui suit s'applique tout entière à la première, c'est-à-dire à la mydriase idiopathique.

Étiologie. — La mydriase est congénitale ou accidentelle : la mydriase congénitale n'est pas très rare, on en trouve de nombreux cas dans les auteurs (Jæger, Guépin, d'Ammon, Plater, Lintz, Melchior de Copenhague, Fallot de Namur). La mydriase congénitale n'est le plus souvent qu'une difformité qui, selon Schon, est quelquefois héréditaire; elle gêne rarement la vision; elle disparaît quelquefois pour revenir bientôt, et cela sans aucune cause appréciable. « Je connais, dit M. Melchior, un homme de » trente-quatre ans, nommé A. L....., qui a ordinairement la » mydriase de l'œil gauche, mais dont la pupille devient quelque- » fois aussi petite que la droite, sans qu'on en puisse découvrir la » raison; la vue des deux yeux est toujours égale. »

La mydriase *accidentelle* est beaucoup plus fréquente. Parmi les causes qui la produisent le plus souvent, on doit noter les coups, les blessures ou les commotions violentes du cerveau.

Un coup léger porté sur la cornée ou sur la sclérotique suffit quelquefois pour occasionner ce phénomène, probablement par suite de l'action traumatique sur les nerfs ciliaires.

On sait que la mydriase accompagne certaines affections du cerveau ou de ses enveloppes; elle vient à la suite d'empoisonnements, et peut aussi être amenée par l'action de quelques médicaments particuliers, comme la belladone. Waller et Budje ont expérimentalement démontré que la mydriase produite par la belladone provient de la paralysie du nerf de la troisième paire, et que le sympathique cervical y demeure étranger. Ils ont coupé et désorganisé ce dernier nerf, et l'action de la belladone sur la pupille est demeurée la même.

On voit presque toujours la mydriase suivre la paralysie de la troisième paire de nerfs.

L'habitude de travailler sur des objets petits et de couleur sombre, dans un lieu mal éclairé, paraît l'avoir produite quelquefois.

On observe la mydriase dans la choroïdite aiguë ou chronique, compliquée ou non d'iritis.

Elle se montre comme symptôme de l'amaurose, du glaucome et d'autres affections graves de l'œil.

Quelques auteurs pensent que la mydriase est due à l'engorgement des vaisseaux de l'iris. Cette opinion ne peut être admise que dans des cas très exceptionnels, l'engorgement sanguin de l'iris produisant naturellement la constriction pupillaire. Deshais-Gendron (1) le regarde pourtant comme la cause la plus fréquente de cette affection, que M. Rognetta (2) rapporte sans motif plausible à un état hyposthénique des nombreuses artères de la substance iridienne.

SYMPTÔMES ANATOMIQUES. — La pupille du côté malade est plus ou moins largement dilatée, et demeure immobile, quel que soit le degré de la lumière qu'on fasse pénétrer subitement jusqu'à la rétine. Les mouvements de l'iris sain ne sont nullement répétés par l'iris malade, qui, le plus souvent, se retire uniformément vers le corps ciliaire, de sorte que la pupille conserve sa forme circulaire; dans d'autres cas, cette ouverture est plus ou moins allongée en un sens; quelquefois elle est dentelée sur ses bords. Ce serait une grave erreur de croire, comme le font quelques auteurs, que les inégalités de la pupille indiquent nécessairement une amaurose.

Le fond de l'œil est parfaitement noir, à moins qu'une cause directe et récente n'ait produit la maladie. Demours (3) a remarqué parfois un léger brouillard ou nuage, placé plus profondément que le cristallin, changeant de place selon les mouvements de l'œil, et qui dépendrait de la réflexion de quelques rayons lumineux. Cette particularité se voit surtout sur les individus âgés, chez qui les milieux réfringents prennent une teinte un peu ambrée.

SYMPTÔMES PHYSIOLOGIQUES. — Lorsque la mydriase est récente, les malades sont éblouis à la lumière ordinaire; plus tard, ils s'habituent très bien à l'action du jour. Une femme que j'ai soignée pour un mydriasis double, datant de deux jours, et survenu après un coup porté sur le front, pouvait à peine se conduire, bien qu'elle pût lire à travers une carte percée d'un petit trou; huit jours après, cette sorte de photophobie avait disparu, et elle distinguait très bien tous les objets.

Si l'on place devant l'œil mydriatique une carte noircie et percée avec une épingle, les malades supportent fort bien la lumière et lisent aisément à une distance rapprochée : par ce moyen bien simple on diminue le nombre des rayons lumineux qui pénètrent

(1) Deshais-Gendron, *loc. cit.*, t. II, p. 281.
(2) Rognetta, *loc. cit.*, p. 556.
(3) Démours, *loc. cit.*, t. I, p. 437.

dans l'œil. En général, les mydriatiques voient mieux à une lumière modérée. Il est des cas pourtant dans lesquels l'introduction d'un grand nombre de rayons lumineux ne produit aucune gêne. Un jeune homme de dix-huit ans, passant dans le jardin des Tuileries, reçoit un marron sur l'œil droit; la pupille se dilate immédiatement, mais la vision n'est nullement troublée. La seule crainte que cet accident n'entraînât quelque conséquence fâcheuse l'avait conduit vers moi, car il n'éprouvait aucune gêne.

La mydriase entraîne avec elle encore, mais exceptionnellement, le singulier phénomène de rapetisser les objets perçus par l'œil. M. Warlomont a signalé le premier, je crois, ce symptôme qui effraie beaucoup quelques malades. (Voyez *Annales d'oculistique*, t. XXIX, p. 277.)

Terminaisons. — Le mydriasis se guérit ou persiste. Rarement il est suivi de l'amaurose; si cela arrive, il n'est que le résultat d'une affection grave de l'œil, et en quelque sorte un symptôme.

Pronostic. — Il est favorable dans la mydriase accidentelle, lorsque les autres membranes de l'œil n'ont pas souffert; il est grave si cette complication existe. La mydriase congénitale est incurable; mais les malades dont les yeux sont d'ailleurs bien conformés conservent une vue assez bonne. Lorsque la mydriase accidentelle, indépendante d'une affection cérébrale, persiste, les malades, fort gênés d'abord, sont peu à peu dans de meilleures conditions et finissent généralement par voir presque aussi bien qu'avant l'apparition de la maladie. Les lectures ou les travaux dans lesquels les yeux sont toujours appliqués, les fatiguent un peu plus tôt que les autres; rarement ils deviennent amblyopiques. Doit-on trouver dans cette accommodation une modification dans les contractions du muscle ciliaire, du muscle suspenseur du cristallin et des autres muscles de l'œil? Cela est bien probable.

Traitement. — Les médications les plus variées ont été employées sans succès contre la mydriase idiopathique. Les saignées, les mercuriaux, les purgatifs à haute dose, ont échoué le plus souvent dans mes mains.

Un fait que j'ai observé à ma clinique semblerait cependant indiquer que les dérivations sur le canal intestinal doivent être utiles dans quelques cas. Une femme de cinquante ans environ tombe de 5 ou 6 mètres de haut ; sa tête ne porte point, et elle ne reçoit que quelques contusions sur le dos. Ses jambes sont affaiblies ; elle éprouve des fourmillements dans les pieds et dans les mains ; elle souffre de la tête. Ses deux pupilles sont légèrement dilatées ; elle est éblouie et ne peut se conduire seule. Elle ne voit pas à l'œil nu les lettres d'un livre à la distance de 2 à 3 pieds ; elle lit facilement à 15 pouces avec les lunettes à mydriasis, ou au travers d'un petit trou percé dans une carte. Je prescris des sangsues à l'anus et des purgatifs. Trois jours après, elle revient guérie du mydriasis et des autres accidents qu'avait produits sa chute ; elle n'a rien fait pourtant de ce que je lui ai ordonné, ayant été prise en rentrant chez elle d'un malaise général, bientôt suivi de selles si nombreuses, qu'elle en a compté dix-sept en quelques heures. Je ne pus connaître la cause de cette diarrhée, que la malade rapportait à l'émotion qu'elle avait éprouvée lorsqu'elle s'était trouvée à ma clinique devant plusieurs médecins.

On a vanté la cautérisation de la conjonctive, de la cornée ou du front, selon la méthode de M. Serres et de Sanson ; je l'ai vue suivie d'un résultat satisfaisant ; au moment de l'application directe du caustique sur la cornée, la pupille se resserre ; malheureusement elle ne tarde pas à reprendre le plus souvent son diamètre ordinaire. Dans quelques cas de mydriase récente, j'ai obtenu d'excellents effets de l'application du crayon de sulfate de cuivre sur la conjonctive et sur la cornée. J'ai guéri ainsi la fille d'un médecin de Paris, professeur du Val-de-Grâce. Les lotions vinaigrées, l'infusion de tabac sur l'œil (Demours), le seigle ergoté (Kochanowski, *Annales d'oculistique*, t. I, col. 58), etc., ne réussissent pas mieux que les moyens dont nous avons parlé plus haut. L'électricité peut rendre quelques services.

Lorsque la mydriase est récente et qu'elle semble être le résultat direct ou indirect d'une commotion de l'œil, on a recours à la saignée générale ou locale et aux purgatifs, moins dans le but de faire disparaître la maladie de l'iris, que pour prévenir des accidents plus graves du côté de la vision. Le malade est tenu dans une obscurité modérée, si la lumière lui est incommode ; mais on a soin de l'y habituer progressivement. S'il est indispensable qu'immédiatement il lise ou écrive seulement un instant, on se servira de lunettes sur lesquelles on aura collé un rond de papier noir, percé au centre d'un petit trou, correspondant au milieu de la pupille. On éloignera de l'œil tous les irritants, tout ce qui pourrait le faire rougir, parce que le plus souvent le mydriasis idiopathique se guérit par ces seules précautions, et que d'un autre côté, il résiste à tous les moyens qu'on emploie. On n'oubliera pas que peu à peu l'œil s'habitue à la dilatation de la pupille, et qu'elle finit par n'occasionner qu'une gêne très supportable. Une actrice célèbre du Théâtre-Français, mademoiselle D...., est dans ce cas depuis plusieurs années.

Lorsque le mydriasis est déjà ancien, que la pupille commence à se contracter, je recommande au malade de cligner avec force, le plus souvent possible, de l'œil malade, et de s'exercer à voir un objet de petit volume (la tête d'une épingle) qu'il a soin de placer à la gauche et près du nez si l'œil droit est malade, et réciproquement. On obtient ainsi peu à peu des contractions plus énergiques du muscle constricteur de l'iris, et un rétablissement plus rapide. Cet exercice orthophthalmique peut être encore plus complet, si le malade se place alternativement en face d'une lumière éclatante pendant quelques secondes, puis tout aussitôt dans l'obscurité. Je me sers pour cela d'une lampe à réflecteur, placée sur une table et séparée du malade par un écran de carton noir, percé de petits trous. Le patient passe rapidement l'œil devant ces petites ouvertures qui doivent être séparées les unes des autres par une distance de 1 à 2 pouces au plus.

La première idée de cet appareil, ou d'un appareil semblable, appartient à M. Gensoul de Lyon, qui l'a appliqué avec succès dans quelques anesthésies de la rétine.

ARTICLE XIX.

MYOSIS, OU RÉTRÉCISSEMENT DE LA PUPILLE.

Le resserrement de la pupille est un phénomène qu'on observe très fréquemment. Dans toutes les inflammations des membranes oculaires, et plus particulièrement dans la kératite et l'iritis, on voit par moments l'iris s'étendre, et la pupille diminuer promptement d'étendue et devenir immobile. On croit que le myosis est dû quelquefois à l'habitude de regarder de petits objets fortement éclairés. On le voit accompagner certaines affections du cerveau. Il disparaît parfois pendant quelques instants pour se montrer après de nouveau (*hippus*) : cela s'observe plus particulièrement chez quelques sujets nerveux ou hypochondriaques, et chez les femmes hystériques. C'est là une sorte de myosis actif, qui cède à l'influence du temps et d'un traitement bien dirigé contre l'affection dont il n'est que le symptôme.

Le myosis proprement dit se montre sous une forme toute passive ; il est presque toujours le signe précurseur d'une amaurose incurable, et on le rapporte dans ce cas à une paralysie de l'iris. Il se présente alors à divers degrés, c'est-à-dire que la pupille immobile peut seulement être un peu moins ouverte qu'à l'état normal, ou si étroite qu'on n'y ferait pas passer une aiguille très fine. L'iris est partout de couleur normale ; assez souvent son petit cercle est un peu élevé en avant, et forme un anneau complet. Ordinairement la vision a perdu de sa netteté en proportion du resserrement pupillaire ; dans d'autres cas, elle est encore parfaite, et ce n'est que lorsque plus tard des symptômes amaurotiques très graves surviennent, que les malades voient trembloter les objets, qui leur apparaissent souvent couverts d'un voile sombre, etc.

Le *traitement* du myosis actif est celui de la maladie qui le produit ; nous y renvoyons ; quant à celui du myosis passif, il est au-dessus des ressources de l'art (Voy. *Amaurose*). La dilatation par la belladone n'est d'aucun secours.

ARTICLE XX.

TUMEURS DE L'IRIS.

I. Abcès. — Ces abcès sont rares : ils apparaissent pendant la durée de l'iritis, sous la forme de très petites tumeurs de couleur jaune, et se terminent par la résolution ou par la suppuration dans la chambre antérieure, c'est-à-dire par l'hypopyon.

II. Condylomes. — Quelques-uns des abcès qui accompagnent l'iritis ont reçu le nom de *condylomes ;* ils siégent de préférence sur le petit cercle de l'iris, quelquefois sur le grand, et sont d'un volume assez limité d'ordinaire, mais qui cependant peut aller jusqu'à remplir la chambre antérieure.

C'est surtout chez les individus atteints de syphilis constitutionnelle qu'on observe ces tumeurs.

Bornées le plus souvent à la grosseur d'une tête d'épingle, et d'une couleur jaune rougeâtre, elles disparaissent assez fréquemment par résolution sous l'influence d'un traitement mercuriel énergique.

D'autres fois, au contraire, elles prennent, quoi qu'on fasse, un accroissement tel, qu'elles remplissent bientôt toute la chambre antérieure, et finissent par faire saillie dans le corps ciliaire, qu'elles soulèvent en traversant même quelquefois la sclérotique; mais alors il s'agit assurément d'une production d'une tout autre nature.

J'ai vu plusieurs cas de cette espèce, et j'en ai observé un très remarquable dans le service de M. Ricord. Lorsque la tumeur se développe à un si haut degré, on ne tarde pas à remarquer à sa surface des arborisations vasculaires, le plus souvent très considérables. Arrivée à ce point, elle ne disparaît plus.

Il faut bien se garder de croire que le condylome n'apparaisse absolument que chez des individus autrefois atteints d'affections vénériennes : j'en ai vu bon nombre chez des sujets sur lesquels il a été impossible de trouver aucune trace de maladie syphilitique. Chez les uns, le condylome, après avoir pris un volume très considérable, est demeuré stationnaire : il remplissait toute la chambre antérieure, et des bosselures se remarquaient à la surface de la sclérotique, au pourtour de la cornée. Chez d'autres, cette dernière membrane s'est rompue et l'œil a suppuré ou s'est atrophié. Assurément il reste quelque chose à faire pour distinguer ces tumeurs entre elles.

III. Papules syphilitiques.—Les papules syphilitiques se montrent en même temps qu'une éruption de syphilides sur la peau, ou quelque temps après. L'iris prend alors tous les caractères que nous avons indiqués en décrivant l'iritis syphilitique, et les tumeurs prennent ceux des condylomes que nous venons de décrire dans le paragraphe précédent. Nous renvoyons donc à cet article pour compléter la description.

IV. Tubercules. — L'iris peut être le siége de tubercules. Les uns sont de nature syphilitique; il en est d'autres que j'ai vus plusieurs fois se développer chez des sujets atteints d'éléphantiasis des Grecs. En voici un exemple.

M. Manuel Péon, de Mérida (Mexique, province de Yucatan), jeune homme de dix-neuf ans, vient me consulter le 18 janvier 1852. Son corps est entièrement couvert de tubercules cutanés noueux; la plupart des articulations des doigts ankylosées ou empêchées. Je l'ai vu plusieurs fois avec M. Cazenave qui l'a admis pendant quelque temps à son service à l'hôpital Saint-Louis. Il présente une iritis du côté droit ; mais de plus, en bas et en dehors, sur le même œil, existe un tubercule situé entre la sclérotique, l'iris et la cornée ; des vaisseaux nombreux, d'un rouge brun, rampent dans le tissu sous-muqueux. La vue est encore assez bien conservée, mais bientôt elle s'affaiblit graduellement, et au mois d'avril 1853, je constate qu'elle est tout à fait perdue.

Je revois le malade le 6 juillet 1853 ; l'œil ressemble à une tumeur graisseuse, composée de petits lobules saillants entre les paupières. Le pourtour est injecté de vaisseaux choroïdiens qui rampent sur le corps ciliaire hypertrophié et saillant. La portion supérieure interne de la cornée se reconnaît encore un peu. L'œil n'est le siége d'aucune douleur ; le malade perçoit encore faiblement la lumière.

En janvier 1854, l'œil gauche se perd à son tour ; un tubercule se forme en haut et en dehors et s'avance peu à peu dans la chambre antérieure. Une iritis se déclare, des adhérences s'établissent sur la capsule. La pupille se rétrécit et se déforme. La vue se perd de cet œil, et le malade peut à peine se conduire ; il nous paraît certain que dans peu de temps la cécité sera complète. La cornée, au moment où je vois le malade pour la dernière fois, est opaque en haut circulairement.

Le jeune homme devait, au bout de huit à dix jours, retourner au Mexique ; je ne l'ai pas revu.

J'ai vu un fait exactement semblable au précédent à l'établissement des frères Saint-Jean-de-Dieu de la rue Oudinot.

C'était encore un jeune homme atteint d'éléphantiasis, et chez lequel une tumeur très volumineuse existait dans l'œil droit. Elle avait envahi à peu près complétement la chambre antérieure, et aminci la sclérotique à son côté externe. Plus tard, elle avait déchiré cette membrane et passé sous la conjonctive. En même temps, une choroïdite très grave s'était développée, et des vaisseaux très volumineux, variqueux, sillonnaient de toutes parts le tissu cellulaire sous-conjonctival. La vue était complétement perdue. J'ai appris depuis que ce jeune homme était mort à la suite de l'affection générale dont il était atteint.

Les tubercules que l'on voyait de toutes parts sur la peau étaient des plus nombreux et se touchaient presque sur toute la surface du corps. Les paupières étaient déformées de même que les traits du visage.

Ces deux pauvres jeunes gens avaient une figure monstrueuse.

Il y a aussi des tubercules iridiens d'origine syphilitique; de même que les tubercules dont nous venons de parler, ils s'accompagnent d'accidents généraux qui permettent de les classer immédiatement. J'en ai observé qui, d'abord du volume des condylomes ordinaires de l'iris, prennent tout à coup un développement aussi rapide que considérable, remplissent la chambre antérieure, amincissent et traversent la sclérotique, et détruisent l'œil à jamais. Le plus souvent alors, d'autres tubercules se remarquent sur toute la surface du corps du malade, comme chez le vieillard dont j'ai rapporté plus haut l'histoire (voy. p. 217). Il perdit ainsi l'œil gauche, et faillit périr des suites d'une affection syphilitique d'abord méconnue. Une seule fois j'ai vu dans ma pratique les tubercules iridiens syphilitiques détruire les deux yeux sur le même individu.

V. Tumeur encore inconnue de la cornée siégeant dans la chambre antérieure et attribuée a l'iris. — J'ai vu, dans quelques cas, une tumeur que j'ai crue développée sur l'iris remplir peu à peu la chambre antérieure, et s'en échapper en rompant les fibres de la sclérotique. Mais je ne sais, en vérité, où la classer, ni de quelle nature elle peut être. Cette tumeur est d'un jaune orangé, se développe avec une certaine lenteur, s'accompagne d'une inflammation quelquefois très peu intense, d'autres fois assez vive de l'œil tout entier. La cornée est atteinte plus particulièrement dès le début du mal, et présente tous les caractères de la kératite disséminée; des bosselures se développent à la circonférence de la cornée du côté où la tumeur fait hernie, et l'on ne tarde pas à reconnaître qu'elle est venue se placer immédiatement sous la conjonctive. Les enfants m'ont paru plus spécialement sujets à cette affection.

L'œil, après avoir souffert pendant deux mois entiers, finit par s'atrophier. J'ai prié une fois M. Robin d'examiner une tumeur semblable qui avait, par suite de ses progrès, nécessité une opération. J'en ai déjà parlé plus haut en m'occupant des tumeurs fibro-plastiques. (V. p. 376 et 377.)

Au moment où je revois ce qui précède, un autre cas exactement semblable se présente à mon observation, et, bien que les recherches de M. Ch. Robin le classent naturellement parmi les tumeurs de la cornée, je le rapporterai ici (1), tout ce qui se rapporte à cette membrane étant déjà imprimé.

Note sur une espèce particulière de tumeur de la chambre antérieure qui a pour origine l'hypergénèse de quelques-uns des éléments de la cornée, par MM. les docteurs Desmarres et Ch. Robin.

Remarques préliminaires. — La production morbide qui fait le sujet de ce travail n'est pas commune; pourtant elle n'est pas tellement rare qu'elle n'ait dû être vue et probablement même décrite. Mais l'étude de ses caractères est devenue méconnaissable dans les auteurs, parce que, en raison de son aspect extérieur, elle aura été sans doute rapprochée des tumeurs cancéreuses ou autres, d'où il résulte qu'une description unique embrasse ainsi plusieurs choses différentes.

Provenant du tissu de la cornée dont elle conserve, en partie, la transparence, souvent volumineuse par rapport à l'organe qui en est le point de départ, cette espèce de tumeur commence, en général, par faire saillie dans la chambre antérieure au point de jonction de la cornée avec la sclérotique. Elle est remarquable, en outre, par sa consistance plus molle que celle de la cornée, bien qu'elle soit assez élastique. Elle est médiocrement vasculaire, et tire ses vaisseaux de la sclérotique. Les éléments anatomiques qui la composent, bien qu'étant en partie ceux de la cornée, s'y trouvent en d'autres proportions, et l'on y rencontre quelques éléments anatomiques homœomorphes qui n'existent pas normalement dans la cornée. La nature de ce tissu, bien différente de celle du cœur, est assez complexe pour ne pouvoir encore, à l'époque actuelle, être formulée par un seul mot; elle exige encore une description qu'on trouvera à la fin de ce travail; mais avant d'entrer dans ces détails, une observation d'un cas qui a été suivi complétement donnera une idée suffisante de la marche, des symptômes et du traitement de cette lésion.

Observation. — Le 3 janvier 1855 (nº 9768), on amène à la clinique de M. Desmarres, Mathilde Petit, âgée de six ans, demeurant chez son père, Grande rue à Bercy, nº 58.

Cette petite fille est d'une bonne constitution; ses parents sont

(1) Ce travail sera inséré dans les *Archives d'ophthalmologie* de M. Jamain. (Voy. les mois de mars ou d'avril 1855.)

forts et bien portants, et à peine âgés de trente ans. Elle a commencé à souffrir de l'œil droit au mois de mai 1854; elle se plaignait de douleurs dans le front, la rougeur était légère. Au même moment, l'enfant ressentait aussi de vives douleurs au-dessous du sein gauche, et M. le docteur Belloli, de Bercy, consulté, conseilla d'appliquer en cet endroit quelques sangsues qui amenèrent une prompte guérison.

La rougeur de l'œil disparut, mais les douleurs du front revenaient, disparaissaient sous la forme d'élancements rapides, et réveillaient quelquefois l'enfant pendant la nuit, sans s'accompagner de la moindre rougeur.

Les choses allèrent ainsi jusqu'en décembre 1854; mais vers le commencement de ce mois, l'angle interne du globe devint rouge, et M. Belloli fut consulté de nouveau. L'enfant se portant fort bien d'ailleurs, on crut que ce mal tenait à la dentition et à la croissance, et l'on se borna à prescrire des bains de pieds et quelques légers purgatifs.

Mais, comme la rougeur augmenta, l'inquiétude vint aux parents, et, le 3 janvier, l'enfant présentait les symptômes suivants :

La conjonctive scléroticale est fortement injectée, surtout du côté interne; il y a une injection périkératique très vive, beaucoup de photophobie.

La cornée présente à son centre une multitude de petits points opaques, disséminés dans ses lamelles; quelques endroits de la membrane, surtout du côté interne, sont le siége de petites plaques jaunâtres, non saillantes, très rapprochées les unes des autres, et entre lesquelles la cornée a conservé sa transparence, bien que dans ces endroits elle soit le siége d'un ramollissement évident.

Il y a un hypopyon dans la chambre antérieure.

Au côté interne de cette cavité, il y a une tumeur jaunâtre, oblongue, placée juste à la circonférence de l'iris et de la cornée, en tout point semblable à du pus recouvert de fausses membranes, mais qui est évidemment un produit en voie de progrès, et qui occasionne tout le mal. Je n'en puis connaître la nature, et plusieurs médecins consultés demeurent, comme moi, dans une grande incertitude.

Je porte le diagnostic suivant : *kérato-iritis droit — hypopyon — tumeur puriforme de nature inconnue dans la chambre antérieure.*

Des sangsues, du calomel, des onctions belladonées sont prescrits.

Je revois l'enfant tous les deux jours, et chaque fois je constate une aggravation considérable des symptômes. La rougeur augmente, la tumeur s'avance vers la pupille. Le 15 janvier, le globe oculaire est déformé, bosselé, plus saillant à la partie interne. Là, on reconnaît que la tumeur tend à envahir la sclérotique. La cornée présente l'aspect d'une glace légèrement dépolie. Du côté interne surtout, il y a de nombreux épanchements jaunâtres isolés. La pupille est un peu déformée, l'iris vert ; la vue à peu près nulle, la photophobie très intense. A la marge de l'iris, près de la tumeur principale, on en voit quatre ou cinq autres, fort petites, de couleur blanc jaunâtre, et qui semblent sortir de l'iris, et de là gagner la face postérieure de la cornée. Dans le point correspondant, là où la sclérotique se bosselle, on voit, tout près de la cornée, quelques élévations d'aspect graisseux qui présagent un amincissement prochain de la fibreuse.

26 *janvier*. Toutes ces petites tumeurs se sont rapprochées les unes des autres et en forment une seule maintenant. Celle-ci grossit rapidement, et en moins d'un mois, elle vient faire saillie en forme d'un petit champignon, au côté externe de l'œil, à travers la cornée et le bord de la sclérotique. Ce champignon, gros comme un noyau de cerise, est d'un blanc rosé sale et piqueté çà et là de petites plaques rougeâtres.

25 *février*. — L'œil est évidemment perdu ; M. Robin présent, j'enlève d'un coup de ciseaux la surface du champignon pour en connaître la nature. Le résultat de son examen est exposé en détail au commencement de la description qui fait suite à cette observation.

28 *février*. Le mal étant au-dessus de tout remède, j'enlève l'hémisphère antérieur de l'œil avec un staphylotome et en suivant le procédé indiqué pour l'ablation du staphylome opaque de la cornée. L'œil étant fixé au moyen d'un fil, et entraîné en dehors, l'instrument tranchant a été conduit en arrière de la tumeur en plein dans la sclérotique, et de manière à enlever du même coup toutes les parties atteintes par le mal. L'iris, la cornée, le corps ciliaire furent emportés ainsi en même temps que le cristallin et une partie du corps vitré. J'ai préféré cette opération à l'extraction du globe, pour laisser à la pauvre petite la possibilité de cacher la difformité sous un œil artificiel.

La pièce remise aussitôt à M. Robin, a été dessinée et examinée par lui dans la journée; les résultats de ce travail seront exposés avec les détails nécessaires dans les remarques qui suivent cette observation.

28 *février*. M. le docteur Belloli m'écrit le billet suivant : « Votre opérée est dans un état satisfaisant. L'inflammation traumatique est légère et n'a pas provoqué de fièvre. »

1er *mars*. L'enfant a eu des douleurs assez vives dans l'œil et dans le front. Elles ont duré trois ou quatre heures et se sont accompagnées de maux de cœur.

2 *mars*. On m'amène l'enfant; elle est gaie, mange bien et paraît bien portante. La cicatrice marche avec trop de rapidité, et convaincu que les douleurs d'hier qui se sont reproduites ce matin, tiennent à ce que du sang est renfermé dans le globe, je traverse la cicatrice avec un stylet mousse. En effet, je donne issue ainsi à une petite cuillerée à café environ de sang noirâtre.

A partir de ce moment jusqu'au commencement d'avril, les choses sont restées dans l'état le plus satisfaisant; la suppuration de l'œil après avoir marché avec énergie s'est peu à peu ralentie et l'organe est en voie d'atrophie complète. L'enfant se porte à merveille. Ce mal se reproduira-t-il? l'avenir seul pourra le dire. Attendons.

Description de la structure de la portion de tumeur de la cornée enlevée le 25 *février* 1855. — Le fragment enlevé est du volume d'une grosse lentille. Le tissu est remarquable par sa couleur grisâtre, demi-transparente, presque gélatiniforme. Sa consistance est celle du tissu cellulaire infiltré; mais il est un peu plus élastique, et glisse sous les doigts lorsqu'on le presse.

La structure de ce produit morbide ne peut réellement être comparée à celle d'aucun autre, bien qu'il ne renferme aucun élément hétéromorphe. Toutefois, s'il devait être rapproché, par son aspect extérieur, de quelque tissu pathologique, on pourrait le placer près du tissu gélatiniforme grisâtre, demi-transparent qui entoure fréquemment les parties lésées, dans les articulations atteintes de tumeur blanche, et qui se présente quelquefois sous forme de végétations ou de fongosités.

Ce tissu offre la constitution suivante :

Il renferme une trame de fibres du tissu cellulaire peu nombreuses, rarement disposées en faisceaux. Mais alors elles offrent l'aspect des faisceaux du tissu de la cornée. Cette trame ne représente guère que la dixième partie de la totalité des éléments qui entrent dans la composition de ce tissu morbide. Dans les in-

interstices de la trame se trouve une très grande quantité de matière amorphe finement et uniformément granuleuse. Elle représente à elle seule les cinq dixièmes environ de la masse. Cette matière amorphe est demi-transparente, légèrement grisâtre sous le microscope. Ses granulations offrent toutes le même volume, et ont au plus un demi-millième de millimètre de diamètre. Toutes sont uniformément distribuées, et c'est à elles que la substance amorphe doit sa teinte générale grisâtre.

La matière amorphe présente une certaine fermeté. L'acide acétique la gonfle un peu et la rend plus transparente qu'elle n'était d'abord. Il pâlit beaucoup les granulations qu'elle renferme et en fait disparaître une partie.

Après la matière amorphe finement granuleuse qui est l'élément le plus abondant, celui qu'il faut signaler est le fibro-plastique. Il entre dans la composition du tissu pour les trois dixièmes environ.

Les trois variétés de cet élément s'observent dans ce produit morbide. La plus abondante est la variété noyau. Ceux-ci, pour la plupart, sont très allongés, ovoïdes, très transparents, pâles, comme gonflés, turgescents dans leur partie centrale, qui est dépourvue de granulation. Ils offrent, en un mot, les caractères qui leur sont habituels dans les tissus récemment formés, et qui se développent rapidement. Leurs bords sont nets, bien limités. La plupart renferment un petit nucléole central, sphérique dans les noyaux régulièrement ovoïdes, peu allongés. Le nucléole est, au contraire, un peu allongé dans ceux des noyaux qui sont très longs et étroits, presque sous forme de bâtonnets. Parmi ces derniers, on trouve quelques-uns dont une des extrémités est plus étroite que l'autre, soit droite, soit recourbée. Les plus longs sont quelquefois coudés, lors même que leurs deux extrémités sont régulièrement conformées.

Beaucoup de noyaux ont les dimensions ordinaires, mais la plupart pourtant offrent une longueur de 15 à 17 millièmes de millimètre, sur une largeur de 5 à 8 millièmes. Les nucléoles ont une circonférence nette, peu foncée, un centre clair, et ils ne dépassent pas un millième de millimètre.

De cet ensemble de particularité, il résulte pour les noyaux un aspect très remarquable et en même temps très caractéristique, que les éléments fibro-plastiques présentent quelquefois lorsqu'ils sont encore récemment formés dans des tissus rapidement développés.

Après la variété noyau, celle des fibro-plastiques que l'on

rencontre en plus grande quantité est la variété cellule. Elles ne sont pas uniformément distribuées dans toute la tumeur, comme les noyaux. On les trouve par place en plus grande quantité qu'ailleurs. Toutes, ou presque toutes, sont remarquables par leur forme sphérique ou ovoïde, leur aspect de turgescence, lors même qu'on les examine sans addition d'eau. Celle-ci augmente un peu cet aspect, mais non d'une manière tellement sensible qu'il soit nécessaire d'insister sur ce fait. Elles ont un diamètre qui varie de 15 à 22 millièmes de millimètre. Leur périphérie est ordinairement régulière ; elles renferment un et quelquefois, mais rarement, deux noyaux. Ces derniers sont semblables aux noyaux libres. Entre eux et la périphérie de la cellule se voit une grande quantité de granulations moléculaires grisâtres, toutes de même volume, uniformément distribuées, au milieu desquelles le noyau se détache en clair. L'acide acétique les pâlit beaucoup sans les dissoudre entièrement.

La variété fusiforme des éléments fibro plastiques existe aussi dans ce tissu, mais elle est beaucoup plus rare que les précédentes. En général, les éléments de cette variété sont courts, à bords un peu irréguliers et dentelés ; leur noyau est un peu plus court et un peu plus étroit que les noyaux libres, et que les noyaux contenus dans les cellules sphériques ou ovoïdes, mais il est également transparent, non granuleux.

On trouve, enfin, dans ce tissu des *cytoblastions* et de rares vaisseaux capillaires représentant un dixième environ de sa masse. Les capillaires n'offrent rien de particulier à noter, si ce n'est qu'ils offrent de fines granulations dans leur épaisseur, et sont comme empâtés dans la matière amorphe, difficiles à isoler de celle-ci, dont il reste toujours des lambeaux adhérents à leur surface.

Les cytoblastions sont nombreux par place sans jamais être nulle part continus ; ailleurs on n'en trouve que fort peu. Ils sont comme à l'ordinaire sphériques, quelques-uns, mais en petit nombre, sont fort peu ovoïdes, leur diamètre est de 3 à 5 millièmes de millimètre; leurs contours sont nets, leur intérieur est finement granuleux, sans nucléole. Ils se séparent et s'isolent de la matière amorphe, plus parfaitement que les éléments fibro-plastiques. Partout où ils abondent, leur mélange à ces derniers donne au tissu, sous le microscope, un aspect tout particulier.

Il est à noter, en outre, qu'à la surface de la partie du tissu morbide, saillante au dehors du globe de l'œil, on trouve des globules de pus, mélangés aux éléments précédents, plongés aussi dans la substance amorphe décrite en premier lieu. Ils diminuent beaucoup ou disparaissent lorsqu'on arrive à une profondeur de 1 ou 2 millimètres, au sein de la tumeur. La portion de celle-ci, qui touche à l'iris, offre aussi à sa surface et un peu dans son épaisseur des éléments pigmentaires, soit à l'état de cellules polyédriques plus ou moins régulières, soit partout à l'état de granulations pigmentaires libres.

Description et figure de la tumeur et de son tissu, après l'ablation de la totalité de ce produit morbide (28 février 1855).

La tumeur remplit la chambre antérieure; elle est un peu aplatie, allongée, repliée sur elle-même. Elle adhère au tissu de la cornée avec lequel elle est en continuité de substance, et dans une étendue de 2 millimètres, elle adhère aussi à la sclérotique.

Fig. 41.

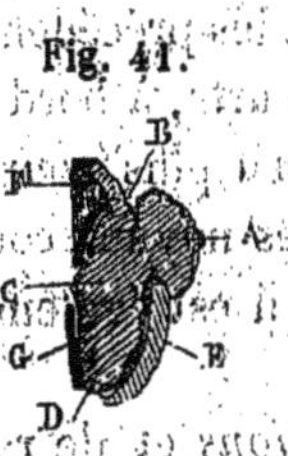

Fig. 42.

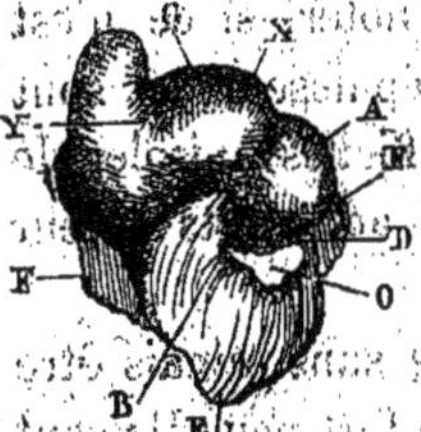

Fig. 41. Coupe antéro-postérieure de la cornée, de la tumeur, de la portion de sclérotique enlevée et de l'iris. A, B, C, la tumeur coupée d'avant en arrière pour montrer son épaisseur; A, est un petit champignon de la tumeur saillant hors de l'œil s'étalant au dehors après avoir traversé une perforation de la cornée dont la grandeur est exactement mesurée par le pédicule du champignon qui le traverse et le remplit; B, est le point d'attache ou mieux de continuité de la tumeur avec la cornée, car elle provient de cet organe par une lame de tissu morbide épaisse de 1 millimètre 1/2 (B), large de 4 millimètres (fig. 42, B, D). Dans la figure 42, E, est la cornée; F, le morceau de sclérotique enlevé; G, l'iris adhérent fortement à la partie postérieure de la cornée, sans être en continuité de substance avec elle. L'iris est repoussé en arrière par le centre de la tumeur C.

Fig. 42. La cornée vue par la face interne (E), pour montrer la forme du trou (O) qu'a fait la tumeur, sa grandeur et la largeur (B, D) du pédicule de la tumeur en continuité de substance avec la cornée, au bord de ce trou qui est le plus voisin de la sclérotique (F). La tumeur a été renversée avec l'iris (G) et déroulée, car elle est aplatie, allongée, repliée sur elle-même, de manière à remplir à peu près la chambre antérieure et à représenter ainsi deux moitiés (Y et X) rapprochées par leurs bords. A, est le champignon extérieur retiré du dehors et renversé avec le reste de la tumeur. Dans une étendue de 2 millimètres derrière B, D (fig. 42), la tumeur adhère à la sclérotique intimement à la manière de la cornée même.

On remarque en cet endroit, un faisceau de capillaires à peine visibles à l'œil nu, qui, de la sclérotique, passent dans le tissu de la tumeur seulement et se distribuent dans toute son étendue en se ramifiant et s'anastomosant un grand nombre de fois.

Elle a perforé la cornée, circulairement dans une étendue de 4 millimètres ; c'est au bord de cet orifice, le plus rapproché de la sclérotique, du côté de la chambre antérieure, qu'a lieu la continuité de substance entre la tumeur et la cornée, par une sorte de pédicule aplati, épais de 1 millimètre et demi, large de 4 millimètres. Au niveau même de cette adhérence, un prolongement de la tumeur fait saillie au dehors par l'orifice précédent et s'étale en champignon arrondi, à la surface extérieure de l'œil, dans une étendue de 7 millimètres (fig. 1 et 2).

Le tissu de la tumeur est grisâtre, demi-transparent ; il ne contient que des capillaires, mais en petit nombre. Il adhère à l'iris par sa partie postérieure, mais sans être en continuité de substance avec elle.

Ce n'est que dans le pédicule de la tumeur, continu avec la cornée et avec la sclérotique, et dans son voisinage, qu'on trouve encore dans le tissu morbide des faisceaux de fibres du tissu cellulaire, semblables à ceux de la cornée.

Dans le corps même de la tumeur, le tissu a la même composition anatomique que dans la portion saillante, enlevée à la surface externe de l'œil. Il est remarquable par sa demi-solidité, sa friabilité et une élasticité particulière qui le fait glisser entre les doigts lorsqu'on le presse. La matière amorphe finement et uniformément granuleuse, déjà signalée, en forme la base, la trame, si l'on peut ainsi dire. Elle est partout uniformément parsemée de nombreux cytoblastions qui lui donnent un aspect remarquable, en raison de leur nombre et de l'égalité de leur écartement que la transparence de la matière amorphe laisse apercevoir dans son épaisseur même.

On y trouve aussi les noyaux fibro-plastiques libres, et les cellules de cette espèce, mais en quantité moindre que les éléments précédents ; on y rencontre également les globules de pus, qui, bien que moins abondants qu'à la surface saillante hors de l'œil, existent pourtant partout en quantité notable. On trouve enfin dans ce tissu, un élément qui, normal dans la moelle des os, se rencontre assez fréquemment dans les produits morbides de nature fibreuse, cartilagineuse et fibro-cartilagineuse, fibro-plastique provenant des tissus osseux, fibreux, périostique, ligamenteux même, du tissu sclérotical et, comme on le voit ici pour la première fois, de la cornée aussi. Ce sont les éléments appelés *plaques à noyaux multiples ou myéloplaxes.*

Ils sont peu abondants au sein de cette tumeur, mais se rencontrent dans toute son étendue, sauf dans la portion saillante par la perforation de la cornée. La plupart de ces myéloplaxes sont sphériques, ou ovoïdes, rarement à contours onduleux ou dentés, comme dans les os. Elles sont finement granuleuses, renferment des noyaux nombreux, surtout près de leur circonférence. Ceux-ci sont ovoïdes, généralement un peu allongés, plus clairs que la masse de l'élément, et la plupart ont un nucléole. Le diamètre des myéloplaxes varie de 5 à 9 centièmes de millimètre, celui de leurs noyaux est de 12 millièmes de millimètre pour la longueur sur 5 à 7 millièmes de large.

Enfin il faut noter, en terminant la description de cette espèce particulière de tumeur, que la membrane de Descemet avait été soulevée et repoussée par le produit morbide, mais non envahie ni détruite.

Elle avait été repoussée et plissée du côté de la cornée opposé à celui de l'adhérence de la tumeur. Son état de parfaite homogénéité et sa transparence n'étaient nullement changées; seulement, son épithelium pavimenteux, si délicat et si régulier à l'état normal, manquait complétement dans la portion détachée et plissée par la tumeur. Il existait encore des cellules juxtaposées dans la portion non plissée de la membrane, adhérente à la portion saine de la cornée; mais elles étaient plus irrégulières qu'à l'état normal, quelques-unes étaient étroites, allongées, tout à fait prismatiques; elles ne formaient plus une couche régulièrement continue, non interrompue comme à l'état normal, mais des groupes de cellules avec des intervalles dépourvus d'épithéliums presque aussi grands que ceux qui en possédaient.

VI. Tumeurs vasculaires. — On trouve sur l'iris une tumeur vasculaire qui a reçu le nom d'*hématique;* tantôt elle se forme dans la chambre antérieure, la cornée étant saine, tantôt, et c'est le cas le plus souvent remarqué, elle se développe sur la cornée, lorsqu'à la suite d'une ulcération l'iris a fait hernie au dehors.

Maître-Jan (1) rapporte un cas curieux de cette dernière variété de tumeur qu'il décrit ainsi : « La plus grande excroissance » de chair que j'aie vue suivre un ulcère qui était, partie dans la » cornée opaque, et partie dans la cornée transparente, en la

(1) Maître-Jan *loc. cit.*, p. 441.

» partie inférieure de l'iris, fut en un nommé Nicolas Noël, dit la » Seine, qui servait dans les troupes en qualité de cavalier, il y » a 18 ou 20 ans. Elle était si considérable qu'elle s'avançait » hors les paupières, comme un champignon qui couvrait tout » l'œil, et était horrible à voir. On l'avait déjà extirpée plusieurs » fois par ligature et avec des ciseaux sans aucun résultat. Mais » trois semaines ou un mois après, elle repullulait si fort, qu'elle » était dans le même état. Je me déterminai à la consommer avec » les cathérétiques ; je fis une poudre avec une partie de sublimé » corrosif et quatre parties de croûtes de pain bien desséchées. J'en » saupoudrais un peu, avec les doigts, toute la superficie de l'ex- » croissance ; et sitôt que je voyais les chairs blanchir, je lui lavais » l'œil avec des eaux ophthalmiques un peu tièdes pour empêcher » le sublimé, dissous dans les humidités de l'excroissance, d'agir » sur les parties voisines, et ensuite j'y appliquais des compresses » trempées dans le collyre fait avec le blanc d'œuf et l'eau de » rose, etc. » Après sept applications, la tumeur fut détruite jusqu'au niveau de la cornée, le cristallin et le corps vitré sortirent par l'ouverture, et le malade guérit.

Les végétations de l'iris à travers la cornée ne sont pas toujours aussi actives ; plusieurs prennent une teinte blafarde et croissent très lentement. Dans le service d'Auguste Bérard, à la Pitié, j'en ai vu un exemple très curieux, sur une petite fille autrefois atteinte d'ophthalmie purulente ; Wenzel (1) en cite un cas remarquable.

Lorsque la tumeur vasculaire est renfermée dans la chambre antérieure, elle ressemble à une petite framboise mobile. Stationnaires souvent pendant un temps considérable, ces végétations prennent quelquefois un volume assez grand. Middlemore (2), qui paraît les avoir observées, en donne une description. De temps en temps elles provoquent des douleurs assez vives, et deviennent la cause d'un épanchement de sang dans l'humeur aqueuse.

VII. Kystes. — La science ne possède qu'un très petit nombre de faits relatifs à des kystes de l'iris. Mackenzie dit en avoir vu un se former dans l'iris à la suite d'une plaie ; il était demi-transparent et paraissait rempli d'un liquide clair. Comme il n'augmentait pas de volume et ne causait pas de douleur, on n'y fit rien.

(1) Wenzel, *Manuel de l'oculiste*, 1808, t. II, p. 137.

(2) Middlemore, t. I, p. 721.

M. Ad. Richard en a observé et décrit un tout à fait semblable (1). Un jeune homme de vingt-six ans entre à l'hôpital, voyant très bien de l'œil droit, mais aveugle de l'œil gauche depuis trois mois. Blessé par un instrument tranchant dans sa première enfance, il parvint à l'âge de vingt-deux ans sans s'apercevoir de la faiblesse de la vue. Quatre ans avant le moment de l'examen, douleurs fréquentes dans l'œil gauche, photophobie, injection. Trois mois avant l'entrée à l'hôpital, la vue est complétement perdue. Voici ce que l'on constate. En haut et en dehors de la cornée, cicatrice blanche linéaire, derrière laquelle toute la moitié supérieure de la chambre oculaire est occupée par une tumeur qui, limitée en haut par la circonférence de la cornée, est à son bord libre régulièrement bilobée. La pupille est remplacée par une simple ligne noire, formée par la réunion de ces deux lèvres. La tumeur est lisse, de couleur bleuâtre, opaline, et semble contenir un liquide. Vascularisation profonde du grand angle de l'œil. Après avoir fait disparaître toute trace d'inflammation et de douleur, M. Richard, par quelques instillations d'atropine provoqua l'écartement de la petite fente pupillaire; puis, ayant pratiqué une petite ouverture à la cornée avec le couteau, il chercha et parvint, avec des pinces fines, à broyer le kyste. Mais au lieu d'être une poche remplie de liquide, on vit que la tumeur était une masse molle, gélatineuse, infiltrée d'un suc glutineux. Le chirurgien en détruisit la plus grande partie; l'opération n'eut aucune suite sérieuse, et il ne resta qu'un tiers environ de la tumeur, tout à fait dans le haut de la chambre antérieure. La pupille fut en partie rétablie, mais irrégulière et retenue par une synéchie. La vue, en partie rétablie, resta toujours trouble.

Le professeur Stœber a publié dans le même recueil (tome II, page 55), un fait analogue observé chez une jeune fille qui, un an auparavant, avait reçu sur l'œil un coup violent. La tumeur avait commencé à se développer trois mois après l'accident. La vue était conservée, mais l'œil devenait facilement le siége d'une vive irritation, et alors il y avait un peu de photophobie; la tumeur, transparente, avait le volume d'un gros pois. On essaya de broyer le kyste avec des pinces introduites par une ouverture faite à la cornée; le résultat, incomplet, fut la diminution du kyste des deux tiers et l'amélioration de la vue. Mais au bout de deux mois, à la

(1) *Gazette hebdomadaire*, 1854, t. I, p. 1082.

suite d'imprudences réitérées, la maladie reparut, et la jeune fille se retrouva exactement dans le même état qu'avant l'opération.

Il existe, enfin, un quatrième fait de kyste de l'iris, dû au docteur Walton, et publié dans le numéro d'octobre 1854 des *Annales d'oculistique*, page 195. Sa brièveté nous permet de le rapporter en entier.

« Une fille, à l'âge de six ans, se blesse l'œil droit avec une paire de ciseaux ; la perte de la vision s'ensuit. A l'âge de dix-huit ans, elle est examinée par M. Walton. Le globe de l'œil est un peu affaissé et légèrement enflammé. Une cicatrice, située à la partie supérieure de la cornée et s'étendant de son bord interne presque jusqu'à celui du côté opposé, indique la nature de l'affection. L'iris n'a point été poussé en avant. La moitié supérieure de la chambre antérieure est occupée par un kyste à demi opaque ; il paraît uni à la cicatrice de la cornée et l'est certainement avec le bord de l'ouverture pupillaire. L'iris est refoulé en arrière, concave, aminci. Il existe beaucoup de douleur. »

Ce fait est moins complet que les deux précédents ; mais il n'en est pas moins intéressant en ce sens qu'il prouve, comme eux, qu'une blessure de la cornée peut déterminer la formation d'un kyste de l'iris.

Traitement des tumeurs de l'iris. — Le traitement des diverses tumeurs de l'iris est fort différent. Lorsqu'il ne s'agit que d'abcès se montrant pendant la durée d'une iritis, c'est cette dernière maladie qui doit être combattue par des antiphlogistiques. Lorsqu'on a quelque raison de croire que la tumeur est le résultat d'une affection syphilitique, on prescrit un traitement convenable dont le mercure fait la base. D'abondantes onctions d'onguent napolitain autour de l'orbite m'ont toujours paru très utiles dans ce cas.

Quand la maladie se présente sous la forme d'une tumeur vasculaire, et demeure renfermée dans la chambre antérieure, aucun traitement ne doit être mis en usage, surtout si la vision est bonne. Lorsque, au contraire, la végétation traverse la cornée, elle sera réprimée au moyen de caustiques ; et si cela ne suffit point, on enlèvera avec le couteau à staphylôme toute la partie antérieure du globe.

ARTICLE XXI.

OPÉRATION DE LA PUPILLE ARTIFICIELLE.

Cette opération, qui a pour but d'ouvrir aux rayons lumineux un passage jusqu'à la rétine quand le passage naturel a été fermé par diverses conditions pathologiques, a été exécutée pour la première fois par Chéselden en 1728. Elle est connue en Allemagne sous le nom de *corémorphose* (κορη, pupille; μορφωσις, formation).

L'opération de la pupille artificielle est considérée par la plupart des chirurgiens comme une ressource presque désespérée pour le malade; cela tient évidemment à des idées erronées sur la difficulté du manuel opératoire, qui en réalité n'existe pas.

J'espère démontrer, en dégageant la description des procédés de tout ce qui est inutile, et en réduisant le nombre *à deux seulement*, applicables à tous les cas possibles, j'espère démontrer, dis-je, que la pupille artificielle est une ressource aussi sûre que précieuse pour le malade, et que l'exécution, loin d'être difficile, présente, au contraire, la plus grande facilité.

Pendant ces dix dernières années de ma pratique déjà longue, j'ai exécuté un nombre extrêmement considérable de pupilles artificielles devant les médecins qui suivent mon cours de clinique, et j'ai la satisfaction de les avoir convaincus que tout chirurgien peut faire convenablement cette opération.

Règles générales relatives à l'opération.

L'opération de la pupille artificielle est indiquée quand l'un des yeux étant détruit, l'autre présente une occlusion complète ou presque complète de la pupille par de fausses membranes (*synéchie postérieure*). Cette atrésie est ordinairement la suite d'une iritis. Des exsudations sécrétées dans la pupille ont oblitéré cette ouverture fortement contractée pendant l'inflammation.

Lorsque l'*occlusion est entière*, il y a toujours en même temps une *fausse cataracte*. Cette cataracte, dans les cas les plus nombreux, peut se trouver limitée au diamètre de la pupille; généralement elle n'est pas très étendue.

Lorsque l'*occlusion de la pupille est incomplète*, il y a sur les points adhérents de la marge pupillaire des exsudations plus ou moins larges contenant quelquefois du pus épaissi ou du sang, et sur la capsule des taches plus ou moins étendues de pigmentum uvéen, qu'il faut bien se garder de prendre pour la pupille normale. Le malade, presque aveugle dans le cas d'oblitération incomplète, lorsque le reste de la pupille est très étroit, distingue bon nombre d'objets après des instillations suffisantes de belladone.

On pratique encore l'*opération de la pupille artificielle*, quand la pupille malade a disparu complétement ou presque complétement par une *synéchie antérieure* (adhérence entre l'iris et la cornée). La disparition de la pupille est alors la suite de larges ulcérations ou plaies du centre de la cornée, qui ont été traversées par la marge pupillaire.

La pupille artificielle sera en outre encore indiquée quand il y aura une tache centrale de la cornée. Dans cette circonstance, la pupille a le plus souvent conservé ses conditions normales; c'est la cornée qui, opaque dans son centre, ne permet point aux rayons lumineux d'arriver au fond de l'œil. La vision est détruite ou fortement gênée; le malade ne peut voir les objets que de côté. Très souvent la tache existe sur les deux yeux à la fois; elle est fréquemment le résultat d'une ophthalmie purulente, et s'accompagne assez ordinairement d'une cataracte centrale végétante (voy. *Cataracte*).

On pratiquera enfin l'*opération de la pupille artificielle* quand, la cornée étant sur le point d'être ouverte dans une grande étendue par une perforation ulcéreuse, il y a danger que la pupille naturelle disparaisse en entier.

Ces divers états pathologiques ne sont pas les seuls qui réclament l'opération. Nous avons vu, en parlant de l'*oblitération de la pupille* (voy. page 489) que la cécité, selon Wrisberg et Rœmer, peut être due à la persistance de la membrane pupillaire, ce que nous n'avons pas encore observé; l'opération est donc encore applicable dans ce cas. L'atrésie pupillaire est aussi le résultat d'un grand nombre d'opérations pratiquées sur l'œil; elle est surtout fréquente après celle de la cataracte. Les affections syphilitiques, en frappant l'iris, déterminent la formation de fausses membranes qui diminuent ou oblitèrent la pupille. Le staphylôme opaque partiel de la cornée, le staphylôme transparent nécessitent également dans beaucoup de cas l'opération dont nous nous occupons. Chacun de ces états morbides peut être accompagné, dans les autres parties de l'œil, de désordres plus ou moins graves, auxquels on doit porter la plus grande attention avant de pratiquer la pupille artificielle.

Passons en revue maintenant certaines questions qui sont en dehors des altérations pathologiques :

A. *Lorsque le malade voit bien d'un œil, l'opération de la pupille artificielle sera-t-elle contre-indiquée?*

Le plus souvent, même en cas de succès, disent la plupart des auteurs, on n'obtient qu'un résultat négatif, par ce motif que le parallélisme des axes visuels étant détruit, il s'ensuit un trouble général de la vision, qui force le malade à tenir fermé l'œil opéré pour éviter la diplopie. Ce ne serait que dans le cas tout exceptionnel de la persistance de la membrane pupillaire, comme dans le cas rare où la pupille artificielle pourrait être placée au centre de l'iris, qu'il serait permis de la pratiquer, car autrement il serait difficile de ne pas léser le cristallin et la capsule, ce qui nécessiterait une seconde opération, après laquelle, même si elle réussissait, la réfraction serait modifiée. Encore, le plus souvent, après des tentatives de cette nature, le malade serait-il obligé de tenir fermé l'œil opéré pour mieux voir de son œil sain.

Il y a dans ces craintes une grande exagération : d'après mon expérience personnelle, au contraire, on peut sans danger pratiquer l'opération de la pupille artificielle quand l'un des yeux est sain, pourvu que l'œil malade présente certaines conditions. Loin d'avoir un résultat négatif par défaut de parallélisme, un trouble général de la vision, une diplopie gênante, on améliore certainement la vue de l'opéré. J'ai pratiqué souvent l'opération dans ces conditions, et je n'ai pas vu un seul cas dans lequel les malades aient eu à s'en repentir. La règle générale ne peut donc pas être prise ici au pied de la lettre, et devra subir des exceptions.

Les conditions indispensables pour l'exécution de l'opération, quand l'un des yeux est sain, sont que la pupille naturelle soit masquée en totalité ou en partie par un leucôme; qu'elle n'ait disparu qu'incomplétement par synéchie antérieure ou postérieure; que le côté interne de la cornée soit transparent. Dans tous les cas où l'on pourra établir la pupille artificielle sur le côté interne de l'œil, le parallélisme des axes optiques ne sera pas détruit, et la vision sera meilleure quand le malade tiendra les deux yeux ouverts. L'opéré se trouvera exactement dans le même cas que les personnes qui voient un peu confusément d'un œil, et assez bien de l'autre quand elles essayent ces organes isolément, mais qui ont une vue parfaitement bonne quand elles regardent des deux yeux à la fois. D'un autre côté, rien ne console tant un malade, qui a cessé de voir d'un œil, que d'en recouvrer l'usage, ne fût-il que suffisant pour se conduire ; il cesse à l'instant de craindre de perdre l'œil sain, et retrouve sa tranquillité. N'est-ce pas assez de raisons pour consentir à faire une opération des plus faciles, des moins compromettantes de la chirurgie ?

B. *L'opération sera-t-elle faite sur un œil qui permet au malade de se conduire ?*

La solution de cette question peut être donnée dans un sens négatif ou affirmatif, selon les conditions de l'organe. Si la cornée est malade dans presque toute son étendue, et que l'ouverture qui permet au malade de voir ne puisse être agrandie pour ce motif, il est évident qu'aucune tentative ne devra être faite. Mais, au contraire, quand la cornée est transparente dans une grande partie de sa surface, que la pupille est très étroite et l'iris sain, la pupille artificielle est indiquée. Il y a, en effet, dans de semblables conditions les chances les plus heureuses de rendre au malade assez de vue pour qu'il puisse s'occuper de choses qui exigent une vision passable ; refuser de faire une opération en de telles circonstances serait, à mon sens, mériter le reproche d'une timidité mal entendue. L'*excision* seule est indiquée dans ce cas.

C. *L'époque depuis laquelle la pupille est fermée sera-t-elle prise en considération ?*

Ce ne sera que longtemps après la complète guérison de l'inflammation qui aura amené la cécité, que la pupille sera pratiquée. On n'oubliera pas qu'une opération faite prématurément, c'est-à-dire alors qu'une inflammation sourde régnerait encore au fond du globe, serait suivie d'un insuccès, et pourrait même amener les accidents les plus sérieux pour l'organe. Elle sera éloignée ou rejetée s'il existe une affection sérieuse des paupières, comme un entropion, un trichiasis rebelle, une tumeur d'un certain volume. Il en sera de même lorsque des granulations épaisses siégeront sur la conjonctive, que cette membrane et le tissu cellulaire sous-jacent seront parcourus de vaisseaux variqueux, et que la sclérotique présentera quelques bosselures bleuâtres ou des plaques plus ou moins élevées, signe d'une choroïdite ancienne. L'atrophie du bulbe, lorsqu'elle sera très avancée, contre-indiquera la pupille artificielle, qui réussira pourtant quelquefois, dans le cas où le globe ne présenterait qu'un peu moins de consistance. L'hydrophthalmie et le synchisis très ancien, compliqués de l'occlusion de la pupille par de fausses membranes, s'opposeront au succès de l'opération, dont le pronostic sera au moins très réservé.

D. *La cornée est-elle transparente ; la chambre antérieure est-elle conservée ?*

La cornée doit être transparente dans une étendue suffisante, en regard de la perte de substance qui sera faite dans l'iris ; sans cette condition, le résultat de l'opération étant nul ou à peu près, il vaut mieux ne la point tenter. Toutefois j'ai opéré dans de telles circonstances, et quelques malades se sont trouvés bien heureux de pouvoir reconnaître quelques objets, bien qu'il leur fût impossible de se conduire seuls.

Lorsque la transparence de la cornée est suffisamment large, on doit rechercher si en arrière il y a une chambre antérieure, ou au moins un espace, fût-il même très petit. Cependant cet espace n'est pas une condition rigoureusement nécessaire, comme l'a pensé Jæger ; il suffit qu'il n'y ait pas d'adhérence entre l'iris et la cornée pour que les instruments se frayent une route facile.

Si la cornée offre en regard de la pupille une tache assez large sur un enfant dont l'autre œil serait perdu, et qu'il n'ait point derrière une cataracte végétante centrale, on ne se hâtera point de pratiquer l'opération, la vue pouvant peu à peu se rétablir par les progrès de la résorption, très active chez les jeunes sujets. Cette observation s'applique à toutes les lésions susceptibles d'amener l'occlusion de la pupille, que le temps aidé ou non d'un traitement pourrait faire disparaître.

Si le malade n'a qu'un œil et que la cornée de cet œil présente près de sa circonférence un large ulcère qui menace l'iris d'une procidence capable de compromettre la pupille, on se hâtera de déplacer celle-ci vers le côté de la cornée, demeuré sain, et cela avant que la perforation ait eu lieu. On pourrait objecter à un pareil conseil qu'attaquer la cornée alors qu'elle est malade, ce serait compromettre l'organe tout entier; que la blessure de l'iris par l'*excision* ajoutant encore à l'intensité de l'inflammation qui existe, on mettrait le patient dans un péril presque inévitable, etc. A tout cela je répondrai qu'en pareille occasion, maintes fois j'ai pratiqué la pupille artificielle par excision, et que j'ai été assez heureux pour guérir mes malades; que dans tous les cas où j'ai prévu qu'une inflammation allait détruire la moitié de la cornée, l'autre moitié étant saine, j'ai hardiment ponctionné cette dernière, excisé l'iris et sauvé ainsi la pupille, que les instillations de belladone n'avaient pu protéger.

E. *Le cristallin est-il opaque? S'il est opaque, le procédé opératoire sera-t-il modifié?*

Lorsque des exsudations plastiques épaisses ont fermé la pupille, et que l'occlusion est complète, il est rare que l'appareil cristallinien soit troublé en totalité. Si cela est, comme on n'a aucun moyen pour le reconnaître, on pratique l'opération comme si l'on avait à ménager la capsule. L'iris enlevé, on panse l'œil, et plus tard on s'occupe de la cataracte, que l'on peut détruire sur place par la simple dilacération de la capsule. C'est une opération qu'il faut se résigner à faire à grande distance dans l'intérêt bien entendu des malades. J'ai mieux réussi de cette manière qu'en extrayant la cataracte en même temps que je pratiquais l'excision de l'iris.

F. *La rétine est-elle saine?*

Avant de pratiquer la pupille artificielle, on recherchera si la rétine n'est point altérée, et s'il n'y aurait point une amaurose outre l'occlusion pupillaire. On n'oubliera pas que si l'on a établi, en général, que le malade doit distinguer le jour de la nuit, il y a des exceptions dans lesquelles l'œil ne perçoit aucune trace de lumière, bien que cependant il soit loin d'être amaurotique. De nombreuses observations ont mis ce fait hors de doute, et des malades, jusque-là dans ces tristes conditions, ont recouvré la vue par l'opération de la pupille artificielle. Il y avait alors, outre la fausse membrane de la pupille, une cataracte molle qui interceptait les rayons lumineux. Assalini et Græfe citent des faits de cette espèce ; jamais je n'ai rien vu de semblable. C'est dans ces cas que l'on devra beaucoup compter sur la recherche des phosphènes (voy. t. I, p. 87), et surtout sur l'impression produite dans l'œil du malade par une lampe placée à 5 ou 6 mètres dans une chambre obscure. Le patient doit distinguer nettement la lumière à cette distance, et reconnaître facilement si l'on fait passer un corps opaque entre elle et lui, autrement il est plus ou moins amaurotique. Ce moyen, qui m'a été indiqué par mon ami A. de Græfe, a la plus grande valeur pratique dans le pronostic des cataractes. J'y reviendrai.

G. *Quelles devront être les conditions de l'iris ?*

L'iris devra être l'objet de toute l'attention du médecin. Lorsqu'il est de couleur sale, qu'il a pris une teinte d'un vert rougeâtre, que ses fibres ont perdu leur aspect normal, on doit s'attendre à le voir se déchirer sous l'action des instruments. L'instrument laboure le tissu de la membrane, mais ne peut y faire une perte de substance assez large. Dans d'autres cas, le diaphragme, bosselé, décoloré, est poussé contre la cornée, et ses fibres convergentes forment des sillons profonds, entre lesquels le parenchyme iridien, poussé d'arrière en avant, fait saillie. On doit s'attendre dans ce cas à trouver l'iris doublé de fausses membranes épaisses, qui compromettent le succès de l'opération, et très souvent se sont organisées au loin dans la coque oculaire; pourtant cela n'est pas sans exception.

H. *Quelle sera la conduite du chirurgien si le malade est atteint d'un côté d'une occlusion simple de la pupille, et de l'autre côté d'une cataracte ?*

Si un malade présente d'un côté une cataracte simple, et de l'autre une occlusion pupillaire, ce dernier œil sera seul opéré, les chances de l'opération de la pupille artificielle étant plus favorables que celles de la cataracte. On conçoit que si la vision est empêchée par un leucôme borné au centre de la cornée, ou par une synéchie antérieure ou postérieure incomplète, et qu'il soit possible de déplacer la pupille en la ramenant par l'excision du côté interne, il vaut mieux pratiquer d'abord cette opération que celle de la cataracte, qui offre bien autrement de chances d'insuccès.

I. *L'âge du malade sera-t-il pris en considération?*

Beaucoup d'auteurs ne veulent point qu'on pratique l'opération avant la puberté, d'autres en fixent le moment vers l'âge de six à huit ans. Il n'y a point de motif raisonnable pour priver un enfant des chances de l'opération pendant d'aussi longs délais, si aucune complication générale ne commande ce retard. Ce que le chirurgien doit rechercher avant tout, c'est l'immobilité du malade et celle de l'organe à opérer ; il l'obtiendra toujours avec le chloroforme. En attendant jusqu'à l'âge de quinze ou seize ans, l'éducation de l'œil est beaucoup plus lente.

J. *Les maladies générales auront-elles toujours une influence fâcheuse sur le résultat de l'opération?*

On ne négligera point d'étudier les complications générales, telles que la grossesse, l'âge climatérique, une maladie générale, une affection spécifique comme la syphilis, etc.; l'opération devra souvent alors être éloignée. Lorsque l'iris s'est désorganisé sous l'influence de l'affection vénérienne, les chances de succès de la pupille artificielle sont singulièrement diminuées. Ces observations suffisent pour faire comprendre que les malades devront quelquefois être soumis à un traitement préalable, plus ou moins rigoureux et long. Cependant on n'oubliera pas qu'il y a un grand nombre d'affections générales qui ne peuvent exercer aucune influence fâcheuse sur l'opération.

K. *Quelle dimension la pupille artificielle aura-t-elle?*

La pupille artificielle sera, en général, plus large que la pupille naturelle. Elle sera d'une étendue à peu près égale à celle que la pupille saine prend le soir à une lumière modérée. Il est des cas cependant dans lesquels une ouverture très étroite suffit à la vision. Si l'iris, d'un autre côté, était enlevé dans une trop grande étendue, le malade se trouverait dans des conditions analogues à celui qui serait atteint de mydriase.

L. *En quel lieu la pupille artificielle sera-t-elle pratiquée?*

Le plus souvent, le lieu où la pupille doit être faite est déterminé d'avance par les lésions mêmes ; cependant il est des cas encore nombreux dans lesquels le chirurgien peut choisir le lieu où la corémorphose sera pratiquée de préférence.

La situation la plus avantageuse pour la pupille sera celle qui se rapprochera le plus du centre de l'œil ; mais presque toujours c'est là que se trouvent le plus d'obstacles ; il faut bien alors ouvrir l'iris sur un point quelconque de sa circonférence. A cet égard, comme sur le choix du procédé, les auteurs sont peu d'accord : les uns, Tyrrell, Maunoir, Gibson, conseillent le côté *temporal;* les autres, Heiberg, Jæger, Sanson, Mackenzie, aiment mieux, et avec raison, le côté *interne*. A l'exemple de Heiberg, je crois que l'angle interne inférieur doit être préféré ; à défaut de cet endroit, la pupille sera pratiquée à la partie interne, juste dans le diamètre horizontal, puis à la partie inférieure de l'iris ; viendra ensuite l'angle inférieur externe.

S'il y a lieu de faire une pupille sur chaque œil, on ne les ouvrira pas, comme l'a fait Maunoir, du côté de la tempe, ce qui rend l'aspect du malade plus que désagréable, et cause en outre une diplopie qui peut durer longtemps ; mais, si l'état des parties le permet, on les placera : 1° en dedans et en bas ; 2° en dedans ; 3° en bas ; 4° en haut ; 5° une en dedans sur un œil, l'autre en dehors sur l'autre œil, afin que le parallélisme des deux axes optiques soit toujours possible. Il est difficile de comprendre qu'on puisse, à l'exemple de M. Rognetta, choisir la partie supérieure de préférence, par ce seul motif que la lumière vient d'en haut, surtout lorsque, dans la pratique, on constate journellement que les pupilles ainsi placées sont masquées en partie par la paupière supérieure, et qu'il faut quelquefois, comme Cunier, couper le muscle droit supérieur pour que le globe soit convenablement découvert et entraîné en bas.

Nous avons expérimenté bien des fois la double opération de la pupille artificielle sur le même individu, et, en suivant ces règles, nous avons rarement vu la diplopie. Lorsque cela est arrivé, l'œil le plus faible s'est toujours dévié à mesure que l'image fausse qu'il fournissait commençait à s'éteindre. L'opération était devenue inutile pour la fonction simultanée des deux yeux.

Lorsqu'on sera forcé, par la disposition des parties, de pratiquer une ouverture dans l'iris loin du centre de l'œil, on pourra remarquer, si l'opération réussit, que l'œil ne tardera pas à se diriger d'une manière régulière. Des oscillations de la totalité du globe dans le sens de l'objet dont la perception sera recherchée, indiqueront que bientôt l'œil prendra d'une manière fixe et sûre la direction convenable. On ne se hâtera donc pas de pratiquer les sections musculaires, recommandées dans beaucoup de cas de pupille artificielle.

Ces diverses recherches sur l'état de l'œil à opérer, le procédé particulier à choisir, jettent tout d'abord le trouble dans l'esprit du praticien. Mais fort heureusement, on peut réduire à *deux* les diverses lésions de l'organe, et y appliquer *deux* méthodes opératoires, presque les mêmes dans leur exécution.

Voici, au reste, les conclusions que je posais il y a cinq ou six ans, après un travail sur la pupille artificielle (1). Je n'y trouve rien à changer aujourd'hui.

I.

« Les méthodes d'*incision*, de *décollement* et d'*enclavement* (nous les étudierons) et tous les procédés au moyen desquels on les pratique, doivent être abandonnés comme inutiles et dangereux.

II.

» La pupille artificielle devra être faite désormais par les seules méthodes d'*excision* ou de *déchirement*.

III.

» Quelles que soient les conditions pathologiques qui exigeront l'opération de la pupille artificielle (2), on n'aura recours qu'à l'une ou à l'autre de ces méthodes.

IV.

» Dans tous les cas d'oblitération *incomplète* de la pupille naturelle par adhérence de l'iris à la cornée, ou par adhérence de l'iris à la capsule, on appliquera l'*excision*.

V.

» Dans tous les cas d'obstruction *complète* de la pupille naturelle par adhérence de l'iris à la cornée, ou par adhérence de l'iris à la capsule, on appliquera le *déchirement*. »

Nous allons décrire ces deux méthodes d'*excision* et de *déchi-*

(1) Atlas du *Journal des connaissances médico-chirurgicales*. — *Opérations qui se pratiquent sur les yeux*, p. 9, par M. Desmarres.

(2) Dans les cas de cataracte adhérente complète on détruira séance tenante ou plus tard le cristallin (voy. *Cataracte*).

rement, puis, et à titre de renseignements historiques, nous nous occuperons des méthodes d'*incision*, de *décollement* et d'*enclavement* (1).

Méthodes et procédés opératoires actuels.

EXCISION ou IRIDECTOMIE (2).

C'est Wenzel qui le premier en a posé les règles. Guérin de Lyon, et Reichenbach paraissent, ainsi que Janin, avoir entrevu la possibilité d'exciser l'iris pour rétablir la vision; mais les deux premiers ont laissé leur idée à l'état de projet, et Janin, qui a réellement pratiqué cette opération, n'en a point apprécié les immenses avantages. L'excision a subi depuis Wenzel quelques modifications dont nous rapellerons les principales.

Nous pratiquons l'excision d'après le manuel opératoire dont la description suit :

Il est indispensable, pour l'exécution de ce procédé, qui n'est qu'une modification de celui de Beer que nous décrirons plus bas, qu'une partie de la marge pupillaire soit libre, ne fût-ce que dans une étendue suffisante pour faire pénétrer l'aiguille la plus fine.

Instruments. — Si l'on opère sur le côté externe de l'œil, le couteau à cataracte de préférence, ou le couteau lancéolaire droit, une pince droite, une paire de ciseaux légèrement recourbés, suffisent, à la rigueur, pour l'opération. Les mêmes instruments seront très courbes sur le plat (voy. les fig. 44, 45, 46 et 47), pour

(1) Il sera bon de fixer ici l'esprit du lecteur sur la valeur de ces mots : *excision*, *déchirement*, *incision*, *décollement* et *enclavement*.

L'*excision* (corectomie, iridectomie) a été créée par *Wenzel*. Elle consiste à exciser une partie de l'iris.

Le *déchirement* (iridorhexis) a été imaginé par *nous*. Il consiste à saisir l'iris près de ses adhérences anormales, à le déchirer et à l'exciser.

L'*incision* (corétomie, iridotomie) à laquelle se rattache le nom de *Cheselden*, consiste à pratiquer dans l'iris une ou plusieurs incisions.

Le *décollement* (corédialyse, iridodialyse), créé par Scarpa, a pour but de détacher une partie de l'iris du ligament ciliaire.

L'*enclavement* (corencleisis, corectopie), imaginé par Adams et Himly, consiste à fixer une partie de l'iris dans une plaie de la cornée.

(2) Cette méthode sera invariablement applicable aux occlusions *incomplètes* de la pupille et aux taches centrales de la cornée.

que la manœuvre puisse s'exécuter par-dessus le nez du malade, si l'on doit opérer du côté interne de l'œil. Les instruments courbes sont encore d'un utile usage dans tous les cas où l'œil est enfoncé dans l'orbite et dans ceux où l'ouverture palpébrable est étroite; ils peuvent d'ailleurs toujours remplacer parfaitement les droits.

Il est cependant convenable, dans beaucoup de circonstances, de se munir d'autres instruments, dont voici la liste et l'emploi :

1° Deux élévateurs des paupières, *pleins* et suffisamment larges : ceux qui sont faits avec un simple fil de fer recourbé, laissant passer la conjonctive palpébrale dans leur ouverture. Ces instruments sont destinés à écarter les paupières l'une de l'autre, et à mettre le globe complétement à découvert.

2° Une pince à mors et fermant par une simple pression. Elle sert à fixer l'œil pendant tout le temps de l'opération. On l'implante à 4 ou 5 millimètres de la cornée sur la conjonctive bulbaire, et l'on essaie, par une pression convenable, de saisir, en même temps que la conjonctive, le tissu fibreux sous-jacent, pour éviter la déchirure de la muqueuse. L'aide, chargé de cette pince, ramène l'œil au centre de l'orbite pendant le temps de la ponction, tandis qu'il l'entraîne du côté opposé à la pupille artificielle, lorsque le chirurgien ayant saisi l'iris attire cette membrane au dehors.

3° Un couteau très mousse et très étroit, destiné à l'agrandissement de la plaie de la cornée. Celui dont je me sers est dessiné exactement dans la figure ci-dessous.

Fig. 43. 

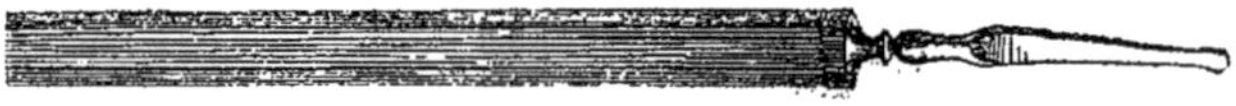

4° Une érigne montée sur un manche, pour aller saisir l'iris dans la chambre antérieure s'il échappe aux pinces. Le crochet qu'on emploie pour le décollement remplit parfaitement ce but.

On a encore près de soi de petites éponges humides, mais ne contenant pas d'eau, pour enlever quelques gouttes de sang qui pourraient troubler la transparence de la cornée, et des linges fins pour essuyer les paupières.

Position du chirurgien, du malade et des aides. — Elle peut à la rigueur être exactement celle que nous décrirons à l'article *Cataracte;* c'est-à-dire que le chirurgien et le patient seront assis, tandis que l'aide chargé de soutenir la tête et de relever la paupière supérieure se tiendra debout derrière le malade.

Mais comme dans cette opération une immobilité parfaite de l'œil et du corps est indispensable, et qu'il est plus facile de l'obtenir lorsque le malade est couché, c'est dans cette position que je préfère pratiquer la pupille artificielle. La tête du malade est convenablement élevée sur des coussins un peu durs ; un aide la fixe en la maintenant au moyen des mains appliquées sur les tempes. L'opérateur, après s'être assuré que la lumière est convenable, soulève la paupière supérieure avec l'élévateur plein, implante la pince à ressort sur la conjonctive bulbaire du côté opposé à celui où la pupille doit être pratiquée, et confie ces deux instruments à un autre aide.

Tout étant ainsi disposé, l'opération peut être facilement exécutée de la manière suivante :

Premier temps.—Ponction. — Le chirurgien, abaissant d'une main la paupière inférieure, s'il opère dans le bas de la cornée, et tenant le couteau lancéolaire de l'autre main, enfonce cet instrument dans la chambre antérieure, et pratique sur la cornée une ouverture d'environ 5 à 6 millimètres. Pour exécuter ce premier temps, le couteau lancéolaire est approché doucement de la cornée, à 1 millimètre environ de l'insertion de cette membrane sur la sclérotique, et dans un endroit qui doit correspondre par-

Fig. 44.

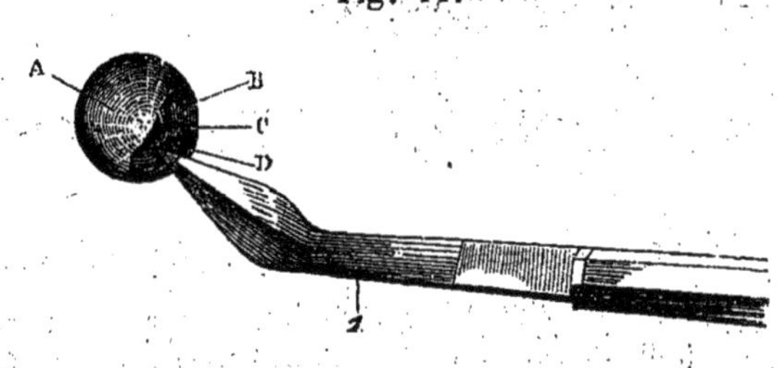

1, couteau lancéolaire courbe.
A, tache leucomateuse couvrant un peu plus de la moitié de la pupille.
B, iris sain, vu à travers la cornée demeurée transparente.
C, partie de la pupille naturelle.
D, petite plaie faite par le couteau sur la cornée, tout près de la sclérotique.

faitement au centre de la portion conservée de la pupille naturelle, comme cela est représenté dans la figure 44. Placé d'abord, pendant qu'il s'enfonce dans le tissu de la cornée, dans une direction se rapprochant de la perpendiculaire par rapport à cette membrane, le couteau, dont le manche est abaissé aussitôt que la pointe a pénétré dans la chambre antérieure, se trouve alors parallèle au plan de l'iris, et s'avance jusqu'à ce que l'ouverture ait 5 millimètres ou au plus 6 millimètres d'étendue. Cela fait, le chirurgien retire vivement le couteau, et, par ce moyen, évite de vider la chambre antérieure pour introduire plus aisément la pince. Si l'incision ne peut être faite d'emblée par ponction, le chirurgien, après l'avoir commencée et lui avoir donné de 3 à 4 millimètres, ramène à lui l'instrument en suivant la même route, mais en appuyant sur l'un des angles de l'incision, de manière à l'agrandir de 2 à 3 millimètres encore.

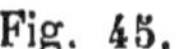
Fig. 45.

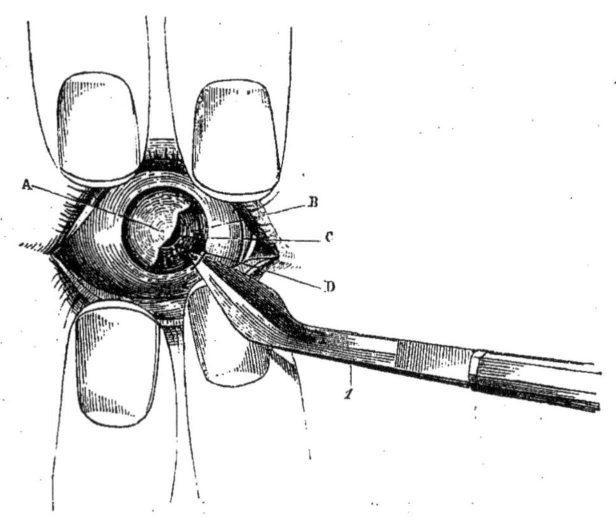

La pointe du couteau 1, après avoir pénétré dans la sclérotique, passe derrière la cornée et arrive en avant de l'iris B.

L'incision D ne porte en aucune façon sur la cornée, de sorte que la pupille artificielle qui sera faite par l'agrandissement du reste de la pupille naturelle C, aura la plus grande étendue possible, et que la cornée, n'ayant point été blessée, ne présentera point, ou au moins ne courra point les risques de présenter une tache à sa circonférence par le fait même de l'incision.

On comprendra tout l'avantage de cette ponction sur la sclérotique, dans les cas où la cornée portera déjà une tache très large A, et n'aura conservé sa transparence que dans une petite étendue.

La figure 45 représente le moment où le couteau vient d'être introduit dans la chambre antérieure; l'incision sera agrandie, soit en poussant l'instrument plus loin, ce qui est préférable, soit dans le mouvement que le chirurgien fera exécuter à cet instrument pour le faire sortir de la chambre antérieure.

La ponction de la cornée étant presque toujours suivie d'une opacité qui empiète sur la pupille artificielle, déjà, en général, étroite par elle-même, je pratique souvent la ponction sur la sclérotique, à 1 millimètre et demi ou 2 millimètres de la cornée, comme cela est représenté dans la figure 45. Je suis en cela le conseil de Bénédict. Lorsqu'on fait ainsi la ponction, le couteau est dirigé de telle sorte que la sclérotique est attaquée obliquement selon son épaisseur, c'est-à-dire coupée en biseau.

Il n'y a aucun inconvénient à faire la ponction sur la sclérotique un peu plus grande que celle de la cornée. Pendant qu'on la termine, l'humeur aqueuse s'échappe au dehors, et la chambre antérieure disparaît par le rapprochement des membranes qui en constituent les parois. Un moment de repos est donné au malade si l'on n'a pas fixé l'œil avec les pinces, cas dans lequel l'opération est continuée sans interruption.

Deuxième temps.— Manœuvre de la pince. — Cet instrument est introduit par la plaie dans la chambre antérieure, où il saisit l'iris et l'entraîne au dehors.

Pour exécuter ce temps de l'opération avec régularité, le chirurgien a soin de diriger en avant la concavité de la pince, en sorte que les mors ne blessent point la capsule; il introduit l'instrument fermé et le pousse avec précaution jusqu'à ce qu'il soit avancé un peu plus loin que la marge pupillaire. Arrivée là, la pince est ouverte, et, sans qu'aucune pression soit exercée d'avant en arrière, on voit l'iris faire tout aussitôt une saillie entre ses branches, qui sont immédiatement rapprochées. Les mors ne servent pas à saisir l'iris; ils doivent rester libres et ne servent qu'à empêcher les branches de l'instrument de chevaucher l'une sur l'autre. L'iris, saisi par sa marge pupillaire, entre les branches de la pince, est entraîné au dehors; l'opérateur, quand il retire l'instrument, a soin d'en faire glisser les mors sur la face concave de la cornée, en y prenant un léger point d'appui, afin de ne point léser la capsule.

Quand la pince est sortie de la chambre antérieure, on continue d'entraîner l'iris, pour que la perte de substance à faire sur cette membrane porte jusque sur la partie du diaphragme qui est placée en regard de l'incision faite à la cornée ou à la sclérotique.

Ce deuxième temps, ou, pour parler plus exactement, la première partie de ce deuxième temps de l'opération est représentée dans la figure 46.

Fig. 46.

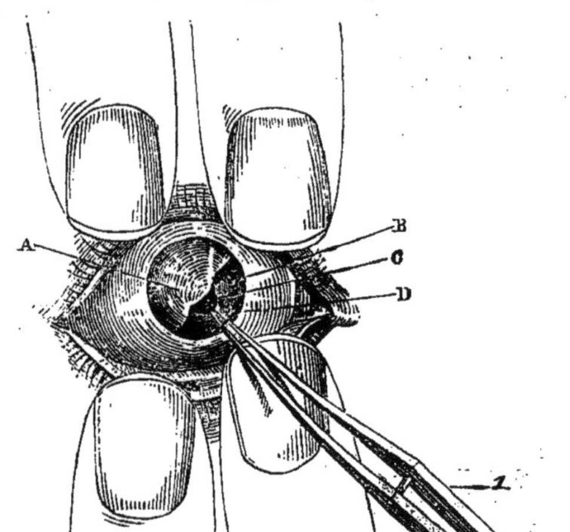

1, fait voir la pince introduite dans la chambre antérieure, la concavité en haut; entre les branches un peu écartées, on voit l'iris faisant une légère saillie.

La pupille naturelle C s'agrandit déjà par le fait de l'engagement de l'iris dans la pince (comparez cette pupille avec celle de la figure précédente).

L'opérateur, après avoir écarté les branches de la pince autant que la largeur de l'incision kératique D le lui permet, n'a plus qu'à les rapprocher pour saisir l'iris et l'entraîner au dehors.

B, représente l'iris sain ; A, est une tache leucomateuse de la cornée.

Troisième temps. — Excision de l'iris. — L'exécution de ce temps est beaucoup plus facile que celle des deux autres ; le mieux, si cela est possible, est de la confier à un aide, le chirurgien ayant une main occupée par la pince, et l'autre maintenant la paupière inférieure abaissée. Si cependant on préfère exciser soi-même l'iris, on prend, de cette main, une paire de ciseaux courbes, dont la concavité doit regarder en avant quand on en appliquera les branches sur la cornée, tandis que de l'autre on suit l'iris fixé par la pince, avec laquelle on ne doit exercer aucune traction sur son tissu, sous peine de le voir se déchirer à l'instant. Pour que la main qui tient les ciseaux agisse avec le plus de sûreté possible, on l'applique par sa face dorsale sur la joue du malade, le pouce et le médius sont engagés dans les anneaux de l'instrument, et l'index est allongé sous les branches des ciseaux, à l'endroit où se trouve placée la vis nécessaire à leur entrecroisement. On engage alors l'iris entre les branches de l'instrument, et on l'excise au ras de la plaie cornéenne ou scléroticale.

La figure 47 représente le temps d'excision.

Fig. 47.

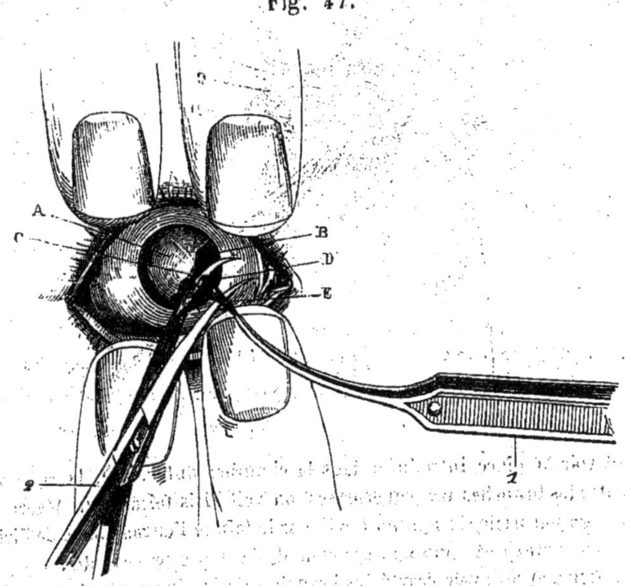

L'iris E est maintenu fixé par la pince 1, et entraîné au dehors sous la forme d'une petite bandelette triangulaire noirâtre, dont la base repose sur les lèvres de l'incision.

Les ciseaux 2, dont la cavité est tournée en avant, sont appliqués presque sur la cornée; l'iris, placé entre les branches, va être excisé exactement sur la plaie cornéenne que D indique.

C, représente la nouvelle pupille, qui est quadrilatère et d'un noir parfait.

B, fait voir le reste de l'iris sain.

A, est une grande tache leucomateuse de la cornée.

REMARQUES SUR LES ACCIDENTS QUI PEUVENT ARRIVER PENDANT L'OPÉRATION PAR EXCISION.

Premier temps. — Ponction. — Ce temps de l'opération, bien que d'une exécution très facile, s'accompagne quelquefois d'accidents qu'il ne sera pas inutile de signaler.

I. *Ponction sur la cornée.* — A. *Ouverture trop petite.* — Si l'on reconnaît, avant de commencer le second temps de l'opération, que l'ouverture est insuffisante, rien n'est plus facile que d'y remédier. On introduit dans la chambre antérieure le petit couteau mousse dont le dessin est page 527, et quand on l'a fait pénétrer aussi loin que cela est nécessaire, on le retire en agrandissant la plaie, après avoir recommandé à l'aide de tenir l'œil immobile au moyen de la pince fixée sur la conjonctive bulbaire. L'ouverture trop petite de la cornée rendrait fort difficile le second temps de l'opération, en empêchant la pince de s'écarter d'une manière suffisante, et de saisir une portion convenable de l'iris.

Lorsque le chirurgien n'a reconnu l'insuffisance de la ponction qu'après avoir déjà fait quelques tentatives pour entraîner le diaphragme au dehors, il y a ordinairement derrière la cornée du sang échappé de l'iris, et la manœuvre avec le couteau mousse pour agrandir la plaie cornéenne est plus difficile, parce qu'on peut risquer de pénétrer dans la chambre postérieure et de blesser la capsule. Cependant, si l'on tient la lame exactement appliquée contre la cornée à mesure qu'on l'introduit derrière cette membrane, on parvient à agrandir la plaie sans accident.

B. *Ouverture trop grande.* — Cet inconvénient de la ponction est le plus souvent sans conséquence pour le résultat de l'opération. Cependant, comme il peut arriver qu'une plaie trop grande de la cornée ne se réunisse pas facilement et qu'il s'ensuive une opacité, il est bon de ne donner à l'ouverture que l'étendue suffisante.

C. *Ouverture trop éloignée de la sclérotique.* — La pupille artificielle, exécutée selon le procédé que nous avons décrit, devant s'étendre depuis la marge irienne libre jusqu'au point le plus rapproché possible de la circonférence de la cornée, serait trop petite si la ponction n'était pas faite très près de la sclérotique. Ce serait là un inconvénient des plus graves, parce que dans tous les cas où la cornée n'offre plus de transparence ailleurs que dans l'endroit où la première tentative a été faite, il n'est plus possible de recommencer sur un autre point. J'ai vu bon nombre d'opérés par *excision* chez lesquels la vision, qui aurait pu être bonne, est imparfaite ou presque nulle par suite de la faute que je signale ici. D'ailleurs, la cornée présentant presque toujours un peu d'opacité dans le point où elle a été blessée, il est très raisonnable de pratiquer la ponction le plus loin possible du centre de cette membrane, et même, ainsi que je le fais dans presque tous les cas, de passer les instruments à travers une plaie de la sclérotique.

D. *Ouverture plus large en dehors qu'en dedans.* — Lorsque l'humeur aqueuse s'écoule trop tôt, ce qui tient d'ordinaire à ce que le chirurgien a pressé trop fortement avec le couteau lancéolaire sur l'une des lèvres de l'incision, l'iris, venant s'appliquer avec rapidité contre la cornée, serait infailliblement blessé si l'instrument n'abandonnait promptement la chambre antérieure. Quand on ramène à soi le couteau pour éviter cette lésion du diaphragme, on n'a pas le temps de régulariser la plaie de la cornée en l'agrandissant, et l'ouverture prend exactement la forme triangulaire de la lame de l'instrument.

Deux autres causes peuvent encore produire le même résultat : la première, c'est lorsque, par suite de quelques reflets de lumière sur la cornée, il n'est pas possible de suivre avec exactitude la marche de la lame dans la chambre antérieure ; la seconde, c'est quand l'opérateur, inattentif à diriger convenablement le couteau, le tient trop parallèlement par rapport à la cornée en attaquant cette membrane, dont il laboure les lamelles dans une assez grande étendue, au lieu de pénétrer tout de suite dans la chambre antérieure. Quelle que soit, au reste, la cause de l'inconvénient que je signale, les effets en sont toujours les mêmes : c'est l'impossibilité d'écarter convenablement les mors de la pince lorsqu'elle est introduite, et la difficulté d'entraîner au dehors une quantité suffisante d'iris pour faire une pupille artificielle assez large.

On évitera toujours cet inconvénient quand on pourra se servir du couteau à cataracte ordinaire, au lieu du couteau lancéolaire.

II. *Ponction sur la sclérotique.* — L'ouverture trop petite ou trop grande, la blessure du corps ciliaire et de la capsule, et la division des vaisseaux de la conjonctive, sont les principaux accidents à signaler lorsqu'on pratique la ponction sur la sclérotique. Je n'ai rien à dire ici de l'ouverture trop petite ou trop grande, les inconvénients en étant les mêmes que ceux dont j'ai parlé plus haut.

A. *Blessure du corps ciliaire et de la capsule.* — Lorsqu'on ponctionne la sclérotique, l'instrument doit être poussé de manière à diviser cette membrane obliquement dans son épaisseur. Si le chirurgien a suivi une bonne direction, le couteau lancéolaire engagé dans la sclérotique, à 2 millimètres environ de la cornée, passe derrière celle-ci, et, par conséquent, en avant de l'iris, sans blesser ni l'une ni l'autre de ces membranes. Pour bien faire cette ponction, il est indispensable de connaître très exactement les attaches de l'iris, afin de faire pénétrer le couteau lancéolaire dans la portion de sclérotique comprise entre ces attaches et celles de la cornée. Lorsqu'on ponctionne trop loin de cette dernière membrane, ou qu'on tient l'instrument trop perpendiculairement à la sclérotique, on pénètre dans la chambre postérieure à travers le corps ciliaire, et l'on blesse l'appareil cristallinien.

Cette double blessure peut compromettre gravement les chances de succès; des vomissements, une vive inflammation, sont la conséquence fréquente de la lésion du corps ciliaire, et une cataracte lenticulaire suit de près l'ouverture de la capsule. Ces accidents nécessitent un traitement antiphlogistique énergique, et plus tard, si l'on parvient à éteindre l'inflammation traumatique, une opération de cataracte.

B. *Blessure des vaisseaux de la conjonctive.* — Elle est très fréquente, et même presque inévitable, quand on ponctionne la sclérotique. Cette lésion n'aurait, par elle-même, aucun inconvénient, s'il n'en résultait point un écoulement de sang quelquefois assez abondant pour gêner beaucoup le chirurgien pendant la manœuvre du second temps de l'opération.

On peut, il est vrai, y remédier jusqu'à un certain point, en enlevant le sang au moyen d'éponges, mais cela occasionne au malade, dont l'œil est maintenu ouvert, une sensation si désagréable qu'elle n'est pas supportable pour quelques personnes. Il est préférable de laisser les paupières se fermer, et la petite hémorrhagie ne tarde pas à s'arrêter ainsi d'elle-même.

Un autre inconvénient plus sérieux, c'est que si l'on essaie d'aller saisir l'iris pendant que les vaisseaux divisés de la conjonctive laissent écouler le sang en abondance, il en pénètre dans la chambre antérieure au moment où les lèvres de la plaie de la cornée sont entr'ouvertes par la pince, et qu'un caillot vient souvent masquer pour quelque temps la nouvelle pupille qu'on est parvenu à faire. Dans certains cas, j'ai vu le sang fourni par la conjonctive et par l'iris s'organiser dans l'ouverture artificielle, et s'opposer longtemps à l'exercice de la vision. Toutefois, je me hâte de le dire, la ponction dans la sclérotique est toujours préférable à celle qu'on fait dans la cornée, et cela pour les motifs que j'ai indiqués plus haut.

Deuxième temps. — Manœuvre avec la pince. — La blessure de la capsule, une perte de substance trop petite de l'iris, et la déchirure de cette membrane dans la direction de ses attaches ciliaires à la pupille, sont les principaux accidents à noter ici.

A. *Blessure de la capsule.* — La pince doit être introduite dans la chambre antérieure, de telle sorte que les mors en touchent la cornée, et qu'ils dépassent la marge pupillaire. Si, au contraire, l'extrémité de l'instrument, pendant qu'elle avance dans la pupille, est dirigée vers la capsule, c'est-à-dire en arrière, il arrivera que la membrane du cristallin sera lésée et qu'il s'ensuivra inévitablement une cataracte. Rien n'est plus facile heureusement que d'éviter ce fâcheux accident, qui met le patient dans la nécessité de subir plus tard, ou même séance tenante, lorsque la blessure de la capsule est bien constatée, une seconde opération plus sérieuse que la première. Si, en effet, on se sert d'une pince courbe au lieu d'une pince droite, qu'on en tourne la concavité en avant, en prenant soin, quand elle est dans la chambre antérieure, de presser un peu sur la cornée d'arrière en avant, comme on le fait avec le crochet pour le décollement, la blessure de la capsule devient presque impossible ou du moins très difficile.

B. *Perte de substance trop petite dans l'iris.* — Cet accident peut tenir à plusieurs causes :

1° L'iris a été saisi à sa marge pupillaire dans une trop petite étendue ;

2° Il n'a point été suffisamment entraîné au dehors, et s'est échappé de l'instrument ;

3° Il était adhérent à la cornée ou à la capsule, et la portion de pupille demeurée libre était trop étroite.

1° Lorsque l'opérateur n'écarte pas assez les branches de la pince (circonstance qui peut tenir à ce que la ponction de la cornée est trop étroite), l'iris est saisi à sa marge dans une petite étendue, et l'on n'entraîne au dehors qu'une portion presque filiforme de cette membrane. La pupille artificielle, beaucoup trop étroite alors, ressemble à peu près à celle qu'on ferait dans le décollement en labourant l'iris avec le crochet, et ne permet pas l'accomplissement de la vision. Pour que l'iris s'engage entre les mors de la pince dans une étendue convenable, c'est-à-dire pour que la nouvelle pupille soit assez large, il est indispensable que l'écartement des branches mesure un espace de 4 à 5 millimètres au moins (une ligne et demie à deux lignes), et que la marge pupillaire, si la disposition des parties le permet, soit saisie dans une égale étendue. On entraîne alors une portion de diaphragme assez large pour pouvoir espérer que la base de la nouvelle pupille aura une largeur égale à celle de l'incision de la cornée, c'est-à-dire 5 à 6 millimètres.

2° Lorsque l'iris n'est pas entraîné au dehors depuis sa marge jusqu'à ses attaches ciliaires, la perte de substance est trop petite pour que la vision s'exerce convenablement. Cela peut tenir à ce qu'on aurait saisi le diaphragme dans une si petite étendue, qu'il se serait rompu pendant qu'on l'attirait vers l'incision de la cornée; ou à ce que le tissu iridien aurait été ramolli par une inflammation chronique; ou bien encore à ce que la cornée aurait été ponctionnée trop loin de ses attaches scléroticales. Dans ce dernier cas, il n'y a rien à faire; au contraire, dans les deux premiers, une nouvelle introduction de la pince dans la chambre antérieure est indispensable, et l'opération pourra réussir, pourvu que cette manœuvre soit faite avec le plus grand soin, la rupture de l'iris occasionnant le plus souvent un épanchement de sang dans les chambres, ce qui rend la capsule du cristallin plus difficile à éviter.

3° J'ai dit plus haut que la méthode par excision, telle que je l'ai décrite, est applicable à tous les cas dans lesquels une partie de la pupille, même très petite, serait demeurée libre. Cependant, lorsque cette partie conservée est excessivement étroite, il peut arriver que l'ouverture artificielle soit oblongue et d'une largeur insuffisante, si le chirurgien n'a pas prévu le cas, et n'a pas légèrement modifié la manœuvre de la pince. Dans une semblable circonstance, en effet, l'extrémité des branches sera portée le plus loin possible, et le chirurgien agira comme dans le procédé de déchirement que nous étudierons plus loin. Saisir une grande quantité de l'iris, à droite et à gauche du reste de la pupille, est le but principal dans ces circonstances. Malgré cette précaution, cependant, s'il arrive qu'on fasse une pupille étroite et oblongue, on pourra l'agrandir aisément en introduisant de nouveau la pince courbe couchée sur le plat, et en saisissant l'iris près des adhérences pupillaires. Dans cette manœuvre assez délicate, pendant laquelle il faut surtout éviter la capsule, l'une des branches de la pince passe dans la chambre postérieure, tandis que l'autre demeure en avant de l'iris.

C. *Déchirure de l'iris dans la direction de ses attaches ciliaires à la pupille.* — Cet accident, très commun, arrive lorsque le chirurgien, après avoir introduit la pince dans la chambre antérieure, saisit l'iris depuis la marge pupillaire jusqu'à l'incision pratiquée sur la cornée ou sur la sclérotique. Pour que le diaphragme soit régulièrement entraîné au dehors, il est facile de concevoir qu'il ne doit être saisi que dans une petite étendue de sa portion libre, et que si la pince le prend dans la totalité de sa surface en regard de la ponction cornéenne, et selon la longueur de la pupille à exécuter, il arrivera infailliblement que, dans le moment même où le chirurgien ramènera l'instrument à lui, l'iris sera déchiré près de ses attaches ciliaires, car ce point sera entraîné le premier au dehors. Du sang s'échappera alors dans la chambre antérieure, et la nouvelle pupille sera masquée longtemps par des caillots.

Troisième temps. — Excision de l'iris. — Ce temps de l'opération étant très facile, il est rare qu'il ne soit pas exécuté convenablement. Pourtant il peut arriver que l'excision du diaphragme n'étant pas faite assez près de la cornée, une portion de l'iris, d'abord entraînée au dehors, se réduise et masque ainsi une partie de la nouvelle pupille, ou bien demeure enclavée entre les lèvres de la plaie de la cornée, et occasionne une opacité de cette membrane. Dans ce troisième temps, si l'on est inattentif, la cornée peut aussi être intéressée par les ciseaux : ce sont là deux accidents qu'il suffit de signaler.

Autres procédés d'excision.

J'en donne la description comme point de comparaison avec le procédé qui vient d'être décrit.

Ces remarques pratiques sur le procédé que nous suivons pour l'opération de pupille artificielle *par excision* étant faites, décrivons les principaux procédés indiqués par les auteurs.

L'excision de l'iris est faite le plus généralement à travers la cornée (1). Dans cette méthode, le diaphragme est excisé *tantôt sur place*, *tantôt après avoir été entraîné au dehors*. Le procédé de Wenzel se rattache à la première de ces pratiques, celui de Beer à la seconde. Ils suffisent dans tous les cas où l'excision est indiquée. De nombreuses modifications ont été apportées à l'un et à l'autre, et sans un avantage bien marqué.

Procédés dans lesquels l'iris est excisé sur place.

Procédé de Wenzel (2). — On place le malade comme pour l'opération de la cataracte; on plonge le kératotome dans la cornée de la même manière que pour l'extraction du cristallin; quand la pointe est parvenue à une demi-ligne à peu près du centre de l'iris, on enfonce l'instrument environ de la profondeur d'une demi-ligne dans cette membrane, et par un léger mouvement de la main en arrière, on le fait ressortir environ à trois quarts de ligne de l'endroit dans lequel on l'a plongé. Alors, en poursuivant l'incision de la cornée, comme dans l'opération de la cataracte, avant que cette incision soit terminée, l'iris est coupé et présente un petit lambeau d'à peu près une ligne. Cette section de l'iris ressemble assez à celle de la cornée, et elle offre, comme elle, un demi-cercle. L'instrument ayant terminé la section de la cornée, on introduit des ciseaux fins dans l'ouverture de cette membrane, on coupe net le petit lambeau de l'iris, et il en résulte une pupille artificielle, qui quelquefois se trouve assez ronde par la rétraction subite et égale

(1) On a essayé de pratiquer l'iridectomie par la sclérotique. Riecke est l'inventeur de cette méthode, qui ne présente aucun avantage. Il déprime le cristallin avec des ciseaux-aiguilles, forme un pli à l'iris et l'excise. Muter a essayé d'exécuter la même opération à travers la cornée et la sclérotique à la fois. Ces deux procédés sont tombés dans l'oubli qu'ils méritent.

(2) Wenzel, t. I, p. 130.

de toutes les fibres incisées... Par cette méthode, on peut en même temps extraire le cristallin, si on le juge convenable.

Procédé de Sabatier (1). — La cornée étant incisée comme pour l'extraction de la cataracte, l'opérateur fait soulever le lambeau avec une curette, saisit le milieu de l'iris à l'aide d'une pince, et en excise une portion au moyen de petits ciseaux courbes sur le plat. Arnemann (2) et Forlenze (3) ont modifié le procédé de Sabatier, qui ressemble beaucoup à l'opération que rapporte Janin, dans son mémoire sur l'imperforation de l'iris (p. 301). Le premier enlève une partie de l'iris par une incision circulaire; le second saisit cette membrane et l'attire en avant avec une petite pince-érigne, puis il excise la portion saisie, et fait l'extraction du cristallin, qu'il soit ou non opaque.

Viennent ensuite les procédés dans lesquels on a employé les instruments composés, qui ont reçu les noms les plus singuliers qu'on puisse imaginer. Ce sont des *raphiankistrons*, des *iriankistrons*, des *plomises*, et des *emporte-pièce* de toutes sortes. Parmi ces derniers, on remarque celui de Physick, qui ressemble à une pince, et dont les bords sont arrondis, perforés et à mortaises; et ceux de MM. Leroy d'Étiolles et Furnari. L'instrument de M. Leroy est une espèce de guillotine assez semblable à celle que Demours a employée pour l'ablation du staphylôme, et du même mécanisme que l'instrument qui sert aujourd'hui à la résection des amygdales. Celui de M. Furnari est une pince à double bascule, qui fonctionne comme la pince de Physick.

Procédés dans lesquels l'iris est excisé après avoir été entraîné au dehors.

Procédé de Beer. — Une petite incision, large au plus d'une ligne, est faite à la cornée près de la sclérotique. L'humeur aqueuse s'écoule, et l'iris, dont la marge pupillaire est libre en entier ou en partie, vient faire hernie dans la plaie. La petite tumeur est saisie au moyen d'une pince ou d'un crochet fin, et on l'excise au ras de la plaie avec les ciseaux de Daviel.

Lorsqu'une portion de la pupille a disparu par une synéchie an-

(1) Sabatier, *Médecine opératoire*, t. IV, p. 377.

(2) Arnemann, *System. der chirurgie*. Gottingue, 2t. th., p. 199.

(3) Forlenze, *Considérations sur la pupille artificielle*. Strasbourg, 1805.

térieure ou postérieure, le bord iridien demeuré libre est entraîné au dehors au moyen du crochet introduit par la petite plaie de la cornée, et est excisé de même.

Si toute la pupille a disparu par une synéchie antérieure, l'iris est harponné près de sa grande circonférence avec le même petit crochet ou des pinces, et l'on enlève la portion saisie.

Une modification avantageuse apportée à ce procédé est due à M. Lallemand, de Montpellier. L'iris, accroché au moyen d'une petite érigne double, est tordu sur lui-même par un mouvement de rotation de l'instrument avant d'être entraîné au dehors. Gibson fait une ouverture plus grande à la cornée, et comprime le globe pour déterminer la hernie de l'iris qu'il coupe avec des ciseaux droits. Walther imite Gibson dans la compression du globe, et adopte, au reste, le procédé de Beer sans aucune modification.

APPRÉCIATION ET APPLICATION DE LA MÉTHODE. — L'excision est de toutes les méthodes la plus certaine ; c'est celle qui offre le moins de chances à la réocclusion de la pupille par de fausses membranes.

Elle est applicable à tous les cas d'occlusion incomplète de la pupille, sans exception.

La plaie de l'iris donne ordinairement peu de sang dans la chambre antérieure, et ne produit qu'une inflammation très modérée. Celle de la cornée, dans la très grande majorité des cas, se réunit presque immédiatement, en sorte qu'on peut laisser l'œil découvert dès le troisième ou le quatrième jour. Cette opération permet de placer la pupille près du centre de la cornée, et c'est là une condition favorable à la netteté de la vision. Le procédé de Beer, modifié comme je l'ai indiqué, me paraît devoir être préféré à tous les autres ; celui de Wenzel est rarement utile ; je l'ai rejeté depuis longtemps de ma pratique (1).

(1) Il convient, quand il s'agit de choisir le procédé de la pupille artificielle, dans les cas d'une synéchie antérieure ou postérieure en apparence complète, de conseiller de fréquentes instillations de belladone. On parvient souvent par ce moyen à reconnaître qu'il reste une très petite partie de la pupille. Cette partie fût-elle assez étroite pour ne recevoir qu'une pointe d'épingle, indique que, de ce côté au moins, les exsudations ne s'étendent pas au loin sur la capsule et que les chances de l'opération sont très favorables.

DÉCHIREMENT (Iridorhexis) (1).

Les accidents qui suivent le décollement de l'iris, l'incertitude du chirurgien sur les résultats de l'opération, et bien d'autres observations qui s'appliquent à cette méthode d'opérer la pupille artificielle m'ont conduit à me poser les questions suivantes (2) :

1° La pupille naturelle étant complétement fermée, au lieu de rompre les attaches naturelles de l'iris, comme dans le décollement, serait-il plus dangereux de le *déchirer* dans le point le plus rapproché possible de ses adhérences morbides? en d'autres termes, réveillerait-on l'inflammation à la suite de laquelle la vue s'est perdue?

2° Si l'iris est adhérent à la capsule et qu'une fausse membrane ferme la pupille naturelle, n'ouvrira-t-on pas la capsule en déchirant le diaphragme, et n'occasionnera-t-on pas la formation d'une cataracte?

3° En déchirant l'iris du centre à la circonférence, la nouvelle pupille sera-t-elle assez large? La base de cette pupille ne sera-t-elle pas en partie masquée par la tache que laisse après elle la blessure que l'on aura dû faire à la cornée?

4° Des accidents inflammatoires, des névralgies, etc., seront-ils la conséquence du *déchirement* de l'iris comme après le *décollement?*

5° La guérison sera-t-elle prompte?

6° Le procédé est-il d'une exécution difficile?

Réponses :

1. Il y a théoriquement un avantage incontestable à saisir l'iris le plus près possible de la marge pupillaire, parce que, de cette manière, on respecte le corps ciliaire et, en même temps que l'on évite au malade la douleur de cette rupture, qui est le plus souvent horrible, on ne court pas le risque d'avoir, après l'opération, des névralgies et des inflammations à la suite desquelles la pupille artificielle se ferme; on évite aussi par là de nombreuses chances d'atrophie de l'œil. La pratique a démontré que les parties de l'iris autrefois malades ne s'enflamment pas, et que la petite traction brusque nécessaire pour déchirer l'iris n'y produit aucun changement.

(1) Cette méthode sera appliquée à toutes les occlusions complètes de la pupille.

(2) Extrait de mon atlas, *Journal des connaissances médico-chirurgicales*, 1850.

2. Cette question m'a vivement préoccupé, car elle est capitale en ce qui touche l'application du procédé de *déchirement* aux cas de synéchies postérieures. Heureusement les adhérences de l'iris à la capsule résistent avec énergie, et l'iris que l'on saisit seul et très facilement en deçà de ces adhérences, se déchire sans aucune difficulté. Les yeux représentés dans les figures 63, p. 557 ; 65, p. 559, et 66, p. 560, ont été dessinés dans le but de répondre pratiquement à cette question ; j'ajouterai que je n'ai pas encore vu d'exemple de cataracte produite par la déchirure de la capsule dans l'application du procédé, bien que je l'aie exécuté un très grand nombre de fois depuis près de dix ans.

3. La pupille artificielle que l'on fait en saisissant l'iris au centre, et en le déchirant de là vers la circonférence, est exactement et doit être exactement de même grandeur que si l'on agissait en sens inverse, puisque les fibres de la membrane rayonnent toutes de telle sorte que les espaces qu'elles offrent entre elles représentent de petits triangles dont la base repose sur la circonférence de la cornée, tandis que les sommets sont dirigés tous vers le centre. Quant à la tache que peut produire la plaie de la cornée, on l'évitera plus sûrement en ponctionnant obliquement presque sur la sclérotique ; elle est ordinairement insignifiante.

4. Les accidents inflammatoires sont si insignifiants après le déchirement, que des yeux déjà en voie d'atrophie, comme celui de la figure 58, p. 554, et qui n'auraient certainement pas résisté à une opération de décollement, n'en ont présenté aucun, et, de plus, ce qui est surtout remarquable, ne se sont nullement ramollis depuis l'opération à un plus haut degré qu'ils l'étaient avant. Dans aucun cas je n'ai vu de ces terribles névralgies que l'on observe si souvent après le décollement.

5. Il ne faut, pour obtenir la guérison quand l'opération a été bien faite, que le temps nécessaire à la réunion de la petite plaie de la cornée par première intention, c'est-à-dire quelques jours, trois ou quatre ordinairement. Il est évident que la lymphe épanchée dans les lamelles trouble la vue plus de temps, qu'il faut de huit à quinze jours pour que la lumière pénètre librement dans l'œil, et pour que la vision acquière de la netteté.

6. Rien n'est plus simple que l'exécution de ce procédé, qui, sauf un temps, mais le plus important, est exactement le même que celui d'excision tel que je l'ai décrit plus haut. Quand l'œil est bien fixé, je n'y vois certainement pas plus de difficulté qu'à pratiquer

une saignée, et certes, ma plus vive préoccupation, en écrivant ces lignes, est la crainte que l'on ne voie une exagération là où il n'y a que la réalité la plus sérieuse. J'affirme aussi avec conviction que les procédés d'*excision* et de *déchirement* s'appliquent, dans les conditions que j'ai indiquées, à tous les cas pathologiques dans lesquels la pupille artificielle doit être faite (1); j'ajoute que cette opération, véritable épouvantail des chirurgiens, et dont le succès est l'exception, est ainsi ramenée à une simplicité et à une facilité d'exécution telles que je ne sais par quels mots faire passer ma conviction à cet égard dans l'esprit du lecteur.

Description du procédé par déchirement.

Procédé de l'auteur. — Le malade doit être couché sur un lit assez élevé et assez étroit pour que le chirurgien et les aides (il en faut au moins deux), puissent manœuvrer avec facilité. Le chirurgien se place à la droite, à la gauche du malade, ou derrière la tête du lit, selon qu'il veut faire la pupille artificielle sur l'œil gauche, sur l'œil droit ou à la partie supérieure de la cornée.

Les paupières sont écartées au moyen de mes petits élévateurs pleins, et l'œil est tenu immobile avec une pince fermant à ressort et fixée sur la conjonctive, près de la cornée, dans le point opposé à celui de la ponction, pour empêcher l'œil de fuir quand le couteau pénètre dans la chambre antérieure (voy. fig. 44, p. 528). Les aides tiennent chacun un élévateur ; l'un soulève la paupière supérieure et tient la tête du malade, l'autre abaisse la paupière inférieure et fixe l'œil avec la pince.

Premier temps. — Ces dispositions étant prises, le chirurgien, armé d'un couteau lancéolaire ou d'un couteau à cataracte (droit ou courbe, selon que l'on opère ou non par-dessus le nez du malade, ou que les bords orbitaires sont ou non très saillants), ponctionne avec la plus grande précaution la circonférence de la cornée à l'endroit précis de l'insertion de cette membrane sur la sclérotique, et pénètre dans la chambre antérieure, parallèlement (2) à l'iris, jusqu'à ce qu'il ait fait une plaie d'environ 4 mil-

(1) Les conditions exceptionnelles dans lesquelles l'opération de la *cataracte* et celle de la *pupille artificielle* doivent être faites en même temps, ou à distance l'une de l'autre, seront exposées dans le troisième volume (voy. *Cataracte*).

(2) Avant d'attaquer la cornée, le chirurgien devra toujours s'assurer si le parallélisme du couteau et de l'iris peut être facilement établi quand l'instru-

limètres au plus (voy. fig. 45, p. 529). Il agrandit la plaie en sortant si elle n'a pu être faite assez large en poussant l'instrument. Au moment où le couteau sort de la chambre antérieure, les élévateurs doivent presser un peu moins sur les paupières, afin que l'humeur aqueuse s'échappe avec lenteur, et, s'il est possible, qu'elle soit en partie conservée.

Ce premier temps achevé, le chirurgien, après avoir déposé le couteau, prend une pince courbe de la main qui a fait la ponction, et une paire de ciseaux courbes de l'autre main.

Deuxième temps. — La pince, tenue la concavité en avant, est introduite fermée dans la chambre antérieure, et poussée jusqu'à ce que les mors touchent la face concave de la cornée dans le point en regard ou le plus rapproché possible des adhérences (voy. fig. 50, p. 547). Arrivée là, la pince s'ouvre et, au même instant, l'iris vient faire une saillie entre les branches de l'instrument (voy. fig. 51).

Troisième temps. — L'opérateur saisit l'iris aussi largement que possible entre les branches et non avec les mors de la pince du côté des adhérences, et le déchire par *une traction brusque* et calculée de telle sorte que la pince ne parcoure pendant ce mouvement que le trajet le plus limité possible et qu'elle reste dans la chambre antérieure (voy. fig. 52). Aussitôt qu'il a cédé, on entraîne rapidement l'iris au dehors et sans secousse.

Quatrième temps.—Au même moment, les ciseaux sont approchés, et l'iris, toujours maintenu par la pince, est excisé (voy. fig. 53, p. 548).

S'il arrive que l'iris se brise entre les lèvres de la plaie, on va l'y chercher avec la pince; si du sang s'est épanché dans la chambre antérieure, on entr'ouvre la plaie avec un stylet fin et on le laisse échapper. On maintient les yeux du malade fermés deux ou trois jours avec du taffetas d'Angleterre.

Il suffit, pour résumer les divers temps du procédé d'iridorhexis, de jeter un coup d'œil sur les figures ci-dessous en lisant les quelques lignes suivantes :

ment aura pénétré dans la chambre antérieure. Il suffit, pour s'en assurer, d'approcher la pointe de la cornée, d'établir ce parallélisme avant d'avoir touché l'œil, et, s'il n'existe pas, d'entraîner l'œil dans le sens opposé à la ponction ou de prendre un instrument courbe.

OEil maintenu immobile et ouvert.

Fig. 48.

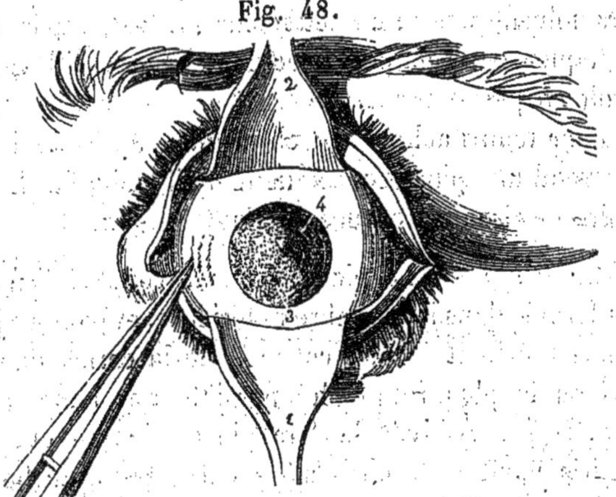

Pince fixée sur la conjonctive près de la cornée.

1. Mon blépharostat plein abaissant la paupière inférieure.

2. *Id.* relevant la paupière supérieure.

3. Point le plus opaque d'une tache de la cornée. L'œil représenté ici d'après nature et opéré avec succès (madame Bourniche, cinquante-quatre ans, vigneronne à Château-Thierry) offre une tache qui occupe les deux tiers internes de la cornée. C'est dans le point n° 3 que la pupille avait complétement disparu dans une ulcération de la cornée transparente (synéchie antérieure).

4. Parties saines de l'iris et de la cornée.

Ponction de la cornée.

Fig. 49.

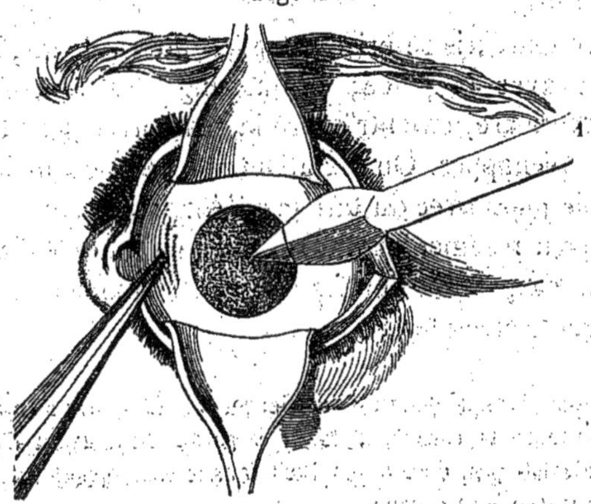

1. Couteau lancéolaire ordinaire, ponctionnant la cornée.

Introduction de la pince.

Fig. 50.

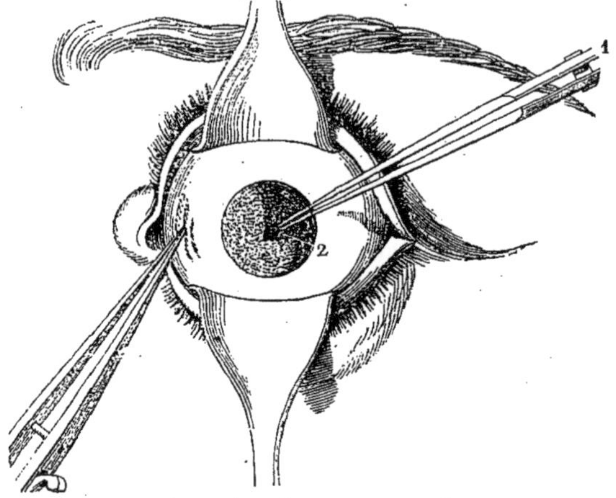

1. Pince vue dans la chambre antérieure.

Ouverture de la pince dans la chambre antérieure.

Fig. 51.

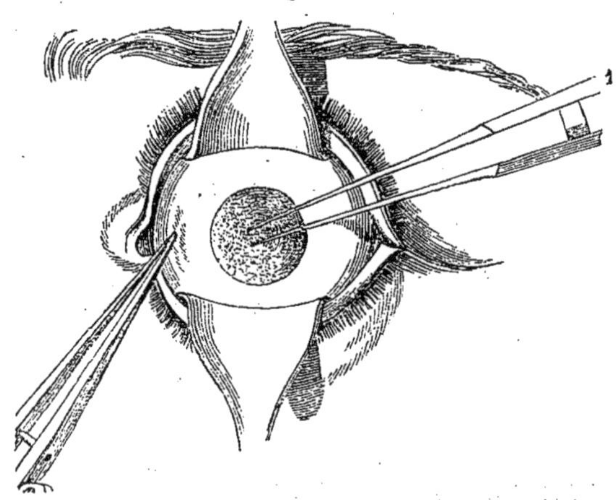

1. *Pince.* — Les branches s'ouvrent dans la limite de la plaie faite à la cornée il n'y a plus qu'à les rapprocher pour saisir l'iris engagé entre elles.

Iris saisi et commençant à se déchirer.

Fig. 52.

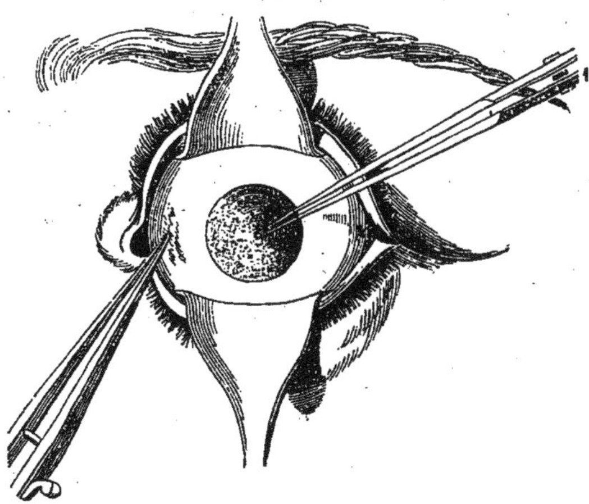

1. Pince fermée entraînant l'iris. — 2. Déchirement de l'iris commençant.

Iris entraîné au dehors et excisé.

Fig. 53.

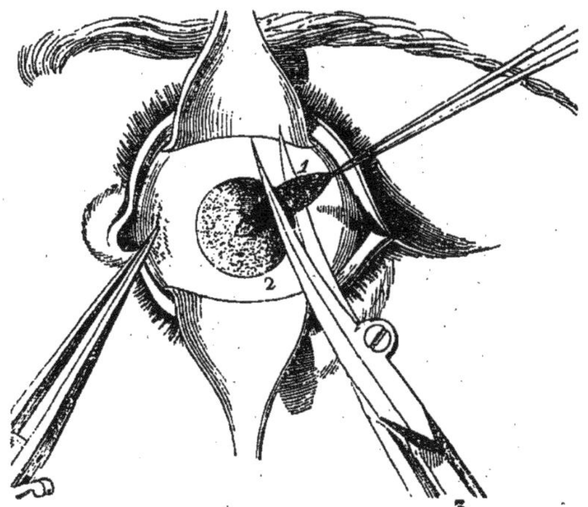

1. Iris déchiré et entraîné hors de la chambre antérieure.
2. Pupille artificielle pratiquée.
3. Ciseaux courbes coupant l'iris.

REMARQUES SUR LES ACCIDENTS QUI PEUVENT SURVENIR PENDANT L'OPÉRATION.

J'ai indiqué tous ceux du *premier temps* en parlant de la pupille artificielle par excision ; j'y renvoie (p. 533).

Deuxième temps. — Manœuvre avec la pince. — Les deux principaux accidents de cette manœuvre sont : la déchirure trop petite de l'iris, dans un cas de synéchie antérieure ou postérieure, et la déchirure de la capsule et de l'iris en même temps, dans les cas de synéchie postérieure. Les autres accidents sont communs au déchirement et à l'excision.

A. *Déchirure trop petite de l'iris.* — Lorsque la ponction de la cornée ou de la sclérotique n'est pas suffisamment grande, ou bien que le chirurgien, faute d'attention, n'entre pas assez les branches de la pince introduite dans la chambre antérieure, l'iris est saisi dans une trop petite étendue, et la déchirure est incomplète sous le rapport de la largeur. De là une pupille artificielle oblongue, étroite, qui ne peut permettre l'exercice complet de la vision, et qui d'ordinaire se referme tôt ou tard.

S'il arrive que pendant l'opération on s'aperçoive de cet inconvénient, on attire vite au dehors la portion d'iris saisie, et l'on introduit de nouveau la pince pour faire une seconde perte de substance sur le diaphragme, qu'on attaque comme la première fois en détruisant une partie de ses adhérences, ou bien en glissant l'une des branches de l'instrument dans la chambre postérieure, tandis que l'autre, demeurant en avant de l'iris, saisit cette membrane dans le point le plus rapproché possible du centre de l'œil.

On attire au dehors cette nouvelle portion d'iris et on l'excise comme la première. La moindre perte de temps, la plus légère hésitation dans une seconde introduction de la pince, empêche de recourir à ce moyen, parce que dans beaucoup de cas il s'écoule un peu de sang, qui vient troubler la transparence de l'humeur aqueuse. On peut bien, il est vrai, remédier à ce dernier inconvénient en permettant au sang de s'écouler au dehors par la plaie cornéenne, qu'on entr'ouvre avec une spatule mousse ou avec le dos de tout autre instrument ; mais, je le répète, il vaut mieux se hâter d'introduire de nouveau la pince, le sang formant des caillots qui viennent masquer l'iris et qu'on ne pourrait le plus souvent pas extraire sans courir le danger de blesser la capsule.

La déchirure trop petite de l'iris est le plus souvent facile à éviter, du moins dans tous les cas où il n'est pas ramolli ; il suffit, ainsi qu'on a pu le voir par ce qui précède, de faire attention au degré d'ouverture des pinces destinées à saisir la membrane. Eh bien ! ce degré d'ouverture peut être toujours le même, si l'on emploie des pinces dont les branches aient un écartement limité et mesuré d'avance. Celles dont je me sers, et que j'ai fait exécuter exprès, non pour cette seule opération, mais pour toutes celles de la pupille artificielle, sont faites de telle sorte qu'elles s'ouvrent toutes seules au degré convenable (4 à 5 millimètres d'écartement à l'extrémité des branches), et qu'ainsi, avant de les introduire dans la chambre antérieure, je puis, en les tenant ouvertes et approchées de la cornée, m'assurer que l'incision de cette membrane a une étendue suffisante. Lorsqu'on les a fait pénétrer fermées en avant de l'iris, il ne faut donc que les laisser s'ouvrir d'elles-mêmes pour être sûr qu'on saisira la membrane aussi largement que cela est nécessaire.

Dans le cas où la déchirure de l'iris manquerait de largeur, parce qu'une ponction trop étroite de la cornée n'aurait pas permis aux pinces de s'écarter convenablement, il faudrait agrandir l'incision avec le petit couteau mousse dessiné page 527, et introduire de nouveau la pince en prenant les précautions nécessaires pour ne pas blesser la capsule, et pour entraîner au dehors une portion suffisante du diaphragme. Si l'on échouait encore, il serait prudent de panser le malade, d'attendre le résultat, et s'il était insuffisant, de faire alors une ponction tout près de la première, afin d'agrandir la pupille artificielle déjà pratiquée. On trouvera, figure 56, p. 553, un agrandissement de la pupille qui a parfaitement réussi.

La pupille artificielle par déchirement doit être pratiquée quelquefois au moyen d'une double ponction faite dans la même séance ; c'est dans les cas où la cornée offre une partie transparente étroite et longue à sa circonférence. On aura une idée nette de la forme que j'indique si l'on suppose un leucôme très large, occupant la cornée comme dans la figure suivante prise d'après nature (mademoiselle X..., âgée de soixante-trois ans).

Dans ces cas, si l'on faisait une seule ponction, de la largeur ordinaire, l'iris serait enlevé dans une étendue insuffisante. Si la ponction était plus large et unique, on aurait à craindre du côté de la cornée des accidents inflammatoires que l'on évite en faisant deux ponctions séparées par un petit pont.

Fig. 54.

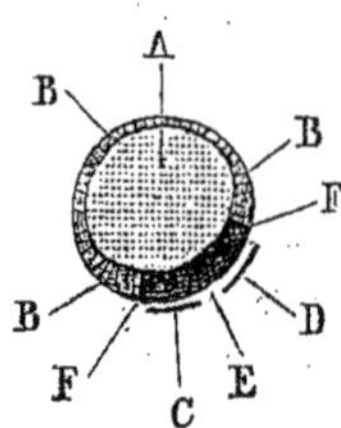

A. Large leucôme occupant les deux tiers de la cornée.
BBB. Bande annulaire de la cornée demeurée transparente.
C. Première ponction glissant dans la chambre antérieure sous le bord de la sclérotique.
D. Deuxième ponction faite tout aussitôt après la première. On introduit la pince successivement dans ces deux ouvertures et on déchire l'iris de manière à faire une perte de substance quadrilatère sur cette membrane.
E. Espace séparant les deux ponctions.
FF. Pupille artificielle.

La manœuvre de la pince est facile : on la porte obliquement de la ponction de droite vers celle de gauche, et réciproquement, de manière à faire communiquer entre elles les deux pertes de substances pratiquées sur l'iris.

On obtient ainsi une pupille artificielle représentant un carré très allongé et aussi grande que l'état des choses le permettait.

B. *Déchirure de l'iris et de la capsule en même temps.* — Cet accident peut arriver aussi bien dans le cas de synéchie antérieure partielle ou complète que dans les synéchies postérieures.

Voici comment les choses se passent : Si, pendant la ponction, on n'a pas pu éviter la sortie de l'humeur aqueuse, l'iris et le cristallin viennent en avant se placer contre la cornée, et le chirurgien a beaucoup de peine à faire pénétrer la pince jusqu'au centre de l'iris. Dans les tâtonnements et les hésitations inévitables alors, il peut arriver que les mors de l'instrument blessent la capsule et la saisissent en même temps que l'iris, ou au moins la déchirent.

Pour éviter cet accident, il faut attendre que l'humeur aqueuse se soit reproduite, ce que l'on obtient en tenant l'œil fermé pendant quelques minutes, ou bien, après avoir entraîné l'œil du côté opposé à la ponction, introduire la pince, la concavité en avant, et veiller avec attention à ce que les mors de cet instrument ne cessent pas un seul instant d'être en contact avec la face concave de la cornée.

Si, malgré ces précautions, on a blessé la capsule, on panse le malade, et l'on attend prudemment à plus tard pour la destruction de la cataracte qui en est la conséquence inévitable.

RÉSULTATS SUR LE VIVANT.

§ I. — Synéchies antérieures.

Œil gauche opéré par iridorhexis (synéchie antérieure).

Fig. 55.

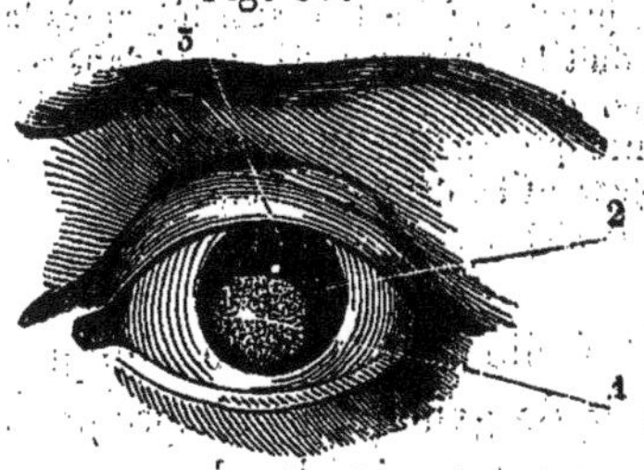

1. Leucôme occupant plus de la moitié inférieure de la cornée.

2. Parties saines de l'iris et de la cornée.

3. Pupille artificielle, quadrilatère, parfaitement noire.

Cet œil gauche avait été atteint de cécité à la suite d'une ophthalmie purulente très grave, qui avait complétement détruit l'œil droit. — La malade, mademoiselle Buisson, âgée de quarante-quatre ans, demeurant à la Salpêtrière, bâtiment Saint-Jacques, salle Saint-Ovide, nº 14, m'a été envoyée par un confrère le 30 juillet 1845 ; elle a été opérée le même jour. Le 11 août suivant elle est sortie, et la vue s'est conservée très bonne jusqu'à présent (1849).

L'œil opéré présentait un leucôme très large, qui s'était formé après une ulcération de la cornée dans laquelle la pupille s'était entièrement perdue. Toute la moitié inférieure de la cornée était opaque, mais en haut cette membrane présentait une surface saine assez large. La ponction de la cornée a été faite en haut et en dehors, presque sur la sclérotique.

On aperçoit sur la figure, à la partie inférieure de la pupille artificielle, un point blanc situé sur la capsule, c'est la cataracte végétante des auteurs.

Cet œil offre un exemple d'application de l'*iridorhexis* à un cas de *synéchie antérieure* (adhérence de l'iris à la cornée).

Œil gauche opéré par iridorhexis (synéchie antérieure).

L'œil représenté dans la figure suivante a été opéré quatre fois de la cataracte et deux fois de la pupille artificielle, sans aucun succès, par deux chirurgiens de Paris. Au premier essai d'*iridorhexis*, le malade a pu voir pour se conduire avec une extrême facilité ; sur sa demande pressante, une deuxième tentative a été faite, et il est parvenu aujourd'hui à lire parfaitement avec des verres n° 3 et demi. Il a été sept ans et demi aveugle.

Fig. 56.

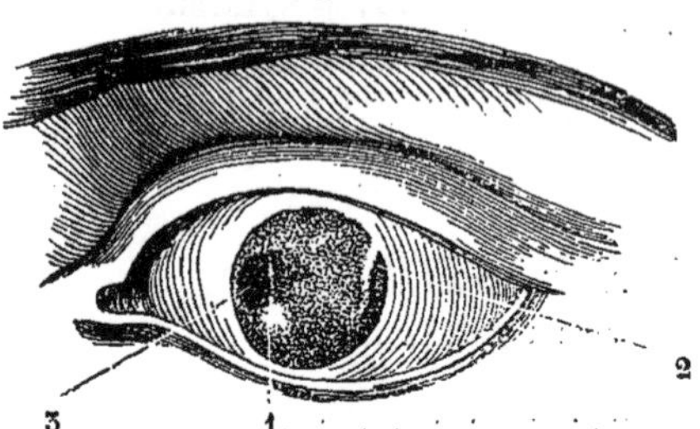

1. Centre d'un large leucôme.

2. Tache blanche, trace d'une opération.

3. Pupille artificielle, très noire, voilée en dehors par le leucôme.

Le sujet de cette observation, M. Boquet, trente-trois ans, tourneur en cuivre, rue Michel-Lecomte, n° 23, a l'œil droit détruit complétement. La cornée de l'œil gauche est labourée de cicatrices opaques dans lesquelles l'iris est adhérent. En haut et en dedans, cette membrane est transparente et laisse voir une portion d'iris assez saine. La ponction de la cornée a été faite en dedans, très près de la sclérotique et presque transversalement (31 janvier 1849). L'iris, saisi dans la pince, était doublé en partie de fausses membranes, et fut entraîné avec une certaine difficulté; une perte de substance triangulaire y fut faite, et, après le huitième jour, le malade voyait bien à se conduire, mais ne pouvait absolument pas lire avec les lunettes, quelque puissance qu'elles eussent. — Je consentis à faire une nouvelle opération, avec quelque peine, je l'avoue, sur un œil tant de fois opéré, et, le 27 février suivant, j'agrandis la pupille, en bas et en dedans. —L'iris fut saisi et déchiré assez facilement, l'extraction de quelques fausses membranes fut tentée en vain, une hémorrhagie considérable de l'iris empêchant de reconnaître les tissus. Huit jours après cette seconde tentative d'*iridorhexis*, le malade voyait aussi bien qu'après le premier essai; quinze jours après il lisait parfaitement. Le succès est complet encore aujourd'hui (mars 1855). Cet œil a subi, en tout, huit opérations graves.

OEil gauche opéré par iridorhexis (synéchie antérieure).

La ponction a été faite un peu trop loin de la sclérotique; aussi la grandeur de la pupille en a souffert beaucoup. Le sujet de cette observation, M. Toussaint, teinturier à Passy, Grande-Rue, âgé d'environ trente ans, voit assez pour se conduire dans le jour; le soir, la vue est fort mauvaise. — Il était devenu aveugle à la suite d'une ophthalmie purulente qui avait complétement détruit l'œil droit. En haut et en dedans on pourrait faire une autre pupille, si quelque accident détruisait celle qui a été faite. La lentille et sa capsule sont demeurées intactes ; les instruments ne les ont pas touchées.

Fig. 57.

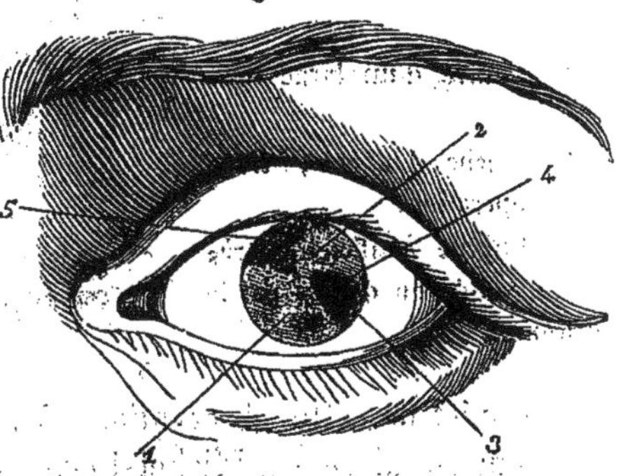

1. Large leucôme.
2. Autre leucôme se confondant avec le premier.
3. Lieu de la ponction de la cornée.
4. Pupille artificielle. (Le graveur en a exagéré la grandeur.)
5. Endroit où la cornée et l'iris sont sains.

Œil gauche opéré par iridorhexis (synéchie antérieure).

Cet œil avait été plusieurs fois opéré de cataracte et de pupille artificielle par un chirurgien, et présentait, avant l'opération d'*iridorhexis*, un certain degré d'atrophie, caractérisé par la mollesse de l'organe et l'enfoncement du muscle droit inférieur dans la sclérotique. Les parties visibles de l'iris faisaient reconnaître que cette membrane était depuis longtemps enflammée ; la couleur en était bleu verdâtre prononcé. Le malade, M. Firineau, rue de Miroménil, n° 49, vivement impressionné par la lumière, ne voyait absolument rien, et, conséquemment, ne pouvait pas se conduire. Il m'avait été adressé par M. le docteur Roumier, de Paris.

Fig. 58.

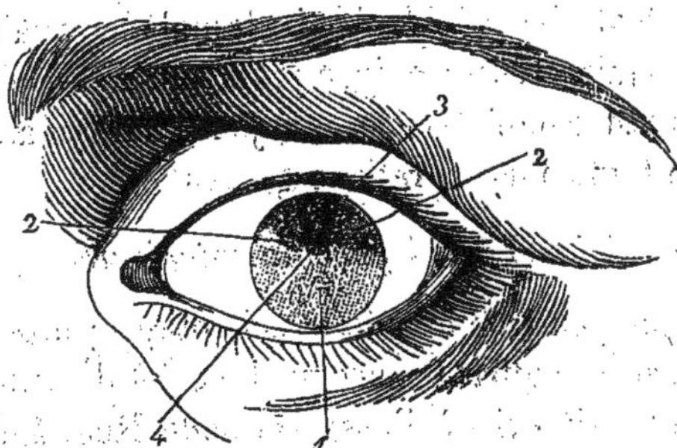

1. Leucôme de la cornée.
2-2. Petites portions d'iris vues à travers la cornée.
3. Pupille artificielle dans laquelle on voit une fausse membrane.
4. Partie demi-transparente du leucôme s'avançant sur la pupille.

L'*iridorhexis* fut pratiquée à la partie supérieure de l'œil, avec autant de succès que l'on en pouvait espérer dans un cas aussi mauvais; malheureusement, quelque temps après l'opération, dont la date remonte à plus d'un an, une petite fausse membrane vint se former dans la pupille et diminuer la vision, qui est cependant assez bonne pour que le malade se conduise seul dans Paris et reconnaisse les grosses lettres d'une affiche. On pourrait pratiquer un nouveau déchirement de l'iris, en communication avec la pupille artificielle, dans la partie externe de l'iris, si la fausse membrane diminuait la vision.

Cette observation démontre, entre autres choses, que l'opération est bien peu vulnérante, car cet œil, en voie d'atrophie, a été touché deux fois, et chaque fois amélioré (1).

OEil droit opéré par iridorhexis (synéchie antérieure).

Fig. 59.

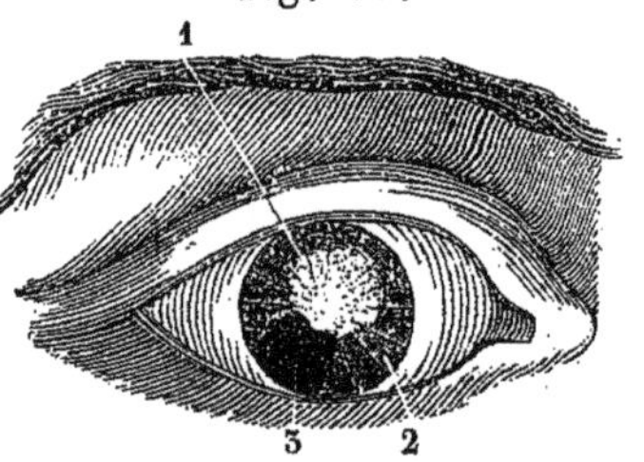

1. Leucôme très large dans lequel la pupille naturelle s'est perdue.
2. Limite du leucôme en dedans; iris sain.
3. Pupille artificielle.

OEil gauche opéré par iridorhexis (synéchie antérieure).

Fig. 60.

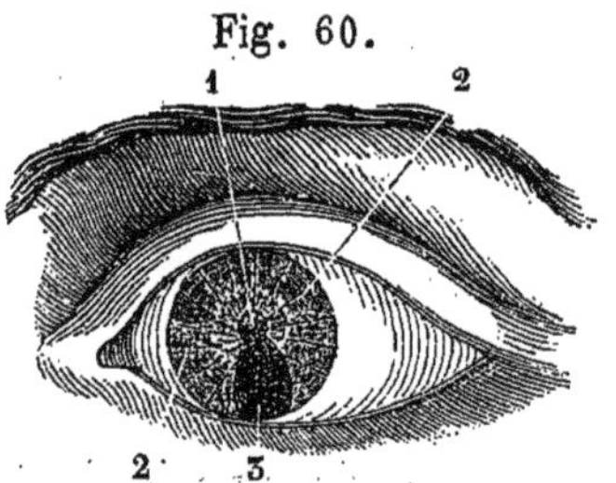

1. Leucôme adhérent, comme dans la figure précédente.
2-2. Cornée et iris sains.
3. Pupille artificielle.

Ces deux dessins représentent les yeux du nommé Morel, âgé de quarante et un ans, ancien militaire, sans profession ni domicile. Il m'a été adressé par M. le docteur Carron du Villards. Opéré le 21 juillet 1849, Morel enlève lui-même les bandelettes qui fermaient ses yeux, s'amuse à regarder par la fenêtre, et sort le 24. Le 23, il voyait les aiguilles de la montre à trois pouces de distance, et se conduisait très facilement.

(1) Le malade est devenu aveugle plus tard, environ vers 1853, par suite des progrès de l'atrophie.

Avant de l'opérer, on constate les lésions suivantes : *œil droit*, au centre de la cornée un large leucôme vasculaire qui occupe à peu près le tiers central de la membrane. La pupille y est adhérente ; la vue est absolument nulle. Les paupières sont saines ; il y a un peu de strabisme divergent ; *œil gauche*, leucôme adhérent au centre de la cornée : la tache est plus petite ; l'iris y est partout adhérent, sauf en haut. Le malade ne peut reconnaître que l'ombre des objets, sans pouvoir les distinguer. L'opération a parfaitement réussi et n'a présenté aucune complication. Le 6 septembre, je revois le malade ; les deux pupilles artificielles sont parfaitement nettes et la vue excellente ; à quatre pouces, Morel voit l'heure à ma montre.

Œil gauche opéré par iridorhexis (synéchie antérieure).

Fig. 61.

1. Leucôme au centre de la cornée.
2. Autre partie du leucôme.
3. Pupille artificielle.

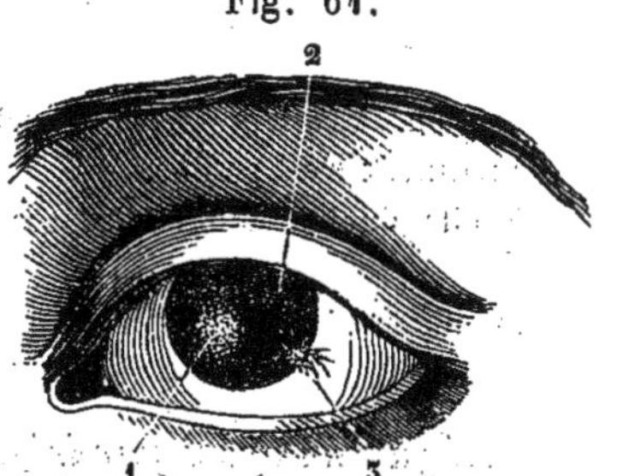

Le nommé Dépy, trente-trois ans, lithographe, rue Vieille-du-Temple, a dans la pupille de l'œil droit une fausse membrane transparente et de nombreuses synéchies postérieures. Dans l'œil gauche, il y a un leucôme central adhérent. Le 13 mars 1849, l'*iridorhexis* est pratiquée avec succès au côté externe de la cornée : pendant quelque temps, le malade voit double, mais peu à peu cet inconvénient diminue. L'*iridorhexis* a été faite ici parce que, dans un délai très court, la vue de l'œil droit doit s'anéantir.

Œil droit opéré par iridorhexis (synéchie antérieure).

Fig. 62.

1-1. Traces de l'incision d'une kératotomie supérieure.
2. Tache leucomateuse survenue après l'extraction.
3. Partie saine de l'iris et de la cornée.
4. Pupille artificielle.

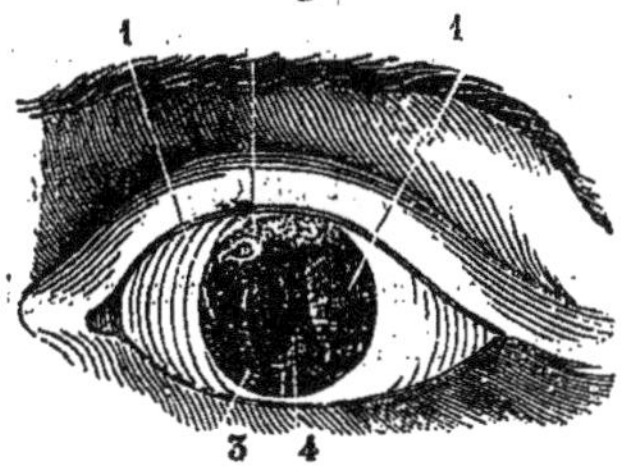

A la suite d'une extraction de cataracte que j'ai pratiquée sur cet œil, le 10 mai 1848 (M. Sibille, soixante-quatorze ans, à l'hospice des Ménages, à Paris), une hernie de l'iris étant survenue, la pupille disparut peu à peu et la vision fut perdue. La marge inférieure de la pupille, peu à peu entraînée dans la partie supérieure de la plaie kératique, s'y était fixée complétement; les fibres iridiennes excessivement tendues par la cicatrice pouvaient être facilement saisies et déchirées. L'*iridorhexis* fut pratiquée le 11 août suivant avec une extrême facilité. La ponction de la cornée fut faite en bas, et la vue fut immédiatement rendue au malade; mais comme plus tard une petite fausse membrane s'était développée dans la pupille nouvelle, l'extraction en fut faite avec la *serretèle,* instrument dont il sera parlé à l'occasion de l'extraction des cataractes fausses membraneuses secondaires.

§ II. — Synéchies postérieures.

Œil droit opéré par iridorhexis (synéchie postérieure).

Il y a une différence très importante entre ce cas et les précédents. Ici la cornée est saine, et les adhérences morbides de l'iris se sont établies sur la capsule (synéchie postérieure). Peut-on, étant donnée une oblitération de la pupille par de fausses membranes, enlever par déchirement une portion de l'iris suffisante pour faire une pupille artificielle, en conservant la capsule et le cristallin et en respectant les adhérences morbides? La figure 63 prouve incontestablement que cela est praticable.

Fig. 63.

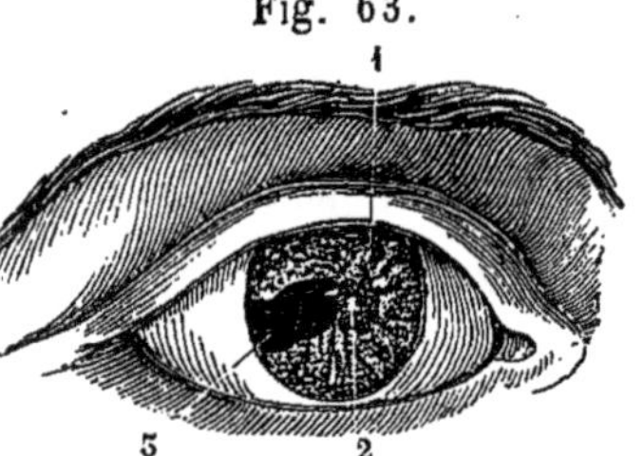

1. Pupille adhérente à la capsule du cristallin.
2. Fausse membrane remplissant la pupille.
3. Pupille artificielle.

Le sujet de cette figure, M. Triat, quarante-trois ans, invalide à l'Hôtel, sixième division, corridor Toulon, n° 22, est atteint d'une atrophie ancienne de l'œil gauche, survenue après une opération qu'on lui a pratiquée. La pupille droite est remplie par une fausse membrane. Le malade ne peut reconnaître personne et ne se conduit pas seul ; il voit seulement la masse des gros objets en les rapprochant de son œil. Cette vision incomplète se fait par le centre de la fausse membrane, dans un endroit où elle est un peu transparente.

La ponction de la cornée a été faite en dehors, un peu au-dessous du diamètre transversal de l'œil, parce que l'iris était plus sain là qu'ailleurs, et que les bandelettes opaques de la pupille y paraissaient moins fortes. La pince, conduite jusqu'auprès de l'adhérence pupillaire, a pu saisir facilement, en plein corps, l'iris, qui a été tout aussitôt déchiré par une petite secousse, et entraîné hors la chambre antérieure. La marge pupillaire de l'iris est demeurée fixée sur la capsule.

La capsule et la lentille sont conservées intactes ; le malade ne sait pas lire, mais il voit très distinctement les aiguilles de la montre et se conduit aisément partout. Il n'est resté que deux jours chez moi ; l'opération a été faite il y a sept ans.

OEil gauche opéré par iridorhexis (synéchie postérieure).

L'extraction de cataracte qu'un chirurgien avait pratiquée sur cet œil n'avait pas réussi : une inflammation très violente avait produit un leucôme sur les deux tiers supérieurs de la cornée et une fausse membrane épaisse dans la pupille. L'œil droit s'était atrophié à la suite d'une opération semblable. Dans l'œil gauche, à la partie supérieure externe de la pupille, il y a, dans la fausse membrane, une lacune qui laisse passer dans le fond de l'œil quelques rayons de lumière, et permet à la malade de reconnaître les couleurs.

Fig. 64.

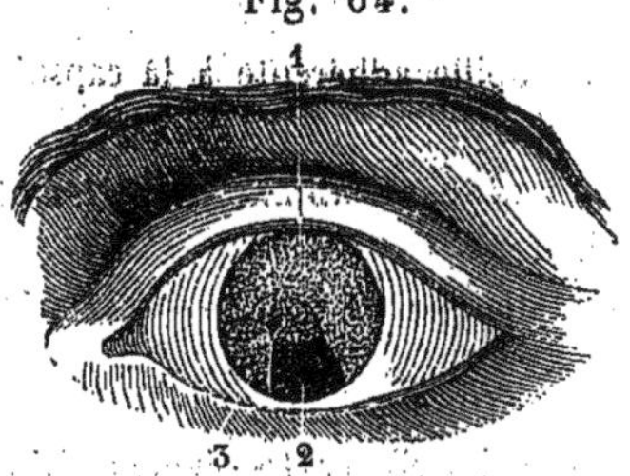

1. Leucôme très large survenu après l'extraction d'une cataracte.

2. Fausse membrane oblitérant la pupille.

3. Pupille artificielle.

La ponction de la cornée est faite en bas et en dehors (7 juillet 1849), et la pince introduite dans la chambre antérieure y saisit une partie de l'iris. Il en résulte une ouverture en partie masquée par quelques fausses membranes, qui sont extraites immédiatement. La malade (madame Sévin, soixante ans, journalière à Villejuif, rue d'Amont, n° 30) reconnaît immédiatement les doigts et la montre, et huit jours après, se conduit en évitant facilement les obstacles qu'on met sur son passage. La vue est insuffisante, et cinq semaines après (14 août 1849) la pupille est agrandie en dedans sans trop de difficulté. L'amélioration qui en résulte est notable, et la malade reconnaît bien les objets avec des lunettes n° 5 à cataracte. La vue aurait été meilleure si la cornée eût présenté une transparence parfaite.

OEil droit opéré par iridorhexis (synéchie postérieure).

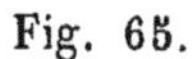

Fig. 65.

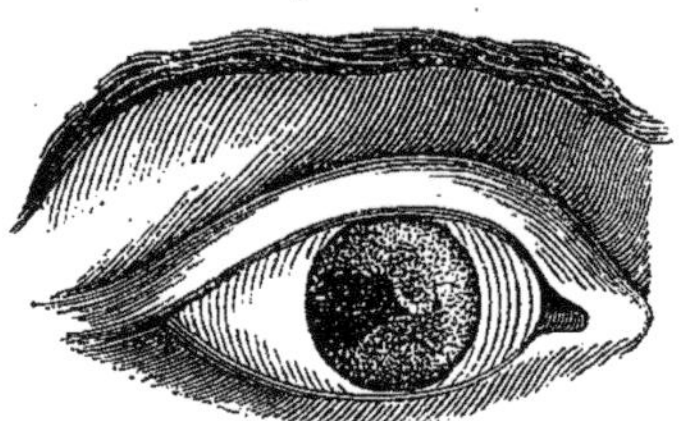

L'œil représenté dans cette figure porte sur la moitié interne de la cornée une large cicatrice leucomateuse et une fausse membrane épaisse dans la pupille. Le malade, M. Féron, cinquante ans, employé, rue Bichat, n° 4, ne voit rien de cet œil depuis un très grand nombre d'années; mais son œil gauche est excellent. Je me propose de faire l'opération de pupille artificielle par *iridorhexis* pour avoir une fois de plus la preuve que dans le cas d'occlusion de la pupille par une fausse membrane, l'iris peut être déchiré en plein corps sans que la capsule soit atteinte, comme aussi sans que ses adhérences morbides soient détruites. C'était encore un moyen de s'assurer, l'opération ayant bien réussi, si l'opinion des auteurs que la vision double (*diplopie*) doit être la conséquence d'une opération de pupille artificielle, excentrique, pratiquée quand l'autre œil est sain, est ou n'est pas fondée.

Le malade étant très ferme, on ne se servit dans l'opération ni de pinces pour fixer l'œil, ni d'élévateurs pour écarter les paupières; la ponction étant faite au côté externe de la cornée dans le diamètre transversal, la pince introduite dans la chambre antérieure y saisit l'iris tout auprès de ses adhérences morbides, et le déchire là sans les rompre. Entraîné au dehors, le lambeau iridien est excisé au ras de la cornée, et la belle pupille artificielle dessinée dans la figure permet au malade de reconnaître immédiatement l'aiguille de la montre. Nous remarquons seulement qu'il ne s'aperçoit pas que deux aiguilles sont superposées sur le cadran. L'œil est fermé avec des bandelettes de taffetas d'Angleterre, et le malade *renvoyé chez lui* avec quelques conseils. Le lendemain et les jours suivants, l'amélioration devint plus grande, et le 19 juillet 1849 (dix jours après l'opération), la guérison était complète.

On doit noter ici que, lorsque les deux yeux sont ouverts, l'œil non opéré fonctionne seul ; qu'il n'y a aucune diplopie, ni aucune autre gêne dans la vision ; que l'œil sain étant fermé ou voilé, l'œil opéré fonctionne à son tour ; de sorte que M. Féron pourrait se servir aujourd'hui de l'œil droit opéré d'*iridorhexis*, si quelque accident venait frapper son bon œil.

J'espère pouvoir bientôt publier un travail ayant pour but de démontrer que l'on doit opérer les yeux qui se trouvent dans des conditions analogues à celle de l'œil droit de M. Féron, ne fût-ce que pour ôter aux malades, aveugles d'un œil, la préoccupation qui leur fait craindre la cécité complète.

Œil gauche opéré d'iridorhexis (synéchie postérieure).

Fig. 66.

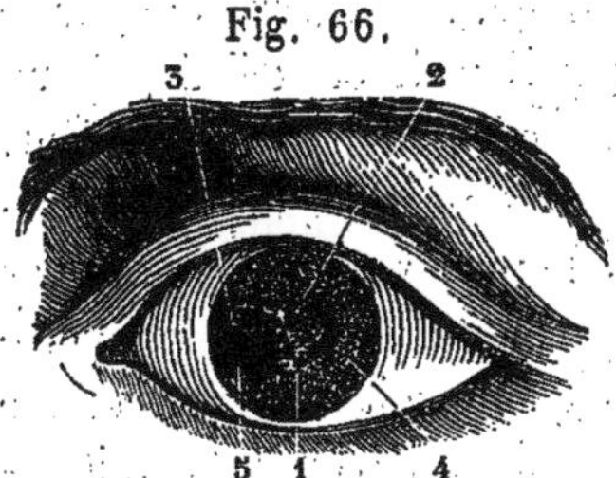

1. Tache leucomateuse sur la cornée.
2. Nuage sur la cornée voilant la pupille artificielle.
3. Pupille naturelle oblitérée par une fausse membrane.
4. Partie saine de la cornée et de l'iris.
5. Pupille artificielle.

Le malade dont l'œil est représenté dans cette figure (Doste, trente-deux ans, homme de peine, faubourg Saint-Martin, n° 181) avait, comme le précédent, un œil sain. L'opération d'*iridorhexis* avait pour but de rendre la vue à un œil inutile et de le faire concourir à la vision. L'*iridorhexis* fut faite sans difficulté, le 28 février 1849, et l'œil fermé pendant deux jours. La capsule ne fut point atteinte dans le déchirement, et les adhérences de la pupille furent respectées ; aujourd'hui (décembre 1849), l'œil est dans les meilleures conditions.

Méthodes et procédés opératoires historiques.

INCISION ou IRIDOTOMIE (1).

C'est la plus ancienne des méthodes ; Chéselden en est l'inventeur. Il la pratiqua quelque temps avant 1728, sur un enfant de quatorze ans, aveugle de naissance. Cette opération eut un grand succès dans le monde entier. Woolhouse (2), un peu avant Chéselden, avait proposé un procédé pour enlever les fausses membranes placées dans la pupille, mais il ne l'avait point mis à exécution.

L'incision est simple ou multiple : on ne fait en quelques cas qu'une seule incision à l'iris, dans le sens transversal ou vertical ; dans d'autres cas, l'iris est incisé en forme de V ou de croix.

Procédé de Chéselden. — Incision simple et transversale. — Armé d'un petit bistouri, tranchant d'un seul côté, Chéselden pratiqua une ponction dans la sclérotique, à une demi-ligne environ de la cornée, comme on le fait avec l'aiguille pour l'opération de la cataracte par abaissement. L'instrument arrivé derrière l'iris, dans la chambre postérieure, fut tourné la pointe en avant, de manière à la faire pénétrer dans la chambre antérieure, à travers l'iris. Soit en tirant, soit en poussant le petit bistouri, il incisa ensuite transversalement cette membrane. L'ouverture faite avait deux ou trois lignes, était elliptique, et, selon Morand, qui vit opérer Chéselden, semblable à la pupille des chats, sauf qu'elle était placée en sens opposé.

Plusieurs auteurs ont essayé cette opération, et, la plaie de l'iris s'étant réunie, n'ont point toujours obtenu de bons résultats, ce qui les a nécessairement conduits aux modifications qui ont été apportées depuis au procédé primitif. C'est ainsi que Sharp, élève de Chéselden, Mauchart, Heuermann de Copenhague, Reichenbach, Henkel, Richter, Janin, Guérin, Pellier de Quengsy, Beer, Langenbeck, Waller, Maunoir, M. Velpeau, ont pensé qu'il vaut mieux pénétrer par la cornée que par la sclérotique. Chacun de ces auteurs, ou à peu près, inventa son instrument particulier et

(1) La méthode par *incision* étant généralement abandonnée aujourd'hui, nous nous abstiendrons de donner des figures représentant ses procédés.

(2) *Dissertatio medico-chirurg. de pupillæ phthisi et synizesi*, par Christ. Fraas ; *præs. Mauchart* in *Disput. chirurg.*, de Haller, t. I.

fit l'incision à sa manière. Je me bornerai à quelques mots sur les principaux procédés.

Procédé de Janin. — Incision simple et verticale. — Les insuccès qu'il avait remarqués après la section de l'iris selon le procédé de Chéselden lui firent penser que l'*incision verticale* ne se refermerait pas, parce qu'ainsi les fibres rayonnées de l'iris seraient divisées et non pas simplement écartées. « J'ouvre, dit-il (1), » les deux tiers de la cornée avec le bistouri de M. Wenzel, et je » relève ensuite la calotte de la cornée avec une curette que je tiens » dans la main gauche, tandis que la droite est munie de ciseaux » courbes dont la branche inférieure est terminée en pointe; l'ayant » plongée dans l'œil à environ une ligne de son limbe inférieur, et » un peu du côté du grand angle, je dirige la pointe de cet instru» ment de bas en haut, et, m'éloignant d'une demi-ligne de l'an» cienne prunelle, je fais ma section d'un seul coup; cette plaie » forme une pupille en forme de croissant, la partie convexe fai» sant face au petit angle de l'œil. »

Ce procédé ne réussit pas mieux que celui de Chéselden : la plaie de l'iris se referme par de fausses membranes; aussi, ne l'emploie-t-on plus aujourd'hui.

Procédé de Guérin (2). — *Incision cruciale.* — Ce procédé est fondé sur la combinaison de ceux de Chéselden et de Janin. L'opérateur pratiquait sur l'iris une incision cruciale, au lieu de se borner à une simple fente transversale ou verticale. Son but était, en divisant tout à la fois les fibres radiées et les fibres circulaires de l'iris, de s'opposer à la réunion des lèvres de la plaie. Il pénétrait jusqu'à l'iris par une incision demi-circulaire de la cornée. Les pupilles artificielles que Guérin faisait de cette manière, avaient presque toujours une forme assez ronde. En introduisant l'instrument par la cornée, il pensait qu'il pourrait plus sûrement que par le procédé de Chéselden éviter la lésion de l'appareil cristallinien; cependant si l'on agit comme il le recommandait, il est presque impossible de diviser l'iris sans altérer la capsule. Les chances de la réunion des lambeaux étaient moins grandes, il est vrai, que dans l'incision simple; cependant on re-

(1) Janin, *Mémoires et observations sur l'œil*, 1772, p. 190.
(2) Guérin, *Traité sur les maladies des yeux*, p. 235.

marquera bientôt que la pupille, à peu près ronde immédiatement après l'opération, ne tardait pas à se refermer.

Ce procédé, comme le précédent, a été abandonné.

Procédé de Maunoir (1). — *Incision simple de l'iris, et exceptionnellement incision en V.* — Presque tous les chirurgiens qui ont rapporté ce procédé ont pensé que l'habile chirurgien de Genève pratiquait toujours l'incision en V, tandis qu'il ne l'appliquait qu'à des cas exceptionnels. Ce procédé a pour but principal la division perpendiculaire des fibres radiées, que l'auteur nomme le *muscle dilatateur* de l'iris. Il dit, en effet, page 31 : « La troisième indication, et la plus importante, c'est de faire l'incision de l'iris, autant qu'il sera possible dans une direction perpendiculaire à celle des fibres à couper ; alors seulement on pourra espérer que la plaie faite à l'iris ne se réunira pas, et qu'une simple fente se changera en une ouverture plus ou moins elliptique. » Maunoir pratique l'opération de la manière suivante :

« Je commence, dit-il, par faire à la cornée, au côté externe, autant que faire se pourra, qu'il y ait opacité à cette place ou non, une incision longue de 6 millimètres environ, et à 2 millimètres de distance de la sclérotique. Cette incision doit avoir une courbure parallèle à la circonférence de la cornée, et, en général, elle ne doit différer de celle qu'il faut faire pour l'opération de la cataracte, qu'en ce qu'elle doit être beaucoup plus petite. »

L'ouverture de la cornée est faite à l'aide du kératotome ordinaire ; le chirurgien achève ensuite l'opération avec des ciseaux coudés près de leur talon, et dont la branche qui doit rester dans la chambre antérieure est boutonnée, tandis que l'autre branche, destinée à pénétrer derrière l'iris, se termine en une pointe très fine. L'auteur indique dans les termes suivants la manière de se servir des ciseaux : « On introduit ces ciseaux de plat par l'ouverture de la cornée ; lorsque la pointe est parvenue vers l'endroit de l'iris où l'incision de l'iris doit commencer, on les retourne de manière que le plat devienne perpendiculaire à la cornée et à l'iris ; on les ouvre légèrement ; en même temps on pousse assez pour que la lame pointue qui touche l'iris pénètre dans cette membrane de toute la longueur que doit avoir l'incision ; alors on ferme rapidement les ciseaux, et l'iris se trouve coupé. »

(1) Maunoir, *Mémoire sur l'organisation de l'iris et l'opération de la pupille artificielle.*

Dans quelques cas exceptionnels, nous l'avons dit, le chirurgien de Genève, au lieu de terminer là l'opération, fait une seconde incision sur l'iris, de manière à dessiner un V dont la base regarde la circonférence de la membrane, et dont le sommet se trouve au point même où les ciseaux ont pénétré d'abord dans la chambre postérieure.

Ce procédé peut avoir quelques avantages quand il y a oblitération de la pupille par adhérence de l'iris à la cornée (synéchie antérieure); mais il n'est pas applicable lorsque la pupille est fermée par de fausses membranes siégeant sur la capsule (synéchie postérieure). Dans le premier cas, en effet, la branche terminée en pointe peut glisser dans la chambre postérieure agrandie, sans toucher la cristalloïde; mais cela me paraît à peu près impossible dans le second. Il peut encore arriver, par suite de la crainte que doit avoir le chirurgien de produire une cataracte, que les ciseaux ne pénètrent point assez profondément et ne divisent l'iris que dans une partie de son épaisseur, ou que toute la portion d'iris comprise entre les lames échappe à l'action de l'instrument, double accident qui est arrivé à M. Maunoir lui-même. Cependant, malgré ces inconvénients, je me hâte de dire que ce procédé est incontestablement préférable à tous ceux qui ont pour but l'*incision* de l'iris. On doit le remplacer toujours par l'*excision* dans les synéchies partielles, et par le *déchirement* dans les synéchies complètes.

Procédé de Juengken (1). — Il est applicable seulement aux cas rares de persistance de la *membrane pupillaire*. La description en a été bien faite par M. Van Roosbroeck ; je la trouve reproduite dans la thèse de M. Gaubric de la manière suivante (*Thèses Paris*, 1844) : « Quelques heures avant de commencer l'opération, on a soin d'instiller dans l'œil quelques gouttes d'une solution d'extrait de belladone ou de jusquiame, à l'effet de tendre fortement l'iris qui présente dès lors une plus grande résistance à l'instrument. Le malade étant placé comme pour l'opération de la cataracte, l'aide soulève la paupière supérieure ; l'opérateur, de son côté, abaisse la paupière inférieure de la main droite s'il a affaire à l'œil gauche, et réciproquement de la main gauche s'il doit opérer l'œil droit. Saisissant alors l'instrument » (l'aiguille à dépression de Scarpa) « avec les trois premiers doigts de l'autre

(1) Juengken, *Das Coreoncion*, p. 21 ; 1817.

main, comme on ferait une plume à écrire, il appuie les deux derniers sur la pommette, et tient l'aiguille horizontalement placée, de telle sorte qu'une de ses faces regarde en haut et l'autre en bas. Dès que le moment est favorable, il dirige la pointe perpendiculairement sur la cornée, et l'enfonce à une demi-ligne au-dessous du centre. Lorsque l'instrument a pénétré dans la chambre antérieure, le chirurgien le porte sur la membrane pupillaire, qu'il cherche à diviser par une incision cruciale, en ayant soin de ne pas blesser le bord pupillaire de l'iris. Pour cela, on enfonce l'aiguille, près du bord pupillaire supérieur, dans la membrane pupillaire, et on la divise par une incision verticale jusqu'au bord inférieur. On fait ensuite deux incisions transversales qui partent du bord de la membrane pupillaire, et vont rejoindre l'incision verticale, de manière que cette membrane se trouve partagée en quatre lambeaux. Ces incisions doivent être pratiquées par la pointe seulement, pour ne pas blesser le cristallin ou la capsule. Avant de retirer l'aiguille, on s'assure que la division de la membrane pupillaire est complète; s'il restait une partie non divisée, on chercherait de nouveau à l'inciser. Après cela, on retire l'instrument selon la direction qu'il a suivie pour pénétrer à travers la cornée; les quatre lambeaux restants sont absorbés peu à peu, laissant une pupille presque en tout semblable à la pupille naturelle, mais un peu anguleuse.

» L'opération ainsi terminée, on tient les paupières fermées au moyen de deux petites bandelettes de taffetas gommé passant verticalement du front à la joue ou s'entrecroisant sur les paupières, et l'on suspend devant l'œil une petite compresse de toile. »

Je n'ajouterai que quelques mots à cette description, c'est que le manuel n'en est pas aussi facile que semble le dire l'auteur. Les mouvements de l'œil, même lorsqu'il est maintenu, et la sortie de l'humeur aqueuse par la ponction, doivent nécessairement mettre l'appareil cristallinien en danger, en le rapprochant trop de la cornée et en ne laissant pas de place pour le jeu des instruments; d'un autre côté, comment espérer de diviser un tissu aussi mou que la membrane pupillaire, s'il ne trouve pas un point d'appui en arrière? La pression devra donc porter sur l'appareil cristallinien, mais la plus petite égratignure de la capsule produira une cataracte inévitable. Là encore l'excision est applicable si l'adhérence de l'iris est partielle, et le déchirement si elle est complète.

APPRÉCIATION. — L'incision de l'iris se referme presque toujours sur elle-même, qu'elle soit simple ou multiple. Quelques auteurs ont si bien senti cet inconvénient, qu'ils ont recommandé de détruire toujours le cristallin, et qu'un d'eux, Adams, est allé jusqu'à proposer d'en placer les débris entre les lèvres de la plaie iridienne, pour en empêcher la réunion. De plus, elle expose souvent à ouvrir la capsule et à produire une cataracte qu'il faut opérer séance tenante ou quelque temps après, et cela dans des cas où l'appareil cristallinien était sain et devait être conservé intact. Le procédé de Maunoir, tant vanté par Scarpa, pourrait seul, dans quelques cas d'oblitération complète, trouver son utile application ; pourtant il vaudrait mieux exciser la base du lambeau et l'entraîner au dehors, c'est-à-dire pratiquer l'incision ordinaire, que de se borner à l'incision simple ou à celle en V. Dans quelques cas où la pupille aurait disparu après l'extraction ou l'abaissement du cristallin, l'incision pourrait être à la rigueur pratiquée, si l'iris présentait un degré de tension convenable ; néanmoins le déchirement me semble l'emporter, même dans ce cas, sur l'incision. Cette dernière opération ne me paraît même pas devoir être réservée à la destruction de la membrane pupillaire, ou à celle de fausses membranes peu épaisses, qui se seraient développées dans la pupille à la suite d'une iritis survenue pendant la vie intra-utérine, parce qu'elle présente des dangers que n'offrent ni l'*excision*, ni le *déchirement*.

DÉCOLLEMENT DE L'IRIS, OU IRIDO-DIALYSE.

Le décollement de l'iris de ses attaches ciliaires, dans le but de la formation d'une pupille artificielle, a été imaginé par Scarpa et presque en même temps par A. Schmidt, au commencement de ce siècle. Assalini prétend l'avoir exécuté dès 1787 ; mais malgré les témoins du fait qu'il nomme, et bien qu'il avance qu'en 1788 Buzzi fit après lui cette opération, les auteurs que nous avons nommés sont considérés comme les créateurs de la méthode. Scarpa et Schmidt furent amenés à leur découverte par l'observation qu'ils avaient faite de la facilité avec laquelle l'iris se détache du corps ciliaire à la suite de coups ou de blessures, ou pendant certaines opérations pratiquées sur l'œil. L'ouverture accidentelle du diaphragme avait, dans ce cas, permis à la vision de s'accomplir, et c'est là ce qui conduisit à la création de la méthode. Sharp, Guérin, Janin, Chaussier, Wenzel, avaient fait cette même remarque, mais aucun d'eux n'avait songé à en tirer parti pour rétablir la vision.

Le décollement de l'iris se pratique par la cornée ou par la sclérotique; nous étudierons plus loin les procédés des auteurs. Voici celui que nous employions autrefois et que nous remplaçons toujours avec avantage par le *déchirement* (v. p. 542).

Instruments.—Un couteau lancéolaire, un petit crochet, et des ciseaux courbes, sont les trois instruments indispensables. Il est bon d'avoir en outre une petite spatule large de 2 millimètres, longue de 15 à 20, très flexible et montée sur le manche d'une aiguille ordinaire. Lorsque l'œil à opérer est fort enfoncé, fort mobile, que les paupières sont étroites, on doit se munir de deux élévateurs pleins pour les paupières, et d'une pince fermant à ressort pour fixer le globe, en saisissant la conjonctive près de la cornée. On tiendra encore près de soi une pince courbe très fine, des éponges et de l'eau.

Position du chirurgien et de l'aide. — Elle est la même que dans l'opération de la cataracte, où nous la décrirons avec détail, en y joignant une figure (voy. *Cataracte*). Toutefois, nous ferons remarquer qu'il est incomparablement plus avantageux de faire coucher le malade sur un lit étroit, près d'une fenêtre, et, comme nous venons de le dire, de fixer l'œil à opérer avec une pince appliquée sur la conjonctive et le fascia près de la cornée.

Premier temps. — Ponction de la cornée. — L'aide relève la paupière supérieure de la main gauche, si l'on opère l'œil droit, abaisse la paupière inférieure de l'autre main, et maintient la tête dans l'immobilité en l'appuyant contre sa poitrine. Le chirurgien saisit le couteau lancéolaire, et pratique une ponction dans le point le plus rapproché possible du centre de la cornée. Cette ponction, large de 4 à 5 millimètres, doit être régulière, aussi large à la surface postérieure de la cornée qu'à la surface antérieure, et placée de telle sorte que la direction en soit parallèle à la base de la pupille artificielle qui doit être pratiquée, comme cela est représenté dans la fig. 67.

Fig. 67.

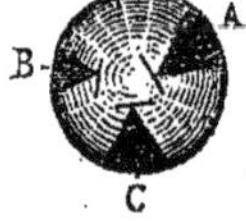

Les triangles noirs A, B, C, sont des pupilles artificielles qu'on se propose d'établir : les bases de ces pupilles, placées vers la circonférence de l'iris, sont parallèles à une ligne noire qu'on voit à leur sommet, et qui indique la largeur et la direction de la ponction.

En pratiquant cette ponction, le chirurgien incline le couteau aussitôt qu'il sent que la cornée est traversée, et approche le manche de l'instrument du côté de la membrane opposé à la base de la pupille à pratiquer. Par ce mouvement, le couteau se trouve couché presque horizontalement entre l'iris et la cornée, ce qui permet au chirurgien de faire entrer la lame plus profondément dans la chambre antérieure sans blesser le diaphragme. La fig. 68 représente ce temps de l'opération.

Fig. 68.

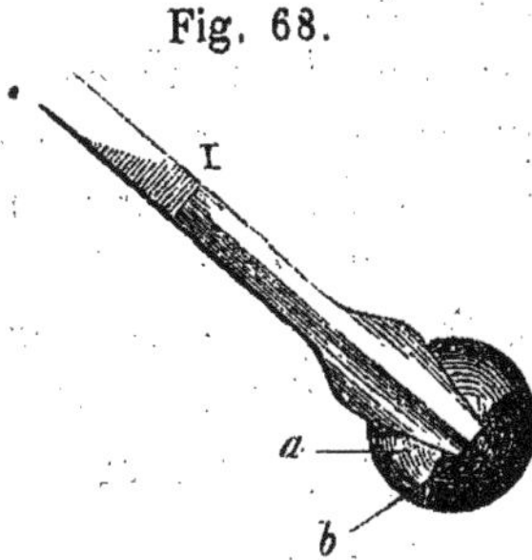

Le couteau 1 est incliné presque parallèlement à l'iris, la pointe a pénétré dans la chambre antérieure, et se trouve rapprochée de la base de la pupille à établir ; la ponction *b* a une étendue de 4 à 5 millimètres ; *a*, est une tache blanche de la cornée dans laquelle la pupille naturelle a disparu par suite d'une ulcération (*synéchie antérieure*). A l'endroit de la ponction, la membrane est saine, ce qui permet de voir l'iris, dont la couleur est foncée.

Le chirurgien retire le couteau dès que la ponction est pratiquée ; il a soin, s'il n'a pu la faire assez large en poussant l'instrument (ce qui arrive quand l'humeur aqueuse s'échappe trop tôt), de l'agrandir vers l'extrémité la plus déclive lorsqu'il ramène à lui la lame. Ce premier temps exécuté, l'aide abandonne les paupières, et l'on donne au malade un instant de repos, pendant lequel le chirurgien essuie les paupières mouillées et rendues glissantes par l'humeur aqueuse et par les larmes qui se sont échappées de l'œil.

Deuxième temps. — Introduction du crochet. — Les paupières étant éloignées de nouveau, le petit crochet représenté sur la fig. 69, est tenu comme une plume à écrire ; le chirurgien en dirige la convexité en haut, et le fait pénétrer dans la chambre antérieure, en pressant un peu sur la lèvre externe de la plaie si le décollement se fait sur la partie interne de l'iris. La direction que doit suivre cet instrument est exactement celle qu'on a donnée au couteau lorsque la ponction a été faite. Aussitôt que la portion recourbée a pénétré tout entière dans la chambre antérieure, ou, pour parler plus exactement, entre l'iris et la cornée qui se touchent par suite de la sortie de l'humeur aqueuse, le manche est fortement incliné, de manière qu'il y ait un parallélisme exact entre la surface de l'iris et l'axe du crochet. L'instrument se trouve placé alors dans une direction telle, qu'il a sa pointe en bas, et sa convexité en haut; le chirurgien le fait glisser avec précaution entre les deux membranes, et le conduit jusque vers l'insertion de l'iris au corps ciliaire. Arrivé là, le crochet est caché presque tout entier derrière la très petite portion de sclérotique comprise entre les attaches de l'iris et celles de la cornée.

Troisième temps. — Décollement de l'iris. — C'est au moment où le crochet vient de disparaître derrière la sclérotique, entre les attaches de l'iris et celles de la cornée, que le chirurgien, tenant toujours l'instrument comme il a été dit, et sentant une certaine résistance lorsqu'il essaie de le faire pénétrer plus loin, fait faire au manche un quart de tour sur son axe de haut en bas, en le roulant dans cette direction entre le pouce et les deux premiers doigts, harponne l'iris par un petit coup sec d'avant en arrière, et le maintient fixé dans la courbure de l'instrument. Le diaphragme n'oppose le plus souvent qu'une très faible résistance, et se laisse entraîner du côté de la plaie.

L'opération arrivée à ce point, est exactement représentée dans la figure que voici.

Fig. 69.

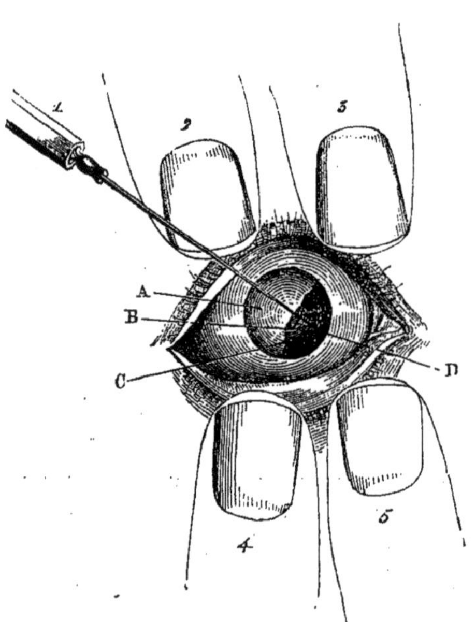

1, *manche* du crochet; 2, 3, *doigts* de l'aide relevant la paupière supérieure ; 4, 5, *doigts* de l'aide abaissant la paupière inférieure ; A, *tache leucomateuse* de la cornée dans laquelle la pupille a disparu (*synéchie antérieure*) ; B, *incision* pratiquée près de la tache leucomateuse, dans la portion de membrane demeurée saine ; C, *iris* vu à travers la cornée transparente en cet endroit ; D, *fond de l'œil* vu à travers une partie de la pupille artificielle non achevée. Le décollement de l'iris est encore incomplet; le crochet entraîne cette membrane vers l'incision de la cornée.

Quatrième temps. — *Sortie de l'iris.* — Lorsque le chirurgien a harponné l'iris, il a eu soin de diriger tout aussitôt la pointe du crochet un peu en bas et en arrière, tandis que la courbure en est tournée en haut et en avant. Ce mouvement, qui a pour but d'éviter la déchirure de la capsule, est représenté fidèlement dans la figure précédente.

L'opérateur continue alors d'entraîner l'iris. Il convient, pour arriver à ce but, de tenir la courbure du crochet exactement appliquée contre la face concave de la cornée, et de ne point craindre la pression qui peut en résulter. C'est un excellent conseil donné par le professeur Jæger. On évite ainsi plus sûrement la capsule; la portion d'iris saisie est mieux maintenue, et sort plus facilement par le fait même de la pression qu'on exerce avec le dos du crochet, sur la partie postérieure de celle des deux lèvres de la plaie qui regarde la nouvelle pupille.

Cinquième temps. — *Excision de la portion d'iris décollée.* —

Fig. 70.

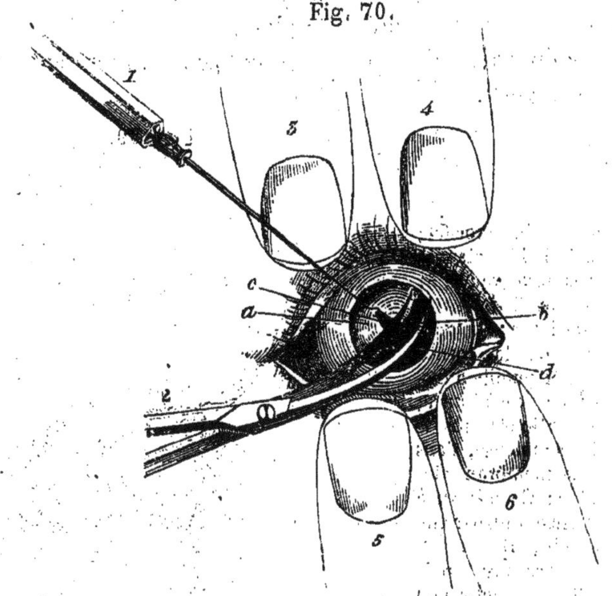

1, *crochet* implanté dans l'iris entraîné hors de la chambre antérieure; 2, *ciseaux* courbes sur le plat dont une branche est engagée derrière l'iris. Ces ciseaux, prêts à faire la section de l'iris, ont été dessinés ouverts; 3, 4, *doigts* de la main gauche de l'aide; 5, 6, *doigts* de sa main droite; *a*, *tache leucomateuse* de la cornée masquant complétement la pupille naturelle qui y est adhérente (*synéchie antérieure*); *b*, *plaie* faite à la cornée avec le couteau lancéolaire dans le premier temps de l'opération; *c*, *iris* entraîné par le crochet hors de la chambre antérieure; *d*, pupille artificielle pratiquée par le décollement de l'iris.

L'iris, entraîné par le crochet hors de la chambre antérieure, et maintenu sur l'instrument comme dans la fig. 70, est excisé au ras de la cornée avec une paire de ciseaux courbes sur le plat, ou abandonné dans la plaie, si l'on se propose (ce qui est toujours mauvais) d'effectuer l'enclavement.

La fig. 70 représente l'excision de l'iris lorsque la pupille artificielle vient d'être pratiquée par décollement.

Remarques sur les accidents qui peuvent arriver pendant l'opération par décollement. — L'opération que nous venons de décrire, et qui devra toujours être remplacée par le *déchirement*, s'applique à un cas dépourvu de toute espèce de complication, et dans lequel le manuel opératoire a été suivi avec précision. La manœuvre, cependant, est loin d'être aussi régulière, tantôt par le fait même de l'opérateur, tantôt par la disposition des parties, quelquefois par suite des modifications apportées dans les membranes par l'inflammation qui les a frappées. Nous allons passer rapidement en revue toutes les principales causes des accidents qui compliquent et font souvent échouer l'opération de la pupille artificielle par décollement.

Premier temps.—Ponction de la cornée.—Cette manœuvre, qui est assez ordinairement facile, à moins que la cornée et l'iris ne se trouvent en contact presque immédiat, peut occasionner, lorsque le chirurgien n'attaque pas convenablement la cornée, une foule d'accidents qui, non-seulement compromettront l'opération dans ses résultats, mais encore en empêcheront l'exécution complète dans beaucoup de cas. Il faut que la ponction ne soit ni trop petite, ni trop grande; qu'elle ne soit, par rapport à l'iris, ni trop perpendiculaire, ni trop oblique; qu'elle ne soit ni trop rapprochée, ni trop éloignée de la circonférence de la cornée. Il est indispensable encore qu'elle soit aussi large à la surface interne qu'à la surface externe de la membrane, et exactement parallèle à la base de la pupille nouvelle. Enfin, le chirurgien doit enfoncer le couteau avec précision et pas trop profondément. Prouver qu'il n'y a aucune exagération dans cette énumération, est chose facile.

A. *Ponction trop petite.* — Elle rend l'introduction du crochet plus difficile; l'opérateur, obligé de presser sur la cornée pour faire pénétrer l'instrument, occasionne des douleurs, et l'œil, dévenu très mobile et très rouge, se cache rapidement sous la paupière supérieure. Si l'on parvient à faire passer le crochet dans la chambre antérieure, là d'autres difficultés attendent le chirurgien : les principales sont l'impossibilité de faire sortir au dehors la portion de l'iris décollée, le tiraillement des lèvres de la plaie cornéenne, et fréquemment la blessure de ses parties, dans lesquelles la pointe du crochet vient, quoi qu'on fasse, s'implanter le plus souvent. De là aussi des douleurs très vives pour le patient, et pour le médecin le regret de reconnaître que l'incision qui a permis au crochet de passer dans la chambre antérieure, ne peut plus l'en laisser sortir avec la portion d'iris décollée. Après quelques efforts infructueux, le crochet finit par s'échapper seul, et l'iris, forcément abandonné derrière la cornée, vient souvent masquer en totalité ou en partie la pupille nouvelle. Dans quelques cas, il est vrai, on pourrait agrandir l'incision après coup, et aller reprendre avec le crochet ou avec une pince cette portion d'iris qu'on aurait dû entraîner au dehors ; mais la chambre antérieure est remplie de sang, on ne distingue plus suffisamment bien la route que les instruments doivent suivre, et souvent le malade fatigué par ces hésitations et par la douleur qu'elles occasionnent, n'est plus en état de permettre cette recherche, d'ailleurs dangereuse, si l'on doit ménager la capsule demeurée transparente.

B. *Ponction trop grande.* — C'est un inconvénient beaucoup moins sérieux que le précédent ; la manœuvre, du moins en ce qui touche la sortie de l'iris, est plus facile ; mais en revanche l'incision trop grande expose la cornée à perdre de sa transparence, alors que cette condition est indispensable au succès. Dans une opération de cette nature, la moindre altération de la cornée est fort grave : les plaies trop larges, devenant souvent la cause de taches leucomateuses, doivent donc être évitées avec le plus grand soin. Cependant, il faut convenir que la pupille artificielle est plutôt compromise par une incision trop petite que par une incision trop grande de la cornée.

C. *Ponction de la cornée trop perpendiculaire à l'iris.* — Lorsque le couteau est placé exactement dans une direction perpendiculaire à l'iris, et que cette membrane, par le fait d'une adhérence (*synéchie antérieure*), se trouve très rapprochée de la cornée, il arrive fort souvent que la pointe de l'instrument blesse le diaphragme. Cet accident, peu dangereux dans quelques cas, occasionne d'autres fois un épanchement de sang qui vient troubler l'humeur aqueuse, et empêche le chirurgien de continuer l'opération avec la précision convenable. Quelquefois aussi la piqûre de l'iris est suivie d'une inflammation traumatique, dont les conséquences peuvent être funestes pour l'œil opéré. Dans les cas de fausse cataracte où la pupille a disparu par suite d'adhérences à la capsule (*synéchie postérieure*), la ponction faite trop perpendiculairement à l'iris amène plus rarement la lésion de cette membrane ; mais si l'accident a lieu, il se complique alors d'ordinaire de la blessure de l'appareil cristallinien, c'est-à-dire d'une cataracte traumatique qu'il faudra opérer plus tard.

La ponction trop perpendiculaire de la cornée a, en outre, un inconvénient pour l'exécution facile du temps de sortie de l'iris, surtout si elle est en même temps trop étroite, parce que les lèvres de la plaie kératique, taillées à angle droit, s'écartent moins facilement l'une de l'autre, arrêtent le crochet et provoquent souvent la chute, derrière la cornée, de la portion d'iris qu'on a saisie.

D. *Ponction de la cornée trop oblique par rapport à l'iris.* — La ponction de la cornée doit être faite de telle sorte, que le point d'entrée du couteau, à la surface externe de cette membrane, soit un peu plus éloigné de la base de la pupille à pratiquer que le point où il pénètre dans la chambre antérieure. Mais quand le chirurgien, inclinant trop le manche du couteau, donne à cet instrument une direction trop parallèle à celle de l'iris, la lance, labourant la cornée, pénètre entre les lamelles kératiques et n'arrive dans la chambre antérieure qu'après un trajet plus ou moins long. On comprend toutes les difficultés qui devront résulter de cette ponction mal faite : comment, en effet, introduire le crochet au travers de cette route si étroite? comment surtout le faire sortir de la chambre antérieure avec l'iris, membrane molle, roulée sur elle-même, et qui devra infailliblement se déchirer lorsqu'on essaiera de la faire passer à travers les lamelles cornéennes, résistantes par elles-mêmes, et appliquées fortement les unes contre les autres? De la ponction trop oblique résulte encore un autre inconvénient, dont nous étudierons plus bas les conséquences : c'est que l'ouverture de la cornée, très large au dehors, est au contraire trop étroite du côté de la chambre antérieure.

E. *Ponction de la cornée trop rapprochée ou trop éloignée de la base de la pupille.* — La ponction de la cornée doit, autant que possible, être faite dans le centre ou au moins dans l'endroit le plus rapproché possible du centre de la membrane, par ce double motif que, d'une part, le point de traction sur l'iris étant limité en cet endroit sur lequel la portion iridienne entraînée roule comme sur une poulie, le décollement se fera dans une étendue convenable, et que, d'une autre part, si la plaie occasionne une tache, la pupille artificielle n'en souffrira pas. Mais s'il arrive que le chirurgien fasse la ponction trop près de la base de la nouvelle pupille, cette ouverture sera infailliblement trop petite ; et pour peu d'opacité que la plaie cornéenne produise, le résultat de l'opération se trouvera gravement compromis.

Au contraire, si le chirurgien ponctionne la cornée trop loin de la base de la pupille, le décollement de l'iris se fait dans une trop grande étendue, inconvénient qui serait en réalité peu de chose s'il n'en résultait qu'une pupille trop grande, mais qui devient très sérieux, parce que le décollement de l'iris en totalité ou en très grande partie est ordinairement suivi, soit d'une inflammation traumatique très vive et d'exsudations membraneuses dans le globe, soit d'accidents de toute autre nature, comme l'amblyopie ou même l'amaurose.

F. *Ponction de la cornée plus large à la surface externe qu'à la surface interne.* — Lorsque le chirurgien incline trop le couteau lancéolaire, cet instrument glisse entre les lamelles kératiques et pénètre à peine dans la chambre antérieure, tandis que déjà la cornée est largement divisée à sa surface externe. La plaie de la cornée représente alors un canal triangulaire exactement semblable pour la forme à la lame du couteau lancéolaire. Ce triangle, obliquement placé entre les lamelles, et dont la base est passablement large, se termine dans la chambre antérieure par un sommet tronqué assez étroit pour ne pas permettre la sortie de l'iris et du crochet, qui restent forcément dans la chambre postérieure.

Le même inconvénient de faire une ponction de la cornée plus large à la surface externe qu'à la surface interne arrive encore lorsque le couteau, dirigé convenablement, n'est point enfoncé à une profondeur suffisante, et surtout quand le chirurgien oublie d'agrandir l'ouverture en retirant l'instrument.

G. *Ponction non parallèle à la base de la pupille.* — Lorsque le chirurgien pratique une ponction présentant ce défaut à un haut degré, il se trouve singulièrement gêné pour conduire le crochet vers le point des insertions ciliaires de l'iris qu'il a choisi. En outre, la difficulté de faire sortir le crochet de la chambre antérieure est infiniment plus grande.

H. *Sortie prématurée de l'humeur aqueuse.* — L'humeur aqueuse s'échappe facilement de la chambre antérieure quand le chirurgien n'enfonce point avec précision le couteau lancéolaire dans la cornée, et que l'une des lèvres de la petite plaie se trouve éloignée de l'instrument, soit par une pression intempestive exercée par l'opérateur sur la lèvre opposée, comme cela peut arriver lorsqu'on juge convenable d'incliner le couteau pour agrandir l'ouverture, soit, ce qui est encore assez fréquent, par la fuite rapide de l'œil, qui, n'étant point fixé par une pince, tend à se cacher sous la paupière supérieure. La sortie prématurée de l'humeur aqueuse n'est point par elle-même un inconvénient; mais comme alors la chambre antérieure disparaît, le chirurgien fait une ouverture trop petite à la cornée s'il retire promptement le couteau, ou blesse l'iris s'il veut faire une ponction d'une largeur convenable. Il est plus prudent, quand l'humeur aqueuse s'échappe trop tôt, de ramener vivement à soi l'instrument, sauf à agrandir après coup l'ouverture avec le petit instrument en forme de canif et à pointe mousse, dont nous avons donné le dessin à l'article *Pupille artificielle par excision.* (V. p. 527).

I. *Blessure de l'iris.* — La pointe du couteau blesse l'iris lorsque l'instrument est enfoncé brusquement à une trop grande profondeur, ou que le chirurgien l'a fait pénétrer dans une direction perpendiculaire à celle du diaphragme. Ce même accident se montre encore quand l'humeur aqueuse sortant prématurément par les causes que nous venons d'indiquer, la chambre antérieure disparaît par le fait du rapprochement immédiat de l'iris et de la cornée. La blessure de l'iris occasionne ordinairement, ainsi que nous l'avons déjà dit, un écoulement de sang entre l'iris et la cornée; et pour peu qu'il soit abondant, les parties sur lesquelles doivent agir les instruments étant masquées, l'opérateur ne peut plus manœuvrer avec la précision si nécessaire dans cette opération. La blessure de l'iris peut être en outre la cause d'une ophthalmie interne plus ou moins grave, mais toujours capable de compromettre le succès de la pupille artificielle que le chirurgien est parvenu à pratiquer.

Deuxième temps. — Introduction du crochet. — Les accidents de ce deuxième temps sont beaucoup moins sérieux que ceux du premier. Voici les principaux : l'hésitation dans l'introduction du crochet ; le glissement de cet instrument entre les lamelles de la cornée ; la difficulté de faire pénétrer le crochet entre l'iris et la cornée par le fait d'une adhérence légère entre ces membranes ; la lésion de l'iris ou celle de la cornée par la pointe du crochet lorsqu'elle est tournée en arrière ou en avant, et la déchirure de la capsule.

A. *Hésitation dans l'introduction du crochet.* — Elle peut tenir à une connaissance peu exacte de la manœuvre, et surtout à l'oubli de la précaution qu'on doit avoir, d'introduire le crochet dans la même direction que le couteau lancéolaire. Cette hésitation est fâcheuse sous plus d'un rapport : l'attouchement, même léger, de la cornée fait rougir l'œil, occasionne de la douleur, inquiète le malade, qui commence à s'agiter dans un moment où la plus grande immobilité est nécessaire. Presque toujours il arrive que les autres temps de l'opération sont exécutés avec moins de précision lorsque ce tâtonnement fâcheux a eu lieu.

B. *Glissement du crochet entre les lamelles de la cornée.* — Il peut arriver que le chirurgien pousse le crochet entre les lamelles de la cornée, lorsque l'incision a été pratiquée trop obliquement ou même quand elle a été parfaitement bien faite. Dans ce dernier cas, cela tient à ce que le crochet n'a point été conduit dans un sens parallèle à l'incision, ou bien à cette circonstance que les lèvres de la plaie ont perdu leurs rapports naturels après l'évacuation de l'humeur aqueuse qui suit inévitablement la ponction.

Lorsque cet accident arrive, on sent une résistance inaccoutumée, et l'on voit que le crochet, en avançant, imprime dans la cornée une ligne blanchâtre toute particulière et presque semblable à une déchirure. En même temps le malade se plaint d'une douleur assez vive, et le globe, lorsqu'il n'est pas tenu immobile par la pince, tend à fuir rapidement sous la paupière, et s'y cacherait certainement si le crochet fourvoyé dans les lamelles kératiques ne le retenait. C'est à ce moment que le chirurgien, reconnaissant la fausse route de l'instrument, cherche à le dégager; mais il rencontre alors un obstacle fort difficile à surmonter, et qui consiste en ce que la pointe qui a labouré les lamelles s'y est solidement implantée et ne peut plus en sortir.

Le moyen conseillé par quelques auteurs pour rendre à l'instrument sa liberté, c'est de faire exécuter au manche quelques petits mouvements de traction et de rotation combinés; mais cela est très douloureux pour le malade, et l'on n'arrive au but qu'en déchirant les lamelles dans une certaine étendue.

Le plus court parti à prendre, et c'est aussi celui qui fait le moins souffrir le patient, consiste, tout en maintenant l'œil fixé sur le crochet, à tenir cet instrument de telle sorte qu'il ait sa pointe tournée en bas, et sa convexité en haut, puis à abaisser le manche, d'abord parallèle à l'iris, jusqu'à ce que la pointe, qui, par suite de ce mouvement, exécute un quart de cercle de bas en haut (si l'on fait la pupille dans l'angle interne), se dégage brusquement des brides qui la retiennent. Je ne sache pas qu'il y ait un moyen plus rapide, plus sûr et moins douloureux de faire sortir le crochet ainsi engagé.

C. *Difficulté de faire avancer le crochet entre la cornée et l'iris.*— Elle ne se présente, en général, que dans les cas où, une synéchie antérieure fort large existant, l'iris serait malade, et légèrement adhérent à la cornée dans l'endroit même où il conviendrait d'établir la pupille artificielle. On reconnaît alors, en poussant le crochet entre les deux membranes, qu'il imprime un sillon à l'iris, et, s'il se fait une place, qu'il est pressé de toutes parts par le diaphragme qui n'est plus libre, et dont le décollement serait fort douteux. Retirer le crochet de l'œil est dans ce cas la conduite la plus prudente; on le remplace aussitôt par une petite spatule mousse, très flexible, très plate et au moyen de laquelle on sépare l'iris de la cornée dans une étendue convenable, c'est-à-dire égale au moins à la surface probable de la pupille artificielle qu'on se propose de pratiquer. L'introduction du crochet devient facile alors, et le décollement s'exécute régulièrement, à moins pourtant, ce qui arrive souvent en pareil cas, que l'iris ne soit tellement ramolli qu'il se déchire, et n'offre plus une résistance qui permette de l'entraîner au dehors.

D. *Lésion de la cornée ou de l'iris par la pointe du crochet. — Blessure de la capsule.* — Ces accidents ne peuvent arriver que par l'inobservation de la règle établie que le crochet, après avoir pénétré dans la chambre antérieure, doit être dirigé à plat (le dos en haut, la pointe en bas) jusqu'au corps ciliaire, dans une direction parallèle à celle de ces membranes.

Troisième temps. — Décollement de l'iris. — Les accidents qui se montrent pendant ce temps de l'opération sont peu nombreux ; voici les principaux : l'accrochement de l'iris ailleurs que dans les attaches ciliaires, la déchirure de cette membrane par suite de la mollesse de son parenchyme, l'échappement du crochet, et l'impossibilité de décoller l'iris fixé par de fausses membranes placées à sa surface postérieure.

A. *Accrochement de l'iris ailleurs que dans les attaches ciliaires.* — Les fibres rayonnées de l'iris convergent vers la pupille, et par conséquent sont rapprochées les unes des autres près de cette ouverture, tandis qu'elles sont notablement écartées vers les attaches ciliaires du diaphragme. C'est par suite de cette disposition anatomique, que les pupilles artificielles par décollement ont la forme d'un triangle, dont la base est à la circonférence de l'iris, et dont le sommet, toujours tronqué, se perd ou dans la pupille naturelle oblitérée par de fausses membranes, ou dans une synéchie antérieure. Il est inutile de dire que les côtés du triangle que dessine la pupille artificielle faite par décollement sont formés par deux de ces fibres rayonnées le long desquelles le parenchyme iridien s'est déchiré, lors de la traction exercée par le crochet de l'opérateur.

Cette disposition particulière de l'iris devait être rappelée ici ; en effet, si l'on implante le crochet ailleurs que sur les attaches ciliaires, où il y a une sorte d'ourlet saillant qui maintient les fibres iridiennes à la manière d'un cadre, on ne peut obtenir un décollement régulier, et l'on ne fait que déchirer l'iris dans l'espace compris entre les fibres dont nous venons de parler. L'ouverture presque linéaire saigne, trouble l'humeur aqueuse et se referme bientôt. Quand cela arrive, l'opération, dans la plupart des cas, est manquée.

B. *Déchirure de l'iris par mollesse de son parenchyme.* — Lorsque le diaphragme s'est enflammé et que la phlogose est passée à l'état chronique, le tissu iridien n'a plus son aspect ni sa consistance ordinaires. Sa couleur primitive est ternie, et n'offre plus ces teintes brillantes si remarquables qui distinguent l'iris sain. Les fibres rayonnées ne sont plus si faciles à apercevoir; à la place de la surface veloutée, on voit la trame de l'iris assez semblable, pour l'aspect, à celle d'une étoffe usée. Il est plus que probable que dans de telles conditions le décollement ne se fera qu'incomplétement, ou même qu'il sera impossible, à cause du ramollissement de l'iris. En effet, le crochet, conduit jusqu'aux attaches ciliaires, s'engage dans le tissu iridien, le laboure entre deux fibres rayonnées sans pouvoir en saisir la moindre partie, et, au lieu d'une pupille artificielle, on a pratiqué dans l'iris un simple sillon, incapable de permettre à la lumière de pénétrer dans l'œil. A part la cause qui est différente, l'inconvénient est le même que celui qui accompagne l'implantation du crochet dans le corps même du diaphragme.

Si l'on s'est servi du crochet simple et que l'iris ait été labouré sans résultat, une seconde et immédiate introduction de cet instrument jusqu'aux attaches ciliaires, sur un autre point que celui qu'on a d'abord attaqué, est inutile et même nuisible, parce que les déchirures qui en résultent s'accompagnent d'une hémorrhagie d'autant plus abondante que l'iris est plus malade, et que la transparence de l'humeur aqueuse étant troublée par le sang, l'opérateur ne voit plus ce qu'il fait. Une première tentative avec le crochet ayant échoué, il convient donc de remplacer cet instrument par une pince représentant une double érigne, et, après avoir débarrassé la chambre antérieure du sang qu'elle contient, de harponner l'iris sur deux points différents à la fois. La pince dont je me servais quand je pratiquais encore le décollement, et dont j'ai fourni le modèle à MM. Charrière et Luër, atteint parfaitement le but. J'en ai donné plus loin une description détaillée (voy. *Procédé de Langenbeck*). On l'introduit fermée, comme le recommande Reisinger, qui a imaginé une pince analogue, et on la dirige, comme un crochet simple, jusqu'aux attaches ciliaires de l'iris. Arrivée là, elle est ouverte, et les deux érignes, accrochant la membrane à l'endroit d'élection, sont immédiatement rapprochées sitôt qu'on reconnaît qu'il y a un léger décollement. De cette manière l'iris est saisi à la fois par les deux crochets et par les mors de l'instrument, et on l'entraîne facilement, à moins, ce qui arrive quelquefois, que son tissu ne soit si ramolli qu'il n'offre aucune sorte de résistance. C'est presque l'opération du déchirement pratiquée en sens inverse.

C. *Échappement de l'iris du crochet.* — Lorsque le crochet dont on se sert ne présente pas une courbure suffisante, ou que l'opérateur, en attirant la portion décollée vers l'ouverture de la cornée, ne prend pas un point d'appui contre la face concave de cette membrane, ou bien que le manche de l'instrument est tenu dans une direction trop parallèle à celle du diaphragme, ou enfin que la traction exercée s'est trouvée interrompue par un ou plusieurs temps d'arrêt, l'iris s'échappe de l'instrument et tombe derrière la cornée. Quelquefois on peut espérer le reprendre avec le crochet introduit de nouveau, et l'attirer ainsi au dehors ; mais souvent il se déchire, saigne et ne peut traverser l'ouverture de la cornée. Il faut alors le charger promptement avec une pince dont les branches ne soient pas trop fines, lui faire franchir l'incision kératique et l'exciser. Je dois dire que dans quelques cas où l'iris s'est échappé du crochet, on est obligé, après quelques tentatives infructueuses, de le laisser derrière la cornée.

D. *Décollement empêché par de fausses membranes placées derrière l'iris.* — Lorsque l'œil a longtemps souffert d'inflammations internes, il arrive souvent que de fausses membranes plus ou moins épaisses s'organisent derrière l'iris, et forment dans cet endroit un épais rideau qui enlève presque complétement au malade la sensation de la lumière, bien que la rétine n'ait pas souffert. Parfois ces fausses membranes n'adhèrent que faiblement à l'iris ; dans d'autres cas, plus fréquents, elles y sont intimement unies et font corps avec lui ; de là deux chances différentes pour le décollement. En effet, quand les adhérences sont faibles, le crochet parvient à entraîner l'iris, tandis que si l'union est trop forte, le décollement ne peut être exécuté. Dans l'un comme dans l'autre cas, la lumière ne pouvant pénétrer jusqu'au fond de l'œil, il est nécessaire d'opérer ; mais on s'y prend d'une autre manière, et l'on divise la fausse membrane seule dans le premier cas, la fausse membrane et l'iris dans le second. Il est rare toutefois, je me hâte de le dire, que cette opération (la division de la fausse membrane après que l'iris s'est laissé décoller) puisse se pratiquer dans une seule séance, parce que le malade a beaucoup souffert des tentatives qu'on a faites, et aussi parce que la chambre antérieure ayant disparu et du sang s'étant répandu derrière la cornée, il devient fort difficile de voir ce qu'on fait. Cependant si la fausse membrane ou l'iris peuvent être aperçus, il n'y a point d'inconvénient à agrandir la plaie de la cornée et à essayer, au moyen de ciseaux fins très courbes sur le plat, de faire une perte de substance ovalaire.

La manœuvre ne présente rien de très difficile (nous supposons que la pupille artificielle est faite du côté externe); l'œil est fixé avec une pince : l'opérateur, armé de ciseaux, les fait pénétrer fermés, à plat, et la concavité en avant, dans la chambre antérieure. Lorsqu'ils sont arrivés à 2 millimètres derrière la cornée, ils sont ouverts de manière à tourner leur concavité en haut; l'une des branches est dirigée aussitôt derrière la fausse membrane qu'elle traverse, c'est-à-dire dans la chambre postérieure, tandis que l'autre demeure dans l'antérieure. Le chirurgien rapproche alors les deux branches et divise l'obstacle d'un seul coup. Cette première incision doit mesurer la partie inférieure de la nouvelle pupille; elle présente une légère concavité en haut. Pour pratiquer la seconde incision, les ciseaux sont ramenés tout près de la plaie de la cornée et tournés la concavité en bas; la branche qui était restée dans la chambre antérieure passe à son tour dans la postérieure, et la fausse membrane est divisée sur un autre point, de telle sorte que la concavité de cette seconde incision regarde celle de la première.

La perte de substance présente alors à peu près cette forme, ⊂⊃, c'est-à-dire celle de deux parenthèses renversées et très rapprochées. Cette double incision faite, la petite perte de substance est enlevée avec des pinces fines. Si la rétine n'a point été désorganisée par l'inflammation qui a produit ces fausses membranes, la vision peut être rendue; malheureusement cette complication fâcheuse est loin d'être rare. Dans tous les cas de l'espèce, il convient d'enlever, séance tenante, si faire se peut, le cristallin ou au moins la portion de cristallin en regard de la pupille, parce que ce corps est toujours opaque. On se sert pour cette opération du petit crochet à décollement ou d'une aiguille à abaissement, et d'une paire de pinces fines.

Quatrième temps. — Sortie de l'iris. — La sortie de l'iris à travers la plaie cornéenne peut être empêchée par bon nombre de causes que nous avons déjà étudiées, et parmi lesquelles je rappellerai la ponction trop petite, la ponction trop perpendiculaire à l'iris, la ponction plus étroite en arrière qu'en avant, etc., etc. Une seule cause nous reste à étudier ici, c'est la suivante :

Mauvaise direction donnée au crochet. — L'iris, entraîné par le crochet, doit traverser aisément la plaie de la cornée; autrement il se dégage et reste dans la chambre antérieure. Cet accident est produit le plus souvent par la direction que le chirurgien donne à l'instrument, dont la pointe s'implante alors dans les lamelles cornéennes; rien n'est plus facile que de l'éviter. Pour sortir librement, nous l'avons déjà dit, le dos du crochet doit, selon l'excellente recommandation du professeur Jæger, s'appuyer fortement contre la face concave de la cornée, jusqu'au moment où il est sur le point de s'engager dans l'incision kératique. Arrivé près de cette ouverture, il se dirige exactement dans le sens de la plaie par un mouvement de redressement du manche vers la cornée, et il est alors placé de telle sorte que sa convexité regarde en haut, et sa pointe en bas. Si l'on a pressé convenablement derrière la cornée avec le dos du crochet au moment où le manche se relève, les lèvres de la plaie se trouvent un moment écartées, et l'iris est entraîné très facilement au dehors.

Cinquième temps. — Excision ou enclavement de l'iris. — Le seul accident possible lorsqu'on pratique l'*excision*, ce serait d'emporter avec l'iris une petite portion de l'une des lèvres de la cornée : il ne faut qu'un peu d'attention pour l'éviter. Quant à l'*enclavement* de cette membrane dans la plaie, il n'occasionne d'ordinaire point d'accidents, si ce n'est pourtant la rentrée de l'iris dans la chambre antérieure lorsque la plaie de la cornée est trop large. Si l'on a choisi cette manière de faire, que tout le monde, à juste titre, juge mauvaise, on doit alors pratiquer à la cornée une incision beaucoup plus petite ou loger l'iris dans l'un des angles de la plaie. Nous avons dit plus haut, à propos de la chute de l'iris dans la chambre antérieure pendant le décollement, comment on doit aller le saisir avec des pinces; nous n'y reviendrons point ici.

Passons maintenant à la description des principaux procédés indiqués par les auteurs pour le décollement de l'iris: les uns introduisent les instruments par la sclérotique, la plupart préfèrent les faire passer par la cornée.

1° *Décollement par la sclérotique.*

Procédé de Scarpa. — Cet auteur fit connaître la méthode de décollement en 1801. On la trouve décrite au long dans son ouvrage (1). Il se proposait par son procédé de remédier au défaut que présente l'*incision* exécutée par Chéselden, et modifiée par tant d'autres. Le malade est placé comme dans l'opération de la cataracte; une aiguille droite pénètre dans l'œil à travers la sclérotique, et à deux lignes de son insertion avec la cornée; la pointe en est dirigée sur le bord supérieur interne de l'iris, vers le point qui regarde le nez; le diaphragme est traversé, et aussitôt qu'on voit la pointe de l'aiguille dans la chambre antérieure, on presse de haut en bas, de dedans en dehors sur la membrane, pour la détacher du ligament ciliaire, et l'on obtient ainsi une pupille artificielle.

Le *Procédé de Schmidt* (2) est absolument semblable à celui que nous venons d'indiquer.

L'opération proposée par Scarpa présente de sérieuses difficultés. L'instrument étant masqué par l'iris, la membrane ne saurait être attaquée avec précision. La pupille artificielle ne peut être faite qu'en haut, ou à la partie interne supérieure; en dehors et en bas, elle est impossible. L'appareil cristallinien est constamment intéressé, le plus souvent détruit; la cornée, dans l'endroit correspondant à la pupille artificielle, est presque inévitablement blessée, etc. Toutes ces difficultés d'exécution ont donné naissance à des modifications nombreuses, dont les principales seulement seront étudiées ici.

Procédé de Himly. — Une aiguille à lance courbe pénètre par la sclérotique dans la chambre postérieure, traverse l'iris d'avant en arrière, dans sa partie moyenne, arrive à la jonction de cette membrane avec le ligament ciliaire, et revient de nouveau en arrière du diaphragme. Le décollement est fait ensuite au moyen de quelques tractions légères, pratiquées avec le plat de l'instrument. Ce procédé, qui ressemble assez à celui qu'emploie M. Velpeau pour l'incision de l'iris à travers la cornée, est tout aussi difficile, quant à l'exécution, et tout aussi infidèle dans les résultats que celui de Scarpa.

2° *Décollement à travers la sclérotique ou la cornée.*

Procédé de Donegana (3). — Il consiste à associer l'*incision* au *décollement*, et a reçu le nom d'*iridotomedialysis*. L'opérateur,

(1) Scarpa, *loc. cit.*, t. II, p. 101 et suiv.

(2) *Biblioth. ophthalm.* de Himly et Schmidt, 1802, t. II, 1er cahier, p. 41.

(3) Donegana, *Della pupilla artificiale*, 1809.

muni d'une aiguille falciforme, mousse sur sa convexité, tranchante par son bord concave, et assez semblable à un très petit canif, fait pénétrer cet instrument dans l'œil par la sclérotique ou par la cornée, puis, après avoir traversé l'iris, le détache du corps ciliaire, et incise parallèlement aux fibres rayonnées de la membrane la partie décollée. La pupille artificielle est triangulaire, et appuie sa base sur la marge ciliaire.

Procédé de M. Huguier (1). — Ce chirurgien a apporté des modifications au procédé qui vient d'être décrit, et dont l'exécution est très difficile, parce que l'iris est trop mou pour se laisser couper ; je le laisse parler : « Avec l'aiguille de Donégana, tenue comme une plume à écrire, et portée vers un des points de la grande circonférence de l'iris, à travers la sclérotique ou la cornée, suivant le cas, mais de préférence à travers cette dernière, je commence par inciser l'iris dans toute sa largeur, depuis sa circonférence jusqu'à son centre ; cette incision faite, je reporte la pointe de l'aiguille, le bord convexe dirigé en avant, à l'extrémité excentrique de l'une des lèvres de l'incision ; j'enfonce cette pointe une seconde fois dans l'épaisseur de l'iris, que je décolle dans une étendue de 3 millimètres environ, par un mouvement tout à la fois de bascule et de rotation de l'instrument, de manière que la convexité presse sur le point d'union de l'iris au ligament ciliaire ; la petite portion saisie est ainsi tirée en deux sens différents, et tend à s'enrouler autour de l'extrémité de l'aiguille. Ce premier décollement d'une des lèvres obtenu, j'en fais autant sur l'autre. »

3° *Décollement à travers la cornée.*

Procédé d'Assalini. — Une incision est pratiquée à la cornée au moyen d'un kératotome ordinaire ; le côté externe de cette membrane est choisi de préférence. Des pinces fines recourbées et se mouvant à bascule, sont introduites fermées dans la plaie, et ouvertes lorsque leur convexité touche l'iris, qui, saisi près du bord ciliaire, est tiré jusqu'à l'incision de la cornée, entraîné au dehors, et excisé avec des ciseaux courbes sur le plat. Beer, Bonzel de Rotterdam, Ponitz, Frattini, ont diversement modifié ce procédé.

Procédé de Langenbeck. — C'est à Reil, selon Jæger (voyez Deval, p. 235), qu'est due la première idée de l'enclavement de

(1) Huguier, *Des opérations de pupille artificielle*, 1841, p. 51.

l'iris entre les lèvres d'une plaie faite à la cornée ; cependant c'est Langenbeck qui en a fait la première application sur l'homme. Cette variété de la méthode par décollement a reçu le nom d'*iridoencleisis*. Par ce procédé, l'iris décollé ne peut plus reprendre sa place naturelle, et l'ouverture artificielle est conservée.

Pour pratiquer cette opération, une ouverture de 2 à 3 millimètres est faite à la cornée dans le sens vertical, si la pupille doit avoir sa base à l'une des extrémités du diamètre transversal. Un crochet fin, ou un *coréoncion*, est introduit à travers la plaie, entre l'iris et la cornée, jusqu'aux attaches ciliaires, et au milieu de la base du triangle que devra former la pupille. L'instrument de Langenbeck est une érigne très fine, renfermée dans une gaîne métallique, dont une pression la fait sortir à volonté. Lorsque l'iris est saisi au moyen de l'érigne, le crochet rentre dans la gaîne, et le lambeau est entraîné au dehors et laissé à demeure entre les lèvres de la plaie. On remplace avantageusement par une érigne simple cet instrument composé ; celle de Bonzel convient parfaitement.

Reisinger, au lieu d'un crochet, se sert d'une pince particulière, qui, ouverte, représente deux crochets écartés l'un de l'autre. L'incision de la cornée faite, l'instrument est introduit fermé ; l'iris, saisi entre les crochets, est décollé et entraîné au dehors, puis excisé. J'ai fait modifier cette pince, et je m'en suis servi avec assez d'avantage, surtout lorsque l'iris est ramolli. Les deux petites érignes par lesquelles se terminent les branches sont très fines ; l'une des branches présente près des crochets une petite pointe, qui s'engage dans une ouverture ménagée sur la branche opposée. Lorsque les crochets écartés pour le décollement de l'iris se rapprochent, une portion du diaphragme est entraînée par la pointe dans l'ouverture, et fixée solidement sur l'instrument.

Le procédé de Langenbeck a été diversement modifié par un grand nombre de praticiens, parmi lesquels nous citerons Juengken, Græfe, Wagner, Dzondi, et surtout Baratta et Luzardi, qui ont imaginé un crochet-aiguille auquel on a donné le nom du second de ces auteurs.

Appréciation et application de la méthode. — Le *décollement de l'iris*, avec enclavement ou incision du lambeau entraîné au dehors, est bien préférable à l'incision, mais il ne peut être pratiqué que lorsque l'iris est sain et non ramolli ; autrement, ainsi que nous l'avons dit dans les *remarques* qui précèdent, cette membrane serait inutilement labourée par le crochet. Le décollement occasionne au malade une douleur que presque tous comparent à celle que produit l'avulsion d'une dent. Quelques-uns jettent des cris aigus, et échappent aux aides à l'instant où l'iris se sépare du corps ciliaire. Du sang vient troubler l'humeur aqueuse, se résorbe avec lenteur, et s'oppose souvent au rétablissement de la vue.

Le *décollement de l'iris* est fréquemment suivi d'une réaction assez forte; quelquefois pourtant il n'occasionne aucune sorte d'accidents.

Il est indiqué : 1° après l'opération de la cataracte suivie d'une oblitération complète de la pupille; 2° lorsqu'une cataracte est entièrement adhérente à la face postérieure de l'iris; 3° dans les cas de synéchie antérieure *complète* avec opacité très étendue de la cornée; 4° lorsque la cornée est opaque en très grande partie, et que l'excision est impossible.

Dans tous les cas où la cornée est saine dans une étendue suffisante, nous trouvons préférable notre procédé par *déchirement et excision*.

Enclavement, Corectopie,

OU DISTENSION FORCÉE DE LA PUPILLE.

Le but de cette méthode est de fixer une partie du bord pupillaire entre les lèvres d'une plaie de la cornée ou de la sclérotique. Cette opération, à vrai dire, ne consiste point à pratiquer une pupille artificielle, mais bien à déplacer et à agrandir la pupille naturelle; aussi a-t-elle reçu de M. Guépin, de Nantes, la dénomination beaucoup plus exacte de *distension permanente de la pupille*.

Il est indispensable, pour exécuter l'enclavement, que ces deux conditions soient réunies : 1° que la pupille naturelle soit ouverte en partie ou en totalité; 2° que la cornée ait conservé sa transparence dans une certaine étendue.

C'est un chirurgien anglais, Adams, qui paraît avoir créé cette méthode, dont je regrette de voir Himly lui disputer l'invention; l'exécution en est très facile; je la pratiquais autrefois de la manière dont je vais donner la description. Mais j'y ai depuis longtemps renoncé, pour m'en tenir à l'excision, car méthode, instruments, résultats, tout cela ne vaut rien. Voici le procédé :

Instruments. — On pourrait à la rigueur exécuter cette opération avec une lancette ordinaire et une paire de pinces, droites ou courbes, à branches un peu fines. Dans le but d'avoir un emporte-pièce moins lourd que celui de M. Guépin, de Nantes, dont je donnerai le dessin plus bas, et aussi pour n'employer qu'un seul instrument, je me servais quelquefois de celui qu'on voit représenté dans la figure 71, et qui est en même temps un couteau lancéolaire et un emporte-pièce.

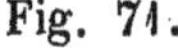

Fig. 71.

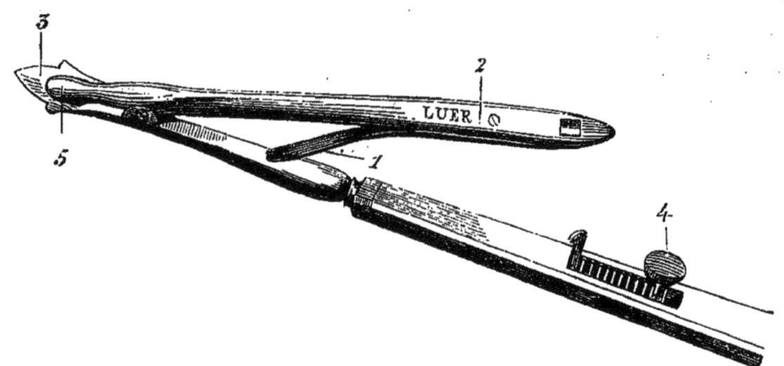

3, est la lame de l'instrument sur laquelle il y a deux arêtes, pour l'empêcher de pénétrer à une trop grande profondeur; 5, est l'extrémité de la branche supérieure destinée à s'engager dans une fenêtre qu'on voit très bien sur la figure 72, qui montre la lame introduite dans la chambre antérieure; 2, est la branche supérieure à l'extrémité droite de laquelle il y a une petite ouverture carrée, dans laquelle doit s'accrocher la crémaillère placée à la branche inférieure; 4, est un bouton sur lequel le chirurgien appuiera pour dégager de la crémaillère la branche supérieure, qui s'éloignera par le jeu du ressort 1 placé entre les deux branches.

Manuel opératoire. — Il est des plus simples et se réduit au temps de ponction. L'aide relève la paupière supérieure et fixe la tête du malade contre sa poitrine; le chirurgien, armé du *couteau lancéolaire emporte-pièce*, dont la branche supérieure est préalablement fixée sur la crémaillère, en fait pénétrer la lame dans la cornée ou dans la sclérotique (1), et la pousse dans la chambre antérieure jusqu'aux arêtes dont nous avons parlé.

Lorsque l'instrument est arrivé là, l'opérateur en abaisse le manche vers le nez du malade, s'il pratique la pupille du côté interne, afin de rapprocher la pointe de la face concave de la cornée,

(1) Voyez, pour la direction à donner à cet instrument, les remarques de la page 533.

et d'éviter ainsi la blessure de l'iris; puis appuyant sur le bouton, il fait sur la circonférence de la cornée une perte de substance semi-ovalaire, qui pourrait à peine recevoir un grain de millet, et dans laquelle vient tout aussitôt s'engager l'iris, comme cela est représenté dans la figure 72. La pupille naturelle est alors agrandie, et tantôt sa marge se rapproche simplement de la plaie cornéenne, ce qui est le but ordinaire de l'opération, tantôt elle y disparaît en totalité. S'il arrive que la pupille paraisse encore trop étroite et que l'iris ne s'engage pas assez, on peut au besoin l'attirer au dehors avec le crochet à décollement ou avec une paire de pinces, ou bien encore, ce qui est plus tôt fait, par la cautérisation de la partie herniée avec un crayon de nitrate d'argent.

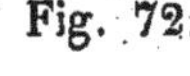

Fig. 72.

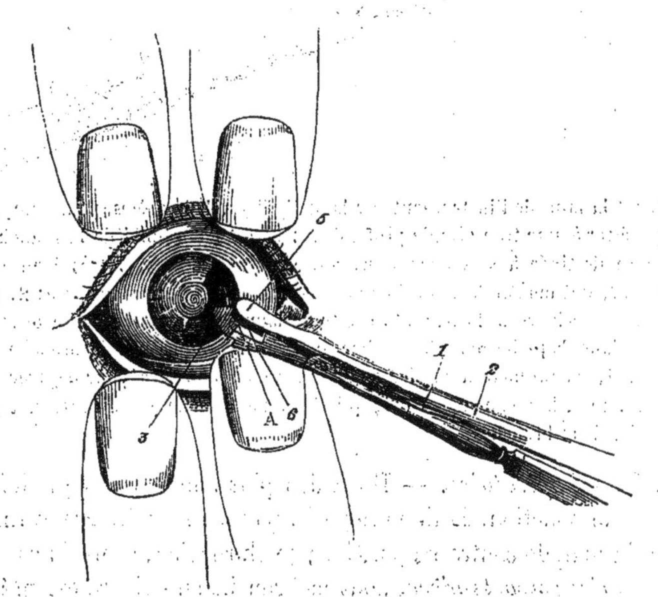

1, branche inférieure de l'instrument rapprochée de la branche supérieure 2; 3, lame introduite dans la chambre antérieure à travers le bord de la sclérotique taillé en biseau; 5, extrémité de la branche supérieure prête à s'engager dans la fenêtre 6, et à faire une perte de substance sur la portion A de la cornée et de la sclérotique.

Avant de commencer l'opération, on a eu soin de dilater la pupille par la belladone; il est bon d'en continuer l'instillation pendant quelques jours encore, dans le but d'empêcher la réduction de l'iris. Après quatre ou cinq jours, des adhérences assez solides déjà sont établies, et la distension permanente de la pupille est obtenue. Si l'affaissement de la tumeur iridienne se faisait attendre, on la toucherait de deux en deux jours avec un crayon de nitrate d'argent.

La figure 72 représente fidèlement l'opération.

Le résultat immédiat de l'opération est représenté dans la figure 73.

Fig. 73.

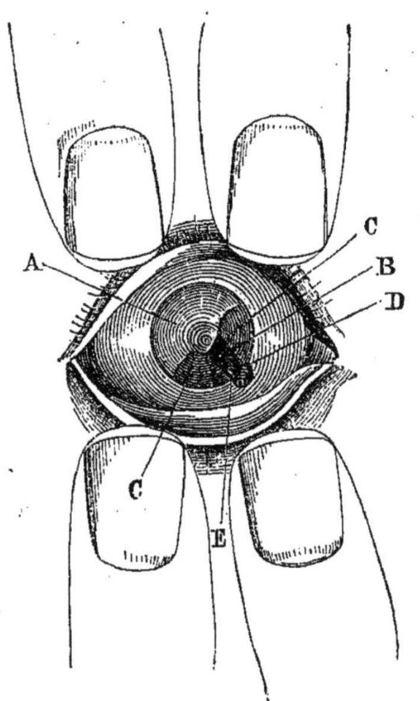

A, est une tache leucomateuse qui couvre la moitié supérieure de la cornée; C, C, est l'iris sain vu à travers la partie de la cornée demeurée transparente; B, représente, après sa distension forcée, la pupille naturelle (dont la dimension avant l'opération est dessinée dans la figure 72); D, est la tumeur que forme l'iris hernié à travers l'ouverture pratiquée sur la cornée par le *couteau lancéolaire emporte-pièce;* E, indique l'endroit où la perte de substance a été faite sur la cornée.

Procédé de M. Guépin, de Nantes (1). — « Le malade étant placé comme pour l'opération de la cataracte, dit cet auteur, le chirurgien plonge un bistouri ou petit couteau à lame étroite et concave dans la partie transparente de la cornée, à sa jonction à la sclérotique, puis il le fait sortir à 5 millimètres de son entrée sur un autre point de la cornée, et il pratique par suite une incision qui réunit les deux ouvertures. Si l'état de l'œil le permet, on pratique de préférence cette incision à la partie inférieure, afin d'utiliser la pression des liquides sur l'iris, comme moyen de faciliter le succès de l'opération. Le chirurgien se placerait alors de-

(1) Guépin, *Monographie de la pupille artificielle*, p. 32, et *Mémoire sur la pupille artificielle* (*Annales d'oculistique*, 2e vol. suppl., 1er fascicule, p. 30).

bout, renverserait la tête du malade, relèverait d'une main la paupière supérieure et ferait son incision avec l'autre.

» L'incision seule peut suffire quelquefois, si l'on agit sur la partie inférieure de la cornée, pour obtenir une hernie de l'iris. Dans tous les autres cas, il est nécessaire d'y joindre l'excision d'un petit lambeau. Cette seconde partie de l'opération peut se pratiquer avec un couteau, des ciseaux ou l'emporte-pièce. Ce dernier instrument doit être préféré. Pour s'en servir, on engage sous la cornée la lame plate de l'instrument, que l'on tient dans la main comme des ciseaux, avec le pouce et l'index, et l'on rapproche les deux branches. »

J'ai fait dessiner l'instrument de M. Guépin (voy. fig. 74), pour donner une idée exacte de son procédé.

Fig. 74.

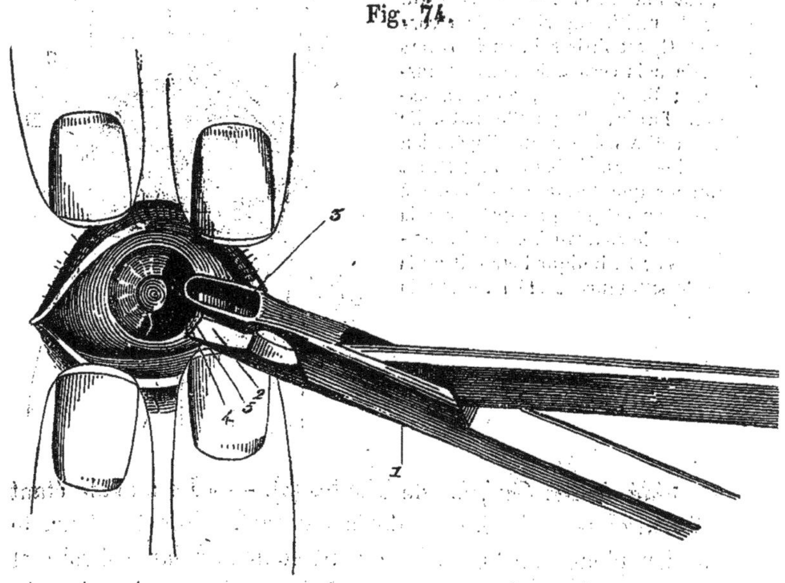

1, branche inférieure que l'auteur nomme *branche plate*; 2, extrémité de la branche inférieure engagée sous le lambeau fait à la cornée près du bord de la sclérotique; 3, branche supérieure ou fenêtrée; 4, portion semi-ovalaire de la cornée, qui sera enlevée par le rapprochement des branches; 5, incision qui devrait porter sur la cornée, mais que le dessinateur a placée un peu trop loin sur la sclérotique.

M. Guépin continue ainsi la description de son procédé : « L'incision de 5 millimètres terminée, une petite portion de la cornée enlevée avec l'emporte-pièce, il se produit une hernie de l'iris dans l'ouverture béante de la cornée; si cette hernie n'a pas lieu, on la détermine en beurrant la paupière supérieure avec l'extrait de belladone.

« Une fois la hernie terminée, elle se maintient par les moyens qui l'ont produite. Quelques cautérisations faites adroitement, vers le troisième ou quatrième jour, avec le nitrate d'argent, et répétées de temps à autre, suffisent pour amener une inflammation légère qui établit les adhérences nécessaires pour maintenir la pupille dans une distension forcée. »

Ce procédé est d'une exécution facile. Lorsque je l'ai mis en pratique, j'ai reconnu que l'emporte-pièce ne peut pas toujours être dirigé d'une manière convenable, parce que la branche plate s'engage trop ou trop peu, et que la branche fenêtrée gêne pour mesurer la perte de substance qu'on se propose de faire. C'est pour obvier à ces inconvénients, fort légers d'ailleurs et qu'on peut parfaitement bien éviter avec un peu d'habitude, que j'ai fait confectionner par M. Luër l'instrument dont le dessin a été donné plus haut (voy. fig. 71 et 72).

Procédé d'Adams. — Après avoir ouvert la cornée, le chirurgien exerce une pression méthodique sur le globe, et provoque une procidence de l'iris qu'il saisit avec des pinces et qu'il fixe au dehors, en l'enclavant dans la plaie de la cornée. Lorsqu'il y a une synéchie antérieure, elle est préalablement détruite avec le couteau qui a servi à ouvrir la cornée.

Procédé de Himly. — Ce chirurgien ouvre la cornée avec un petit couteau falciforme, saisit l'iris avec un crochet qu'il place sur la circonférence de la pupille, et l'entraîne au dehors, comme Adams.

Appréciation. — L'enclavement exécuté avec l'instrument de M. Guépin ou avec le mien laisse une tache assez large dans l'endroit de la cornée où la perte de substance a été faite.

Ce procédé ne me paraît jamais devoir être employé même lorsque la cornée présente une transparence fort étendue; dans tous les cas, celui de Himly me semblerait préférable.

L'enclavement ne présente aucun avantage réel; dans tous les cas, il peut et doit être remplacé par l'excision.

Je ne l'ai jamais employé par nécessité; en pratiquant ainsi la pupille artificielle, je n'avais en vue qu'une démonstration clinique qui, d'ailleurs, ne devait être suivie d'aucune conséquence fâcheuse pour les malades autre que celle de porter une tache sur la circonférence de la cornée. Je dois pourtant ajouter que l'iris hernié peut, ce que j'ai vu, déterminer le staphylôme partiel de la cornée.

Pansement et traitement.

Le *pansement*, après l'opération de la pupille artificielle, est des plus faciles, quel que soit le procédé qu'on ait choisi. L'œil étant convenablement débarrassé du sang qui se coagule souvent dans les culs-de-sac conjonctivaux, les paupières étant bien essuyées, on recommande au malade de les rapprocher comme il le fait pendant le sommeil, et on les maintient immobiles en y appliquant de petites bandelettes de taffetas d'Angleterre. Les paupières de l'œil qui n'a pas été opéré sont fermées de la même manière, afin d'empêcher les mouvements que leur jeu ne manquerait pas d'imprimer à celles de l'œil malade, ce qui pourrait compromettre ou retarder la réunion de la plaie cornéenne par première intention.

Le *traitement* est fort simple : le malade est couché sur le dos, la tête basse, dans une chambre peu éclairée ; si rien ne s'y oppose, on soumet l'œil opéré pendant les vingt-quatre premières heures à l'action de l'eau froide, pour prévenir la réaction. Si des douleurs se font sentir dans l'œil, le malade est saigné, et des frictions mercurielles belladonées sont pratiquées autour de l'orbite. Le calomel, uni à l'opium, est donné à l'intérieur. Lorsque des vomissements surviennent, et cet accident est assez fréquent après le décollement, on prescrit la potion de Rivière, ou l'on donne quelques verres d'eau de Seltz sucrée. On se conduit, au reste, comme nous l'indiquerons pour l'opération de la cataracte.

FIN DU DEUXIÈME VOLUME.

TABLE DES MATIÈRES

CONTENUES

DANS LE DEUXIÈME VOLUME.

FIN DE LA TABLE DU DEUXIÈME VOLUME.

www.ingramcontent.com/pod-product-compliance
Ingram Content Group UK Ltd.
Pitfield, Milton Keynes, MK11 3LW, UK
UKHW020149250726
13967UKWH00002B/953